**Nutrientes
e Compostos
Bioativos**

Uma Abordagem
Metabólica e Terapêutica

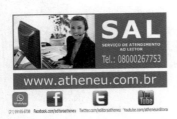

Nutrientes e Compostos Bioativos

Uma Abordagem Metabólica e Terapêutica

Andréa Ramalho

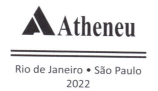

Rio de Janeiro • São Paulo
2022

EDITORA ATHENEU

São Paulo	—	Rua Maria Paula, 123 – 18° andar
		Tel.: (11) 2858-8750
		E-mail: atheneu@atheneu.com.br
Rio de Janeiro	—	Rua Bambina, 74
		Tel.: (21) 3094-1295
		E-mail: atheneu@atheneu.com.br

CAPA: Equipe Atheneu
PRODUÇÃO EDITORIAL: MWS Design

CIP-BRASIL. CATALOGAÇÃO NA PUBLICAÇÃO
SINDICATO NACIONAL DOS EDITORES DE LIVROS, RJ

N97

Nutrientes e compostos bioativos : uma abordagem metabólica e terapêutica / editora Andréa Ramalho. - 1. ed. - Rio de Janeiro : Atheneu, 2022.
: il. ; 24 cm.

Inclui bibliografia e índice
ISBN 978-65-5586-530-1

1. Nutrientes. 2. Compostos bioativos. 3. Nutrição. I. Ramalho, Andréa. II. Título.

22-77401

CDD: 613.28
CDU: 613.2

Gabriela Faray Ferreira Lopes - Bibliotecária - CRB-7/6643
26/04/2022   27/04/2022

Ramalho, A.
Nutrientes e Compostos Bioativos – Uma Abordagem Metabólica e Terapêutica

©Direitos reservados à Editora Atheneu – Rio de Janeiro, São Paulo, 2022.

Editora

Andréa Ramalho

Mestre e Doutora pela Fundação Oswaldo Cruz – Fiocruz. Professora Titular e Pesquisadora na Universidade Federal do Rio de Janeiro – UFRJ. Coordenadora do Núcleo de Pesquisa em Micronutrientes – NPqM/UFRJ. Coordenadora do Centro de Diagnóstico e Treinamento Nutricional – CDTNutri.

Colaboradores

Aline Bull F. Campos

Mestre e Doutora pela Universidade Federal do Rio de Janeiro – UFRJ. Especialista em Nutrição Clínica. Membro do Núcleo de Pesquisa em Micronutrientes – NPqM/UFRJ.

Ana Carla Leocadio de Magalhães

Professor do Ensino Básico, Técnico e Tecnológico do Instituto Federal de Educação, Ciência e Tecnologia do Rio de Janeiro – IFRJ. Pesquisadora do Núcleo de Pesquisa em Micronutrientes do Instituto de Nutrição da Universidade Federal do Rio de Janeiro – NPqM/UFRJ. Doutoranda em Ciências Nutricionais na UFRJ. Mestre em Nutrição pela UFRJ. Especialista em Ciências da Performance Humana pela UFRJ. Licenciada e Bacharel em Educação Física pela UFRJ.

Ana Luísa Kremer Faller

Doutora em Ciências Nutricionais pela Universidade Federal do Rio de Janeiro – UFRJ/Cornell University, EUA. Professora Adjunta do Departamento de Nutrição e Dietética da UFRJ.

Eliane Fialho

Doutora em Ciências pelo Instituto de Bioquímica Médica da Universidade Federal do Rio de Janeiro – UFRJ. Graduada em Nutrição pela UFRJ. Professora Associada do Departamento de Nutrição Básica e Experimental do Instituto de Nutrição Josué de Castro da UFRJ.

Felipe de Souza Cardoso

Vice-Presidente da Associação de Nutrição do Estado do Rio de Janeiro – ANERJ. Diretor de Pesquisa e Sócio Fundador da Sociedade Brasileira de Nutrição em Estética – SBNE. Doutor em Ciências Nutricionais pela Universidade Federal do Rio de Janeiro – UFRJ. Mestre em Fisiopatologia Clínica e Experimental pela Universidade do Estado do Rio de Janeiro – UERJ. Especialização em Nutrição Clínica pela UFRJ. Especialização em Fitoterapia – FIGF. Graduação em Nutrição pela UFRJ. Docente dos Cursos de Graduação em Nutrição da Faculdade Bezerra de Araújo – FABA. Docente dos Cursos de Graduação em Nutrição do Centro Universitário Arthur Sá Earp Neto – UNIFASE. Avaliador de Cursos do Instituto Nacional de Estudos e Pesquisas Educacionais Anísio Teixeira – INEP. Coordenador do Projeto de Pesquisa da UNIFASE e Extensão da UNIFASE e FABA sobre Identidade de Gênero na Área da Saúde. Supervisor da Liga de Nutrição Clínica – LANC/UNIFASE. Associado da Associação Brasileira de Nutrição – ASBRAN. Membro da American Society For Nutrition – ASN. Nutricionista Clínico – AM Dermatologia.

Fernanda Barbosa

Mestre pela Faculdade de Medicina da Universidade Federal do Rio de Janeiro – UFRJ. Membro do Núcleo de Pesquisa em Micronutrientes – NPqM/UFRJ. Professora de Nutrição Clínica pela Universidade Estácio de Sá – Unesa.

Letícia Azen Alves Coutinho

Nutricionista pela Universidade Federal do Rio de Janeiro – UFRJ. Doutora em Ciências Nutricionais pela UFRJ. Mestre em Ciência da Performance Humana pela Universidade Castelo Branco – UCB. Especialista em Nutrição Esportiva pela Associação Brasileira de Nutrição – ASBRAN. Pós-Graduada em Fisiologia do Exercício pela Faculdade Maria Thereza – FAMATH. Uma das Autoras do Livro "Estratégias de Nutrição e Suplementação no Esporte". Docente de Pós-Graduação em Ciência da Performance Humana na UFRJ.

Paula Viana Lemos de Abreu

Nutricionista pela Universidade Federal do Rio de Janeiro – UFRJ. Pós-Graduada em Nutrição Esportiva Aplicada à Saúde e ao Desempenho Físico pela Nutmed/UniRedentor. Pós-Graduada em Nutrição Clínica, Ortomolecular, Biofuncional e Fitoterapia pela Nutmed/UniRedentor.

Roberta França de Carvalho

Nutricionista pela Universidade Federal do Estado do Rio de Janeiro – UNIRIO. Doutoranda em Clínica Médica pela Universidade Federal do Rio de Janeiro – UFRJ. Mestrado em Medicina (Cardiologia) pela UFRJ. Pós-Graduada em Nutrição Esportiva Funcional pela Universidade Cruzeiro do Sul – VP/UNICSUL. Pós-Graduada em Nutrição Clínica pela UFRJ. Nutricionista Clínica da Rede Hospitalar da Secretaria Municipal de Saúde de Duque de Caxias. Pesquisadora do Núcleo de Pesquisa em Micronutrientes – NPqM/UFRJ.

Sabrina Cruz

Mestre e Doutora pela Universidade Federal do Rio de Janeiro – UFRJ. Pós-Doutorada pelo Instituto de Nutrição da UFRJ. Pesquisadora do Núcleo de Pesquisa em Micronutrientes – NPqM/UFRJ.

Silvia Elaine Pereira

Doutora e Mestre pela Faculdade de Medicina da Universidade Federal do Rio de Janeiro – UFRJ. Pós-Doutorada pelo Instituto de Nutrição da UFRJ. Especialista em Nutrição Clínica. Pesquisadora do Núcleo de Pesquisa em Micronutrientes – NPqM/UFRJ.

Taís de Souza Lopes

Doutora em Ciências Nutricionais pelo Instituto de Nutrição Josué de Castro da Universidade Federal do Rio de Janeiro – INJC/UFRJ. Graduada em Nutrição pela Universidade Federal Fluminense – UFF. Professora Adjunta do Departamento de Nutrição Social e Aplicada do INJC/UFRJ.

Dedicatória

Dedico esta obra ao Núcleo de Pesquisa em Micronutrientes do Instituto de Nutrição da Universidade Federal do Rio de Janeiro (NPqM/UFRJ), que vem contribuindo de forma substancial, ao longo de anos, para o avanço do conhecimento nesse importante campo de investigação na área da Nutrição.

Agradecimentos

Esta obra foi desenvolvida a partir de valiosas colaborações e de intenso trabalho em equipe. Por isso, gostaria de dedicar este espaço ao meu carinho e a um sincero agradecimento aos envolvidos.

À participação de pesquisadores e membros do Núcleo de Pesquisa em Micronutrientes (NPqM) do Instituto de Nutrição da Universidade Federal do Rio de Janeiro. A competência e a dedicação no desenvolvimento deste livro, juntamente com os excelentes momentos em que compartilhamos achados importantes nessa área de conhecimento, foram essenciais não só para a elaboração da obra, mas também para o crescimento do NPqM como um todo.

A um pequeno grupo de uma grande equipe, que revisou todo o material escrito, à medida que os capítulos foram sendo finalizados, o que deu origem não apenas a um livro ainda melhor, mas também ao desenvolvimento de novas ideias, dada a certeza de que uma obra de expressão estava sendo gestada com excelentes prognósticos.

A alguns componentes do NPqM, que se dedicaram ao desenvolvimento de todo o processo administrativo, tão importante e necessário à publicação deste livro, estando sempre dispostos a me apoiar nas mais deferentes situações e necessidades.

Aos alunos de Iniciação Científica do NPqM, pelo empenho e pela dedicação. O carinho e a qualidade das contribuições dadas durante o desenvolvimento deste livro foram fundamentais para conseguirmos terminar tantas coisas importantes que ocorreram de forma simultânea.

Tem sido uma honra trabalhar com essa maravilhosa equipe! Expresso, aqui, o meu muito obrigada pelo trabalho, pelas ideias e pelas inovações que todos os seus componentes vêm trazendo para cada uma das nossas realizações.

Apresentação

O livro *Nutrientes e compostos bioativos: uma abordagem metabólica e terapêutica*, que ora vos apresento, vem contribuir para a prática clínica do profissional nutricionista não apenas pelo cuidado no planejamento e na seleção do conteúdo abordado, mas também pela maneira como as informações e as orientações foram apresentadas pelos autores, os quais, além de conhecerem os temas com profundidade, tiveram o raro dom de encontrar o tom para abordar temas complexos e extremamente atuais nessa desafiadora área do conhecimento.

É importante ressaltar, também, que a presente obra foi construída por meio da troca e da colaboração entre profissionais atuantes, com vasta vivência na área científica e no atendimento clínico nutricional, resultando em um material com um importante diferencial, cujo leitor desfrutará da associação entre prática e evidência, dois pilares essenciais para uma conduta mais assertiva.

Andréa Ramalho, professora doutora, pesquisadora e autora da presente obra, propicia a seus leitores informações relevantes sobre uma abordagem metabólica e terapêutica relacionada a importantes nutrientes e compostos bioativos, em diferentes momentos biológicos e segmentos populacionais.

No Capítulo 1, o livro traz informações acerca do metabolismo de macronutrientes. Nos Capítulos 2, 3 e 4, a abordagem é feita sobre o metabolismo e a ação terapêutica das vitaminas lipossolúveis, das vitaminas hidrossolúveis e dos minerais, respectivamente. O Capítulo 5 é dedicado aos compostos bioativos com ação metabólica baseada em evidências científicas e em sua relação com saúde e doença. No Capítulo 6, os autores discutem as deficiências nutricionais e a ação dos compostos bioativos no grupo materno-infantil. Nos Capítulos 7, 8 e 9, os autores apresentam aspectos nutricionais na adolescência, no adulto e no idoso, respectivamente. O Capítulo 10 é dedicado à nutrição e aos distúrbios estéticos. O Capítulo 11 traz importantes contribuições na área de nutrição estética, voltada aos cuidados pré-cirúrgicos e pós-cirúrgicos. No Capítulo 12, os autores discutem a desintoxicação e a microbiota intestinal, no contexto metabólico e terapêutico. O Capítulo 13 é dedicado à nutrição do atleta e do praticante de atividade física. Por fim, no Capítulo 14, os autores apresentam importantes contribuições sobre suplementação do atleta. Portanto, esta obra certamente será de grande utilidade para os profissionais da área de Nutrição, que poderão ter acesso a conteúdos de alta qualidade, totalmente respaldados por evidências científicas, para o embasamento de suas práticas clínicas.

Parabenizo todos os professores e todos os pesquisadores que participaram da construção deste importante trabalho científico e coloco-o como referência no tema em questão. Não hesito em recomendar este livro a todos os nutricionistas, além de a alunos de graduação e pós-graduação.

Andréa Ramalho
Professora Titular da UFRJ

Sumário

Seção 1 – Aspectos Gerais sobre Nutrientes e Compostos Bioativos

1   **Aspectos Gerais sobre o Metabolismo de Macronutrientes, 3**

• Andréa Ramalho • Andrea Matos • Adryana Cordeiro

2   **Aspectos Gerais sobre o Metabolismo de Vitaminas Lipossolúveis, 31**

• Adryana Cordeiro • Andréa Ramalho

3   **Aspectos Gerais sobre o Metabolismo de Vitaminas Hidrossolúveis, 57**

• Adryana Cordeiro • Andréa Ramalho • Andrea Matos

4   **Aspectos Gerais sobre o Metabolismo de Minerais, 83**

• Andrea Matos • Andréa Ramalho • Adryana Cordeiro

5   **Compostos Bioativos e Sua Relação com Saúde e Doença, 113**

• Taís de Souza Lopes • Ana Luísa Kremer Faller • Eliane Fialho

Seção 2 – Nutrientes, Saúde e Doença nos Ciclos da Vida

6   **Deficiências Nutricionais e Compostos Bioativos no Grupo Materno-Infantil, 137**

• Andréa Ramalho • Aline Bull F. Campos • Sabrina Cruz

7 Aspectos Nutricionais na Adolescência, 163

•Fernanda Barbosa •Andréa Ramalho

8 Aspectos Nutricionais no Adulto, 185

•Andréa Ramalho •Adryana Cordeiro

9 Aspectos Nutricionais no Idoso, 201

•Cristiane D'Almeida

Seção 3 – Nutrientes e Compostos Bioativos na Estética

10 Nutrição nos Distúrbios Estéticos e Dermatológicos, 213

•Taís de Souza Lopes •Ana Luísa Kremer Faller •Felipe de Souza Cardoso

11 Nutrição e Estética: Cuidados Pré-Cirúrgicos e Pós-Cirúrgicos, 233

•Taís de Souza Lopes •Felipe de Souza Cardoso •Silvia Elaine Pereira

12 Destoxificação e Microbiota Intestinal, 249

•Ana Luísa Kremer Faller •Adryana Cordeiro •Ligiane Marques Loureiro

Seção 4 – Nutrição e Atividade Física

13 Nutrição do Atleta e do Praticante de Atividade Física, 271

•Ligiane Marques Loureiro •Ana Carla Leocadio de Magalhães •Roberta França de Carvalho

14 Suplementação para Atletas, 293

•Letícia Azen Alves Coutinho •Ligiane Marques Loureiro •Paula Viana Lemos de Abreu

Índice Remissivo, 321

Seção 1

Aspectos Gerais sobre Nutrientes e Compostos Bioativos

Aspectos Gerais sobre o Metabolismo de Macronutrientes

1

• Andréa Ramalho • Andrea Matos • Adryana Cordeiro

CARBOIDRATOS

Introdução

Os glicídios são compostos orgânicos constituídos de carbono, hidrogênio e oxigênio, frequentemente na proporção de 1:2:1. Correspondem à fórmula geral $C_nH_2O_n$. Devido a esse fato, costumam ser denominados "hidratos de carbono" ou "carboidratos". Entretanto, essa fórmula não se aplica a certos carboidratos complexos, como oligossacarídeos, polissacarídeos e álcoois do açúcar (sorbitol, manitol, maltitol, lactitol e galactitol).

São sintetizados pelos vegetais a partir do dióxido de carbono e da água, sendo armazenados neles como amido e, nos seres humanos, como glicogênio. Na natureza, os carboidratos recebem a nomenclatura de acordo com o número de átomos de carbono presentes na cadeia: trioses (três carbonos), tetrose (quatro carbonos) e pentoses (cinco carbonos). Entretanto, os mais comumente encontrados são as pentoses (ribose, xilose ou arabinose) e as hexoses (glicose, frutose ou galactose).

Classificação

Os carboidratos podem ser encontrados na natureza como amido, açúcares simples ou polímeros complexos, como fibras dietéticas e outros compostos. O termo "açúcar" é frequentemente empregado como sinônimo de carboidrato, mas esse termo só se aplica à sacarose (açúcar de mesa). O açúcar mais abundante na natureza é a glicose, armazenada nas plantas como amido e nos animais como glicogênio.

Quimicamente, são classificados quanto à quantidade de cetonas ou aldeídos: poliidroxialdeídos, poliidroxicetonas, poliidroxiálcoois, poliidroxiácidos e seu derivados simples ou complexos, unidos por ligações glicosídicas. Quanto à estrutura e à cadeia molecular, classificam-se, principalmente, em: monossacarídeos, oligossacarídeos e polissacarídeos.[1]

A forma mais simples de classificação dos carboidratos é pelo número de átomos de carbono presentes na molécula. Os monossacarídeos variam de três a sete ligações de carbono e, por serem monômeros, não são hidrolisáveis. Incluem-se, nessa categoria, os carboidratos mais conhecidos: glicose, galactose, manose, xilose e arabinose (aldoses), além de frutose e sorbose (cetoses), sendo as hexoses mais abundantes na natureza, enquanto as pentoses só são encontradas em sua forma conjugada.

Os oligossacarídeos são cadeias curtas, de dois a dez monossacarídeos unidos por ligações glicosídicas. As cadeias mais abundantes são os dissacarídeos, provenientes da união entre dois monossacarídeos. Exemplos: sacarose (D-glicose + D-frutose), lactose (D-glicose + D-galactose) e maltose (D-glicose + D-glicose).

Os polissacarídeos correspondem à união de mais de 20 monossacarídeos, como celulose, amido e glicogênio. Também chamados de glicanos, diferem-se um dos outros pelas unidades de monossacarídeos recorrentes, pelo comprimento da cadeia, pelo tipo de ligações e pelo grau de ramificações. Não há padrão de polimerização. Logo, apesar de terem alto peso molecular, não possuem massas definidas. A hidrólise é responsável pelas características sensoriais dos produtos, como viscosidade e consistência.

Classificam-se como homopolissacarídeos, constituídos por um tipo de monômero, ou heteropolissacarídeos, compostos de dois ou mais tipos de monômeros. Os primeiros podem ser utilizados como reserva energética (amido, glicogênio e dextrinas) ou estutural (celulose, quitina, peptideoglicanos).[2]

Principal polissacarídeo de reserva nas células animais, o glicogênio é composto de subunidades de glicose e é ramificado. Está presente, majoritariamente em grânulos, nos hepatócitos e no músculo esquelético. Assim como o amido, sofre ação das α-amilases e das glicosidases (enzimas da saliva e do intestino), que rompem as ligações glicosídicas α 1-4.

Funções

Os carboidratos representam 50% a 60% de uma dieta normal e possuem a função principal de fornecer energia ao organismo. O conteúdo energético dos carboidratos, determinado pelo método de calorimetria, é de, aproximadamente, 4 kcal/g. Para ser utilizado como fonte energética, o amido ou o glicogênio precisa ser hidrolisado a monossacarídeo.

A principal função dos carboidratos é energética, mas eles também são encontrados como parte de estruturas de proteínas, lipídios e ácidos nucleicos. A celulose é o principal carboidrato estrutural de plantas e é o polissacarídeo mais comum na natureza. Os seres humanos não possuem enzimas para digerir a celulose, que passa intacta pelo cólon, sendo metabolizada pelas bactérias colônicas em CO_2, água, metano e ácidos graxos de cadeia curta, que possuem importante função na manutenção do trofismo intestinal.

Os carboidratos são componentes essenciais aos organismos vivos e a glicose é uma substância indispensável aos tecidos. Em vertebrados, a neoglicogênese hepática e renal proporciona glicose, absolutamente necessária, dado que o tecido nervoso, a medula renal, os testículos, os eritrócitos e os tecidos embrionários requerem glicose como sua principal fonte de energia e retiram-na do sangue, pelo fato de não a poderem armazenar. Mesmo que a glicose possa ser substituída por ácidos graxos na produção de energia, é insubstituível em outras funções metabólicas, como a nutrição do sistema nervoso.[3,4]

Carboidratos na alimentação

Os carboidratos possuem funções importantes na alimentação. Além de conferirem sabor aos alimentos, eles são responsáveis por alterar o grau de hidratação (higroscopicidade), a cor, a textura e a viscosidade.

Estimativas do sabor doce de vários carboidratos para seres humanos são estabelecidas em relação a um padrão, que é a sacarose (100%). Nessa escala, a glicose representa 61% a 70%; a frutose, 130% a 180%; a maltose, 43% a 50%, e a lactose, 15% a 40%.

O açúcar branco é produto da purificação dos processos de concentração do açúcar da cana ou do suco da beterraba. O açúcar invertido é obtido pelo aquecimento da sacarose em meio ácido, sendo mais solúvel que a sacarose.

Os carboidratos também podem ser encontrados sob outras formas: amido de milho hidrolisado, xaropes de frutose derivados do amido de milho, amidos modificados, gomas, mucilagens, poliálcoois e outras formas, modificadas pela indústria com o objetivo de alterar textura, cor, viscosidade e sabor.

A indústria alimentícia tem utilizado os carboidratos de forma cada vez mais criativa, principalmente os polissacarídeos, como espessantes, estabilizantes, emulsificantes e agentes gelantes. Considerando que eles são a principal fonte de energia da dieta do ser humano, a indústria vem reduzindo o conteúdo calórico dos alimentos. Novos componentes, como amidos com baixo conteúdo calórico, açúcares alcoólicos e cetoexoses, têm sido alvo da indústria alimentícia.[4]

Digestão e absorção

Os carboidratos podem ser ingeridos de duas formas básicas: 1) vegetais crus ou processados, frutas ou grãos; e 2) carboidratos adicionados aos alimentos ou dissolvidos em bebidas.

A mastigação é a primeira etapa do processo digestivo dos carboidratos. Durante esse processo, o alimento vai se misturando à saliva, o que leva ao aumento da superfície de contato entre os grânulos de amido e a amilase salivar, reduzindo o tamanho das partículas em maltose e dextrina.

Com exceção dos monossacarídeos, os dissacarídeos e os polissacarídeos precisam ser hidrolisados para ser absorvidos. As enzimas responsáveis pela digestão do amido, α-amilase, estão presentes nas secreções salivares e pancreáticas.

No intestino, a digestão dos carboidratos é feita pelas enzimas presentes na borda em escova do epitélio e transportada através da membrana das microvilosidades das células da mucosa intestinal. O intestino delgado é constituído de microvilosidades, que conferem uma superfície absortiva única, em torno de 200 m^2, em média, nos humanos.[4]

A absorção dos carboidratos pode ocorrer, principalmente, de duas formas: difusão facilitada ou transporte ativo. Tanto um sistema quanto o outro dispõe de transportadores, mas um sistema é sódio-dependente, enquanto o outro, não.

Na difusão facilitada, o sistema de transporte é feito por proteínas de membrana encontradas na superfície de todas as células que transportam glicose a favor de seu gradiente de concentração. A energia para a transferência advém da diferença de concentração da glicose.

O transporte de alguns carboidratos é afetado pela quantidade de sódio presente no lúmen intestinal. Uma alta concentração de sódio na superfície mucosa das células facilita o transporte, enquanto uma baixa concentração desse íon inibe o influxo de açúcar para o interior das células epiteliais. Isso ocorre porque tanto a glicose quanto o sódio dividem o mesmo cotransportador.[4]

Os transportadores de glicose (GLUT) são proteínas com estruturas semelhantes, numeradas pela ordem de sua descoberta. O transporte ativo, independentemente do gradiente de concentração, é um processo que requer energia. Os cotransportadores movimentam a glicose contra seu gradiente de concentração. Eles estão presentes na borda em escova dos enterócitos e nas células epiteliais do túbulo proximal renal.

Somente monossacarídeos são absorvidos pelas células epiteliais. Por isso, todos os carboidratos ingeridos são digeridos até que assumam essa forma. A glicose e a galactose compartilham o mesmo cotransportador e são absorvidas na membrana apical por transporte ativo. A passagem do interior da célula para a corrente sanguínea ocorre por difusão facilitada, também mediante a presença do cotransportador. No caso da frutose, a absorção é independente de energia/cotransportador e ocorre por difusão, pois guarda uma relação linear com a concentração.

A má absorção de carboidratos é a falência em absorver um carboidrato de forma apropriada e por um sítio apropriado. Isso pode ocorrer por deficiência de enzima e do carreador ou secundariamente a uma enfermidade. Em alguns casos, ocorre por exceder a capacidade absortiva para aquele determinado carboidrato.

Metabolismo dos carboidratos

Glicólise

A glicose é o principal combustível energético para a maioria dos organismos, por ser rica em energia e por ser rapidamente metabolizada nos estoques de glicogênio, quando ocorrem demandas súbitas de energia.

A glicólise se caracteriza como uma via metabólica utilizada por todas as células do corpo, para extrair parte da energia contida na molécula da glicose. A glicólise constitui a etapa inicial no processo de oxidação completa de carboidratos, envolvendo o oxigênio molecular. Trata-se de uma rota central, quase universal, do catabolismo da glicose, a rota com o maior fluxo de carbono na maioria das células. A glicólise (degradação da glicose) é a única forma de obtenção de energia na ausência do oxigênio e a única fonte de energia metabólica em alguns tecidos de mamíferos e em dados tipos celulares.

A glicólise pode ocorrer em condições anaeróbicas ou aeróbicas. Na glicólise anaeróbica, não há participação de oxigênio, mesmo que ele esteja presente. Na glicólise aeróbica, o oxigênio é indispensável para sua realização. Para obtenção de energia (ATP) a partir de glicose, todas as células lançam mão de sua oxidação parcial a piruvato. Nas células anaeróbicas, a oxidação para nesse ponto. A conversão de glicose a piruvato permite aproveitar apenas uma parcela da energia total da glicose. Em organismos aeróbicos, a glicólise é o prelúdio do ciclo do ácido cítrico e da cadeia de transporte de elétrons, os quais, juntos, captam a maior parte da energia contida na glicose.

Capítulo 1 – Aspectos Gerais sobre o Metabolismo de Macronutrientes

A etapa inicial da oxidação da glicose até a formação do piruvato ocorre em dez etapas, na presença ou na ausência de oxigênio, em uma sequência de reações denominada glicólise, uma via metabólica que se processa no citosol. Os primeiros cinco passos da glicólise constituem a fase preparatória (fase de investimento) e os cinco seguintes, a fase de geração de ATP (fase de rendimento). A glicose (seis carbonos) é fosforilada sob a ação da enzima hexocinase, às expensas de ATP, e a glicose-6-fosfato (G6P) gerada não pode sair da célula, visto que essa reação é irreversível. Quando o fígado necessita exportar glicose para outros tecidos, a G6P sofre a ação da enzima glicose-6-fosfatase, que catalisa a reação reversa daquela catalisada pela hexocinase. Essa enzima não é específica para a glicose, uma vez que ela também fosforila a frutose e a manose. A glicocinase é uma segunda enzima que catalisa a fosforilação específica da glicose no carbono 6 em mamíferos. A glicocinase seria uma enzima de reserva, capaz de aumentar a fosforilação da glicose, em caso de chegada excessiva desse monossacarídeo no fígado. Ela difere da hexocinase em outros aspectos, pois não é inibida por G6P, está presente no fígado e ausente em outros tecidos.

A G6P é transformada, em seguida, em seu isômero frutose-6-fostato (F6P), por ação da enzima fosfoglicoseisomerase. Finalmente, a F6P sofre ação da fosfofrutocinase, em presença de Mg^{2+}, e recebe uma segunda molécula de fosfato de um ATP, sendo transformada no composto frutose-1,6-bisfosfato. Essa reação também é irreversível e é catalisada pela ação de uma enzima alostérica, a fosfatase da frutose-1,6-difosfato, que libera fosfato inorgânico sem regenerar ATP.

Na segunda etapa, a frutose-1,6-bisfosfato sofre a ação da aldolase, gerando uma molécula de diidroxiacetona-fosfato e uma molécula de gliceraldeído-3-fosfato (GAP). O gliceraldeído-3-fosfato continua na via glicolítica e a diidroxiacetona-fosfato forma uma nova molécula de gliceraldeído-3-fosfato, sob a ação da triose-fosfato-isomerase. Depois, ocorre a produção de 1,3-bisfosfoglicerato, composto gerado pela ação da enzima gliceraldeído-3-fosfato-desidrogenase sobre o GAP. Essa enzima tem como coenzima a nicotinamida adenina dinucleotídeo (NAD).

O composto 1,3-bisfosfoglicerato tem alto potencial energético, permitindo que, na reação seguinte, catalisado pela fosfogliceratocinase, haja produção de ATP. Na reação seguinte, a enzima fosfogliceromutase reposiciona a posição do grupo fosfato 3-fosfoglicerato, dando origem a 2-fosfoglicerato (grupo fosfato ligado ao carbono 2) e preparando o substrato para a próxima reação. A reação que se segue é uma reação de desidratação catalisada pela enzima enolase. O 2-fosfoglicerato é desidratado, formando uma molécula de água e fosfoenolpiruvato (PEP), um composto altamente energético. Foi devido a essa configuração energética que o grupo fosfato foi transferido da posição 3 para a posição 2, na reação anterior. A outra reação em que ocorre síntese de ATP é catalisada pela piruvatocinase, enzima que transforma fosfoenolpiruvato em piruvato. Essa é a terceira reação irreversível da via glicolítica (**Figura 1.1**).

O piruvato obtido na degradação extramitocontrial da glicose pode passar para lactato no próprio citosol ou pode penetrar nas mitocôndrias. Nelas, pode sofrer descarboxilação oxidativa e gerar acetil-CoA e, também, oxalacetato, reforçando o ciclo de Krebs. A acetil-CoA oriunda da oxidação do piruvato pode ser oxidada até CO_2 e água (glicólise aeróbica total).[1,2]

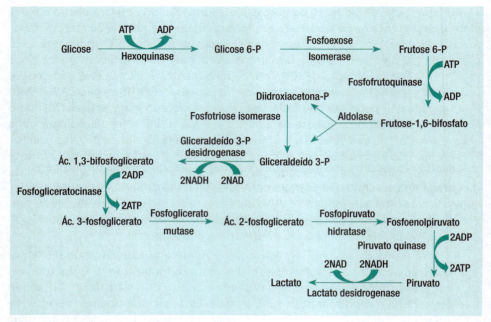

Figura 1.1 Glicólise anaeróbica (Fonte: próprio autor).

Destino do piruvato

Existem três vias importantes, que podem ser tomadas pelo piruvato formado:

- **Formação de etanol:** em alguns microrganismos, como a levedura da cerveja, o piruvato formado a partir da glicose é convertido anaerobicamente em etanol e CO_2, em um processo denominado fermentação alcoólica.
- **Redução a lactato:** quando alguns tecidos animais precisam funcionar anaerobicamente, especialmente o músculo esquelético em atividade vigorosa, o piruvato formado na glicólise não pode ser oxidado, devido à baixa pressão de O_2. Nessas condições, o piruvato é reduzido a lactato.
- **Formação de acetil-CoA:** nos organismos aeróbicos, a glicólise é apenas o primeiro passa da degradação completa da glicose a CO_2 e H_2O, pois se pode extrair muito mais energia de glicose. O piruvato acumulado no citosol penetra nas mitocôndrias, nas quais, por meio de sua descarboxilação, forma acetil-coenzima A (acetil-CoA), que será oxidada, gerando ATP no ciclo do ácido cítrico e da cadeia transportadora de elétrons.[3]

Metabolismo do lactato e ciclo de Cori

Ciclo de Cori ou via glicose-lactato-glicose consiste na conversão da glicose em lactato, produzido pelo músculo durante um período de privação de oxigênio. O lactato é captado pelo fígado e reconvertido em glicose, mediante uma cooperação metabólica entre músculos e fígado.

Durante o metabolismo aeróbio normal, o piruvato é oxidado a CO_2 e H_2O pelo ciclo de Krebs e pela cadeia respiratória, gerando ATP, em presença de oxigênio. Entretanto, quando o oxigênio disponível nos tecidos musculares não é suficiente para oxidar totalmente o piruvato, esse composto é reduzido a lactato, disponibilizando ATP aos músculos, mesmo na ausência de oxigênio.

O lactato acumulado no tecido muscular difunde-se posteriormente para a corrente sanguínea, sendo convertido à glicose no fígado. Nessas circunstâncias metabólicas, continua a ocorrer uma respiração acelerada por algum tempo: o O_2 extra consumido nesse período promove a fosforilação oxidativa no fígado e, consequentemente, uma produção elevada de ATP. A glicose, a partir do lactato, é transportada de volta aos músculos para consumo imediato ou é armazenada sob a forma de glicogênio.

Como visto, o lactato não deve ser encarado como um produto de desgaste metabólico. Pelo contrário, proporciona uma fonte valiosa de energia química, que se acumula como resultado do exercício intenso. Quando se torna novamente disponível uma quantidade suficiente de oxigênio durante a recuperação ou quando o ritmo do exercício diminui, NAD+ (coenzima NADH em sua forma oxidada) varre os hidrogênios ligados ao lactato para subsequente oxidação, a fim de formar ATP.

Os esqueletos de carbono das moléculas de piruvato, formados novamente a partir do lactato, serão oxidados durante o exercício para a obtenção de energia ou serão sintetizados (**transformados**) para glicose (**gliconeogênese**) no ciclo de Cori (**Figura 1.2**). O ciclo de Cori não serve apenas para remover o lactato, mas também o utiliza para reabastecer as reservas de glicogênio depletadas no exercício intenso.[4]

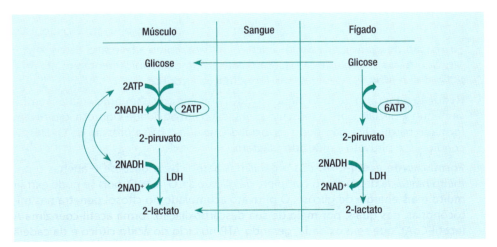

Figura 1.2 Ciclo de Cori (Fonte: próprio autor).

A neoglicogênese ou gliconeogênese é uma via biossintética, na qual a glicose é sintetizada por precursores não glicídicos. Sua função é a produção de glicose, a partir de compostos que não sejam hexoses, fornecendo ao organismo uma rota alternativa de obtenção desse monossacarídeo, que não seja simplesmente ingerindo carboidratos. Ocorre principalmente no fígado e também, em menor proporção, no córtex renal.

Os precursores mais importantes da glicose na neoglicogênese em animais são o lactato, o piruvato, o glicerol, o propionato e a maioria dos aminoácidos. Embora a glicogenólise hepática (formação de glicose a partir do glicogênio armazenado no fígado) seja, durante as primeiras horas de jejum, a principal fonte da glicose para o sangue, a gliconeogênese vai sendo cada vez mais importante, à medida que o tempo de jejum aumenta.[4]

Mais importantes que o lactato como fonte de carbono para a neoglicogênese são os aminoácidos. Em jejum, a hidrólise das proteínas aumenta e o esqueleto carbonado da maioria dos aminoácidos libertados no processo hidrolítico pode gerar glicose no fígado. Nesse contexto, são particularmente importantes a alanina e o glutamato. A alanina pode, por transaminação, gerar piruvato, o qual pode, pela ação de sua carboxilase, gerar um intermediário do ciclo de Krebs, o oxalacetato, que, pela enzima piruvatocarboxilase, será convertido em malato dentro da mitocôndria e, fora dela, é reconvertido em oxaloacetato, que será convertido em fosfoenolpiruvato pela enzima fosfoenolpiruvato-carboxiquinase. O fosfoenolpiruvato citoplasmático formado pode, por ação das mesmas enzimas, converter-se em glicose. A conversão da alanina em glicose envolve enzimas e transportadores da lançadeira do malato a operar em sentido inverso ao que ocorre na glicólise aeróbia.[5]

O glutamato também pode, por transaminação ou por ação da glutamato desidrogenase, gerar um intermediário do ciclo de Krebs, o α-cetoglutarato. O α-cetoglutarato pode gerar malato, que, saindo da mitocôndria, pode oxidar-se a oxalacetato (desidrogenase do malato). O oxalacetato pode, via fosfoenolpiruvato, gerar glicose. Assim como no caso da alanina, também aqui, a enzima diretamente responsável pela redução do NAD+ citoplasmático é a desidrogenase do malato citoplasmático (**Figura 1.3**).

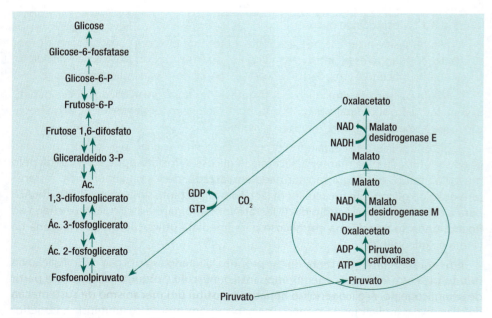

Figura 1.3 Neoglicogênese (Fonte: próprio autor).

A lipólise no tecido adiposo também liberta glicerol para o sangue. Ao contrário do que acontece em muitos tecidos, no fígado e no rim existe uma enzima que é capaz de catalisar a transformação do glicerol em glicerol-3-P, iniciando o processo de conversão do glicerol em glicose.

Glicogenogênese e glicogenólise

Quando há disponibilidade de mais glicose do que a necessária no momento, ocorre um acúmulo desse excesso sob forma de homopolissacarídeos. O amido e o glicogênio são polímeros de glicose armazenáveis e potencialmente utilizáveis. Em situações de rápida necessidade de grande quantidade de glicose, as reservas são metabolizadas. Tecidos animais, como o hepático, esgotam suas reservas rapidamente, enquanto outros tecidos, como o músculo esquelético, jamais mobilizam integralmente as reservas.[1]

O amido é um homopolissacarídeo encontrado nos vegetais e apresenta como unidade de repetição resíduos de maltose. Por hidrólise ácida, o amido produz somente glicose. Durante a hidrólise do amido, formam-se produtos intermediários, as dextrinas, que apresentam massa molecular mais baixa. A hidrólise do amido pode ser assim esquematizada:

$$\text{Amido} \rightarrow \text{Dextrinas} \rightarrow \text{Maltose} \rightarrow \text{Glicose}$$

O glicogênio constitui o glicídio de reserva dos animais. É encontrado na maior parte dos tecidos, principalmente no fígado e nos músculos. O glicogênio possui uma estrutura muito semelhante à da amilopectina (produto da hidrólise química do amido), mas apresenta um número maior de ramificações. Entre duas ramificações, não há mais de 8 a 12 resíduos de glicose.

A glicogênese é a síntese de glicogênio a partir de hexoses como glicose, frutose e galactose. Quando essa síntese se realiza às expensas de compostos não glicídicos, como lactato, glicerol e aminoácidos, o processo é denominado gliconeogênese.

O fígado possui a enzima glicose-6-fostatase. Sendo assim, a glicogenólise hepática tem como produto final a glicose, que, por ação enzimática específica, sai do hepatócito para a circulação, para manter a glicemia.

A glicogenólise muscular tem como produto final a glicose-6-fosfato, que não pode ser utilizada para manter a glicemia. A glicose-6-fosfato pode ser oxidada pelo músculo até Co_2 e H_2O ou transformada em lactado, de forma anaeróbica. A transformação do glicogênio muscular em lactato é importantíssima na produção de ATP para a contração muscular rápida. O lactato formado ganha a circulação e chega ao fígado, onde se transforma em glicose para imediata utilização ou se armazena na forma de glicogênio.

Em razão de condições metabólicas próprias, o fígado é um órgão de utilização do lactato para armazenar glicogênio, enquanto o músculo é produtor de lactato a partir de seu glicogênio. A glicogenólise hepática constitui um mecanismo de sustentação da glicemia e a glicogenólise muscular, um mecanismo de sustentação energética para a contração muscular.[1]

LIPÍDIOS

Introdução

Lipídios são compostos orgânicos que contêm hidrocarbonetos, os quais são a base para a estrutura e para a função das células vivas. Pertencem à família heterogênea de substâncias que são hidrofóbicas e, por isso, insolúveis ou com limitação de solubilidade em água e em solventes orgânicos, como clorofórmio e metanol.

As moléculas lipídicas contêm grandes porções de hidrocarbonetos, mas não correspondem muito à função do grupo polar, o que explica seu comportamento de solubilidade. Portanto, os lipídios, como não são polares, são solúveis em ambientes não polares, ou seja, não são solúveis em água, porque a água é polar. Entre as funções dessas moléculas está o armazenamento de energia (triacilglicerol), a construção de estruturas importantes das membranas celulares e a proteção do organismo contra lesões e choques ou variações de temperatura.[6]

Os lipídios são, principalmente, derivados de ácidos graxos com uma longa cadeia: ésteres, amidas com (fosfo)álcool, aminas etc., como gorduras e óleos (TAG), certas vitaminas (A e D, por exemplo), hormônios esteroides, eicosanoides, prostaglandinas e a maioria das não proteínas, componentes de membrana (fosfolipídios, glicolipídios e colesterol).[7]

Ácidos graxos

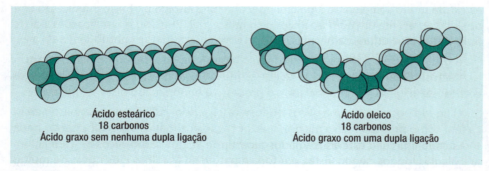

Figura 1.4 Modelo e exemplificação de ácidos graxos saturado e insaturado (Fonte: próprio autor).

Os ácidos graxos são ácidos carboxílicos (ou ácidos orgânicos), geralmente com longas caudas alifáticas correntes, saturadas ou não saturadas. Quando um ácido graxo é saturado, é uma indicação de que não há ligações duplas carbono-carbono; se o ácido graxo é saturado, é uma indicação de que tem pelo menos uma ligação dupla carbono-carbono. Os ácidos saturados têm pontos de fusão mais elevados do que os ácidos insaturados com tamanho correspondente.

Se um ácido graxo tem mais de uma ligação dupla, é uma indicação de que é um ácido graxo poliinsaturado. A maioria dos ácidos graxos encontrados na natureza contêm número par de átomos de carbono e não são ramificados.

Os ácidos graxos saturados têm pontos de fusão mais elevados, devido à sua capacidade de unir as moléculas, levando-os a uma forma semelhante à haste reta. Ácidos graxos insaturados, por outro lado, têm ligações cis-duplas, que criam uma torção em sua estrutura que não permite que eles agrupem suas moléculas em forma de haste reta.[7] Segundo a Food and Agriculture Organization (FAO), o consumo de gorduras deve ser restrito a algo entre 15% e 30% do total da ingestão diária de energia, enquanto a ingestão de gorduras saturadas deve ser restrita a menos de 10%.[8]

Classificação dos lipídios

Lipídios que são ésteres ou amidas de ácidos graxos são classificados como:

- **Ceramidas:** são ésteres de ácido carboxílico em que ambos os grupos R são uma cadeia de hidrocarbonetos longa e reta. Executa funções externas de proteção.
- **Triacilglicerol:** são triésteres de ácido carboxílico de gliceróis. Eles são uma importante fonte de energia bioquímica.
- **Glicerolipídios:** são triésteres de glicerol, que contêm diésteres de fosfato carregados. Eles ajudam a controlar o fluxo de moléculas dentro e fora das células.
- **Esfingomielinas:** são amidas derivadas de um álcool amino e também contêm carga de grupos diéster fosfato. Eles são essenciais para a estrutura das membranas celulares.
- **Glicolipídios:** são amidas derivadas de esfingosina e contêm grupos de carboidratos polares. Na superfície da célula, eles se conectam, para comporem mensageiros intracelulares.

Lipídios que não são ésteres ou amidas são:

- **Esteroides:** eles realizam várias funções como hormônios e contribuem para a estrutura das membranas celulares.
- **Eicosanoides:** são ácidos carboxílicos, um tipo especial de químico intracelular mensageiro.

Ceramidas

As ceramidas são ésteres formados a partir de ácidos carboxílicos de cadeia longa e álcoois longos, sendo vistos por toda a natureza. As folhas e os frutos de muitas plantas têm revestimentos de cera, os quais podem protegê-los da desidratação e de pequenos predadores. As penas das aves e a pele de alguns animais têm revestimentos semelhantes, que servem como repelente de água.

Gorduras e óleos

Os triacilgliceróis (TAG) são os produtos de uma reação em que três grupos OH de glicerol são esterificados com ácidos graxos. Um TAG simples contém três dos mesmos componentes de ácidos graxos. Um TAG misto contém dois ou três diferentes componentes de ácidos graxos e são mais comuns do que simples TAG.

Gordura é o nome dado a uma classe de triglicérides que aparecem como sólido ou semissólido à temperatura ambiente, estando presente, principalmente, nos animais[9]. Óleo é o nome dado aos triglicerídeos da classe que aparecem como um líquido à temperatura ambiente. Os óleos estão presentes principalmente nas plantas e, às vezes, nos peixes.

As gorduras geralmente consistem de ácidos graxos saturados, enquanto os óleos geralmente consistem em ácidos graxos insaturados. O fato de que as caudas de ácidos graxos saturados podem se agrupar intimamente permite aos TAG apresentar pontos de fusão relativamente altos, o que, por sua vez, lhes permite aparecer como sólidos à temperatura ambiente. O oposto vale para ácidos graxos insaturados: suas caudas não podem ser alinhadas bem juntamente, de modo que eles tenham pontos de fusão relativamente baixos, o que faz com que eles apareçam como líquidos à temperatura ambiente. Por um processo conhecido como hidrogenação catalítica, algumas ligações duplas dos óleos poliinsaturados ou todas elas podem ser reduzidas, o que lhes permitirá ser sólidos à temperatura ambiente.

A margarina e a gordura originária de óleos vegetais (isto é, óleo de soja e óleo de cártamo) têm sido hidrogenados. Esse processo é chamado de "endurecimento de óleos". Quando gorduras são consumidas, a hidrólise corporal é a gordura da dieta no intestino que regenera o glicerol e os ácidos graxos. Sabões são sais de sódio ou potássio de ácidos de gorduras. Assim, os sabonetes são obtidos quando as gorduras ou os óleos são hidrolisados sob condições básicas.

Membranas

Membranas são bicamadas lipídicas que atuam como um limite para várias estruturas celulares. No entanto, elas também permitem a transferência cuidadosa de íons e moléculas orgânicas dentro e fora da célula.

Fosfolipídios

As membranas são principalmente feitas de fosfolipídios, que são fosfoacilgliceróis. Os triacilgliceróis e os fosfoacilgliceróis são semelhantes, mas o grupo OH terminal do grupo fosfoacilglicerol é esterificado com ácido fosfórico, em vez de um ácido graxo que leva à formação de ácido fosfatídico. O nome fosfolipídio vem do fato de que os fosfoacilgliceróis são lipídios que contêm um grupo fosfato. Principais propriedades:

- **Efeito hidrofóbico:** as caudas lipídicas hidrofóbicas evitam a água, mas associam-se umas às outras, resultando em bicamada fosfolipídica.
- **Função biológica principal:** atua como membrana celular.

Prostaglandinas

A prostaglandina é qualquer membro de um grupo de compostos lipídicos derivados enzimaticamente de ácidos graxos e tem funções importantes no corpo dos animais. Cada prostaglandina contém 20 átomos de carbono, incluindo um anel de 5 carbonos. As prostaglandinas são responsáveis por uma série de efeitos fisiológicos, como inflamação, pressão arterial (PGE_2), coagulação do sangue (PGI_2), febre, dor, indução do trabalho de parto (PGF_2 alfa) e ciclo vigília-sono.

As prostaglandinas são nomeadas seguindo a fórmula de PGX, na qual X designa grupos funcionais do anel de cinco membros. PGA, PGB e PGC contêm um grupo carbonilo e uma ligação dupla no anel de cinco membros. A localização da ligação dupla determina se uma prostaglandina é PGA, PGB ou PGC. PGD e PGE são beta-hidroxicetonas. PGF são 1,3-dióis. O subscrito indica o total de ligações duplas nas cadeias laterais, enquanto "alfa" e "beta" indicam um diolcis e um dioltrans, respectivamente.[9]

Esteroides

Os mensageiros químicos em nossos corpos são conhecidos como hormônios que são compostos orgânicos sintetizados nas glândulas e entregues pela corrente sanguínea a certos tecidos, para estimular ou inibir um processo desejado. Esteroides são um tipo de hormônio, geralmente reconhecidos por seu esqueleto tetracíclico.

Todos os esteroides são produtos da via biossintética da acetil-CoA, que produz o colesterol. O colesterol é o esteroide mais comumente encontrado por animais. Alguns esteroides importantes são mostrados a seguir (**Figura 1.5**).

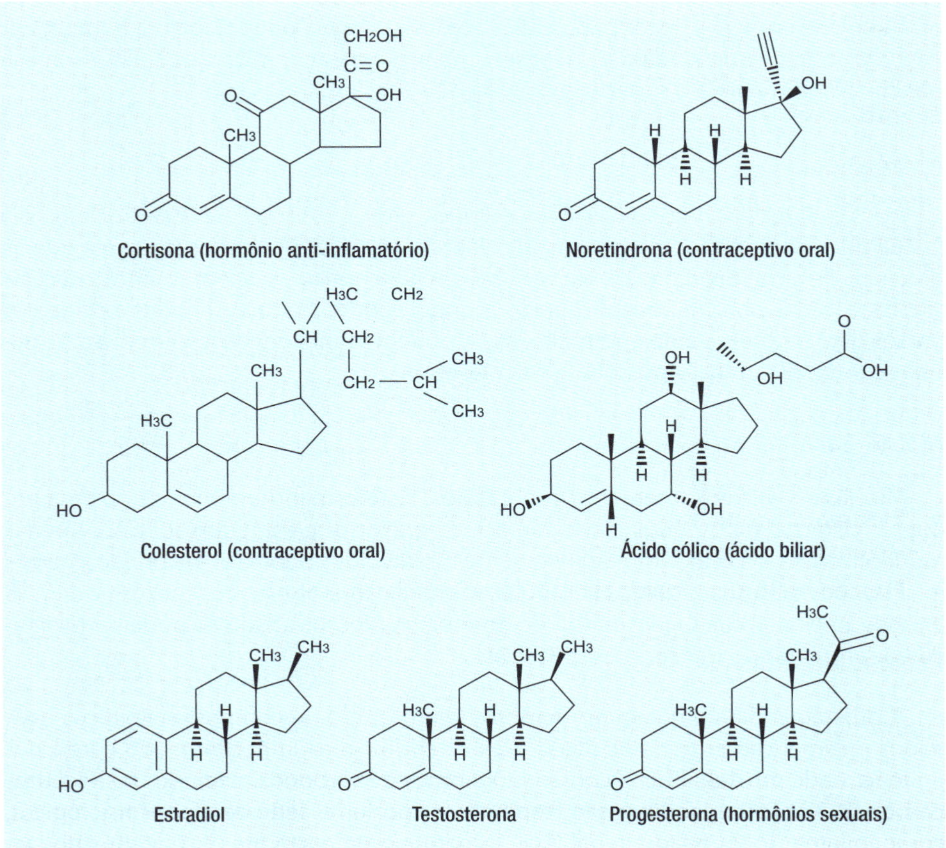

Figura 1.5   Principais esteroides (Fonte: próprio autor).

Digestão e absorção dos lipídios

A maior parte da gordura na dieta humana está na forma de TAG, que consiste em três ácidos graxos ligados ao glicerol. No trato digestivo, o TAG é hidrolisado pela enzima lipase pancreática, para liberação de ácidos graxos livres e monoglicerídeos.

Emulsificação e digestão

A questão-chave na digestão e na absorção de gorduras é a da solubilidade: os lipídios são hidrofóbicos e, portanto, são pouco solúveis no ambiente aquoso do trato digestivo. A enzima digestiva lipase pancreática é solúvel em água e só pode funcionar na superfície dos glóbulos de gordura. A digestão é muito auxiliada pela emulsificação, ou seja, a quebra de glóbulos de gordura em gotículas de emulsão muito menores. Sais biliares e fosfolipídios são moléculas anfipáticas que estão presentes na bile. A motilidade no intestino delgado separa os glóbulos de gordura em pequenas gotículas, que são revestidas com sais biliares e fosfolipídios, impedindo que as gotículas da emulsão se reafirmem.

A digestão ocorre nas gotículas de emulsão. A emulsificação aumenta muito a área de superfície em que a lipase pancreática solúvel em água pode trabalhar para digerir TAG. Outro fator que ajuda é a colipase, uma proteína anfipática que se liga à lipase pancreática e ancora-a à superfície da gota de emulsão.

Micelas

Após a digestão, monoglicerídeos e ácidos graxos associam-se a sais biliares e a fosfolípides para formar micelas. As micelas são cerca de 200 vezes menores que as gotículas de emulsão (4 nm a 7 nm *versus* 1 µm para gotículas de emulsão). As micelas são necessárias porque transportam os monoglicerídeos pouco solúveis e os ácidos graxos para a superfície do enterócito, onde podem ser absorvidos. Além disso, as micelas contêm vitaminas lipossolúveis e colesterol.

Absorção

Micelas estão constantemente quebrando e se reformando, alimentando uma pequena "cisterna" de monoglicerídeos e ácidos graxos que estão em solução. Apenas monoglicerídeos e ácidos graxos livremente dissolvidos podem ser absorvidos, não as micelas. Devido à sua natureza não polar, monoglicerídeos e ácidos graxos podem se difundir pela membrana plasmática do enterócito. Alguma absorção pode ser facilitada por proteínas de transporte específicas.

Quilomícrons

Uma vez dentro do enterócito, monoglicerídeos e ácidos graxos são ressintetizados em TAG. O TAG é embalado, juntamente com colesterol e vitaminas lipossolúveis, em quilomícrons. Os quilomícrons **são lipoproteínas, partículas especiais que são projetadas para o transporte de lipídios na circulação**.

Os quilomícrons são liberados por exocitose na superfície basolateral dos enteró-citos. Por serem partículas, são muito grandes para entrar nos capilares típicos. Em vez disso, eles entram em capilares linfáticos, que entram no centro de cada vilo. Os quilomícrons, então, fluem para a circulação via vasos linfáticos, que drenam para a circulação geral nas grandes veias do tórax.

Quilomícrons entregam TAG absorvido às células do corpo. O TAG em quilomícrons e outras lipoproteínas é hidrolisado pela lipoproteína lipase, uma enzima encontrada nas células endoteliais capilares. Monoglicerídeos e ácidos graxos liberados da diges-tão de TAG, em seguida, difundem-se em células.

Colesterol

O colesterol é um esteroide, um membro da classe de lipídios que contém os mes-mos quatro sistemas de anel. O colesterol serve a dois propósitos importantes: como um componente das membranas celulares e como um dos materiais de partida para a síntese de todos os outros esteroides.[10]

O colesterol é uma molécula biológica extremamente importante, que desempe-nha funções na estrutura da membrana, além de ser precursora da síntese dos hormô-nios esteroides, dos ácidos biliares e da vitamina D. Tanto o colesterol da dieta quanto o sintetizado de novo são transportados pela circulação em partículas de lipoproteína. Isso acontece, também, com os ésteres de colesterol, a forma pela qual o colesterol é armazenado nas células. Devido a seu importante papel na função da membrana, todas as células expressam as enzimas da biossíntese do colesterol.

A síntese e a utilização do colesterol devem ser rigorosamente reguladas para evi-tar o acúmulo excessivo e a deposição anormal dentro do corpo. De particular impor-tância clínica é a deposição anormal de colesterol e lipoproteínas ricas em colesterol nas artérias coronárias. Essa deposição, que eventualmente leva à aterosclerose, é o principal fator contribuinte nas doenças das artérias coronárias.

Biossíntese do colesterol

Um pouco menos da metade do colesterol no corpo deriva da biossíntese de novo. A biossíntese no fígado é responsável por, aproximadamente, 10% e, nos intestinos, 15% da quantidade produzida por dia. A via de biossíntese do colesterol envolve en-zimas que estão no citoplasma: microssomas e peroxissomas. A síntese de colesterol, como a da maioria dos lipídios biológicos, começa a partir do grupo acetato de dois carbonos de acetil-CoA. Os passos iniciais na via da biossíntese do colesterol são cha-mados coletivamente de via do mevalonato, que culmina com a síntese da molécula isoprenoide, isopentenilpirofosfato (IPP).[10]

O acetil-coenzima A (acetil-CoA) utilizado para a biossíntese do colesterol é derivado de uma reação de oxidação (por exemplo, ácidos graxos ou piruvato) na mitocôndria e é transportado para o citoplasma pelo mesmo processo descrito para a síntese de ácidos graxos. O acetil-CoA também pode ser sintetizado a partir do acetato citosólico, deriva-do da oxidação citoplasmática do etanol, que é iniciada pela desidrogenase alcoólica citoplasmática (ADH). Todas as reações de redução da biossíntese do colesterol utilizam o NADPH como cofator. Os intermediários isoprenoides da biossíntese do colesterol podem ser desviados para outras reações de síntese, como as do dolicol (usado na síntese de glicoproteínas N-ligadas), as da coenzima Q (da via de fosforilação oxidativa) ou as da cadeia lateral de heme-a, sendo usados na modificação lipídica de algumas proteínas.

Via para o movimento de unidades de acetil-CoA de dentro da mitocôndria para o citoplasma

A reação catalisada pela enzima citoplasmática málica gera NADPH, que pode ser usado para reações biossintéticas redutoras, como as de síntese de ácidos graxos e de colesterol. O SLC25A1 é o transportador de citrato (também chamado de transportador de ácido dicarboxílico).[11] O transporte de piruvato através da membrana plasmática é catalisado pela proteína SLC16A1 (também chamada de transportador de ácido monocarboxílico 1, MCT1) e o transporte através da membrana mitocondrial externa envolve um transportador de porina dependente de voltagem. O transporte de piruvato através da membrana mitocondrial interna requer um complexo de transporte heterotetramérico (portador de piruvato mitocondrial), que consiste no gene MPC1 e que é codificado pelo gene MPC2. O processo de síntese do colesterol pode ser considerado composto por cinco etapas principais, cujas reações que culminam na síntese do pirofosfato de isopentenilo e sua forma isomérica, pirofosfato de dimetilalilo, são vulgarmente designados por via do mendlonato.

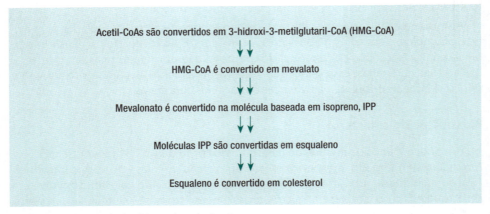

Figura 1.6 Processo de síntese do colesterol.

Metabolismo dos ácidos graxos

O acetil-CoA é um metabólito central tanto para a biossíntese quanto para o catabolismo de ácidos graxos. Embora os passos nos esquemas biossintético e catabólico estejam intimamente relacionados, existem diferenças. As etapas individuais também são independentes, por separação espacial em células biológicas, como ocorre a biossíntese de citosol, enquanto o catabolismo ocorre na mitocôndria. O número ímpar ($[C_2]_n$) de carbonos nos ácidos graxos comuns resultam do sequencial alongamento de dois carbonos de acetil-CoA por uma série de reações enzimáticas, utilizando uma ou mais moléculas de acetil-CoA. Os dois passos do esquema de alongamento da biossíntese de ácidos graxos são catalisados por enzimas discretas, que catalisam etapas específicas, ou por uma grande multienzima. No primeiro passo da conversão de acetil-CoA no acetilacila mais reativo, a proteína transportadora (Acetil-ACP) é catalisada pela transacilase ACP.[12] O grupo acetil é transferido, então, do ACP para um resíduo de cisteína do complexo da sintase. No terceiro passo, a carboxilação de acetil- CoA é catalisada pela acetil-CoA carboxilase com bicarbonato e ATP para produzir malonil-CoA e ADP. Nessa reação, a biotina age como um transportador de dióxido de carbono que transfere dióxido de carbono para acetil-CoA.

O grupo malonil é subsequentemente convertido em uma reação nucleofílica de substituição em malonil-ACP. Assim, tanto o acetil como os grupos malonil estão ligados a um braço ACP do complexo sintase. O quinto passo-chave consiste na reação de condensação de Claisen entre os grupos acetilo e malonilo, ligados para dar origem a acetoacetil-ACP. Na sexta etapa, uma redução enantiosseletiva da cetona do grupo carbonila catalisado por rendimentos de β-cetotioéster-redutase e β-hidroxibutiril-ACP, com um novo centro quiral na configuração-R.[12]

A desidratação enzimática na etapa 7 produz trans-crotonil-ACP, que é convertido no passo 8 pela redução dependente do NADPH do carbono-carbono ligação dupla ao butiril-ACP. O catabolismo do ácido graxo nas mitocôndrias das células fornece energia para a via de β-oxidação e é composto por uma sequência repetitiva de quatro etapas de reação enzimática. A cadeia de ácidos graxos é clivada a partir do terminal carboxilo de um modo gradual. O primeiro passo da via de β-oxidação começa com uma acil-CoA-desidrogenase catalisada e com uma dessaturação em C2-C3, usando um cofator FAD para produzir um α,β-acil-CoA insaturado. Uma adição de catalisadores catalisada pela enoil-CoA hidratase de água para a acil-CoA α,β-insaturada no segundo passo produz 3S-hidroxiacil-CoA. Em seguida, a 3S-hidroxiacil-CoA é oxidada até a correspondente β-cetoacil-CoA por enantiosseletivos dependentes de NAD desidrogenases de 3-hidroxiacil-CoA.

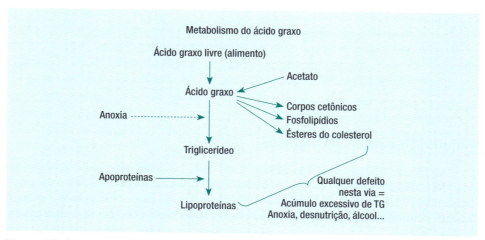

Figura 1.7 Metabolismo de ácidos graxos (Fonte: próprio autor).

Na etapa final, o β-cetoéster é clivado a dois ésteres de CoA em um catalisador retroado por β-cetoactiltiolase na Reação de Claisen. Enquanto os ácidos graxos comuns com um número par de átomos de carbono produzem duas moléculas de acetil-CoA no final da passagem, os ácidos graxos com um número ímpar de átomos de carbono levam a uma molécula de acetil-CoA e a uma molécula de propionil-CoA.

Reações de β-oxidação de ácidos graxos

A via de β-oxidação é assim chamada devido ao fato de que a maioria da química envolve o carbono β do substrato de acil-CoA. A inicial acil-CoA sofre uma série de quatro reações, terminando com a liberação de dois carbonacetil-CoA e uma molécula de acil-CoA, dois carbonos mais curtos que o original. A acil-CoA mais espessa volta a entrar na via; o caminho de β-oxidação dos ácidos graxos consiste em uma espiral, com o substrato diminuindo de tamanho até que o conjunto final de reações libere duas moléculas de acetil-CoA.[11]

Para liberar uma unidade de dois carbonos de um ácido graxo, uma enzima deve quebrar a ligação entre os carbonos *a* e *b*. A clivagem direta de uma ligação carbono-carbono não substituída é extremamente difícil. Para permitir que o processo ocorra, uma via de três enzimas deve ativar primeiramente o carbono-β, seguido da clivagem da ligação entre o carbono de etileno e a cetona no carbono-β oxidado.

PROTEÍNAS

Introdução

As proteínas são macromoléculas cruciais para a vida celular e estão relacionadas praticamente a todas as funções fisiológicas. São polímeros de alto peso molecular, constituídos por uma ou mais cadeias de aminoácidos ligados entre si por ligações peptídicas.

As proteínas desempenham diversas funções no organismo e são utilizadas no transporte de moléculas, nas reações imunológicas, na replicação do DNA, na regeneração de tecidos. Muitas delas são catalisadores de reações que envolvem enzimas ou hormônios, enquanto outras possuem funções estruturais ou mecânicas, mantendo sua forma celular, e são indispensáveis no crescimento e na reprodução.

As proteínas são determinadas pelo número e pela espécie de aminoácidos, diferenciando-se, fundamentalmente, pela sequência desses compostos na molécula, que é determinada por seu código genético e que geralmente provoca seu enovelamento em uma estrutura tridimensional específica, que determina sua atividade.

Todas as proteínas são constituídas por carbono (C), hidrogênio (H), oxigênio (O), nitrogênio (N) e, eventualmente, por enxofre (S), fósforo (P), entre outros elementos. A estrutura química básica de uma proteína é formada por aminoácidos, os quais possuem um grupo carboxila (-COOH) e um grupo amino ($-NH_2$), ambos ligados ao C, que também é ligado a um hidrogênio e a uma cadeia lateral, que é representada pela letra R. O grupo R determina a identidade de um aminoácido específico.

Capítulo 1 – Aspectos Gerais sobre o Metabolismo de Macronutrientes

Uma cadeia de aminoácidos é chamada de peptídeo, o qual se classifica de acordo com o número de unidades de aminoácidos que o formam. As cadeias podem apresentar dois aminoácidos (dipeptídeos), três aminoácidos (tripeptídeos), quatro aminoácidos (tetrapeptídeos) ou muitos aminoácidos (polipeptídeos). Esses aminoácidos se unem, formando as proteínas com mais de 100 ligações peptídicas (ligação química que ocorre quando o grupo carboxila de um aminoácido reage com o grupo amino de outro, liberando uma molécula de H_2O).

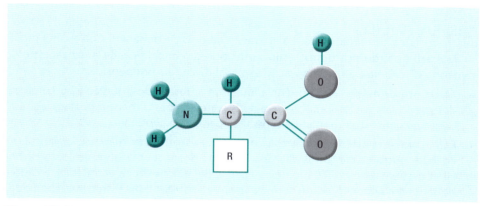

Figura 1.8 Representação de um aminoácido (Fonte: próprio autor).

Classificação

As proteínas se classificam quanto à composição, ao número de cadeias polipeptídicas, à forma e à estrutura.

Quanto à composição

- **Proteínas simples:** durante a hidrólise, liberam apenas aminoácidos.
- **Proteínas conjugadas:** liberam aminoácidos e um radical não peptídico, denominado grupo prostético, por hidrólise.

Quanto ao número de cadeias polipeptídicas

- **Proteínas monoméricas:** formadas apenas por uma cadeia polipeptídica.
- **Proteínas oligoméricas:** formadas por mais de uma cadeia polipeptídica, com estrutura e função mais complexas.

Quanto à forma

- **Globulares:** são proteínas que possuem uma forma globular e que apresentam maior solubilidade em água. Exemplos desse tipo de proteínas são a albumina, a hemoglobina, as enzimas e os anticorpos.

- **Fibrosas**: são proteínas que possuem um formato alongado (moléculas longas e filamentosas dispostas lado a lado) e que são insolúveis em água. São, muitas vezes, estruturais, sendo exemplos delas a elastina, a queratina (proteína constituinte do cabelo e das unhas) e o colágeno (principal componente do tecido conjuntivo).
- **Membranares**: são proteínas que interagem com membranas biológicas e que atuam muitas vezes como receptores ou proporcionam canais para que as moléculas possam atravessar a membrana celular.

Quanto à estrutura

Existem quatro tipos de estruturas que dependem do tipo de aminoácidos, do tamanho da cadeia e da configuração espacial da cadeia polipeptídica:

- **Estrutura primária**: é a sequência linear de aminoácidos, que compõe uma cadeia peptídica (proteína). É o nível mais simples, mas o mais importante, sendo geneticamente determinada e específica para cada proteína.
- **Estrutura secundária**: é a forma como uma estrutura primária se organiza. As ligações entre os carbonos alfa dos aminoácidos e seus grupos amina e carboxilo possuem a possibilidade de rotação e, devido a essa característica, a cadeia polipeptídica pode interagir com ela mesma e formar duas estruturas, chamadas de alfa-hélice e folha-beta. Na primeira, ocorre um enovelamento da estrutura primária, formando uma hélice; na segunda, a cadeia polipeptídica fica quase estendida, resultando em uma estrutura achatada e rígida, com formato de folha. Existem, ainda, estruturas que não são nem hélice, nem folha, as quais se chamam laços.
- **Estrutura terciária**: determina como a molécula de proteína se organiza no espaço e resulta da junção ou do enovelamento das hélices e das folhas de uma estrutura secundária.
- **Estrutura quaternária**: resulta do enovelamento de diversas estruturas terciárias em um complexo multiproteico.

Funções

As proteínas são essenciais ao corpo humano e exercem importantes funções no organismo, entre as quais podemos destacar as seguintes:

- **Estrutural ou plástica:** as proteínas estruturais são aquelas que conferem rigidez, consistência e elasticidade aos tecidos. Dentre elas, encontramos, em sua maior parte, proteínas fibrilares, como o colágeno e a elastina. A queratina está presente em estruturas duras, como cabelo e unhas; o fibrinogênio se encontra presente no sangue e, ainda, na albumina. Além das proteínas motoras, como a miosina, presente na formação das fibras musculares, e das proteínas globulares, como a actina e a tubulina, que são capazes de se polimerizar nas fibras rígidas, que permite à célula manter sua forma e seu tamanho. Essas proteínas são importantes, ainda, para a motilidade dos espermatozoides.

Capítulo 1 – Aspectos Gerais sobre o Metabolismo de Macronutrientes

- **Regulação:** atuam no metabolismo como mensageiros químicos com uma ação hormonal, como a insulina e o glucagon, que controlam a glicemia e a somato-trofina, conhecida como hormônio do crescimento.
- **Defesa:** são proteínas que possuem a função de proteger o organismo contra microrganismos invasores (vírus, bactérias etc.), como a trombina e o fibrinogênio, responsáveis pela coagulação do sangue em caso de ferimentos e cortes, bem como pelo controle de hemorragia.
- **Transporte**: são proteínas que realizam o transporte de substâncias para o interior das células e para fora delas, como a hemoglobina, que transporta oxigênio pelo sistema circulatório.
- **Enzimática**: são proteínas que atuam como catalisadores biológicos, favorecendo reações do metabolismo celular e aumentando a velocidade de uma reação química intracelular ou extracelular, como lipases, proteases, catalases, desidrogenases, entre outras. São conhecidas cerca de 4 mil reações químicas catalisadas por enzimas.
- **Energética:** as proteínas são muito importantes na obtenção de energia. Em casos de insuficiência de carboidratos e lipídios para satisfazer as necessidades energéticas, elas fornecem energia, sendo bem importantes durante a fase de crescimento.

Proteína na alimentação

As proteínas representam 10% a 35% de uma dieta normal,[11] possuem múltiplas funções e são essenciais ao crescimento e à manutenção do corpo, bem como à formação de enzimas, hormônios ou anticorpos e ao fornecimento de energia. O conteúdo energético das proteínas, determinado pelo método de calorimetria, é de, aproximadamente, 4 kcal/g.[13]

A Food and Agriculture Organization (FAO) e a World Health Organization (WHO) definiram a necessidade proteica como o menor nível de ingestão de proteína da dieta para equilibrar as perdas de nitrogênio do corpo em pessoas que mantêm o equilíbrio de energia em níveis modestos de atividade física. A necessidade proteica é maior durante a infância, a gestação ou a amamentação, bem como quando o corpo se encontra em atividade física elevada ou recuperação de um trauma.[14]

A ingestão de proteínas no mundo ocidental varia de aproximadamente 50 g a 100 g por dia e uma boa parte delas é de origem animal.[15] Segundo o Institute of Medicine (IOM), a proteína de origem animal (carne, frango, peixe, ovos, leite, queijo e iogurte) fornece todos os nove aminoácidos indispensáveis. Por essa razão, são chamadas de "proteínas completas". Proteínas vegetais, leguminosas, grãos, nozes, sementes e legumes tendem a ser deficientes em um ou mais dos aminoácidos indispensáveis. Por isso, são chamadas de "proteínas incompletas".[11] Na natureza, existem 20 aminoácidos principais. Desses, 9 são considerados essenciais, porque nosso organismo não os sintetiza e é preciso adquiri-los por meio da alimentação: isoleucina, leucina, valina, fenilalanina, metionina, treonina, triptofano, lisina e histidina. Os outros 11, considerados não essenciais, são produzidos pelo nosso organismo, como glutamina, alanina, asparagina, ácido aspártico, ácido glutâmico e serina.

Aminoácidos essenciais

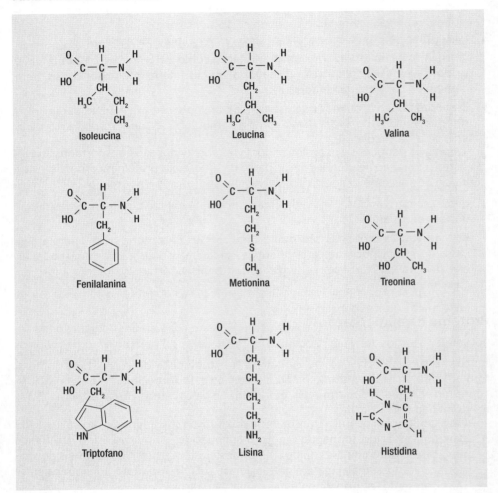

Figura 1.9 Aminoácidos essenciais.

Digestão e absorção das proteínas

A digestão das proteínas começa no estômago. Elas são hidrolisadas pelas enzimas do estômago e quebradas em proteoses, peptonas e polipeptídeos grandes. Em contato com o ácido clorídrico, o pepsinogênio inativo é convertido à pepsina, que transforma as proteínas em moléculas menores, hidrolisando as ligações peptídicas e digerindo o colágeno.

A maior parte da digestão das proteínas acontece na parte superior do intestino delgado, onde as proteínas sofrem a ação das enzimas produzidas pelo pâncreas (tripsina, quimotripsina, elastase e carboxipolipeptidase), mas ela continua por todo o trato gastrintestinal.

Capítulo 1 – Aspectos Gerais sobre o Metabolismo de Macronutrientes

O contato entre o quimo e a mucosa do intestino permite a ação da enteroquinase ligada à borda em escova, que é a maior enzima pancreática que digere proteínas. Ela transforma o tripsinogênio pancreático em tripsina ativa, a qual, por sua vez, ativa as outras enzimas proteolíticas pancreáticas. A proteína intacta sofrerá a ação da tripsina, da quimotripsina e da carboxipeptidase pancreática, sendo decomposta até que pequenos polipeptídeos e aminoácidos sejam formados. As peptidases proteolíticas localizadas na borda em escova também agem sobre os polipeptídeos, decompondo-os em aminoácidos, dipeptídios e tripeptídios. A fase final da digestão das proteínas acontece na borda em escova, onde alguns dos dipeptídios e dos tripeptídios são hidrolisados em seus aminoácidos componentes por hidrolases peptídeas.[15]

Depois, os peptídeos e os aminoácidos livres absorvidos são transportados através do sistema porta ao fígado. Eles participarão da síntese das proteínas corporais (estruturais ou de atividade biológica, como enzimas, anticorpos e hormônios), do fornecimento de energia e da regulação de processos metabólicos. Apenas 1% da proteína ingerida é excretada nas fezes.

Metabolismo dos aminoácidos

A maioria dos aminoácidos usados pelo organismo para a síntese de proteínas ou como precursores para outros aminoácidos são obtidos da proteína alimentar ou da hidrólise das proteínas corporais.

Os aminoácidos entram na corrente sanguínea e chegam até o fígado, onde serão metabolizados. No fígado, ocorre a primeira parte do metabolismo de todos os aminoácidos, na qual cada um dos 20 aminoácidos proteicos sofre diferentes reações, originando como produtos, dependendo de seus esqueletos carbônicos, apenas acetil-CoA, piruvato, oxalacetato ou alfa-cetoglutarato. Durante a metabolização, destacam-se as seguintes reações:

- **Transaminação:** ocorre a transferência do grupamento amina de um aminoácido para um cetoácido, formando um novo aminoácido e um novo ácido α-cetônico por ação de transaminases ou de aminotransferases. Os dois tipos comuns de aminotransferases são alanina aminotransferase (ALT) e aspartato aminotransferase (AST), presentes principalmente nas células hepáticas.

- **Desaminação:** ocorre a liberação do grupamento amino dos aminoácidos pelas desaminases ou pelas desidrogenases e produção de cetoácido e amônia. As desaminases possuem como coenzimas o NADP (derivado da vitamina B3).

Nessas reações, o grupo amino é removido (normalmente na forma de amônia) e deverá ser processado pela célula para minimizar seu efeito tóxico. Essa remoção é catalisada pelas enzimas aminotransferases (transaminases), utilizando a coenzima PLP. O grupo amino é transferido, então, do aminoácido para o α-cetoglutarato, formando α-cetoácido e glutamato.

$$\text{Aminoácido} + \alpha\text{-cetoglutarato} \leftrightarrow \alpha\text{-cetoácido} + \text{Glutamato}$$

Quando se remove o grupo amino do aminoácido, sobra a cadeia carbônica, na forma de a-cetoácido, que pode ser degradada a piruvato, intermediários do ciclo de Krebs (glicogênicos), acetil-CoA ou acetoacetato (cetogênicos).

O glutamato é, então, oxidado pelo NAD⁺ ou pelo NADP⁺, em uma reação catalisada pela enzima glutamato-desidrogenase, que, ao final, forma o α-cetoglutarato e libera amônio (NH4⁺).

$$\text{Glutamato} \leftrightarrow \alpha\text{-cetoglutarato} + NH4^+$$
$$(NADP^+)$$

A NH4⁺ é, então, convertida em ureia no ciclo da ureia, sendo liberada na urina. Isso é feito porque a amônia seria tóxica se presente em largas quantidades em nosso organismo.

Ciclo da ureia ou da ornitina

O ciclo da ureia é muito importante, devido à alta toxicidade da amônia, se presente em grandes quantidades em nosso organismo. Quando as reações químicas desde ciclo não ocorrem perfeitamente, como na insuficiência hepática, podem resultar em encefalopatia hepática.

Parte dessas reações químicas ocorre nas mitocôndrias, enquanto a outra parte ocorre no citoplasma, não só nos hepatócitos, mas também, em menor grau, nos rins. Quando o NH_4^+ penetra nas células hepáticas, é imediatamente ligado ao bicarbonato pela enzima carbamil fosfato sintetase, que, com gasto de ATP, converte o NH_4^+ em carbamil-fosfato.

Mitocôndria

$$NH_4^+ + CO_2 + 2ATP \rightarrow \text{Carbamil-fosfato} + 2\ ADP + Pi$$
$$(\text{Carbamil fosfato sintetase})$$

Carbamil-fosfato entra no ciclo da ureia, que possui quatro etapas: na primeira, o carbamil-fosfato doa seu grupo carbamil para a ornitina, formando a citrulina e liberando fosfato. Essa reação é catalisada pela enzima ornitina-transcarbamoilase e a citrulina produzida migra da mitocôndria para o citosol.

$$\text{Carbamil-fosfato} + \text{Ornitina} \rightarrow \text{Citrulina}$$
$$(\text{Ornitina transcarbamilase})$$

A citrulina é liberada da mitocôndria para o citosol. Na segunda etapa do ciclo da ureia, ocorre uma condensação entre o grupo amino do aspartato e o carbamil da citrulina, formando argininossuccinato. Essa reação é catalisada pela enzima argininossuccinato-sintetase.

Citoplasma

ATP   ADP
Aspartato + citrulina → argininossuccinato
(argininossuccinato-sintetase)

Capítulo 1 – Aspectos Gerais sobre o Metabolismo de Macronutrientes

O aspartato é proveniente do oxaloacetato do ciclo do ácido cítrico. O oxaloacetato sofre transaminação com o glutamato com o auxílio da PLP, formando aspartato e α-cetoglutarato. A citrulina é, então, ativada, atacando o fósforo-α do ATP e formando citrulil-AMP e pirofosfato. O grupo amino do aspartato ataca o carbono da imina da citrulil-AMP, sendo o AMP o grupo abandonador e formando argininossuccinato.

Na terceira etapa do ciclo da ureia, a enzima arginino-succinase quebra a molécula de argininossuccinato, formando arginina e fumarato. O fumarato retorna ao ciclo do ácido cítrico na mitocôndria.

$$\text{Argininossuccinato} \rightarrow \text{arginina} + \text{fumarato}$$
$$\text{(argininossuccinato liase)}$$

Na quarta etapa do ciclo da ureia, a arginina é hidrolisada pela enzima arginase, produzindo ureia e ornitina.

$$\text{Arginina} \rightarrow \text{ureia} + \text{ornitina}$$
$$\text{(arginase)}$$

A ornitina retorna à mitocôndria, para reiniciar o ciclo, enquanto a ureia é excretada. São gastas quatro moléculas de ATP por molécula de ureia formada.

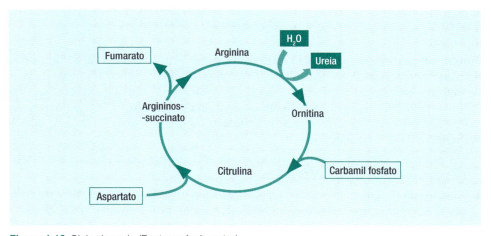

Figura 1.10 Ciclo da ureia (Fonte: próprio autor).

O ciclo da ureia está ligado à gliconeogênese, que consiste em produção de glicose a partir de compostos não glicídicos (aminoácidos, lactato e glicerol).

Os aminoácidos são obtidos da degradação de proteínas endógenas (principalmente as musculares), durante o jejum ou na diabetes melito não controlada, quando carboidratos estão indisponíveis ou não estão sendo devidamente utilizados e as proteínas celulares são utilizadas como combustível. No músculo, os aminoácidos são convertidos a alanina e glutamina (cf. tópico **Metabolismo do lactato e ciclo de Cori**).

Todos os aminoácidos, exceto a leucina e a lisina, podem originar glicose ao serem metabolizados em piruvato ou oxaloacetato, participantes do ciclo de Krebs. Normal-

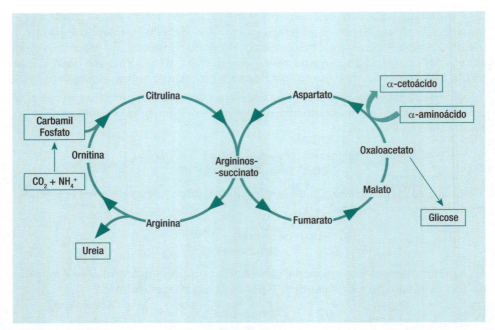

Figura 1.11 Ciclo da ureia associado a gliconeogênese (Fonte: próprio autor).

mente, são processados pelo ciclo de Krebs os esqueletos carbônicos resultantes das reações degradativas dos aminoácidos. Dessa forma, a célula ainda tem a vantagem de utilizar a energia química oriunda dessa degradação, mesmo que as proteínas não sejam a melhor forma de fornecimento de energia utilizável (ATP). Isso acontece em condições fisiológicas anormais como citado anteriormente, como no caso de diabetes melito e de dieta inadequada.

As cadeias carbonadas dos aminoácidos (α-cetoácidos) são utilizadas para fazer outros compostos, como descrito a seguir.

- **Glicogênicos:** criam uma rede de produção de piruvato ou intermediário do ciclo de Krebs, como fumarato, α-cetoglutarato, succinil-CoA e oxaloacetato, que são precursores da glicose via gliconeogênese. São aminoácidos glicogênicos: alanina, arginina, asparagina, aspartato, cisteína, glutamato, glutamina, glicina, histidina, prolina, serina, metionina, treonina e valina.
- **Cetogênicos:** dão origem somente a acetil-CoA ou acetoacetil-CoA, que não podem dar origem a glicose. São convertidos em ácidos graxos ou corpos cetônicos. São aminoácidos cetogênicos: leucina e lisina.
- **Glicocetogênicos:** dão origem tanto à glicose quanto a precursores de ácidos graxos. São aminoácidos glicogênicos e cetogênicos: tirosina, isoleucina, fenilalanina, triptofano e treonina.

Todos os α-cetoácidos serão metabolizados por vias já estudadas: alguns entram na via glicolítica, outros sofrem β-oxidação e outros entram diretamente no ciclo de Krebs ou no ciclo do ácido cítrico (**Figura 1.12**).

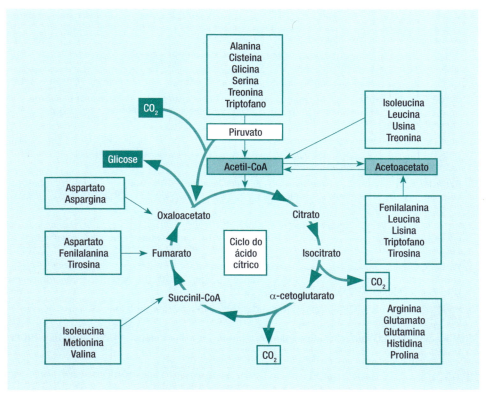

Figura 1.12 Ciclo do ácido cítrico (Fonte: próprio autor).

AGRADECIMENTOS

As autoras agradecem a Andressa Soares, aluna de Iniciação Científica do Núcleo de Pesquisa em Micronutrientes (NPqM) da Universidade Federal do Rio de Janeiro (UFRJ) à época, a contribuição no desenvolvimento do capítulo.

REFERÊNCIAS BIBLIOGRÁFICAS

1. Wannmacher CMD, Dias RD. Bioquímica Fundamental. 6. ed. Rio Grande do Sul, UFRGS: 1986.
2. Nelson DL, Cox M. Princípios de Bioquímica de Lehninger. 6. ed. São Paulo, Artmed: 2014.
3. Ramalho R, Lima AP. Clínica nutricional: metabolismos dos hidratos de carbono. Rio de Janeiro, Revinter: 2005.
4. Andrade PVB, Toledo FGS, Lameu E. Clínica nutricional – Carboidratos: bioquímica, digestão e absorção. Rio de Janeiro, Revinter: 2005.
5. Foss ML, Keteian SJ. Bases fisiológicas do exercício e do esporte. 6. ed. Rio de Janeiro, Guanabara Koogan: 2000.
6. Cozzolino S, Cominetti C. Bases bioquímicas e fisiológicas da nutrição. São Paulo, Manoele: 2018.
7. Hunger WN, et al. Structure and reactivity in the non-mevalonate pathway of isoprenoid biosynthesis. Biochem. Soc. Trans. 2003;31(3):537-42.

8. Organização Mundial da Saúde. A estreita cooperação entre os setores da saúde e da agricultura necessita de encarar o crescente fardo de doenças crônicas a nível mundial. Comunicado de imprensa conjunto da OMS/FAO 32. Brasília. 23 abr. 2003.

9. Adiels M, Larsson T, Sutton P, Taskinen M-R, Boren J, Fielding BA. Optimization of n-methyl-n-[tert-butyldimethylsilyl]trifluoroacetamide as a derivatization agent for determining isotopic enrichment of glycerol in very-low density lipoproteins. Rapid Commun. Mass Spectrom. 2010;24:586-592.

10. Sun D, Cree MG, Wolfe RR. Anal. Quantification of the concentration and 13C tracer enrichment of long-chain fatty acyl-coenzyme A in muscle by liquid chromatography/mass spectrometry. Biochem. 2006;349(1):87-95.

11. Max Lafontan. Historical perspectives in fat cell biology: the fat cell as a model for the investigation of hormonal and metabolic pathways. Am J Physiol Cell Physiol 302: C327–C359, 2012. doi:10.1152/ajpcell.00168.201.

12. Bergman BC, Perreault L, Hunerdosse DM, Koehler MC, Samek AM, Eckel RH. Increased intramuscular lipid synthesis and low saturation relate to insulin sensitivity in endurance-trained athletes. J. Appl. Physiol. 2010;108(5):1134-41.

13. Institute of Medicine. Dietary Reference Intakes for energy, carbohydrate, fiber, fat, fatty acids, cholesterol, protein, and amino acids (macronutrients). Washington, National Academies Press: 2005.

14. Wolfe R, Cifelli A, Kostas G, Kim I. Optimizing Protein Intake in Adults: Interpretation and Application of the Recommended Dietary Allowance Compared with the Acceptable Macronutrient Distribution Range. Adv Nutr. 2017;8(2):266-75.

15. Food and Agriculture Organization. Necesidades de energia y de proteínas. Genebr, FAO/WHO/UNU: 1985.

16. Maham LK, Escott-Stump S. Krause: Alimentos, nutrição e dietoterapia. 14. ed. Rio de Janeiro, Elsevier: 2018.

Aspectos Gerais sobre o Metabolismo de Vitaminas Lipossolúveis

2

• Adryana Cordeiro • Andréa Ramalho

INTRODUÇÃO

As vitaminas são compostos orgânicos essenciais ao organismo, necessários em pequenas quantidades e indispensáveis para as reações metabólicas do interior da célula, para o crescimento normal e para a manutenção da saúde. Distinguem-se vitaminas hidrossolúveis, solúveis em água e insolúveis em lipídios; e vitaminas lipossolúveis, insolúveis em água e solúveis em lipídios. As quatro vitaminas lipossolúveis – A, D, E e K – são formadas de quatro unidades de cinco átomos de carbono: o isopreno, uma unidade fundamental existente em muitas substâncias de origem vegetal, de aspecto oleoso, semelhantes às gorduras. Neste capítulo, enfatizaremos as vitaminas lipossolúveis, que podem ser armazenadas em grandes quantidades no organismo, com lento mecanismo de eliminação, não necessitando ser ingeridas diariamente. Dessa forma, os efeitos de sua carência absoluta na dieta podem não se manifestar fisiologicamente por vários meses.

Devido à sua solubilidade em solventes não polares, as vitaminas lipossolúveis dirigem-se às micelas mistas, formadas pelos ácidos biliares e por produtos da digestão de lipídios. As vitaminas solúveis em gorduras entram na célula epitelial intestinal por difusão passiva através da borda em escova e da fase lipídica da membrana plasmática. Em geral, a presença de ácidos biliares e de produtos da digestão de lipídios aumenta a digestão dessas vitaminas. Na célula epitelial do intestino, as vitaminas solúveis em lipídios entram nos quilomícrons e deixam o intestino na linfa, sendo excretadas por meio da bile.

Por serem armazenadas no corpo por longos períodos, as vitaminas lipossolúveis representam um risco maior de toxicidade quando consumidas em excesso. Consumir uma dieta equilibrada não levará à toxicidade em indivíduos saudáveis. No entanto, fazer uso de suplementos vitamínicos que contenham megadoses de vitaminas A, D, E e K pode levar à toxicidade e ser prejudicial à saúde.

Os efeitos da deficiência das vitaminas lipossolúveis variam de acordo com a fisiologia e o metabolismo do organismo, dependendo do consumo adequado frente às demandas nutricionais em diferentes fases da vida, em momentos biológicos específicos, bem como da capacidade de absorção e da biodisponibilidade desses nutrientes.

VITAMINA A

A vitamina A é um termo genérico, que designa qualquer composto que possui atividade biológica de retinol (retinol, retinal e ácido retinoico), enquanto o termo "retinoides" inclui formas de vitamina A e os muitos análogos sintéticos do retinol, com ou sem atividade biológica[1]. A vitamina A pré-formada, ou retinol, é uma substância encontrada no fígado de animais e, em menor proporção, na gema de ovo.

Os carotenoides são designados como formas pró-vitamínicas, por sua capacidade de bioconversão a retinol. São constituídos por átomos de carbono, dispostos em um sistema extensivo de ligações duplas conjugadas, estando presentes nas formas dos isômeros cis e trans (mais comuns e mais estáveis).

A vitamina A existente nos vegetais é um precursor, que precisa ser convertido em retinol no intestino e no fígado. O valor biológico relativo dessas várias substâncias precursoras é comumente expresso em unidades internacionais (UI) de atividade de retinol: 1 UI equivale a 0,3 µg, 0,55 µg de palmitato de retinil, 3,6 µg de β-caroteno e 7,2 µg de outros carotenoides.

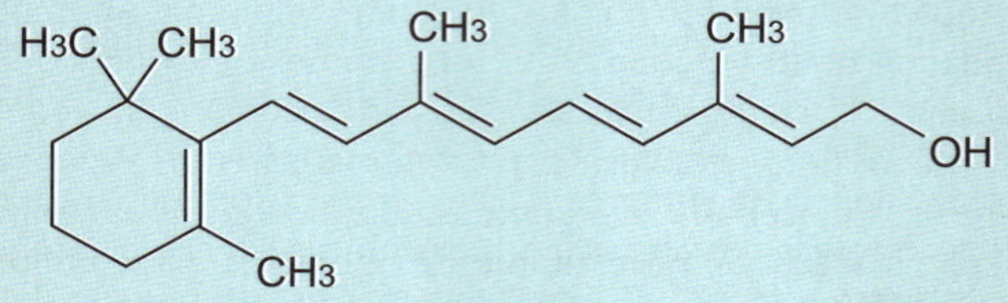

Figura 2.1 Molécula de retinol (Fonte: próprio autor).

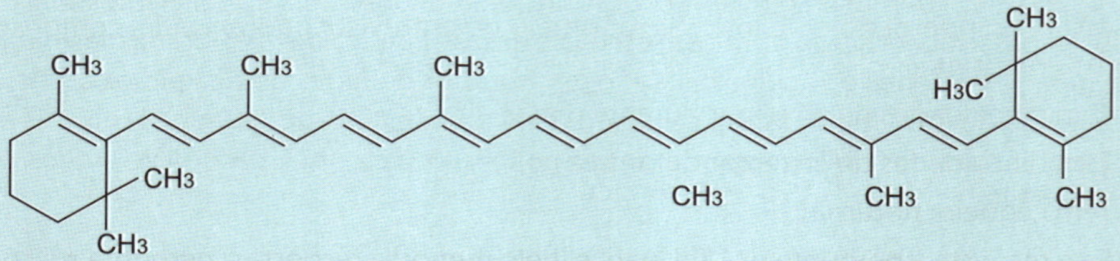

Figura 2.2 Molécula de betacaroteno (Fonte: próprio autor).

Também existem recomendações nutricionais baseadas em um fator de equivalência: a razão de equivalência de atividade de retinol (µg RAE, Retinol Activity Equivalents), em que 1 µg RAE é equivalente a 1 µg de retinol, a 2 µg de β-caroteno suplementar, a 12 µg de β-caroteno dietético e a 24 µg de outros carotenoides dietéticos.

Segundo o Instituto de Medicina dos Estados Unidos, a utilização de µg RAE como unidade-padrão, em detrimento do uso de equivalentes de retinol (ER) ou UI, é recomendada para a determinação do teor de vitamina A de dietas mistas e daquela proveniente de suplementos nutricionais.

O fígado é o principal órgão responsável pelo armazenamento, pelo metabolismo e pela distribuição da vitamina A para os tecidos periféricos. É sugerido, ainda, que o fígado, além de funcionar como sítio de depósito de vitamina A, pode utilizar retinol para seu funcionamento normal, como proliferação e diferenciação de suas células.

Outros sítios de depósito do retinol incluem olhos, pulmões e tecido adiposo, que responde por cerca de 20% do conteúdo corporal total de retinol. O retinol em concentrações fisiológicas é aparentemente absorvido por difusão facilitada, ao passo que, em nível farmacológico, pode ser absorvido por difusão passiva. A literatura sugere que a absorção de retinol e de carotenoides depende da quantidade/qualidade de gordura na dieta, da qual dependem mais de 75% da absorção de retinol.

Vitamina A e função visual

A vitamina A tem papel fundamental no ciclo visual que ocorre nos bastonetes, células que funcionam com baixa intensidade de luz e que são insensíveis às cores. Uma forma oxidada da vitamina A é o retinal, que atua com a opsina formando rodopsina (complexo localizado em membranas intercelulares). A luz visível transforma a rodopsina em seu isômero retinal-todo-trans, promovendo um impulso nas terminações nervosas do nervo ótico que transmite para o cérebro. No período escuro, o isômero é reconvertido para retinol.[2]

Nos casos de deficiência de vitamina A (DVA), o comprometimento da retina pode se dar tanto em decorrência das alterações bioquímicas/funcionais [cegueira noturna (CN)] quanto de alterações estruturais. As alterações estruturais são designadas pelo termo xeroftalmia, que é empregado para designar o espectro de sintomas e sinais oculares atribuídos à DVA, cujas manifestações são evolutivas e podem resultar em cegueira nutricional, muitas vezes irreversível.

A primeira manifestação funcional da DVA é a CN, que pode ser avaliada durante a gestação, no puerpério e na infância, por meio de entrevista padronizada, composta por três perguntas:

1. Tem dificuldades de enxergar durante o dia?
2. Tem dificuldades de enxergar durante a noite?
3. Tem cegueira noturna?

Se a resposta à pergunta nº 1 foi "não" e, pelo menos, a resposta à pergunta nº 2 ou à nº 3 foi "sim", o indivíduo é diagnosticado com a doença. Caso o entrevistado apresente algum problema ocular corrigido por óculos ou lente de contato, é essencial que seja questionada a capacidade de visão com o uso de um deles.[3]

É considerada a mais importante causa de cegueira entre as crianças e, se presente na gestação, é capaz de exercer impacto sobre a saúde materno-infantil, pois pode aumentar em cerca de 50% os riscos de baixo peso ao nascer, diarreia, doenças respiratórias agudas e crescimento deficiente. Inclusive, no caso de DVA subclínica, ou seja, quando sinais e sintomas não estão presentes, a necessidade aumentada na gestação pode resultar em CN, estreitamente associada a resultados negativos.

Vitamina A e imunidade

A vitamina A é intimamente ligada ao sistema imunológico, sendo considerada, entre todos os micronutrientes, o mais intimamente associado às doenças infecciosas.

Essa vitamina desempenha papel-chave na manutenção da integridade das mucosas; na diferenciação, no crescimento e na função de neutrófilos, de células Natural Killer (NK), de monócitos, de células de Langerhans e de linfócitos T e B; na modulação da resposta de células fagocitárias; no estímulo à fagocitose; na expressão de mucina, queratina e citocinas; na produção de imunoglobulinas; na participação na hematopoiese e no processo de apoptose. Participa, ainda, da ativação da citotoxicidade mediada por células e do aumento na resposta de timócitos a mitógenos específicos.[4]

O ácido retinoico proporciona liberação seletiva de interleucina-1 por monócitos do sangue periférico de seres humanos. Adicionalmente, o ácido retinoico aumenta a porcentagem de células linfoides que expressam marcadores de superfície de linfócitos-T auxiliares, enquanto o β-caroteno aumenta a percentagem de células linfoides com expressão de marcadores de células NK, o que sugere uma atuação diferenciada dos vários retinoides na imunidade celular específica.

Além disso, o ácido retinoico regula a expressão genética de gama interferon (IFN-γ), estando sua deficiência associada ao aumento da produção de IFN-γ, seguido de diminuição na produção de interleucina-5 e 10, bem como na diminuição do número de células CD4+ e na alteração da função das células T e B.[4]

Durante os processos inflamatórios, a vitamina A é rápida e significativamente reduzida em aproximadamente 72 horas. Isso ocorre devido ao desvio da síntese proteica, priorizando a produção de proteínas de fase aguda, em detrimento da redução do *pool* de proteínas viscerais circulantes (entre elas, a Retinol Binding Protein (RBP), do consumo elevado de antioxidantes, da exacerbação do estresse oxidativo (EO) causado pela inflamação e pela infecção, bem como do aumento da excreção urinária durante a fase aguda da infecção, o que causa depleção dos estoques dessa vitamina. Sua concentração fisiológica é associada à resistência orgânica contra infecções.

Vitamina A e saúde reprodutiva

A DVA promove um impacto negativo para a saúde reprodutiva e o desenvolvimento infantil, contribuindo para o incremento dos índices de morbimortalidade no binômio mãe-filho.

Na gestação, é considerada uma das principais deficiências nutricionais de risco. Sua ingestão adequada está fortemente associada à reprodução normal, ao crescimento fetal, à constituição da reserva hepática fetal e ao crescimento tecidual materno.

Acredita-se, também, que esteja envolvida na síntese de hormônios esteroides, pois sua suplementação pode trazer benefícios à função feto-placentária pelo aumento dos níveis de progesterona e, ainda, o retinol sérico pode estar associado a altas doses de estradiol [Risco Relativo (RR): 1.00 pg/mL].[5]

Achados experimentais sugerem que a ingestão, tanto deficiente quanto excessiva de vitamina A, está associada a defeitos congênitos (incluindo cérebro, olho, ouvido, aparelho gênito-urinário, coração e sistema vascular) devido a alterações no metabo-

Capítulo 2 – Aspectos Gerais sobre o Metabolismo de Vitaminas Lipossolúveis

lismo do DNA, podendo promover reabsorção de embriões, morte fetal, além de contribuir para a baixa reserva hepática do recém-nascido.[5]

Tanto o retinol quanto seu precursor atravessam a barreira placentária e representam o único suprimento desse nutriente para o feto, o qual pode ser definido pela ingestão materna. A transferência de vitamina A para o feto ocorre por difusão simples, ligada a um complexo proteico envolvendo duas proteínas: a pré-albumina e a RBP.

A primeira serve para solubilizar a molécula de retinol e prevenir a filtração glomerular de RBP, evitando a perda de vitamina A pela urina. A transferência placentária das proteínas, associada à deglutição do líquido amniótico, representa as primeiras fontes de vitamina A para o feto no período gestacional.

Acredita-se que a vitamina A atue na redução da morbimortalidade, prevenindo os agravos infecciosos de maior severidade. Na literatura científica, encontram-se achados relevantes que exemplificam essa atuação. É descrita a associação entre a presença da CN gestacional e o maior risco de mortalidade materna por infecção respiratória e outras infecções (gastrenterite, sepse, tuberculose, hepatite, meningite e febre tifoide) em mulheres residentes no Nepal. A mortalidade materna entre os casos de CN foi significativamente maior, a curto (zero a seis semanas) e longo prazos pós-parto (> 52 semanas), do que a das mulheres sem o sintoma ocular.

Outro exemplo da atuação da vitamina A no sistema imune é a constatação da atuação do nutriente na profilaxia da infecção puerperal. A administração de vitamina A no último mês de gestação e na primeira semana pós-parto pode reduzir o risco de morbidade puerperal em até 78%. A DVA também está relacionada à maior incidência de parto prematuro e síndromes hipertensivas da gestação (SHG), além de representar um possível fator de risco para transmissão vertical do vírus HIV.

Outra função da vitamina A com impacto na saúde reprodutiva é sua ação antioxidante, particularmente sob a forma de carotenoides, os quais anteriormente eram reconhecidos apenas por sua atividade pró-vitamínica, mas são atualmente considerados importantes antioxidantes. Os radicais livres estão associados às enfermidades causadas pelo estresse EO e, nesse particular, relacionadas à prevenção de doenças crônicas não transmissíveis e ao envelhecimento.

Nesse escopo, diante das funções da vitamina A citadas anteriormente, considera-se que a DVA é um dos fatores agravantes dos problemas obstétricos que podem levar à morbimortalidade das mulheres em idade fértil, refletindo no comprometimento da saúde infantil.

Vitamina A e sistema antioxidante

O retinol e os carotenoides são varredores de espécies reativas de oxigênio (ERO) altamente eficientes e protegem o organismo contra o EO, que é caracterizado pela produção excessiva de ERO capazes de lesar as estruturas dos sistemas biológicos[6].

O retinol possui atividade antioxidante, combinando-se com radicais peroxil antes que eles possam propagar a peroxidação no componente lipídico celular e gerar hidroperóxidos. Os metabólitos do retinol também têm sido investigados na literatura. Entretanto, suas concentrações extremamente baixas em relação ao retinol fazem com que apresentem, comparativamente, menor capacidade de antioxidação e de atuação contra o EO.

Além disso, a mensuração da capacidade antioxidante dos retinoides, em sistema de peroxidação *in vitro*, demonstrou que o retinol é o mais eficiente, sendo seguido pelo retinal, pelo palmitato de retinol e pelo ácido retinoico, com relação a suas atividades antioxidantes.

Os carotenoides possuem atividade antioxidante, incluindo a habilidade de neutralizar radicais peroxil e o oxigênio singleto.[6] O oxigênio singleto, um estado excitado de uma forma parcialmente reduzida do oxigênio, é instável e altamente reativo.

Os carotenoides podem atuar na neutralização desse radical livre pela transferência de energia excitável do oxigênio singleto para o carotenoide, com subsequente dissipação de energia na forma de calor (com regeneração do carotenoide) ou por reação química do carotenoide com o oxigênio singleto, ocasionando a destruição irreversível do antioxidante.

As moléculas longas e repletas de duplas ligações fazem dos carotenoides excelentes substratos para os radicais livres. Carotenoides como o β-caroteno podem reagir múltiplas vezes com radicais peroxil para formar moléculas estáveis. Eles possuem a propriedade única de dissipar a energia adquirida dos radicais livres na forma de calor. A energia liberada pelos radicais livres converte os carotenoides da forma cis à trans.

O β-caroteno tem ação principalmente na inativação do oxigênio singleto, envolvido no ataque oxidativo aos ácidos nucleicos, aos aminoácidos e aos ácidos graxos poliinsaturados. Além disso, o β-caroteno também pode reagir com o radical peroxil, envolvido na peroxidação lipídica, tornando-o inativo.[6]

Estudos demonstram que uma única molécula de retinol ou β-caroteno é capaz de inativar vários radicais oxigênio singleto antes de ser destruída e de se envolver em muitos outros processos metabólicos igualmente importantes. Além disso, a concentração adequada de vitamina A oferece proteção contra os efeitos tóxicos das espécies reativas de oxigênio.

Vitamina A e câncer

Dada a grande importância dos mecanismos pelos quais a vitamina A e os retinoides atuam no nível celular, sua aplicação na prevenção e no tratamento do câncer despertam imenso interesse nos pesquisadores.

Alguns estudos foram desenvolvidos para demonstrar o importante papel da vitamina A e dos retinoides na oncogênese de muitos tecidos, por aplicações *in vitro* e *in vivo*, que esses compostos podem influenciar o crescimento celular maligno de várias maneiras, produzindo parada de crescimento, apoptose e rediferenciação em vários tipos de linhas celulares. A homeostase da vitamina A e dos retinoides é alterada em muitos tipos de tumores, incluindo leucemia, mama, pele, oral, próstata e carcinoma do colo do útero. A conversão prejudicada de retinol em ácido retinoico é encontrada em linhagens de células de câncer de mama. Williams *et al.* observaram os mesmos resultados em células de câncer de ovário.[7] Esses resultados suportam a hipótese de que o metabolismo de vitamina A contribui para a oncogênese ovariana.

Os efeitos da vitamina A e dos retinoides na carcinogênese são amplamente mediados pela atividade de duas famílias de receptores: os receptores do ácido retinoico (RAR), que são ativados pelo ácido all-trans-retinoico e pelo ácido 9-cis-retinóico, e os receptores retinoides X (RXR), ativados apenas pelo 9-cis-retinoico ácido. Existem 3 isômeros RAR e 3 isômeros RXR (α, β e γ) codificados por diferentes genes[8]. A ação dos retinoides no estágio celular depende do nível de expressão de isotipos do receptor em um tecido específico, bem como do tipo e da concentração de retinoides dentro da célula. Acredita-se que o RAR-β, regulado *in vivo* pelo ácido 13-cis-retinoico, pode ter um papel importante na carcinogênese, porque esse receptor é suprimido em tecidos pré-malignos e tumorais, como demonstrado em lesões malignas de cabeça e pescoço, lesões de cavidade oral pré-neoplásicas e câncer de mama e do esôfago.

Vários estudos demonstraram que o tecido do câncer de próstata tem uma menor concentração de ácido retinoico do que o tecido normal da próstata e uma menor expressão de RAR-p e RXR-p. Portanto, restaurar a expressão desses receptores pela suplementação com vitamina A poderia, em teoria, promover a diferenciação e a regressão de lesões pré-malignas da próstata[8].

Ácido all-trans-retinoico, um retinoide natural aprovado pelo FDA para o tratamento de pacientes com promielocitose aguda e leucemia, mostrou reduzir o número de lesões devido a queratoses actínicas, com uma taxa de resposta de cerca de 50%.

Estudos in vitro demonstram que o ácido all-trans-retinoico pode ser usado como um agente rediferenciador parcial nas linhas celulares de carcinoma folicular e, além disso, o ácido 13-cis-retinoico reduz a sobrevivência clonogênica e aumenta a captação celular I-131 dessas células. Esses agentes podem se tornar muito útil quando os tumores não absorvem o rádio-iodo devido à perda de diferenciação e pode ser usado como uma solução no tratamento de câncer metastático diferenciado de tireoide[8].

Para melhorar a eficácia dos retinoides no tratamento e na prevenção do câncer, várias estratégias devem ser desenvolvidas. A identificação de novos retinoides específicos do receptor, com poucos ou quase nenhum efeito colateral e com menor toxicidade é uma possibilidade. O desenvolvimento de inibidores seletivos do metabolismo retinoide ou a combinação de retinoides e outros agentes, a fim de aumentar ou manter a eficácia dos retinoides e reduzir sua toxicidade, deve ser uma estratégia considerada.

Vitamina A e adiposidade corporal

A vitamina A está relacionada a funções específicas de células do tecido adiposo, incluindo o controle do metabolismo (armazenamento e oxidação de gordura), EO e produção de mediadores inflamatórios.[9] Isso se torna especialmente importante no excesso de peso e na obesidade, pois se verifica que o aumento da adiposidade corporal está relacionado ao aumento de inflamação e de EO, já que, quanto maior o grau de obesidade, maior o estado de inflamação, levando ao aumento do EO.

A regulação das reservas de gordura corporal e da massa corporal dos mamíferos é mantida por um complexo e integrado sistema de elementos-chave: (1) o controle da alimentação, basicamente pela modulação do apetite; (2) o controle da termogênese adaptativa, que permite a dissipação de parte da energia contida nos alimentos como calor, em vez de acumulá-la como gordura; (3) o controle do desenvolvimento e do metabolismo do tecido adiposo; e (4) o controle da participação dos nutrientes, como a distribuição de nutrientes entre os tecidos, em condições que possibilitem o aumento do tecido adiposo. Cada um desses processos é influenciado por uma variedade de características genéticas, que são modificadas, por sua vez, pelo ambiente e por fatores psicossociais.

Por meio da modulação da expressão gênica, a vitamina A influencia pelo menos dois processos relacionados ao equilíbrio energético: a termogênese adaptativa e o desenvolvimento e o metabolismo do tecido adiposo. A vitamina A mostra estar ativamente envolvida na diminuição da diferenciação celular e na transcrição do principal regulador da adipogênese [receptores de ativação de proliferação peroximais (PPAR) do tecido adiposo],[10] estando também relacionada à inibição da adipogênese no tecido adiposo branco (TAB).

O ácido retinoico foi reconhecido como um potente inibidor da diferenciação de adipócitos há 25 anos, quando foi revelado que doses elevadas de ácido retinoico, se adicionadas à diferenciação de pré-adipócitos na fase inicial do processo de acúmulo de lipídios, inibiam a indução de marcadores moleculares de diferenciação dos adipócitos.

O estado nutricional de vitamina A desempenha um papel na modulação, na função e no desenvolvimento do tecido adiposo branco (TAB) e do tecido adiposo marrom (TAM), com potencial impacto sobre a adiposidade e a massa corporal.[10] No TAM, a suplementação de ácido retinoico induziu a transcrição do gene de proteínas de desacoplamento (UCP), mediada pelos RAR e RXR, causando aumento da função termogênica no tecido.

Estudos também mostram que algumas formas ativas de ácido retinoico são capazes de prejudicar a expressão da leptina (adiponectina ligada à termogênese e à ativação de células imunológicas pró-inflamatória) e da resistina (adiponectina que induz a diferenciação dos adipócitos), contribuindo para a manutenção do peso corporal.[11]

Fatores dietéticos podem condicionar fortemente o desenvolvimento da obesidade e de suas complicações. A ligação entre a dieta e a homeostase corporal é cada vez mais bem entendida, com as evidências científicas demonstrando avanços além das clássicas funções nutricionais, já que alguns nutrientes presentes nos alimentos podem modificar a expressão gênica e a função em células-alvo.

É importante destacar que uma ingestão total maior de carotenoides como o β-caroteno foi associada a menor perímetro da cintura (PC) e gordura visceral em humanos, indicando uma associação inversa entre a ingestão de vitamina A e a adiposidade corporal. Resultados de estudo recente, realizado por Stenzel *et al.*, mostram que, quanto maior o Índice de Massa Corporal (IMC) e o PC, menores as concentrações de nutrientes antioxidantes, como retinol e β-caroteno, em humanos.[12] Em concordância, outros estudos, realizados com mulheres, também demonstraram uma associação inversa entre concentrações séricas de carotenoides e adiposidade corporal. Isso ocorre porque o tecido adiposo, na obesidade, relaciona-se a EO e a vitamina A pode ser reduzida por agir contra esse estresse, sendo consumida em sua ação como antioxidante. Logo, no excesso de adiposidade corporal, há maior demanda por nutrientes com ação antioxidante, como a vitamina A.

Estudos experimentais também demonstram importante associação entre vitamina A e adiposidade corporal. Dados de estudo revelam que a presença de obesidade

Capítulo 2 – Aspectos Gerais sobre o Metabolismo de Vitaminas Lipossolúveis

causa DVA, mesmo em ratos com uma ingesta adequada de vitamina A.[13] Por outro lado, a administração de ácido retinoico, uma forma de vitamina A, reduz o peso e a gordura corporal, além de promover a melhor utilização de energia em ratos obesos.

A DVA também está associada à redução da expressão do RNAm da proteína desacopladora 1 (UCP1) e da proteína desacopladora 2 (UCP2), promovendo uma redução da termogênese no TAM e o aumento do peso corporal, podendo contribuir, ainda, para o aumento das concentrações de leptina e resistina, para a promoção da adipogênese, para a diferenciação dos adipócitos pela PPAR e para o aumento do tempo de sobrevivência de pré-adipócitos.[14] Assim, pode influenciar diretamente na instalação do quadro de obesidade.

Menores concentrações séricas de retinol e carotenoides foram apresentadas em indivíduos com obesidade quando comparados a indivíduos eutróficos, segundo o IMC. É sugerido que a DVA pode contribuir para o aumento da obesidade e que, quanto maior o IMC, menores são as concentrações séricas de vitamina A.

Além disso, estudos têm revelado *status* inadequado de β-caroteno em comparação ao retinol em indivíduos com obesidade, sugerindo que o β-caroteno é mobilizado para conversão em retinol, já que é conhecido por ser seu precursor.[12] Esses achados sugerem que esse antioxidante poderia ser redirecionado para outras funções, para manter o retinol adequado. Sendo assim, isso reforça ainda mais a importância de manter as concentrações séricas de retinol adequadas em indivíduos com excesso de peso e obesidade, para que haja adequada utilização do β-caroteno como antioxidante.

O tratamento com a administração de ácido retinoico provoca uma redução da adiposidade, que se correlaciona a uma potencial depressão lipogênica dos tecidos adiposos, com redução das concentrações de receptores de ativação de proliferação peroximais γ (PPARγ), proteínas ligadas à modulação da transcrição de genes reguladores do metabolismo de lipídios e glicose, e potencial aumento da termogênese no TAM, com aumento na expressão de proteínas que facilitam a passagem de prótons do espaço intermembranoso para a matriz mitocondrial, conhecidas como UCP1 e UCP2.

Os mecanismos moleculares pelos quais baixas concentrações de ácido retinoico estimulam a adipogênese ainda não foram elucidados, mas uma das hipóteses existentes é a de que baixas doses de ácido retinoico podem ser importantes para proporcionar quantidades suficientes de ácido retinoico 9-cis, a fim de garantir a ativação da fração do heterodímero RXR PPARγ: RXR. Na verdade, ligantes sintéticos específicos RXR têm sido utilizados para promover adipogênese, especialmente em conjugação com ligantes PPAR.

Parece que o efeito dos retinoides na adipogênese é resultado de um complexo equilíbrio entre o metabolismo de ácido retinoico e a disponibilidade relativa de RAR e RXR em pré-adipócitos, que é fortemente influenciado pelo ácido retinoico.

Em ratos machos adultos, o tratamento com administração de ácido retinoico (100 mg de ácido retinoico all-trans/kg de peso corporal, durante os quatro dias anteriores à morte) desencadeou uma redução de 12% do peso corporal e uma expressiva redução de gordura corporal e de TAB em 46%, quando comparado aos animais-controle.

A busca de conhecimento de novas estratégias dietéticas eficazes, como a utilização de nutrientes com propriedades termogênicas e antilipogênicas, pode ser útil no planejamento da conduta nutricional, objetivando o controle da massa de gordura corporal.

A toxicidade de vitamina A pode ser aguda (em geral, decorrente de ingestão acidental, sobretudo por crianças) ou crônica (quase sempre decorrente do uso contínuo de doses elevadas dessa vitamina). Ambos os tipos causam dor de cabeça e aumento da pressão intracraniana. Toxicidade aguda pode causar náuseas e vômitos. Toxicidade crônica também causa alterações na pele, nos cabelos e nas unhas, resultando em testes hepáticos anormais e, em fetos, em defeitos ao nascimento. O diagnóstico é, geralmente, clínico. A menos que haja defeitos ao nascimento, o ajuste da dose quase sempre possibilita uma recuperação completa.

VITAMINA D

A vitamina D (calciferol) é um termo genérico para um grupo de esteroides lipossolúveis, cujas principais formas são a vitamina D2 e a vitamina D3 (**Figura 2.3**). A forma D2 é sintetizada nas plantas e nos fungos, a partir da irradiação dos raios ultravioletas, e é fornecida via suplementos, enquanto a vitamina D3 é obtida por uma reação fotolítica na pele.[15] A vitamina D3 é um hormônio sintetizado na pele por uma reação de isomerização térmica catalisada pela radiação ultravioleta (UV) (290 nm a 315 nm). A síntese cutânea é iniciada pela transformação do precursor epitelial 7-deidrocolesterol em colecalciferol, por ação dos raios ultravioleta.

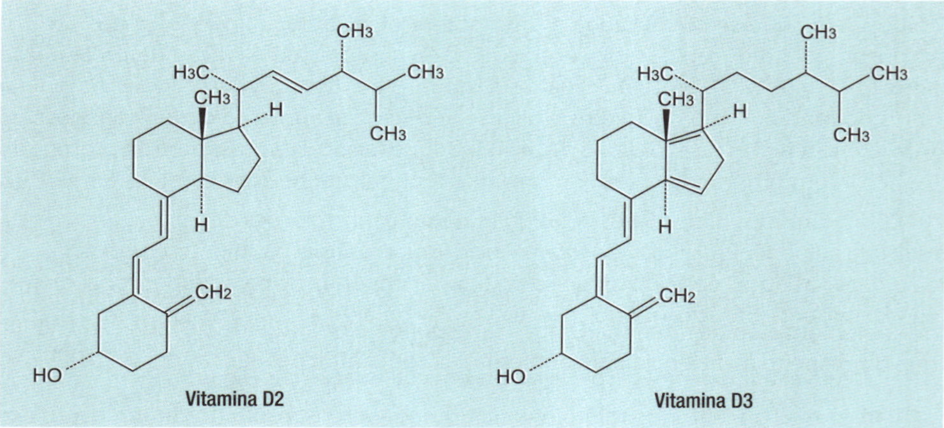

Figura 2.3 Estrutura química do ergocalciferol (vitamina D2) e do colecalciferol (vitamina D3) (Fonte: próprio autor).

Quando proveniente da dieta, é absorvida no intestino delgado, incorporada aos quilomícrons e levada ao fígado. A partir desse momento, o metabolismo é o mesmo da vitamina D sintetizada na pele. No fígado, por um processo de hidroxilação, é convertida em 25(OH)D, a forma circulante de maior quantidade, mas biologicamente inativa. As concentrações sanguíneas de 25(OH)D são proporcionais à quantidade de vitamina D que entra na circulação, por produção cutânea, ingesta alimentar[16] ou suplementação.

O paratormônio (PTH) tende a aumentar quando a concentração sanguínea de 25(OH)D está baixa. Nas células dos túbulos contornados proximais renais, ocorre o processo de hidroxilação adicional, formando-se a 1,25 diidroxivitamina D (1,25(OH)$_2$D), também denominada calcitriol, forma biologicamente ativa da vitamina D. A enzima 1α-hidroxilação aumenta com a elevação da concentração de PTH, com a hipocalcemia e com a hipofosfatemia, na forma de retroalimentação positiva, sendo inibida pela hiperfosfatemia, pelo fator de crescimento de fibroblastos e pela própria 1,25(OH)$_2$D.

Sabe-se da hidroxilação extrarrenal da vitamina D no cólon, nas mamas, nos pulmões, na próstata, nos queratinócitos, no cérebro, no músculo liso dos vasos e nos macrófagos com funções de inibição da proliferação celular, promoção da diferenciação celular e regulação imunológica.

O tempo de exposição solar necessário para a síntese cutânea ideal da vitamina D pode variar de acordo com a hora do dia, a estação do ano, a latitude, a altitude, as condições climáticas, a poluição atmosférica (que diminui a absorção de fótons UVB), a cor da pele, a idade, o IMC, a área do corpo exposta e o uso de medidas de proteção solar. Indivíduos de pele negra possuem maior pigmentação de melanina e, por isso, são 90% menos eficientes na produção de vitamina D cutânea, em comparação aos indivíduos de pele branca. A utilização de filtro solar com fator de proteção (FPS) 30, se adequadamente aplicado, também pode reduzir a síntese cutânea de vitamina D entre 95% e 99%.

Diante da influência de tantos fatores, é difícil estabelecer um tempo de exposição solar diária necessário para atingir o estado adequado dessa vitamina. Analisando-se os dados do estudo transversal US National Health and Nutrition Examination Survey (NHANES), quanto à diferente associação entre roupas com proteção solar, uso de sombra ou uso de protetor solar e os níveis de 25(OH)D, observa-se que indivíduos de pele branca que se protegeram da luz solar ficando em locais com sombra ou utilizando roupas de manga longa apresentaram menores concentrações séricas de 25(OH)D e estariam em risco de deficiência de vitamina D.

Estudos demonstram que indivíduos com exposição solar limitada, como os idosos, têm maior dependência das fontes dietéticas para manter o estado ideal de vitamina D, seja por meio do aumento do consumo de alimentos ricos ou fortificados com vitamina D, seja por meio de suplementação. Apesar disso, ainda não está clara a dose de suplementação de vitamina D que corresponde à quantidade de radiação UVB no que diz respeito à eficiência para aumentar as concentrações séricas de 25(OH)D.

Vitamina D e metabolismo ósseo

A vitamina D tem papel essencial no metabolismo ósseo. O calcitriol, hormônio derivado desse micronutriente, é responsável por controlar a absorção e a distribuição do cálcio em nosso organismo. Além disso, essa vitamina estimula o aumento da absorção intestinal de cálcio e fósforo e a reabsorção renal de cálcio, além de garantir a manutenção da homeostase desse mineral. A vitamina D pode estimular a maturação de precursores de osteoclastos, assim como influenciar na formação e reabsorção óssea. Sua forma ativa é ainda capaz de inibir os níveis séricos de PTH via mecanismo de feedback negativo e aumento dos níveis de cálcio sérico[17].

A deficiência de vitamina D (DVD) faz com que menos cálcio esteja disponível para o processo de mineralização óssea, o que leva a um aumento da produção de PTH, provocando um hiperparatireoidismo secundário, o que, consequentemente, provoca um elevado *turnover* ósseo, provocando a perda de massa óssea. A Sociedade Brasileira de Endocrinologia e Metabologia (SBEM) recomenda que o *status* de vitamina D seja determinado pelas concentrações séricas de sua forma 25(OH)D, por se tratar de um indicador mais de suprimento do que de um indicador de função, além de ser um metabólito de boa estabilidade e longa meia-vida. Dentre os fatores que têm influência sobre as concentrações séricas de 25(OH)D, podemos citar a etnia, a ingestão de vitamina D, a exposição solar, a adiposidade, a idade e a atividade física.[18]

Em uma revisão sistemática que considerou todos os estudos que avaliaram as concentrações séricas de 25(OH)D, foi observada grande variação no *status* dessa vitamina entre as diferentes populações do mundo e mais de um terço dos estudos avaliados reportaram valores de 25(OH)D abaixo de 50 nmol/L, o equivalente a 20 ng/mL de 25(OH)D circulante. No Brasil, um estudo epidemiológico denominado Estudo Brasileiro de Osteoporose (Brazos), realizado com 2.420 indivíduos com idade maior que 40 anos, com o objetivo de estimar a prevalência de quedas e fraturas e detectar suas causas, demonstrou que a baixa ingestão de vitamina D estava associada a maior risco de quedas. O estudo foi capaz de demonstrar, ainda, que a maior ingestão dessa vitamina por indivíduos do sexo masculino representou fator de proteção contra quedas recorrentes.

Estudos recentes mostram que a DVD atinge todas as faixas etárias e acompanha diversos agravos à saúde[19], que vão além do comprometimento do metabolismo ósseo, havendo aumento, também, no risco de doenças não transmissíveis,[19] bem como em deficiência de cognição, na depressão e em doenças autoimunes. Atualmente, acredita-se que esse hormônio seja dotado de várias outras funções. Além de atuar no metabolismo do cálcio no sistema ósseo, teria algum papel na regulação do magnésio, na liberação de insulina pelo pâncreas, na secreção de prolactina pela hipófise, na depuração da creatinina endógena, na inibição da produção de renina e no aumento da adiposidade corporal.

Vitamina D e obesidade

Há uma associação entre a DVD e a obesidade em adultos e em adolescentes.[20] Concentrações reduzidas de vitamina D são frequentemente observadas em indivíduos com obesidade, os quais apresentam o dobro do risco para o desenvolvimento da deficiência quando comparados a indivíduos eutróficos.

Fish *et al.* (2010)[21] demonstraram que a vitamina D está inversamente relacionada ao IMC, indicando que obesidade é fator de risco para sua deficiência. Um estudo realizado por Vimaleswaran *et al.* (2013)[22] buscou explorar a causalidade e a direção da relação entre IMC e 25(OH)D usando marcadores genéticos como variáveis instrumentais. Foram utilizadas informações de 21 coortes de adultos, com um total de 42.024 participantes. Observou-se que o aumento de 1 kg/m^2 no IMC foi associado à redução de 1,15% na concentração de 25(OH)D. O estudo também sugere que o aumento do IMC leva à diminuição de 25(OH)D, enquanto os efeitos de baixas concentrações de 25(OH)D no aumento do IMC são provavelmente pequenos. Sugere-se que uma das

Capítulo 2 – Aspectos Gerais sobre o Metabolismo de Vitaminas Lipossolúveis

causas da deficiência de 25(OH)D em indivíduos com obesidade esteja relacionada à presença de receptores no tecido adiposo, o que causaria o aprisionamento da vitamina nos adipócitos, diminuindo sua biodisponibilidade para os tecidos-alvo[21]. Adicionalmente, sua demanda pode estar aumentada devido ao componente inflamatório causado pela própria obesidade.

Em indivíduos com obesidade, o tecido adiposo aumenta a capacidade de sintetizar moléculas com ação pró-inflamatória, as adipocinas, que têm a função de regulação do apetite, do balanço energético, da imunidade, da inflamação e da resposta de fase aguda O conjunto de fatores que envolvem a hipertrofia dos adipócitos, a produção de adipocinas, a redução da oxigenação do tecido adiposo e a presença de endotoxinas no sangue leva ao aumento da infiltração de macrófagos no tecido adiposo. A condição inflamatória responde de forma proporcional ao aumento da adiposidade corporal, ou seja, quanto maiores o número e o tamanho dos adipócitos, maior a produção de citocinas pró-inflamatórias e de proteínas de fase aguda, como a leptina e a proteína C-reativa (PCR), entre as quais parece existir forte relação positiva, o que sugere que desempenham importante papel de ligação entre mecanismos inflamatórios e metabólicos.

A composição corporal parece interferir na síntese e no metabolismo da vitamina D, motivo pelo qual indivíduos com obesidade tendem a ter concentrações séricas mais baixas que a população sem obesidade. Foi observada a influência da gordura visceral e da gordura subcutânea na densidade mineral óssea (DMO) de adolescentes pós-púberes e foi comprovado que a gordura visceral exerce efeito negativo sobre a massa óssea, enquanto a subcutânea influencia de forma positiva essa variável apenas em meninos, sugerindo que essas formas opostas de interação do tecido adiposo com a massa óssea ocorram pelas diferenças na expressão e na secreção das adipocinas. Estudo realizado por Carrillo *et al.* (2013a)[23] demonstrou uma relação inversa entre a 25(OH)D e o perímetro abdominal em indivíduos obesos, em comparação àquela observada em relação à gordura corporal total. Além dos fatores já citados anteriormente, uma revisão sistemática sugere que a deficiência de vitamina D em indivíduos com obesidade pode estar associada à diluição volumétrica desse micronutriente nessa população.

Drincic *et al.* (2012)[24] sugerem que a vitamina D estaria mais diluída no tecido adiposo, o que justificaria a relação inversa entre a gordura corporal e a concentração de vitamina D. Os autores indicam, ainda, que um ajuste nas concentrações de 25(OH)D para a massa corporal tornaria nula a diferença entre concentrações dessa vitamina entre populações obesas e eutróficas. Além disso, a presença da esteatose hepática, frequente nos indivíduos obesos, pode contribuir para a redução das concentrações séricas de 25(OH)D, principal forma de circulação da vitamina D, uma vez que sua formação depende da hidroxilação do colecalciferol (vitamina D3) que ocorre no fígado.

É possível que a associação entre obesidade e baixas concentrações de vitamina D seja influenciada, também, por fatores comportamentais, pois indivíduos com obesidade, sobretudo com obesidade grave, parecem ter menor exposição ao sol, devido à sua mobilidade limitada, à redução da prática de atividade ao ar livre, ao maior uso de vestuário e, em alguns casos, ao uso de protetor solar. Os autores observaram que indivíduos com obesidade apresentavam resposta atenuada à irradiação quando comparados aos eutróficos, com 57% a menos na taxa de conversão de 7-deidrocolesterol a colecalciferol (D3). As orientações da Sociedade Americana de Endocrinologia sugerem a necessidade de maior ingestão de vitamina D em adultos com obesidade, mas as diretrizes pediátricas não recomendam o ajuste de doses de vitamina D para prevenção ou tratamento da DVD em crianças e adolescentes com obesidade.

Segundo o Institute of Medicine,[25] a *recommended dietary allowance* (RDA) de vitamina D tanto para crianças e adolescentes quanto para adultos é de 600 UI/dia, o que corresponde a 20 ng/mL de 25(OH)D. A SBEM recomenda, ainda, que concentrações séricas acima de 30 ng/mL de 25(OH)D são desejáveis, para que os benefícios dessas vitaminas sejam mais evidentes, sendo já consideradas deficientes concentrações séricas abaixo desse valor. Nesses casos, recomenda-se a suplementação de valores superiores a 30 ng/mL da forma 25(OH)D, garantindo-se que não se desenvolva hiperparatireoidismo secundário.

Vitamina D e câncer

As ações biológicas de calcitriol são mediadas pelo receptor de vitamina D (RVD), principalmente via ações genômicas.[26] O calcitriol liga-se ao RVD, causando sua dimerização com o RXR, sua ligação ao complexo de vitamina D e elementos de resposta (VDRE) em várias regiões, em locais distais dos genes-alvo, e o recrutamento de comoduladores[26]. Várias ações celulares rápidas de calcitriol através de vias não genômicas também foram descritas e uma dessas vias não genômicas que exigem o VDR é a proteína de estresse do retículo endoplasmático 57 (ERP57), também conhecida como 1,25D3-MARRS e GRP58,[27] a qual foi implicada no efeito protetor do calcitriol contra danos ao DNA induzidos pelo câncer.

Foi demonstrado que o calcitriol inibiu o crescimento de células malignas de melanoma e causou a diferenciação de células de leucemia HL60 em direção à linhagem macrófago. Desde então, as ações antineoplásicas do calcitriol foram mostrados tanto *in vitro* como *in vivo*, em várias malignidades.[28] Abordagens genômica e proteômica de triagem identificaram uma extensa matriz de genes-alvo de VDR que medeiam as ações antineoplásicas atribuídas ao calcitriol. O **Quadro 2.1** apresenta os mecanismos envolvidos nos efeitos anticâncer do calcitriol.

VITAMINA E

Vitamina E constitui um nome geral para moléculas que exibem atividade biológica do α-tocoferol. Ocorre naturalmente em oito formas diferentes, incluindo quatro tocoferóis (α, β, γ, δ) e quatro tocotrienóis (α, β, γ, δ).[30] Alfa-tocoferol é a forma biologicamente ativa da vitamina E e é a mais comumente consumida.

Óleos vegetais, como óleos de gérmen de trigo, girassol, canola, semente de algodão, cártamo, palma ou azeite de oliva, e sementes são as principais fontes da vitamina E. Além disso, esse micronutriente também pode ser encontrado em grãos de cereais não processados ou frutas e verduras, como espinafre e tomate.[30]

Inúmeros fatores podem afetar a bioacessibilidade da vitamina E. O principal fator é a matriz alimentar em que a vitamina E é incorporada. Assim como para outras vitaminas lipossolúveis, a ruptura da matriz pode aumentar a transferência de vitamina E para mi-

Quadro 2.1
Prováveis efeitos atribuídos à Vitamina D no tratamento contra o câncer

Efeitos antiproliferativos	Indução da apoptose	Estimulação da diferenciação	Efeito anti-inflamatório	Inibição de metástase
Aumento na expressão dos inibidores p21 e p27 da quinase dependente de ciclina (CDK) e diminuição na atividade de CDK, levando à desfosforilação da proteína retinoblastoma e das células G0/G1 paradas do ciclo.	Atraso de apoptose no epitélio mamário do receptor de vitamina D em camundongos normotensos, o que sugere um papel na apoptose fisiológica durante o desenvolvimento normal da glândula mamária.	Em resposta ao calcitriol, algumas células cancerígenas adquirem uma forma menos maligna, fenótipo mais normal e maduro, o que sugere um efeito pró-diferenciação, como indução de diferenciação terminal de células de leucemia mieloide humana em monócitos e macrófagos, indução de marcadores de diferenciação como caseína, gotículas lipídicas e proteínas de adesão em células de câncer de mama, aumento da expressão do antígeno específico da próstata (PSA) e indução de marcadores de diferenciação de células epiteliais do cólon em células de câncer de cólon.	A inibição da síntese de prostaglandinas [suprimindo expressão da ciclooxigenase 2 (COX2)] e sinalização de prostaglandinas (aumentando a expressão da enzima catabólica 15-hidroxiprostaglandina desidrogenase e diminuindo a expressão de receptores de prostaglandina).	Regulação da expressão dos componentes do sistema ativador plasminogênio e metaloproteinases de matriz (MMP).
Inibição da sinalização mitogênica por fatores de crescimento, como insulina fator de crescimento 1 (IGF1) – aumentando a expressão da ligação do IGF proteína 3 (IGFBP3) – e fator de crescimento epidérmico (EGF), bem como aumento na expressão de inibidores do crescimento, como a transformação do fator de crescimento-β (TGFβ).	O desencadeamento de apoptose em muitas, mas não em todas as células cancerosas, por mecanismos específicos do tipo celular, incluindo a ativação da via intrínseca da apoptose pela supressão de genes anti-apoptóticos como BCL2 e a estimulação do gene pró-apoptótico BAX.		A supressão da sinalização de quinase de p38 por meio da regulação fosfatase MAPK 5 (também conhecida como DUSP10) e a subsequente inibição da produção de citocinas pró-inflamatórias.	Diminuição da expressão de tenascina C182, α6 integrina e β4 integrina.

Continua...

Continuação

Quadro 2.1

Prováveis efeitos atribuídos à Vitamina D no tratamento contra o câncer

Efeitos antiproliferativos	Indução da apoptose	Estimulação da diferenciação	Efeito anti-inflamatório	Inibição de metástase
Modulação das vias da quinase intracelular, como p38 MAPK, ERK e PI3K, e repressão do MYC proto-oncogênico.			Inibição da via de sinalização NF – kB.	Supressão da atividade de MMP9 e aumento do inibidor tecidual de expressão de metaloproteinase 1 (TIMP1).
Calcitriol e análogos inibem a alta atividade da telomerase, que é vista em células cancerígenas humanas, diminuindo a expressão da telomerase reversa transcriptase (TERT) do RNAm. A indução do miR-498 por calcitriol está implicada na regulação negativa do RNAm de TERT em algumas células cancerosas.				Aumento da expressão da E-caderina, um gene supressor de tumor inversamente correlacionado ao potencial metastático.

Fonte: Feldman D, et al. Nat Rev Cancer. 2014;14(5):342-57.

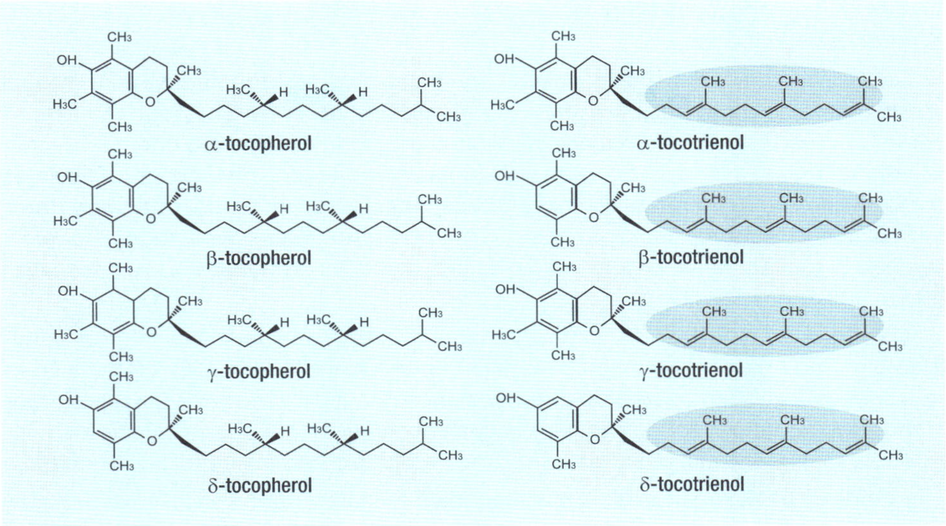

Capítulo 2 – Aspectos Gerais sobre o Metabolismo de Vitaminas Lipossolúveis

47

Figura 2.4 Diferenças estruturais entre tocoferóis e tocotrienóis (TCT). Os tocoferóis possuem cadeias laterais saturadas, enquanto as tocotrienóis possuem cadeias laterais insatura-
das e são representados pela presença de três ligações duplas nas TCT (circuladas).

celas mistas. Outro fator importante, que determina a bioacessibilidade da vitamina E, é
a quantidade de lipídios fornecidos na refeição, já que a gordura provavelmente facilita
a extração de vitamina E de sua matriz alimentar, por estímulo à secreção biliar e promoção à formação de micelas.[31] Os lipídios são classificados como efetores da absorção de
vitamina E, pois podem promover a formação de quilomícrons. A bioacessibilidade da
vitamina E também é aumentada pela presença de fosfolipídios.

A vitamina E possui ação antioxidante sinérgica à das vitaminas A e C, atuando na
proteção celular, na supressão dos radicais livres e na peroxidação lipídica. É considerada o principal antioxidante das membranas celulares, contribuindo para sua manutenção e para sua integridade, ao proteger os ácidos graxos poliinsaturados contra
a peroxidação lipídica. Atua como interruptor de cadeia, prevenindo a propagação
dos danos causados pelas ERO nas membranas celulares, constituindo um potente
sequestrador do radical peroxil e prevenindo, assim, a peroxidação lipídica. A neutralização do radical peroxil pela vitamina E exige uma adequada quantidade de vitamina
C e de glutationa, entre outros, devido à formação do radical tocoferil.

Durante o processo de captação pelo intestino, as formas de vitamina E perdem
sua capacidade antioxidante devido à ocorrência de metilação, acetilação e outros
processos metabólicos que estão relacionados à eliminação dessas moléculas. Dessa maneira, posteriormente à absorção, essas moléculas podem ser metabolizadas e
eliminadas do organismo. De todas as formas da vitamina E, apenas o alfa-tocoferol é
absorvido eficazmente, por não ser removido rapidamente após sua metabolização[32].

No plasma e nos eritrócitos, a vitamina E é o principal antioxidante solúvel em lipídios, protegendo contra danos oxidativos. O teor de vitamina E determina a suscetibilidade a esses danos, como os dos radicais hidroxila, alcoxila, peroxila, oxigênio

singleto e, talvez, vários complexos metálicos ligados ao oxigênio em microssomas, hepatócitos ou órgãos.

Baixas concentrações séricas de vitamina E têm sido relacionadas ao aumento da sensibilidade ao dano por peroxidase na membrana do eritrócito, podendo levar à hemólise. A deficiência prolongada de vitamina E pode resultar em anemia hemolítica em recém-nascidos prematuros, patologias neurológicas, disfunções cerebelares como ataxia e degeneração espinocerebelar, alterações no tecido muscular, dores musculares, esteatose e alteração na espermatogênese.[33] Além disso, sugere-se que a deficiência de vitamina E, assim como o estado oxidativo, está associada à pré-diabetes em indivíduos saudáveis.

O estudo retrospectivo de Gomez-Pomar *et al.* (2017), realizado em crianças admitidas em uma unidade de terapia intensiva que recebiam terapia com vitamina E em concentrações conformes ao peso da criança, mostrou que a deficiência desse micronutriente em prematuros está associada à anemia hemolítica e que sua incidência foi reduzida pela suplementação dessa vitamina em fórmulas pré-termo e nutrição parenteral.

Devido à sua ação antioxidante, a vitamina E é de vital importância em condições que envolvam a presença de ERO, como nas doenças neurodegenerativas, devido às elevadas concentrações de ácidos graxos poliinsaturados das membranas neuronais. Essa vitamina é de grande relevância para o cérebro, visto que sua deficiência é capaz de provocar danos neurológicos importantes, como neuropatia periférica, miopatia esquelética, entre outros. É importante salientar que a deficiência ocorre como resultado de situações específicas, como desnutrição, má-absorção, entre outras, podendo ser revertida com o fornecimento adequado do nutriente. No entanto, em indivíduos saudáveis, o esses danos poden levar décadas para se manifestar, devido à lenta renovação dessa vitamina no cérebro. Além disso, sua concentração é estreitamente controlada por mecanismos especializados.

Para indivíduos adultos saudáveis, a RDA é de 15 mg por dia tanto para homens quanto mulheres. O nível de ingestão superior tolerável (UL) para a vitamina E corresponde a 1.000 mg por dia. Doses superiores estão relacionados a efeitos adversos, como aumento da tendência à hemorragia, fadiga, náuseas, cefaleia, hipoglicemia e déficit na função circulatória. Dessa maneira, a população não deve ingerir usualmente mais do que o UL dessa vitamina em todas as suas formas suplementares.-

Vitamina E e imunidade

A vitamina E é encontrada em maior concentração nas células do sistema imunológico. Em comparação com outras células do sangue, é um dos nutrientes mais eficazes para modular a função imunológica. Observou-se que a deficiência de vitamina E prejudica as funções normais do sistema imunológico em animais e humanos, o que pode ser corrigido pela suplementação. Embora a deficiência seja rara, demonstrou-se que a suplementação de vitamina E acima das atuais recomendações dietéticas melhora a função do sistema imunológico e reduz o risco de infecção, particularmente em indivíduos mais velhos. Os mecanismos responsáveis pelo efeito da vitamina E no sistema imunológico e na inflamação têm sido explorados em estudos de intervenção pré-clínica e clínica baseados em células. A vitamina E modula a função das células T

Capítulo 2 – Aspectos Gerais sobre o Metabolismo de Vitaminas Lipossolúveis

diretamente, pelo impacto na integridade da membrana das células T, na transdução de sinal e na divisão celular, e indiretamente, afetando os mediadores inflamatórios gerados por outras células do sistema imunológico[35].

Baixas concentrações de vitamina E estão associadas à desestabilização das membranas das células do sistema imunológico, à redução da hipersensibilidade retardada e à diminuição da produção de imunoglobulinas. Além disso, associam-se à diminuição da imunidade e à produção de interleucina-2 (IL-2). Esses efeitos tornam-se relevantes no envelhecimento, por ocorrer uma diminuição progressiva da atividade do sistema imunológico. Com o aumento da idade, os níveis das citocinas IL-2 e IL-6 estão alterados. A IL-2 está diminuída, enquanto o aumento da IL-6 tem sido associado a um aumento no EO, relacionado, por sua vez, à deficiência de vitamina E.

A vitamina E também provoca redução de prostaglandinas. A redução da resposta imune celular e da produção de imunoglobulinas durante a deficiência de vitamina E não parece estar associada à sua capacidade antioxidante, mas a seu efeito sobre a indução da proliferação celular.

A modulação da função imune pela vitamina E tem relevância clínica, pois afeta a suscetibilidade do hospedeiro a doenças infecciosas, como infecções respiratórias, além de a doenças alérgicas, como a asma. Estudos que examinam o papel da vitamina E no sistema imunológico têm tipicamente enfocado o α-tocoferol. Entretanto, evidências emergentes sugerem que outras formas de vitamina E, incluindo outros tocoferóis, bem como tocotrienóis, também podem ter funções imunomoduladoras potentes.[35]

Vitamina E e doenças neurodegenerativas

A vitamina E, um importante antioxidante lipofílico no cérebro, protege os lipídios contra o EO. Os antioxidantes lipofílicos são nutrientes importantes e estão chamando atenção no tratamento de doenças neurodegenerativas. Esses compostos podem impedir membranas celulares do dano das ERO, limpando prontamente radicais peroxil e prevenindo a oxidação de lipídios, proteínas e DNA.

Baixas concentrações de vitamina E foram observados no fluido cerebrospinal de pacientes portadores de Doença de Alzheimer (DA). Estudos demonstram baixas concentrações séricas de vitamina E em pacientes com DA, em comparação aos indivíduos-controle,[36,37] enquanto outros estudos não relataram essa diferença. O nível de vitamina E no plasma foi significativamente menor em pacientes com Doença de Parkinson (DP). Um estudo mostrou inversa associação da quantidade de vitamina E consumida com incidência de DP. Em contraste, estudos de base populacional não recapitularam a associação entre a ingestão de vitamina E e o risco de DP. No entanto, em outro estudo, a ingestão de vitamina E não foi relacionada ao atraso na velocidade de degeneração neuronal e ao declínio intelectual ou a uma diminuição na taxa de mortalidade de pacientes com DP.

Concentrações mais baixas de α-tocoferol no plasma podem contribuir para o comprometimento da cognição em adultos chineses mais velhos e concentrações séricas de γ-tocoferol e tocotrienol estão associadas a menor risco de desenvolvimento do comprometimento cognitivo em um estudo de acompanhamento em coorte de idosos saudáveis. Uma associação entre aumento da ingestão de vitamina E e uma diminuição do risco de desenvolver DA ou declínio cognitivo foi revelada em estudo epidemiológico.[38] No entanto, uma metanálise sugeriu que a vitamina E exibiu um forte efeito protetor ao reduzir o risco de DA.

Vários ensaios clínicos de antioxidantes lipofílicos foram realizados no tratamento de doenças neurodegenerativas. Em um estudo duplo-cego, randomizado, controlado usando placebo, os pacientes tratados com vitamina E mostraram atraso no desenvolvimento de demência em comparação ao grupo controle. Entre os pacientes com DA leve a moderada, o tratamento com vitamina E resultou em declínio funcional mais lento em comparação ao grupo placebo.

Com relação aos diferentes vitâmeros, em nível celular, estudos têm procurado delinear o papel das várias formas de vitamina E nas bases moleculares da progressão da DA, incluindo os fatores de risco clássicos de EO, inflamação e homeostase do colesterol.[39,40] As consequências fisiológicas dos estudos de cultura de células permanecem questionáveis devido à ausência de discriminação inerente ao TTP para o alfa-tocoferol. Curiosamente, um recente estudo randomizado de controle usando amostras humanas do Projeto de Memória e Envelhecimento de Rush (MAP) determinou que havia microlocalizações de gama-tocoferol que se correlacionavam às cargas de placas de beta-amiloide.[41]

A suplementação com a vitamina E pode ser promissora para pacientes com a esclerose lateral amiotrófica (ELA), devido à melhoria no perfil nutricional dos indivíduos suplementados, ainda que não exista um protocolo definido para esses indivíduos doentes.

Estudos que mostram os efeitos terapêuticos da vitamina E em Doença de Huntington (DH) e ELA indicam que essa vitamina pode, ainda, desempenhar um papel importante na estratégia terapêutica dessas doenças. Isso é destacado em um estudo em que pacientes com DH, em tratamento precoce com vitamina E, retardaram o declínio motor. Apesar de a vitamina E não prolongar a vida útil dos pacientes com ELA, quem tomou vitamina E teve um risco diminuído de progredir a doença de leve a grave.

VITAMINA K

A vitamina K pode ser encontrada na natureza em formas distintas (**Figura 2.5**). A vitamina K1, denominada filoquinona, está presente predominantemente nos alimentos de origem vegetal, como vegetais verdes, óleos vegetais e hortaliças, enquanto a menaquinona, vitamina K2, é encontrada em alimentos de origem animal e em fermentados que podem ser sintetizados pela ação de bactérias presentes no cólon. A vitamina K1 e a vitamina K2 diferem entre si por suas cadeias laterais.[42]

A biodisponibilidade da vitamina K é pequena e é influenciada pelo tipo de alimento, pelo conteúdo de gordura dietética, pelo comprimento do lado alifático da cadeia da vitamina e pelo polimorfismo geneticamente determinado da apolipoproteína E.[9] Shearer *et al.*[10] observaram que a biodisponibilidade a partir de 1 mg de filoquinona no espinafre foi igual a 4%, quando comparada à filoquinona pura. Observaram, ainda, um aumento dessa biodisponibilidade para 13%, quando adicionada gordura ao espinafre, o que se justifica pelo estímulo à secreção de bile, importante para a absorção de compostos hidrofóbicos.

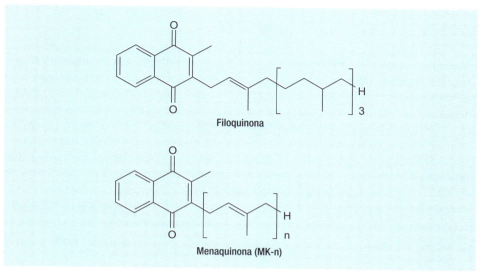

Figura 2.5 Estrutura bioquímica da vitamina K (Fonte: próprio autor).

A absorção da vitamina K realiza-se no intestino delgado, por um processo que requer a ação de sais biliares. Após a absorção intestinal, a vitamina K1 e a vitamina K2 são transportadas em lipoproteínas ricas em triacilgliceróis (quilomícrons) pela circulação linfática para o fígado e para outros tecidos. Alguns fatores podem interferir nesse processo absortivo, como má-absorção gastrointestinal, secreção biliar, ingestão insuficiente, uso de anticoagulantes cumarínicos, nutrição parenteral total e megadoses de vitamina A e vitamina E, antagonistas da vitamina K. O fígado contém a maior concentração de vitamina K e acumula rapidamente a filoquinona (vitamina K1) ingerida, enquanto o músculo esquelético contém pouca filoquinona, mas concentrações significativas são encontradas no coração e em alguns outros tecidos. Como o *turnover* hepático ocorre rapidamente, as reservas de filoquinona hepáticas são logo esgotadas em situações de ingestão restrita de vitamina K. Independentemente da dose consumida, 20% são excretados por via urinária em três dias, enquanto 40% a 50% são excretados pelas fezes. Esse catabolismo demonstra a rápida depleção das reservas hepáticas em indivíduos com dieta pobre em vitamina K.

A vitamina K é cofator da enzima gama-glutamil-carboxilase, que se encontra no retículo endoplasmático das células. Essa enzima é responsável por converter os resíduos de glutamato ligados à proteína (GLU) em resíduos de gama-carboxil-glutamato (GLA) nas proteínas dependentes dessa vitamina, que apresentam propriedade de ligação ao cálcio. Esse mecanismo está relacionado à regulação de cálcio no organismo. Dessa forma, a vitamina K, além de prevenir a calcificação vascular e do tecido mole, também proporciona cálcio ao osso.[43]

Além disso, a vitamina K é um cofator necessário para ativação de fatores de coagulação I, VII, IX, X e proteínas C e S.[44] O envolvimento das proteínas Gla no processo de coagulação sanguínea remete à função clássica da vitamina K. Ela é requerida para a atividade biológica de vários fatores de coagulação, como protrombina (fator de coagulação II) e fatores pró-coagulantes (VII, IX e X).

A deficiência desse micronutriente pode levar a hematúria, hipoprotrombinemia plasmática, epistaxe, osteoporose e sangramento por deficiência de vitamina K, que substitui o termo "doença hemorrágica do recém-nascido", visto que o sangramento por deficiência pode ocorrer em períodos pós-natal e pode ser corrigido pela suplementação de vitamina K.[44] O sangramento por deficiência de vitamina K é uma importante causa de morbimortalidade infantil. Pode manifestar-se na segunda semana após o nascimento e está associado à hemorragia intracraniana. Os bebês estão em grupo de risco pelas reservas limitadas de vitamina K no nascimento, pela baixa concentração de vitamina K no leite materno e por apresentarem apenas 20% a 50% da atividade de coagulação, se comparados aos adultos.

O Ministério da Saúde (2014)[45] recomenda administrar vitamina K ao nascimento como profilaxia contra a doença hemorrágica neonatal por deficiência de vitamina K.

- Bebês com idade gestacional acima de 32 semanas e com mais de 1.000 g: 1 mg, intramuscular ou subcutânea.
- Bebês com menos de 32 semanas e com mais de 1.000 g: 0,5 mg, intramuscular.
- Bebês com menos de 1.000 g, independentemente da idade gestacional: 0,3 mg, intramuscular.

Se houver recusa dos pais quanto à administração injetável, deve ser garantido o fornecimento da vitamina K oral (2 mg ao nascer), seguido de 1 mg/semana durante os três primeiros meses. As doses repetidas são imprescindíveis para os bebês amamentados ao peito. Naqueles com outro tipo de alimentação, a dose inicial pode ser suficiente.

Vitamina K e metabolismo ósseo

A vitamina K é um cofator na carboxilação do glutamato no ácido gama-carboxiglutâmico (GLa), em que proteínas ósseas contendo GLa são sintetizadas por osteoblastos e foram identificadas como osteocalcina, proteína GLa da matriz (PGM) e proteína S.[44] Primeiramente, a osteocalcina subcarboxilada é formada nos osteoblastos durante a fase de mineralização óssea pela ação regulatória da vitamina D. Posteriormente, a vitamina K age como catalisador no processo de carboxilação da osteocalcina carboxilada, sendo fundamental para a formação de cristais de hidroxiapatita óssea. Apesar de ainda não estar claro o papel exato da osteocalcina no metabolismo ósseo, acredita-se que esteja relacionada à interação osteoblastos-osteoclastos na reabsorção e na formação óssea.

A vitamina K parece reduzir o risco de fraturas ósseas, além de diminuir a inflamação, o estresse oxidativo e a apoptose. Assim, sugere-se que esse micronutriente reduz a reabsorção óssea e o risco de osteoartrite.[46] Acredita-se, também, que haja uma relação entre a vitamina K e outros micronutrientes, como vitamina D, cálcio e magnésio, promovendo a saúde musculoesquelética.[46] O estudo de Apalset *et al*. nos mostra uma associação entre a baixa ingestão de vitamina K1 e o aumento do risco de fratura de quadril. Porém, nesse mesmo estudo, a ingestão de vitamina K2 não foi associada ao maior risco de fratura no quadril, sendo esse resultado justificado pela possibilidade de maior ingestão de alimentos que sejam fonte de vitamina K1 em comparação à vitamina K2.

Um estudo sobre a absorção e a eficácia da vitamina K1 e da vitamina K2 em indivíduos saudáveis foi desenvolvido e ambas as formas foram bem absorvida. Contudo, a vitamina K2 foi mais eficaz em catalisar a carboxilação de osteocalcina no osso. Os autores sugerem que o maior efeito da vitamina K2 no osso pode ser atribuído ao maior tempo de meia-vida da isoforma Mk-7 (número de resíduos de isopreno), quando comparada à vitamina K1, resultando em níveis séricos mais estáveis e maior acúmulo.

A calcificação vascular é um dos principais fatores de risco no desenvolvimento de patologias, como a aterosclerose e o infarto do miocárdio, e seu desenvolvimento é um forte indicador negativo de morbimortalidade cardiovascular.[47] Alguns estudos sugerem que o mecanismo para a calcificação vascular (CV) seja similar à formação óssea esquelética, envolvendo a calcificação de uma matriz extracelular mediada por um fenótipo semelhante ao osteoblasto. A vitamina K2 atua como um cofator na γ-carboxilação pós-translacional da proteína GLa da matriz, que promove sua atividade biológica na vasculatura como um inibidor da calcificação vascular.

A vitamina K atua inibindo a calcificação vascular pelas proteínas GLa da matriz, que são ativadas via carboxilação dependente da vitamina. A proteína GLa de matriz ativada, identificada na placa aterosclerótica, pode prevenir a precipitação de cálcio e a calcificação dos tecidos moles. Em estudo de coorte com 16.057 mulheres sem doenças cardiovasculares na fase inicial do estudo, com seguimento médio de 8,1 anos, relatou que, para cada aumento de 10 µg na ingestão de vitamina K2, houve uma redução de 9% nos eventos coronarianos. A ingestão de vitamina K1 não foi significativamente relacionada aos desfechos cardiovasculares.[47]

Um estudo transversal prospectivo, realizado com mulheres na menopausa, sugere que a vitamina K contribui para a manutenção da densidade mineral óssea e do diagnóstico de osteoporose em mulheres pós-menopáusicas. Foi observado que a concentração sérica de vitamina K1 foi positivamente associada à densitometria óssea (DMO) na coluna vertebral das mulheres. Ademais, também foi notório que as participantes em menopausa e com osteoporose apresentavam concentrações mais baixas de vitamina K1, quando comparadas às mulheres com DMO normal.

Alguns fatores podem contribuir para a deficiência da vitamina K, como doenças hepática, pancreática ou biliar, fibrose cística, distúrbios de má-absorção de gordura ou distúrbios intestinais, como doença celíaca, colite ulcerativa, enterite regional, síndrome do intestino curto e ressecção intestinal, especialmente íleo-terminal, em que ocorre a absorção de vitaminas lipossolúveis, além de desnutrição crônica, dependência de álcool e uso de medicamentos como anticoagulantes antagonistas da vitamina K.[43] Não há evidências de efeitos adversos consequentes do consumo de altas doses de vitamina K, seja a partir de alimentos, seja por meio de suplementos. Por esse motivo, não há valor estabelecido de nível de ingestão máxima tolerável (UL).

Em indivíduos adultos e sadios, foram estimados valores de ingestão adequada para esse micronutriente: 120 µg/dia e 90 µg/dia, respectivamente, para homens e mulheres.

As vitaminas lipossolúveis desempenham um papel essencial na manutenção adequada dos tecidos, das funções corporais dentro da normalidade, do crescimento e, consequentemente, da saúde geral do indivíduo. É muito importante gerenciar a quantidade de cada vitamina, citada nesse capítulo, a fim de evitar deficiências, bem como superdosagens, comprometendo o bom funcionamento do organismo.

REFERÊNCIAS BIBLIOGRÁFICAS

1. Institute of Medicine (IOM). Dietary reference intakes for vitamin A, vitamin K, arsenic, boron, chromium, copper, iodine, iron, manganese, molybdenum, nickel, silicon, vanadium, and zinc. Washington (DC), National Academies Press; 2001.

2. Saunders C, Ramalho A, Padilha PC, Barbosa CC, Leal MC. Investigação da cegueira noturna no grupo materno-infantil: uma revisão histórica. Rev. Nutr. 2007;20(1):95-105.

3. McLaren DS, Frigg M. Manual de ver y vivir sobre los trastornos por deficiencia de vitamina A (VADD). Washington (DC): Organización Panamericana de la Salud; 1999.

4. Jason J, Archibald LK, Nwanyanwu O, Sowell AL, Buchanan I, Larned J. Vitamin A Levels and Immunity in Humans. Clin Diagn Lab Immunol. 2002;9(3):616-21.

5. Mumford SL, Browne RW, Schliep KC, Schmelzer J, Plowden TC, Michels KA, et al. Serum antioxidants are associated with serum reproductive hormones and ovulation among healthy women. J Nutr. 2016;146(1):98-106.

6. Ramalho R, Matos A. Estresse oxidativo e ação antioxidante dos micronutrientes. Ramalho, A. Fome oculta e doenças crônicas: um novo desafio. Rio de Janeiro: Atheneu; 2014:29-58.

7. Williams SJ, Cvetkovic D, Hamilton TC. Vitamin A metabolism is impaired in human ovarian cancer. Gynecol Oncol. 2009;112:637-645.

8. Poulain S, Evenou F, Carre MC, Corbel S, Vignaud JM, Martinet N, et al. Vitamin A/retinoids signalling in the human lung. Lung Cancer. 2009;66(1):1-7.

9. Bonet ML, Canas JA, Ribot J, Palou A. Carotenoids and their conversion products in the control of adipocyte function, adiposity and obesity. Arch Biochem Biophys. 2015;572:112-125.

10. Garcia LG , Lemaire S, Kahl BC, Becker K, Proctor RA, Tulkens PM , et al. Influence of protein kinase C activator phorbol acetate on the intracellular activity of antibiotics against small colony mutants of auxotrophic colonies heminin and menotrione from Staphylococcus aureus and its wild type parental strain on human THP-1 cells. Antimicrob Agents Chemother. 2012;56(12):6166-74.

11. Morikawa K, Hanada H, Hirota K, Nonaka M, Ikeda C. All-trans retinoic acid has multiple effects on the growth, lipogenesis and expression of the adipokine gene of the pre-adipocyte AML-I cell line. Cell Biol Int. 2013;37(1):36-46.

12. Stenzel AP, Carvalho R, Jesus P, Bull A, Pereira S, Saboya C, et al. Serum Antioxidant Associations with Metabolic Characteristics in Metabolically Healthy and Unhealthy Adolescents with Severe Obesity: An Observational Study. Nutrients. 2018;10(2):150.

13. Trasino SE, Tang X-H, Jessurun J, Gudas LJ. Obesity Leads to Tissue, but not Serum Vitamin A Deficiency. Sci Rep. 2015;5:15893.

14. Jeyakumar SM, Vajreswari A. Vitamin A as a key regulator of obesity and its associated disorders: Evidences of an obese rat model. Indian J Med Res. 2015;141(3):275-84.

15. Herrmann M, Farrell C-JL, Pusceddu I, Fabregat-Cabello N, Cavalier E. Assessnebt of vitamin D status – a changing landscape. Clin Chem Lab Med. 2017;55(1):3-26.

16. Fuleihan Gel-H, Bouillon R, Clarke B, Chakhtoura M, Cooper C, McClung M, et al. Serum 25-Hydroxyvitamin D Levels: Variability, Knowledge Gaps, and the Concept of a Desirable Range. J Bone Miner Res. 2015;30(7):1119-33.

17. Bringel A, Andrade KFS, Junior NDS, dos Santos GG. Suplementação nutricional de cálcio e vitamina D para a saúde óssea e prevenção de fraturas osteoporóticas. RBSC. 2014;18(4):353-8.

18. Maeda SS, Borba VZC, Camargo MBR, Silva DMW, Borges JLC, Bandeira F, et al. Recomendações da Sociedade Brasileira de Endocrinologia e Metabologia (SBEM) para o diagnóstico e tratamento da hipovitaminose D. Arq Bras Endocrinol Metab. 2014;58(5):411-33.

19. Holick MF, Binkley NC, Bischoff-Ferrari HA, Gordon CM, Hanley DA, Heaney RP, et al. Evaluation, treatment, and prevention of vitamin D deficiency: An endocrine society clinical practice guideline. J Clin Endocrinol Metab. 2011;96(7):1911-30.

Capítulo 2 – Aspectos Gerais sobre o Metabolismo de Vitaminas Lipossolúveis

20. Oliveira RMS, Novaes JF, Azeredo LM, Cândido AP, Leite IC. Association of vitamin D insufficiency with adiposity and metabolic disorders in Brazilian adolescents. Public Health Nutr. 2013;17(4):787-94.

21. Fish E, Barverstein G, Olson D, Reinhardt S, Garren M, Gould J. Vitamin D status of morbidly obese bariatric surgery patients. J Surg Res. 2010;164(2):198-202.

22. Vimaleswaran KS, Berry DJ, Lu C, Tikkanen E, Pilz S, Hiraki LT, et al. Causal relationship between obesity and vitamin D status: bi-directional Mendelian randomization analysis of multiple cohorts. PLoS Med. 2013;10(2):e1001383.

23. Carrillo AE, Flynn MG, Pinkston C, Markofski MM, Jiang Y, Donkin SS, et al. Impact of vitamin D supplementation during a resistance training intervention on body composition, muscle function, and glucose tolerance in overweight and obese adults. Clin Nutr. 2013;32(3):375-81.

24. Drincic AT, Armas LA, Van Diest EE, Heaney RP. Volumetric dilution, rather than sequestration best explains the low vitamin D status of obesity. Obesity (Silver Spring). 2012;20(7):1444-8.

25. Institute of Medicine (IOM). Dietary Reference Intakes for Calcium and Vitamin D. Washington (DC): National Academies Press; 2011.

26. Haussler MR, Whitfield GK, Kaneko I, Haussler CA, Hsieh D, Hsieh JC, et al. Molecular mechanisms of vitamin D action. Calcif Tissue Int. 2013;92(2):77-98.

27. Nemere I, Garbi N, Hammerling G, Hintze KJ. Role of the 1,25D3MARRS receptor in the 1,25(OH)2D3s-timulated uptake of calcium and phosphate in intestinal cells. Steroids. 2012;77(10):897-902.

28. Leyssens C; Verlinden L, Verstuyf A. Antineoplastic effects of 1,25(OH)2D3 and its analogs in breast, prostate and colorectal cancer. Endocr Relat Cancer. 2013;20(2):R31-47.

29. Feldman D, Krishnan AV, Swami S, Giovannucci E, Feldman BJ. The role of vitamin D in reducing cancer risk and progression. Nat Rev Cancer. 2014;14(5):342-57.

30. Reboul E. Vitamin E Bioavailability: Mechanisms of Intestinal Absorption in the Spolight. Antioxidants (Basel). 2017;6(4):95.

31. Nagao A, Kotake-Nara E, Hase M. Effects of fats and oils on the bioaccessibility of carotenoids and vitamin E in vegetables. Biosci Biotechnol Biochem. 2013;77(5):1055-60.

32. Azzi A, Meydani SN, Meydani S, Zingg JM. The rise, the fall and the renaissance of vitamin E. Arch Biochem Biophys. 2016;595:100-8.

33. McDougall M, Choi J, Magnusson, K, Troung L, Tanguay R; Traber MG. Chronic vitamin E deficiency impairs cognitive function in adult zebrafish via dysregulation of brain lipids and energy metabolism. Free Radi Biol Med. 2017;112:308-17.

34. Gomez-Pomar E, Hatfield E, Garlitz K, Westgate PM, Bada HS. Vitamin E in the Preterm Infant: A Forgotten Cause of Hemolytic Anemia. Am J Perinatol. 2018;35(3):305-10.

35. Lewis ED, Meydani SN, Wu D. Regulatory role of vitamin E in the immune system and inflammation. IUBMB Life. 2019;71(4):487-94..

36. Giavarotti L, Simon KA, Azzalis LA, Fonseca FLA, Lima AF, Freitas MCV, et al. Mild systemic oxidative stress in the subclinical stage of Alzheimer's disease. Oxid Med Cell Longev. 2013;2013:609019.

37. Zeng J, Chen L, Wang Z, Chen Q, Fan Z, Jiang H, et al. Marginal vitamin A deficiency facilitates Alzheimer's pathogenesis. Acta Neuropathol. 2017;133(6):967-82.

38. Basambombo LL, Carmichael PH, Cote S, Laurin D. Use of vitamin E and C supplements for the prevention of cognitive decline. Ann Pharmacother. 2017;51(2):118-24.

39. Giraldo E, Lloret A, Fuchsberger T, Viña J. Aβ and tau toxicities in Alzheimer's are linked via oxidative stress-induced p38 activation: protective role of vitamin E. Redox Biol. 2014;2:873-7.

40. Grimm MO, Regner L, Mett J, Stahlmann CP, Schorr P, Nelke C, et al. Tocotrienol Affects Oxidative Stress, Cholesterol Homeostasis and the Amyloidogenic Pathway in Neuroblastoma Cells: Consequences for Alzheimer's Disease. Int J Mol Sci. 2016;17(11):1809.

41. Morris MC, Schneider JA, Li H, Tangney CC, Nag S, Bennett DA, et al. Brain tocopherols related to Alzheimer's disease neuropathology in humans. Alzheimers Dement. 2015;11(1):32-9.

42. Beulens JW, Booth SL, van den Heuvel EG, Stoecklin E, Baka A, Vermeer C. The role of menaquinones (vitamin K2) in human health. Br J Nutr. 2013;110(8):1357-68.

43. Hamidi MS, Gajic-Veljanoski O, Cheung AM. Vitamin K and bone health. J Clin Densitom. 2013;16(4):409-13.

44. Marchilli MR, Santoro E, Marchesi A, Bianchi S, Rotondi Aufiero L, Villani A. Vitamin K deficiency: a case report and review of current guideline. Ital J Pediatr. 2018;44(1):36.

45. Brasil. Ministério da Saúde. Secretaria de Atenção à Saúde. Departamento de Atenção Básica. Saúde da Criança: crescimento e desenvolvimento. Brasília: Ministério da Saúde, 2012.

46. Hamidi MS, Cheung AM. Vitamin K and musculoskeletal health in postmenopausal women. Mol Nutr Food Res. 2014;58(8):1647-57.

47. Gast GC, de Roos NM, Sjuijs I, Bots ML, Beurens JW, Geleijnse JM, et al. A high menaquinone intake reduces the incidence of coronary heart disease. Nutr Metab Cardiovasc Dis. 2009;19(7):504-10.

Aspectos Gerais sobre o Metabolismo de Vitaminas Hidrossolúveis

3

• Adryana Cordeiro • Andréa Ramalho • Andrea Matos

INTRODUÇÃO

As vitaminas hidrossolúveis dissolvem-se na água e não são armazenadas pelo corpo. Como elas são eliminadas na urina, exige-se um suprimento contínuo em nossa dieta cotidiana. As vitaminas hidrossolúveis incluem o grupo do complexo de vitamina B e a vitamina C. As vitaminas solúveis em água são facilmente destruídas durante o armazenamento ou a preparação dos alimentos. O armazenamento adequado e a preparação de alimentos podem minimizar a perda de vitaminas.

Oito das vitaminas hidrossolúveis são conhecidas como pertencentes ao grupo de vitaminas do complexo B: tiamina (vitamina B1), riboflavina (vitamina B2), niacina (vitamina B3), piridoxina (vitamina B6), folato (ácido fólico), vitamina B12, biotina e ácido pantotênico. As vitaminas do complexo B são amplamente distribuídas em alimentos e sua influência é sentida em muitas partes do corpo. Elas funcionam como coenzimas e ajudam o corpo a obter energia dos alimentos. Vitaminas do complexo B também são importantes para a regulação normal do apetite, para a boa visão, para a pele saudável, para o funcionamento adequado do sistema nervoso e para a formação de glóbulos vermelhos.

Outra vitamina hidrossolúvel é a vitamina C, também conhecida como ácido ascórbico ou ascorbato. A vitamina C beneficia o corpo, mantendo as células juntas por meio da síntese de colágeno, um tecido conjuntivo que une músculos, ossos e outros tecidos. A vitamina C também ajuda na cicatrização de feridas, na formação de ossos e dentes, no fortalecimento das paredes dos vasos sanguíneos e na melhora da função do sistema imunológico, aumentando a absorção e a utilização de ferro e atuando como um antioxidante. Uma vez que nossos corpos não podem produzir ou armazenar vitamina C, uma ingestão adequada desse nutriente diariamente é essencial para a melhora da saúde.

VITAMINA C

A vitamina C (nomes químicos: ácido ascórbico e ascorbato) é uma substância de seis carbonos lactona, sintetizada a partir de glicose por muitos animais. A vitamina C é sintetizada no fígado em alguns mamíferos. No entanto, várias espécies – incluindo humanos, primatas não humanos, Guiné suínos, morcegos-da-índia e bulbos-símile vermelho-nepalês – são incapazes de sintetizar vitamina C. Quando há insuficiência de vitamina C na dieta, os seres humanos sofrem do escorbuto, uma doença potencialmente letal. Seres humanos não possuem a enzima terminal na via biossintética do ácido ascórbico, l-gulonolactona oxidase, porque o gene que codifica a enzima sofreu mutação substancial, de modo que nenhuma proteína é produzida.[1]

Papel da vitamina C nos processos metabólicos humanos

A vitamina C é um doador de elétrons (agente redutor ou antioxidante) e, provavelmente, todos os seus papéis bioquímicos e moleculares podem ser explicados por essa função – papel potencialmente protetor da vitamina C como antioxidante. O ácido ascórbico oxida prontamente para ácido desidroascórbico em meio aquoso, o qual pode ser reduzido vivo e, por isso, possui atividade de vitamina C.

A vitamina C total é, portanto, a soma de ácido ascórbico e desidroascórbico, servindo principalmente como um antioxidante biológico em ambientes de meio aquoso. A biossíntese de colágeno, carnitina, ácidos biliares e norepinefrina, bem como o adequado funcionamento da função mista hepática do sistema oxigenase, depende dessa propriedade. Além de todas essas funções, a vitamina C aumenta a absorção intestinal de ferro não heme.

Função enzimática da vitamina C

A vitamina C atua como um doador de elétrons para 11 enzimas. Três dessas enzimas são encontradas em fungos, mas não em humanos ou em outros mamíferos, e estão envolvidas em vias de reutilização de pirimidinas e da porção de desoxinucleósidos de desoxirribose. Das oito enzimas humanas remanescentes, três participam da hidroxilação do colágeno e duas, da biossíntese da carnitina. Das três enzimas que participam da hidroxilação do colágeno, uma é necessária à biossíntese da norepinefrina catecolamina, uma é necessário à amidação de hormônios peptídicos e uma é envolvida no metabolismo da tirosina.[2]

O ascorbato interage com enzimas, tendo atividade monooxigenase ou dioxigenase. As monooxigenases, a dopamina b-monooxigenase e a peptidil-glicina a-monooxigenase incorporam um único átomo de oxigênio em um substrato, quer um péptido de terminação de dopamina, quer de glicina. As dioxigenases incorporam dois átomos de oxigênio de duas maneiras diferentes: a enzima 4-hidroxifenil-piruvato dioxigenase incorpora dois átomos de oxigênio em um produto; a outra dioxigenase incorpora um átomo de oxigênio em succinato e um no substrato específico da enzima.

Concentrações de vitamina C parecem ser altas em suco gástrico. Pesquisadores descobriram que as concentrações de vitamina C no suco gástrico eram várias vezes maiores (mediana: 249 mmol/L; variação: 43 a 909 mmol/L) do que os encontrados no plasma dos mesmos indivíduos normais (mediana: 39 mmol/L; intervalo: 14 a 101 mmol/L). A vitamina C encontrada no suco gástrico pode impedir a formação de compostos N-nitroso, potencialmente mutagênicos.[1]

Alta ingestão de vitamina C se correlaciona a reduzido risco de câncer gástrico, mas uma relação de causa e efeito ainda não foi estabelecida. A vitamina C protege as lipoproteínas de baixa densidade contra oxidação e pode funcionar de forma semelhante no sangue. Uma característica comum da deficiência de vitamina C é a anemia. As propriedades antioxidantes da vitamina C podem estabilizar o folato nos alimentos e no plasma. O aumento da excreção de derivados de folato oxidados em humanos com escorbuto tem sido relatado.[3]

A vitamina C promove a absorção de ferro solúvel não heme possivelmente por quelação ou, simplesmente, pela manutenção do ferro na forma reduzida (ferro, Fe^{2+}). O efeito pode ser alcançado com as quantidades de vitamina C obtidas em alimentos. No entanto, a quantidade necessária de vitamina C na dieta para aumentar a absorção de ferro varia de 25 mg para cima e depende em grande parte da quantidade de inibidores, como fitatos e polifenóis, presentes na refeição.[3]

Consequências da deficiência de vitamina C

A deficiência de vitamina C pode ser detectada a partir de sinais precoces de deficiência clínica, como hiperqueratose folicular, hemorragias petequiais, inchaço ou sangramento gengival e dor nas articulações, ou a partir das concentrações muito baixas de ascorbato no plasma, no sangue ou nos leucócitos. Três manifestações importantes de escorbuto – alterações gengivais, dor nas extremidades e manifestações hemorrágicas – precedem o edema, as ulcerações e, finalmente, a morte. Lesões vasculares relacionadas ao escorbuto provavelmente surgem de uma falha de formação de osteoide. No escorbuto infantil, as mudanças são principalmente nos locais de maior crescimento ósseo ativo. Sinais característicos são uma pseudoparalisia dos membros, causada por dor extrema em movimento e causada por hemorragias sob o periósteo, bem como inchaço e hemorragias das gengivas ao redor.

Os estudos de Sheffield[4] e os estudos posteriores foram as primeiras grandes tentativas de quantificar a vitamina C. Os estudos indicaram que a quantidade de vitamina C necessária para prevenir ou curar sinais precoces de deficiência é de 6,5 a 10 mg/dia. Esse intervalo representa o menor requisito fisiológico. Estudos estabeleceram que, na saturação tecidual, o teor de vitamina C no corpo inteiro é de aproximadamente 20 mg/kg ou 1.500 mg, o qual, durante a depleção de vitamina C, é reduzido a uma taxa de 3% do conteúdo de todo o corpo por dia. Os sinais clínicos de escorbuto aparecem em homens com ingestões inferiores a 10 mg/dia ou quando o conteúdo de todo o corpo cai abaixo de 300 mg. Essas ingestões são associadas a concentrações plasmáticas de ascorbato abaixo de 11 mmol/L ou de leucócitos em níveis inferiores a 2 nmol/células.

Em ingestões superiores a 25 a 35 mg/dia, as concentrações plasmáticas começam a aumentar abruptamente, indicando maior disponibilidade de vitamina C para as necessidades metabólicas. Em geral, o ascorbato plasmático reflete de perto a ingestão dietética. Durante a infecção ou o trauma físico, o número de leucócitos circulantes aumenta e "toma" a vitamina C do plasma.[3] Portanto, tanto o plasma quanto os níveis de leucócitos podem não ser indicadores muito precisos de conteúdo ou *status* nesses momentos. No entanto, a quantidade de ascorbato em leucócitos continua a ser um melhor indicador do estado de vitamina C do que o ascorbato no plasma na maior parte do tempo. No período imediatamente após o início de uma infecção, ambos são valores não confiáveis. A absorção intestinal de vitamina C é por um ativo, dependente de sódio, em um mecanismo de transporte que exige energia, mediado por transporte, de modo que os tecidos se tornam progressivamente mais saturados. Fisiologicamente eficiente, o mecanismo de reabsorção renal-tubular retém vitamina C nos tecidos até um conteúdo total de ascorbato de cerca de 20 mg/kg de peso corporal. No entanto, sob condições de estado estacionário, à medida que a ingestão aumenta para cerca de 100 mg/dia, há um aumento na produção urinária, de modo que, a 1.000 mg/dia, quase toda a vitamina C absorvida é excretada.

Fontes alimentares de vitamina C e limitações para seu fornecimento

O ascorbato é encontrado em muitos frutos e em muitos legumes. Frutos cítricos são fontes particularmente ricas de vitamina C, mas outras frutas, incluindo melão, cereja, kiwi, manga, mamão, morango, tomate e melancia também contêm quantidades variáveis de vitamina C. Vegetais como repolho, brócolis, couve-de-bruxelas, broto de feijão, couve-flor, couve, mostarda, pimentões vermelho e verde, ervilhas e batatas são fontes de vitamina C mais importantes do que os frutos, dado que o abastecimento das hortaliças e dos vegetais, muitas vezes, se estende por períodos mais longos durante o ano do que o dos frutos.

Em muitos países em desenvolvimento, o suprimento de vitamina C é frequentemente dependente de fatores sazonais (isto é, da disponibilidade de água, tempo e mão de obra para sua colheita). A vitamina C é muito lábil e a perda de vitamina C no leite fervente fornece um exemplo dramático de uma causa de escorbuto infantil. O conteúdo de vitamina C dos alimentos é, portanto, fortemente influenciado pela estação, pelo transporte dos produtos para o mercado, pelo tempo na prateleira e pelo modo de armazenamento, pelas práticas de cozimento e pela cloração da água usada na culinária. Técnicas de branqueamento inativam a enzima oxidase e ajudam a preservar o ascorbato. Da mesma forma, abaixar o pH de um alimento, como na preparação de chucrute (repolho em conserva). Em contraste, o aquecimento e a exposição a cobre, a ferro ou a condições levemente alcalinas destroem a vitamina.

É importante perceber que a quantidade de vitamina C em um alimento, geralmente, não é o determinante da importância de um alimento para o fornecimento desse nutriente, mas a regularidade de sua ingestão. Por exemplo, em países onde a batata é um importante alimento básico e onde as instalações de refrigeração são limitadas, variações sazonais no ascorbato são devidas à considerável deterioração do conteúdo da vitamina C durante o armazenamento. Nesses casos, o conteúdo pode diminuir de 30 mg/100 g para 8 mg/100 g ao longo de 8 a 9 meses.[2]

Realizou-se um extenso estudo sobre perdas de vitamina C durante embalagem, armazenamento e cozimento de alimentos misturados (por exemplo, milho e alimentos). Dados de um programa de desenvolvimento internacional dos Estados Unidos mostraram que as perdas de vitamina C pela embalagem e pelo armazenamento em sacos de polietileno são muito menos significativas do que os 52% a 82% de perdas atribuíveis aos procedimentos convencionais de cozimento.

Recomendações para pesquisas futuras

As pesquisas científicas são necessárias para obter melhor compreensão dos seguintes aspectos:

- Funções do ascorbato gástrico endógeno e seu efeito sobre a absorção do ferro.
- Medições funcionais do *status* de vitamina C que refletem todo o conteúdo corporal de vitamina C e que não são influenciadas por infecção;
- Razões para a absorção de vitamina C pelos granulócitos, o que está associado à infecção.

VITAMINAS DO COMPLEXO B

As vitaminas do complexo B serão abordadas juntamente com os papéis fisiológicos das formas de coenzima e uma breve descrição dos sintomas de sua deficiência.

Manifestações clínicas de deficiência de algumas vitaminas do complexo B, como beribéri, neuropatias periféricas, pelagra e lesões orais ou genitais (relacionadas à deficiência de riboflavina), são consideradas grandes problemas de saúde pública em algumas partes do mundo. Essas manifestações diminuíram, mas esse declínio não se deve a programas que distribuam vitaminas sintéticas, mas a mudanças nos padrões de disponibilidade de alimentos e a consequentes mudanças de hábitos e práticas alimentares.

Embora muitas manifestações clínicas de deficiências de vitamina B tenham diminuído, há evidências de deficiência subclínica generalizada dessas vitaminas (especialmente de riboflavina e piridoxina). Essas deficiências subclínicas, embora menos dramáticas em suas manifestações, exercem efeitos deletérios metabólicos importantes. Apesar do progresso na redução da deficiência em grande escala no mundo, há relatos periódicos de surtos de deficiências do complexo B, os quais estão ligados a déficits de vitaminas do complexo B em populações com vários tipos de problemas. Grupos de população refugiada e deslocada (20 milhões de pessoas, de acordo com estimativas das Nações Unidas) correm risco de deficiência do complexo B, porque alimentos de cereais utilizados em situações de emergência não são enriquecidos com micronutrientes.

Tiamina (vitamina B1)

Papel nos processos metabólicos humanos

A tiamina funciona como a coenzima pirofosfato de tiamina (TPP) no metabolismo de carboidratos e aminoácidos de cadeia ramificada. Especificamente, a TPP coordenada com Mg^{2+} participa da formação de a-cetóis (entre hexoses e pentoses fosfato, por exemplo), como catalisada pela transcetolase, e em oxidados de a-cetoácidos (piruvato, cetoglutarato e a-cetoácidos de cadeia ramificada, por exemplo), por complexos de desidrogenase. Portanto, quando a tiamina é insuficiente, a diminuição global no metabolismo de carboidratos e sua interconexão com o metabolismo de aminoácidos (via a-cetoácidos) tem severas consequências, como a diminuição da formação de acetilcolina para a função.

Indicadores bioquímicos

Os indicadores usados para estimar as necessidades de tiamina são excreção urinária, eritrócitos, coeficiente de atividade da transcetolase, tiamina eritrocitária, piruvato e lactato no sangue e alterações neurológicas. A taxa de excreção da vitamina e de seus metabólitos reflete sua ingestão. A validade da avaliação da tiamina na nutrição é melhorada com o teste de carga. O coeficiente de atividade da transcetolase eritrocitária reflete os níveis de TPP e pode indicar defeitos genéticos raros. A tiamina eritrocitária é, principalmente, uma medida direta da TPP, mas, quando combinada com alta cromatografia líquida de alta performance (HPLC), também pode fornecer medida de monofosfato de tiamina e tiamina.

O estado da tiamina foi avaliado pela medição de sua excreção urinária sob condições basais ou após carregamento de tiamina, atividade de transcetolase e formas livres ou fosforiladas no sangue ou no soro.[5] Embora se o *status* de tiamina no sangue ou no soro se sobreponha ao de tiamina urinária em seus valores iniciais, Bayliss *et al.* encontraram doses orais abaixo de 1 mg, com uma correlação de 0,86 entre as quantidades orais e as quantidades excretadas.[6] O ensaio de transcetolase eritrocitária, no qual uma atividade de coeficiente baseado em uma estimulação TPP do nível basal é dada, continua a ser um indicador funcional principal, mas alguns problemas foram encontrados, como uma ampla gama de efeitos de TPP quando as ingestões de tiamina foram adequadas (isto é, acima de 1,5 mg/dia, durante um período de três dias). Gans e Harper[7] encontraram, em alguns casos, que o coeficiente de atividade pode parecer normal após deficiência prolongada. Baines e Davies (1988)[8] sugeriram que é útil determinar a TPP dos eritrócitos diretamente, porque a coenzima é menos suscetível a fatores que influenciam a atividade enzimática. Existem, também, métodos para determinar a tiamina e seus ésteres de fosfato em sangue total.

Toxicidade

A toxicidade da tiamina não é um problema, porque a depuração renal da vitamina é rápida.

Deficiência

A deficiência de tiamina resulta na doença chamada beribéri. O beribéri ocorre em crianças alimentadas com leite humano, sendo portadoras dessa deficiência de tiamina as mães que amamentam. Também ocorre em adultos com alto teor de ingestão de carboidratos (principalmente de arroz) e com ingestões de fatores antitiamina, como as tiaminases bacterianas, que estão em certos peixes crus. O beribéri ainda é endêmico na Ásia. Em nações relativamente industrializadas, as manifestações neurológicas da síndrome de Wernicke-Korsakoff são frequentemente associadas a alcoolismo crônico, em conjunto com o consumo limitado de alimentos. Alguns casos de deficiência de tiamina foram observados em pacientes que são hipermetabólicos, que estão em nutrição parenteral, que passam por insuficiência renal crônica e sofrem diálise que tenham realizado uma gastrectomia.[9]

Recomendações de aporte nutricional de tiamina

Quadro 3.1 Recomendação de aporte de tiamina por grupos	
Grupos	*Ingestão (mg/dia)*
Bebês e crianças	
0 a 6 meses	0,2
7 a 12 meses	0,3
1 a 3 anos	0,5
4 a 6 anos	0,6
7 a 9 anos	0,9
Adolescentes	
Meninas: 10 a 18 anos	1,1
Meninos: 10 a 18 anos	1,2
Adultos	
Mulheres ≥ 19 anos	1,1
Homens ≥ 19 anos	1,2
Gestantes	1,4

Fonte: Bellows L, et al. Food & Nutrition Series. 2012;9.312:7.

Riboflavina (vitamina B2)

Papel nos processos metabólicos humanos

Conversão de riboflavina em mononucleótido de flavina (FMN) e, depois, em flavina predominante, dinucleotídeo de flavina adenina (FAD), ocorre antes de as flavinas formarem complexos com numerosas desidrogenases e flavoproteínas oxidases. As flavocoenzimas (FMN e FASD) participam da oxidação – reações de redução nas vias metabólicas e na produção de energia via cadeia respiratória.[9]

Indicadores bioquímicos

Os indicadores usados para estimar as exigências de riboflavina são excreção urinária de flavina, coeficiente de atividade da glutationa redutase eritrocitária e flavina nos eritrócitos. A taxa de excreção urinária da vitamina e de seus metabólitos reflete sua ingestão. A validade da avaliação da adequação da riboflavina é melhorada via teste de carga. O coeficiente de atividade da glutationa redutase eritrocitária reflete os níveis de FAD. Os resultados são confundidos por defeitos genéticos, como glicose-6-fosfato, deficiência de desidrogenase e b-talassemia heterozigótica.

Nos eritrócitos, a flavina é, em grande parte, uma medida de FMN e riboflavina após a hidrólise de separação lábil de FAD e HPLC. O estado da riboflavina foi avaliado pela medição da excreção urinária da vitamina em jejum, em amostras aleatórias e em amostras de 24h ou por testes de retorno de carga (quantidades medidas após uma quantidade específica de riboflavina administrada por via oral), pela medição do coeficiente de atividade da glutationa redutase dos eritrócitos ou pela medição da concentração de flavina em eritrócitos (FNB, 1998). O método de HPLC com fluorometria dá valores mais baixos para a riboflavina urinária do que os métodos fluorométricos, medindo-se a fluorescência aditiva de metabólitos semelhantes à flavina. Os metabólitos podem compreender até um terço da flavina urinária total[9] e, em alguns casos, podem deprimir os ensaios dependentes de uma resposta biológica, porque certos catabólitos podem inibir a captação celular. Sob condições de ingestão adequada de riboflavina (aproximadamente 1,3 mg/dia para adultos), 120 mg (320 nmol) de riboflavina total ou 80 mg/g de creatinina são excretados diariamente. O ensaio da glutationa redutase eritrocitária, com um coeficiente de atividade (AC) expressando a proporção de atividades na presença e na ausência de FAD, continua a ser usado como um indicador funcional do estado de riboflavina, mas algumas limitações da técnica foram anotadas. A redutase nos eritrócitos de indivíduos com deficiência de glicose-6-fosfato desidrogenase (frequentemente presente em negros) tem uma avidez maior para o FAD, o que torna esse teste inválido. Sadowski[11] fixou um limite superior de normalidade para o AC em 1,34 com base no valor médio mais dois desvios-padrão de cem para vários indivíduos aparentemente saudáveis com 60 anos ou mais. As diretrizes sugeridas para a interpretação dessas enzimas AC são as seguintes: menos de 1,2 – aceitável; 1,2 a 1,4 – baixo; maior que 1,4 – deficiente.

Toxicidade

A toxicidade da riboflavina não é um problema, devido à sua limitada absorção intestinal.

Deficiência

A deficiência de riboflavina (vitamina B2) resulta na condição de hipoflavinose ou arriboflavinose, com dor de garganta, hiperemia, edema da faringe e das membranas mucosas orais, queilose, estomatite angular, glossite, dermatite seborreica, anemia normocítica e normocrômica associada ao vermelho puro e citoplasia celular da medula óssea. Como a deficiência de riboflavina quase invariavelmente ocorre em combinação com uma deficiência de outras vitaminas do complexo, alguns dos sintomas (por exemplo, glossite e dermatite) podem resultar em outras deficiências complicadoras. A principal causa da arriboflavinose é a ingestão dietética inadequada, como resultado do fornecimento limitado de alimentos, o que é exacerbado pelo mau armazenamento ou pelo inadequado processamento de alimentos. Crianças de países em desenvolvimento geralmente demonstram sinais clínicos de deficiência de riboflavina durante os períodos do ano em que as infecções gastrointestinais são mais prevalentes.

A diminuição da assimilação de riboflavina também resulta de má digestão, como a que ocorre com a intolerância à lactose. Essa condição é mais comum em populações africanas ou asiáticas, podendo levar a uma diminuição da ingestão de leite, bem como a uma absorção anormal da vitamina. A absorção de riboflavina também é afetada em algumas outras condições, como *sprue*, doença celíaca, malignidade e ressecção do intestino delgado, bem como diminuição do tempo de passagem gastroin-testinal. Em casos relativamente raros, a causa da deficiência são erros inatos em que o defeito genético está na formação de uma flavoproteína (por exemplo, acil-coenzima A [coA] desidrogenases). Também estão em risco lactentes que recebam fototerapia para icterícia neonatal e aqueles com hormônio tireoidiano inadequado.

Recomendações de aporte nutricional de riboflavina

Quadro 3.2 Recomendação de aporte de riboflavina por grupos	
Grupos	Ingestão (mg/dia)
Bebês e crianças	
0 a 6 meses	0,3
7 a 12 meses	0,4
1 a 3 anos	0,5
4 a 6 anos	0,6
7 a 9 anos	0,9
Adolescentes	
Meninas: 10 a 18 anos	1,0
Meninos: 10 a 18 anos	1,3
Adultos	
Mulheres ≥ 19 anos	1,1
Homens ≥ 19 anos	1,3
Gestantes	1,4
Lactante	1,6

Fonte: Bellows L, et al. Food & Nutrition Series. 2012;9.312:7.

Niacina

Papel nos processos metabólicos humanos

A niacina, quimicamente, é um sinônimo de ácido nicotínico, embora o termo também seja usado para a sua amida (nicotinamida). A nicotinamida é a outra for-ma do vitamina. Não tem a ação farmacológica do ácido, que é administrado em doses elevadas para baixar os lípidios no sangue, mas existe dentro das caenzi-mas como nicotinamida adenina dinucleotídeo (NAD) e seus fosfatos (NADP), que funcionam em sistemas de desidrogenase-redutase de transferência de um íon hidreto. A NAD também é necessária para a adenosina não-redox em reações de transferência de difosfato-ribose envolvidas no reparo do DNA[14] e mobilização de cálcio. A NAD funciona na respiração intracelular e tem enzimas envolvidas na oxi-dação de substratos combustíveis, como o gliceraldeído-3-fosfato, lactato, cool, 3-hidroxibutirato e piruvato. A NADP tem função em biossíntese redutiva, como a síntese de ácidos graxos e esteroides, e na oxidação de glicose-6-fosfato em ribo-se-5-fosfato na via de pentose fosfato.

Indicadores bioquímicos

Os indicadores usados para estimar as necessidades de niacina são excreção urinária, concentrações de metabólitos e nucleotídeos de piridina eritrocitária. A taxa de excreção de metabólitos – principalmente N-metil-nicotinamida e 4-piridonas – reflete a ingestão de niacina e é geralmente expressa como uma razão da redução das piridonas a N'-metil-nicotinamida. Concentrações de metabólitos, especialmente 2-piridona, são medidas no plasma após um teste de carga. Nos eritrócitos, nucleotídeos de piridina medem as mudanças na concentração de NAD. O *status* da niacina tem sido monitorado pela excreção urinária diária de metabólitos, especialmente a razão da 2-piridona para N'-metil-nicotinamida, por nucleotídeos de piridina nos eritrócitos, por testes de captação de dose oral, pela presença de NAD nos eritrócitos e por 2-piridona plasma. Shibata e Matsuo[12] descobriram que a proporção de 2-piridona urinária reduzida a N-metil-nicotinamida foi uma medida de adequação proteica, uma vez que era uma medida do estado da niacina. Jacob *et al.*[13] observaram que essa relação é muito insensível à ingestão marginal de niacina. A relação do 2-piridona com a N'-metil-nicotinamida também parece estar associada a sintomas clínicos de pelagra, principalmente a condição dermatítica.[14] Os níveis plasmáticos de 2-piridona mudam em proporção razoável à ingestão de niacina. Como no caso dos nucleotídeos de piridina eritrocitária (coenzimas de nicotinamida), a concentração de NAD diminuiu em 70%, enquanto a de NADP permaneceu inalterada em homens adultos alimentados com dietas de apenas 6 ou 10 mg/dia. A medida de NAD no eritrócito forneceu um marcador que foi pelo menos tão sensível quanto metabólitos urinários de niacina nesse estudo e em um estudo de depleção de niacina de idosos.[14]

Deficiência

A deficiência de niacina (ácido nicotínico) classicamente resulta em pelagra, que é uma doença crônica debilitante associada a uma característica de dermatite eritematosa que é bilateral e simétrica, a uma demência depois de modificações mentais, incluindo insônia e apatia, precedendo encefalopatia evidente e diarreia resultante da inflamação das superfícies mucosas intestinais. Atualmente, a pelagra ocorre endemicamente em áreas mais pobres da África, da China e da Índia. Sua causa tem sido principalmente atribuída a uma deficiência de niacina. Contudo, sua inter-relação bioquímica com a riboflavina e com a vitamina B6, que são necessárias para a conversão do l-triptofano em equivalentes de niacina (NE), sugere que as insuficiências dessas vitaminas também podem contribuir para a pelagra.[14] Síndromes do tipo pelagra que ocorrem na ausência de deficiência nutricional de niacina também são atribuíveis a distúrbios no metabolismo do triptofano (por exemplo, doença de Hartnup com deficiência na absorção do aminoácido e síndrome carcinoide em que as vias principais da via catabólica para o 5-hidroxitriptofano são bloqueadas). A pelagra também ocorre em pessoas com alcoolismo crônico. Casos de deficiência de niacina foram encontrados em pessoas que sofrem de doença de Crohn.

Toxicidade

Embora terapeuticamente útil na redução do colesterol sérico, a administração de doses orais crônicas elevadas de ácido nicotínico pode levar à hepatotoxicidade, bem

Capítulo 3 – Aspectos Gerais sobre o Metabolismo de Vitaminas Hidrossolúveis

como a manifestações dermatológicas. O limite superior (UL) é de 35 mg/dia, como proposto pelo Conselho de Alimentação e Nutrição dos Estados Unidos.

Fatores que afetam os requisitos

A biossíntese de derivados de niacina na via das coenzimas da nicotinamida provém do triptofano, um aminoácido essencial encontrado nas proteínas. assim, essa fonte de NE aumenta a ingestão de niacina. Existem vários fatores dietéticos, de droga e de doença que reduzem a conversão de triptofano em niacina, como o uso de contraceptivos orais. Embora uma conversão de 60 para 1 represente a média para a utilização humana do triptofano como NE, existem diferenças individuais substanciais,[14] bem como uma interdependência de enzimas na via do triptofano-niacina, na qual a vitamina B6 (como fosfato de piridoxal) e a riboflavina (como FAD) são funcionais.

Além disso, a riboflavina (como FMN) é necessária para a oxidase que forma PLP coenzímico a partir das formas alcoólica e amina da vitamina B6 fosforilada.

Recomendações de aporte nutricional de niacina

Quadro 3.3 Recomendação de aporte de niacina por grupos	
Grupos	Ingestão (mg/dia de NE)
Bebês e crianças	
0 a 6 meses	2*
7 a 12 meses	4
1 a 3 anos	6
4 a 6 anos	8
7 a 9 anos	12
Adolescentes	
10 a 18 anos	16
Adultos	
Mulheres ≥ 19 anos	14
Homens ≥ 19 anos	16
Gestantes	18
Lactante	19

NE: Niacina equivalente. *Pré-formada.
Fonte: Bellows L, et al. Food & Nutrition Series. 2012;9.312:7.

Piridoxina (vitamina B6)

Papel nos processos metabólicos humanos

Existem três vitâmeros naturais (diferentes formas da vitamina) de vitamina B6 – nomeadamente, piridoxina, piridoxamina e piridoxal. Todos os três devem ser fosforilados e os 5'-fosfatos dos dois primeiros vitâmeros são oxidados ao PLP funcional, que serve como uma coenzima reativa de carbonila para um número de enzimas envolvidas no metabolismo de aminoácidos. Essas enzimas incluem aminotransferases, descarboxilases e desidratases, d-aminolevulinato sintase na biossíntese de haem e fosforilase na quebra de glicogênio e na biossíntese da base esfingoide.

Indicadores bioquímicos

Os indicadores usados para estimar os requisitos de vitamina B6 são PLP, excreção urinária, coeficientes de atividade das transaminases dos eritrócitos, catabólitos do triptofano, PLP do eritrócito ou do sangue total e homocisteína no plasma. PLP é a principal forma de vitamina B6 em todos os tecidos e a concentração plasmática de PLP reflete PLP hepático. PLP no plasma muda bastante lentamente, em resposta à ingestão da vitamina. A taxa de excreção de vitamina B6 e, particularmente, de seu catabólito, 4-piridoxato, reflete a ingestão. Aminotransferases eritrocitárias para aspartato e alanina refletem os níveis de PLP e mostram grandes variações nos coeficientes de atividade. A excreção urinária de xanturenato, um catabólito de triptofano, é tipicamente usada após um teste de carga de triptofano. O *status* da vitamina B6 é avaliado de forma mais apropriada usando uma combinação dos indicadores anteriores, incluindo aqueles considerados indicadores diretos (por concentração de vitâmeros em células ou fluidos) e aqueles considerados indicadores funcionais (por exemplo, saturação de aminotransferase por PLP nos eritrócitos ou nos metabólitos de triptofano). PLP no plasma pode ser o melhor indicador único, porque parece refletir os estoques de tecido.[15]

Os níveis plasmáticos de PLP têm diminuído com a idade. O nível urinário de ácido piridóxico responde rapidamente a mudanças na ingestão de vitamina B6 e é, portanto, de valor questionável na avaliação do *status*. No entanto, um valor maior de 3 mmol/dia, obtido com uma ingestão de aproximadamente 1 mg/dia, foi sugerido para refletir a ingestão adequada. Aminotransferases eritrocitárias para aspartato e alanina são comumente medidas antes e após a adição de PLP, para determinar quantidades de apoenzimas, cuja proporção aumenta com depleção de vitamina B6. Valores de 1,5 a 1,6 para o aspartato aminotransferase e de, aproximadamente, 1,2 para a alanina aminotransferase foram sugeridos como adequados. Catabólitos de triptofano e metionina também foram usados para avaliar o *status* da vitamina B6.

Estudo confirma que a biodisponibilidade da vitamina B6 em uma dieta mista é de cerca de 75%, com aproximadamente 8% desse total constituído pela piridoxina b-d--glucosídeo, que é cerca de 50% tão eficaz quanto vitamina B6 livre ou seus fosfatos. As formas de amina e aldeído de vitamina B6 são provavelmente cerca de 10% menos eficazes do que a piridoxina. Apesar do envolvimento de PLP com muitas enzimas, afetando aminoácidos do metabolismo de ácido, parece haver apenas um ligeiro efeito das proteínas da dieta no estado de vitamina B6.

Deficiência

A deficiência de vitamina B6 sozinha é incomum, pois geralmente ocorre em associação com déficit DE outras vitaminas do complexo B. As alterações incluem níveis reduzidos de piridoxal 5'-fosfato (PLP) plasmático, seguidos por diminuições na sínte-

Capítulo 3 – Aspectos Gerais sobre o Metabolismo de Vitaminas Hidrossolúveis

se de transaminases (aminotransferases) e de outras enzimas do metabolismo de aminoácidos, de modo que haja uma presença aumentada de xanturenato na urina e uma diminuição da conversão de glutamato para o anti-neurotransmissor g-aminobutirato.

A hipovitaminose B6 pode frequentemente ocorrer com deficiência de riboflavina, a qual é necessária para a formação da coenzima PLP. Bebês são especialmente suscetíveis a ingestões insuficientes, o que pode levar a convulsões epileptiformes. As alterações cutâneas incluem dermatite com queilose e glossite. Além disso, geralmente ocorre diminuição nos linfócitos circulantes e, às vezes, anemia normocítica, microcítica ou sideroblástica. A sensibilidade desses sistemas, como o metabolismo do ácido aminado do enxofre à vitamina B6, se reflete na homocisteinemia.

Uma diminuição no metabolismo de glutamato no cérebro, que é encontrado na insuficiência de vitamina B6, reflete uma disfunção do sistema nervoso. Como é o caso com outras deficiências de micronutrientes, a deficiência de vitamina B6 resulta no enfraquecimento do sistema imunológico.[9]

Toxicidade

O uso de altas doses de piridoxina para o tratamento da síndrome pré-menstrual, da síndrome do túnel do carpo e de algumas doenças neurológicas resultou em neurotoxicidade.

Recomendações de aporte nutricional de tiamina

Quadro 3.4 Recomendação de aporte de piridoxina por grupos	
Grupos	Ingestão (mg/dia)
Bebês e crianças	
0 a 6 meses	0,1
7 a 12 meses	0,3
1 a 3 anos	0,5
4 a 6 anos	0,6
7 a 9 anos	1,0
Adolescentes	
Meninas: 10 a 18 anos	1,2
Meninos: 10 a 18 anos	1,3
Adultos	
Mulheres: 19 a 50 anos	1,3
Mulheres: ≥ 51 anos	1,5
Homens: 19 a 50 anos	1,3
Homens: ≥ 51 anos	1,7
Gestantes	1,9
Lactantes	2,0

Fonte: Bellows L, et al. Food & Nutrition Series. 2012;9.312:7.

Ácido pantotênico

Papel nos processos metabólicos humanos

O ácido pantotênico é um componente do CoA, um cofator que transporta grupos acila para muitos processos enzimáticos, e da fosfopantetina dentro do transportador de proteínas acila, um componente do complexo de ácidos graxos sintetase. Os compostos que contêm pantotenato são mais especialmente envolvidos no metabolismo de ácidos graxos e o grupo que contém pantotenato adicionalmente facilita a ligação a enzimas apropriadas.

Indicadores bioquímicos

Os indicadores usados para estimar os requisitos de pantotenato são excreção urinária e níveis sanguíneos. A taxa de excreção reflete a ingestão. Sangue total, que contém a própria vitamina, além de metabólitos, que contêm pantotenato, têm uma correlação geral com a ingestão. Eritrócitos, no entanto, parecem mais significativos do que níveis plasmáticos ou séricos.

A correspondência relativa ao *status* do pantotenato foi relatada para excreção urinária e para o conteúdo sanguíneo do sangue total e dos eritrócitos (FNB, 1998). Fry *et al.*[16] relataram um declínio nos níveis de pantotenato urinário de aproximadamente 0,3 a 0,8 mg/dia (13,7 a 3,6 mmol/dia) em homens jovens alimentados com dieta deficiente por 84 dias. A excreção urinária para uma dieta americana típica foi de 2,6 mg/dia (12 mmol/dia). A ingestão de pantotenato estimada para adolescentes foi significativamente correlacionada à presença de pantotenato na urina. Existe uma excelente correlação entre as concentrações de pantotenato no sangue total e sua concentração no eritrócito com um valor médio de 334 ng/mL (1,5 mmol/L). A falta de dados populacionais suficientes, no entanto, sugere o uso atual de uma ingestão adequada, em vez de uma ingestão recomendada como base adequada para recomendações.

Deficiência

Se uma deficiência ocorre, geralmente é acompanhada de déficits de outros nutrientes. O uso de animais experimentais, a utilização de um antagonista análogo (w-metil-pantotenato) dado aos seres humanos e, mais recentemente, a alimentação com dietas semissintéticas virtualmente livres de pantotenato[9] ajudaram a definir sinais e sintomas de deficiência: hipotensão postural, ritmo cardíaco acelerado ao esforço, sofrimento epigástrico com anorexia e constipação, dormência e formigamento das mãos e dos pés (síndrome de "pés ardentes"), reflexos tendinosos hiperativos profundos e fraqueza dos músculos extensores do dedo. Alguns casos de deficiência de pantotenato foram observados em pacientes com acne e outras condições dermatíticas.

Toxicidade

A toxicidade não é um problema com o pantotenato, pois nenhum efeito adverso foi observado.

Recomendações de aporte nutricional de pantotenato

| Quadro 3.5 ||
| Recomendação de aporte de pantotenato por grupos ||
Grupos	Ingestão (mg/dia)
Bebês e crianças	
0 a 6 meses	1,7
7 a 12 meses	1,8
1 a 3 anos	2,0
4 a 6 anos	3,0
7 a 9 anos	4,0
Adolescentes	
10 a 18 anos	5,0
Adultos	
Mulheres ≥ 19 anos	5,0
Homens ≥ 19 anos	5,0
Gestantes	6,0
Lactantes	7,0

Fonte: Bellows L, et al. Food & Nutrition Series. 2012;9.312:7.

Biotina

Papel nos processos metabólicos humanos

A biotina funciona como uma coenzima dentro de várias carboxilases. Depois, seu grupo funcional carboxila torna-se amida ligada ao amino específico de resíduos das apoenzimas.[17] Em humanos e outros mamíferos, a biotina opera dentro de quatro carboxilases. Três das quatro carboxilases dependentes de biotina são mitocondriais (piruvato carboxilase, metilcrotonil-CoA carboxilase e propionil--CoA carboxilase), enquanto a quarta (acetil-CoA carboxilase) é encontrado tanto nas mitocôndrias quanto no citosol. Em todos esses casos, a biotina serve como um transportador para a transferência de substrato bicarbonato para gerar um produto carboxílico.

Indicadores bioquímicos

Indicadores usados para estimar as necessidades de biotina são excreção urinária de biotina e de 3-hidroxi-isovalerato. A taxa de excreção da vitamina e de seus metabólitos na urina é avaliada por radioimunoensaio à base de avidina com HPLC. A excreção do 3-hidroxi-isovalerato reflete inversamente a atividade de b-metilcrotonil-CoA carboxilase, que está envolvida no metabolismo da leucina.

Excreção urinária de biotina, avaliada radioimunoensaio à base de avidina com HPLC, e excreção de 3-hidroxi-isovalerato são utilizadas para avaliar o *status* da vitamina. O isolamento e a identificação química de mais de uma dúzia de metabólitos da biotina estabeleceram as principais características de sua função em micróbios e mamíferos. A diminuição da excreção de biotina e o aumento anormal da excreção de 3-hidroxi-isovalerato foram associados a casos evidentes de deficiência de biotina.[17]

Deficiência

A deficiência de biotina em humanos foi claramente documentada com prolongado consumo de ovos crus brancos, que contêm avidina de ligação de biotina. A deficiência de Biotina também foi observada em casos de nutrição parenteral com soluções dadas a pacientes com síndrome do intestino curto e outros causas de má-absorção, pela falta de biotina. Alguns casos de deficiência de biotina vêm sendo notados em lactentes com dermatite infecciosa e naqueles alimentados com fórmulas. A deficiência dietética em pessoas normais é provavelmente rara. Alguns pacientes têm múltiplas deficiências de carboxilase e há casos ocasionais de deficiências de biotinidase.[17]

Sinais clínicos de deficiência incluem dermatite dos tipos eritematoso e seborreico, conjuntivite, alopecia e anormalidades do sistema nervoso central, como hipotonia, letargia e desenvolvimento atrasado nos bebês ou depressão, alucinações e parestesia nas extremidades em crianças e adultos.

Toxicidade

A toxicidade não é um problema, devido à limitada absorção intestinal da biotina.

Recomendações de aporte nutricional de biotina

Quadro 3.6 Recomendação de aporte de biotina por grupos	
Grupos	**Ingestão (mg/dia)**
Bebês e crianças	
0 a 6 meses	5,0
7 a 12 meses	6,0
1 a 3 anos	8,0
4 a 6 anos	12,0
7 a 9 anos	20,0
Adolescentes	
10 a 18 anos	25,0
Adultos	
Mulheres ≥ 19 anos	30,0
Homens ≥ 19 anos	30,0
Gestantes	30,0
Lactantes	35,0

Fonte: Bellows L, et al. Food & Nutrition Series. 2012;9.312:7.

Cobalamina (vitamina B12)

Papel nos processos metabólicos humanos

Embora a literatura nutricional ainda use o termo vitamina B12, seu nome específico é cobalamina. A vitamina B12 é a maior das vitaminas do complexo B, com uma massa molecular relativa superior a 1.000. Consiste em um anel corridor composto por quatro pirrolos, com cobalto no centro do anel.[18] Existem várias enzimas dependentes de vitamina B12 em bactérias e algas, mas nenhuma espécie de planta possui as enzimas necessárias para a síntese da vitamina B12. Esse fato tem implicações significativas para as fontes alimentares e para a disponibilidade de vitamina B12. Em células de mamíferos, existem apenas duas enzimas dependentes de vitamina B12.[18] Uma dessas enzimas, a metionina sintetase, usa a forma química da vitamina, tem um grupo metil ligado ao cobalto e é chamada metilcobalamina. A outra enzima, metilmalonil coenzima (CoA) mutase, usa uma forma de vitamina B12 que tem uma porção 5'-adeoxyadenosyl ligada ao cobalto e é chamada 5'-desoxiadenosilcobalamina ou coenzima B12.

Na natureza, existem duas outras formas de vitamina B12: hidroxicobalamina e aquacobalamina, nas quais hidroxila e grupos de água, respectivamente, estão ligados ao cobalto. A forma sintética de vitamina B12 encontrada em suplementos e alimentos fortificados é cianocobalamina, que tem cianeto ligado ao cobalto. Essas três formas de vitamina B12 são ativadas enzimaticamente às metilcobalaminas ou às desoxiadenosilcobalaminas em todas as células de mamífero.

Fontes alimentares e biodisponibilidade

A maioria dos microrganismos, incluindo bactérias e algas, sintetiza a vitamina B12, o que constitui sua única fonte da vitamina.[18] A vitamina B12 sintetizada em microrganismos entra na cadeia alimentar humana pela incorporação em alimentos de origem animal. Em muitos animais, a fermentação gastrointestinal apoia o crescimento desses microrganismos sintetizadores de vitamina B12 e, subsequentemente, a vitamina é absorvida e incorporada aos tecidos animais. Isso é particularmente verdadeiro para o fígado, onde a vitamina B12 é armazenada em concentrações. Produtos de animais herbívoros, como leite, carne e ovos, constituem, portanto, importantes fontes alimentares da vitamina, a menos que o animal subsista em uma das muitas regiões conhecidas por serem geoquimicamente deficientes em cobalto. Leites de vaca e leite humano contêm ligantes com alta afinidade para a vitamina B12, mas ainda não é totalmente claro se eles impedem ou promovem a absorção intestinal. Onívoros e carnívoros, incluindo humanos, derivam vitamina B12 quase exclusivamente de tecidos ou produtos animais (isto é, leite, manteiga, queijo, ovos, carne, aves de capoeira).

Parece que a vitamina B12 exigida pelos seres humanos não é derivada da microflora em quantidades apreciáveis, embora as preparações de fermentação de vegetais tenham sido relatadas como possíveis fontes de vitamina B12.[18]

Absorção

A absorção de vitamina B12 em humanos é complexa. A vitamina B12 está ligada a proteínas nos alimentos e só é liberada pela ação de uma alta concentração do ácido clorídrico presente no estômago. Esse processo resulta na forma livre da vitamina, que é imediatamente ligada a uma mistura de glicoproteínas secretadas pelo estômago e pelas glândulas salivares. Essas glicoproteínas, chamadas ligantes-R (ou haptocorrinas), protegem a vitamina B12 da desnaturação química no estômago. Células parietais do estômago, que secretam ácido clorídrico, também secretam uma glicoproteína chamada fator intrínseco. O fator intrínseco liga-se à vitamina B12 e, finalmente, permite sua absorção ativa.

Embora a formação do complexo do fator intrínseco da vitamina B12 tenha sido inicialmente pensada para acontecer no estômago, agora está claro que não é esse o caso. Em um pH ácido, a afinidade do fator intrínseco pela vitamina B12 é baixa, enquanto sua afinidade para os ligantes-R é alta. Quando o conteúdo do estômago entra no duodeno, os ligantes-R se tornam parcialmente digeridos pelas proteases pancreáticas, as quais, por sua vez, fazem com que liberem a vitamina B12. Como o pH no duodeno é mais neutro do que no estômago, o fator intrínseco tem alta afinidade de ligação à vitamina B12 e se liga rapidamente à vitamina, à medida que ela é liberada dos ligantes-R. A vitamina B12, em seguida, prossegue para a extremidade inferior do pequeno intestino, onde é absorvida pela fagocitose de receptores ileais específicos.[18]

Populações em risco e consequências da deficiência de vitamina B12

— Vegetarianos

Como as plantas não sintetizam vitamina B12, indivíduos que consomem dietas completamente isentas de produtos de origem animal (dietas veganas) correm o risco de deficiência. Isso não é verdade para os ovo-lacto-vegetarianos, que consomem a vitamina em ovos, leite e produtos lácteos.

— Anemia perniciosa

A má-absorção de vitamina B12 pode ocorrer em vários pontos durante a digestão. De longe, a condição mais importante que resulta em má-absorção de vitamina B12 é a doença autoimune chamada anemia perniciosa. Na maioria dos casos desse tipo de anemia, os anticorpos são produzidos contra as células parietais, fazendo com que haja atrofia e perda de sua capacidade de produzir fator intrínseco e segregar ácido clorídrico. Em algumas formas de anemia perniciosa, as células parietais permanecem intactas, mas autoanticorpos são produzidos contra o próprio fator intrínseco e se ligam a ele, impedindo, assim, que se ligue à vitamina B12. Em outra forma menos comum de anemia perniciosa, os anticorpos permitem que a vitamina B12 se ligue ao fator intrínseco, mas impedem a absorção do complexo fator intrínseco-vitamina B12 pelos receptores ileais. Como é o caso da maioria das doenças autoimunes, a incidência de anemia perniciosa aumenta acentuadamente com a idade. Na maioria dos grupos étnicos, é praticamente desconhecido ocorrer antes dos 50 anos de idade, com um aumento progressivo de sua incidência. No entanto, as populações afro-americanas são conhecidas por terem uma idade mais precoce de apresentação. Além de causar má-absorção de vitamina B12, a anemia perniciosa também resulta em incapacidade de reabsorver a vitamina B12 que é secretada na bile. A secreção biliar

Capítulo 3 – Aspectos Gerais sobre o Metabolismo de Vitaminas Hidrossolúveis

de vitamina B12 é estimada entre 0,3 e 0,5 mg/dia. A interrupção dessa circulação de vitamina B12, chamada entero-hepática, faz com que o corpo entre em um balanço negativo significativo para a vitamina. Embora o corpo, tipicamente, tenha reservas de vitamina B12 suficientes para durar 3 a 5 anos, uma vez estabelecida a anemia perniciosa, a falta de absorção da nova vitamina B12 é agravada pela perda da vitamina por balanço negativo.[18]

– Atrofia *gástrica*

Historicamente, a anemia perniciosa era considerada a principal causa de deficiência de vitamina B12, mas era uma condição bastante rara, talvez afetando um percentual das populações idosas. Mais recentemente, foi sugerido que um problema muito mais comum é o da hipocloridria associada à gastrite atrófica, na qual há uma redução progressiva da habilidade das células parietais de secretar ácido clorídrico. Alega-se que até um quarto dos idosos pode ter vários graus de hipocloridria como resultado de gastrite atrófica. Foi sugerido, também, que um supercrescimento bacteriano no estômago e no intestino em indivíduos que sofrem de gastrite atrófica pode reduzir a absorção de vitamina B12.

A ausência de ácido no estômago é postulada como impedimento à liberação de proteína ligadora da vitamina B12 contida nos alimentos, mas não interfere na absorção da vitamina B12 livre encontrada em alimentos fortificados ou suplementos. A gastrite atrófica não impede a reabsorção de vitamina B12 biliar e, portanto, não resulta no balanço negativo observado em indivíduos com anemia perniciosa. Não obstante, concorda-se que, com o tempo, uma redução na quantidade de vitamina B12 absorvida da dieta acabará esgotando as reservas dessa vitamina, resultando em deficiência evidente.

Ao considerar a ingestão recomendada de vitamina B12 para os idosos, é importante ter em conta a absorção de vitamina B12 de fontes como alimentos fortificados ou suplementos em comparação com a vitamina B12 dietética. Contudo, a absorção de vitamina B12 ligada a alimentos foi relatada como variável entre 9% e 60%, dependendo do estudo e da fonte da vitamina, que é relacionada à sua liberação incompleta dos alimentos.[19] Isso levou muitos a estimar a absorção como de até 50%, para corrigir a biodisponibilidade da vitamina B12 da comida.

Interação da vitamina B12 com folato ou ácido fólico

Uma das enzimas dependentes da vitamina B12, a metionina sintase, funciona em um dos dois ciclos de folato – o ciclo de metilação. Esse ciclo é necessário para manter a disponibilidade do doador de metil, S-adenosilmetionina, cujo nível é reduzido pela interrupção do ciclo. Isso ocorre em anemia perniciosa e em outras causas de deficiência de vitamina B12, produzindo desmielinização dos nervos periféricos e da coluna vertebral e dando origem a uma condição clínica chamada degeneração combinada subaguda.[20] Essa neuropatia é uma das principais condições de apresentação da anemia perniciosa. A outra condição de apresentação principal da anemia perniciosa é uma anemia megaloblástica morfologicamente idêntica à observada na deficiência de folato. A ruptura do ciclo de metilação também provoca falta de biossíntese de DNA e anemia.

A hipótese da armadilha de metila baseia-se no fato de que, uma vez que o cofator 5,10-metilenotetra-hidrofolato é reduzido pela sua redutase para formar 5-metiltetra-hidrofolato, a reação inversa não pode ocorrer. Isso sugere que o único caminho para o 5-metiltetra-hidrofolato ser reciclado para tetra-hidrofolato e, assim, participar na biossíntese de DNA e divisão celular, é a enzima metionina sintase dependente de vitamina B12. Quando a atividade dessa sintase é comprometida, como seria em anemia perniciosa, o folato celular se tornará aprisionado progressivamente como 5-metiltetra-hidrofolato. Isso resultará em uma pseudodeficiência celular de folato, na qual, apesar de quantidades adequadas de folato, se desenvolverá anemia, que é idêntica à vista em verdadeira deficiência de folato. Os sintomas clínicos da anemia perniciosa, portanto, incluem neuropatia, anemia ou ambos[20].

Tratamento com vitamina B12, se administrada por via intramuscular, reativará a metionina sintetase, permitindo reiniciar a mielinização. O folato preso será, então, liberado. A síntese de DNA e a geração de células vermelhas curam a anemia. Tratamento com altas concentrações de ácido fólico tratará a anemia, mas não a neuropatia da anemia perniciosa. Deve-se enfatizar que é geralmente aceito que o chamado "mascaramento" da anemia perniciosa não ocorre em concentrações de folato encontradas em comida ou em ingestões da forma sintética de ácido fólico a níveis usuais de 200 mg/dia ou 400 mg/dia. No entanto, existem algumas evidências de que quantidades inferiores a 400 mg podem causar uma resposta hematológica e, portanto, potencialmente tratar a anemia.[18] O mascaramento da anemia definitivamente ocorre em altas concentrações de ácido fólico (> 1.000 mg/dia). Isso se torna uma preocupação quando se considera a fortificação com ácido fólico sintético.

Em humanos, a enzima dependente da vitamina B12 (metilmalonil-CoA mutase) atua no metabolismo do propionato e de certos aminoácidos, convertendo-os em succinil-CoA, e no metabolismo subsequente desses aminoácidos pelo ciclo do ácido cítrico. É claro que, em deficiência da vitamina B12, a atividade da mutase é comprometida, resultando em altas concentrações plasmáticas ou urinárias de ácido metilmalônico (MMA), um produto da degradação de metilmalonil-CoA mutase. Em adultos, essa mutase não parece ter qualquer função vital, mas tem um papel importante na vida embrionária e no desenvolvimento inicial. Crianças com deficiência dessa enzima, devido a mutações genéticas raras, sofrem de retardo mental e de outros defeitos de desenvolvimento.

Critérios para avaliar o *status* da vitamina B12

Tradicionalmente, pensava-se que o baixo nível de vitamina B12 era acompanhado por baixa concentração sérica ou plasmática de vitamina B12. Entretanto, Lindenbaum *et al.*[21] desafiaram essa suposição, sugerindo que uma proporção de pessoas com concentrações normais de vitamina B12 no soro e no plasma são, de fato, deficientes em vitamina B12. Eles também sugeriram que a elevação da homocisteína plasmática e do MMA plasmático é um indicador mais sensível do *status* da vitamina B12. Embora homocisteína plasmática também possa ser elevada por deficiência de folato ou vitamina B6, a elevação de MMA aparentemente ocorre sempre com um baixo nível de vitamina B12. No entanto, pode haver outras razões pelas quais o MMA é elevado, como a insuficiência. Então, a elevação do MMA, por si só, não é diagnóstica. Assim,

Baixas concentrações séricas ou plasmáticas de vitamina B12 devem ser a primeira indicação de *status*, o qual pode ser confirmado por um MMA elevado, se esse ensaio for acessível.

Exigência média estimada e ingestão recomendada de vitamina B12 por grupo

Quadro 3.7 Requisitos médios e ingestão recomendada de vitamina B12 por grupo		
Grupos	*Exigência média estimada (mg/dia)*	*Ingestão recomendada (mg/dia)*
Bebês e crianças		
0 a 6 meses	0,3	0,4
7 a 12 meses	0,6	0,7
1 a 3 anos	0,7	0,9
4 a 6 anos	1,0	1,2
7 a 9 anos	1,5	1,8
Adolescentes		
10 a 18 anos	2,0	2,4
Adultos		
19 a 65 anos	2,0	2,4
≥ 65 anos	2,0	2,4
Gestantes	2,2	2,6
Lactantes	2,4	2,8

Fonte: Bellows L, et al. Food & Nutrition Series. 2012;9.312:7.

Recomendações para pesquisas futuras

Pelo fato de os veganos não consumirem nenhum produto animal, eles correm o risco de deficiência de vitamina B12. É geralmente aceito que, em algumas comunidades, a única fonte de vitamina B12 seja a contaminação dos alimentos por microrganismos. Quando os veganos se mudam para países onde os padrões de higiene são mais rigorosos, há boas evidências de que o risco de deficiência de vitamina B12 aumenta em adultos e, particularmente, em crianças nascidas e amamentadas por mulheres rigorosamente veganas.

Como os padrões de higiene melhoraram nos países em desenvolvimento, há preocupação de que a prevalência da deficiência de vitamina B12 possa aumentar. Isso deve ser verificado estimando-se os níveis plasmáticos de vitamina B12, preferencialmente em conjunto com níveis plasmáticos de MMA em populações adultas representativas e em lactentes.

Outras necessidades de pesquisa incluem:

- Averiguar a contribuição dos alimentos vegetais fermentados para o *status* de vitamina B12 nas comunidades veganas.
- Investigar a prevalência de gastrite atrófica em países em desenvolvimento para determinar sua extensão na exacerbação da deficiência de vitamina B12.

Folato e ácido fólico

Papel nos processos metabólicos humanos

Os folatos aceitam unidades de um carbono das moléculas doadoras e as transmitem por meio de várias reações biossintéticas. Em sua forma reduzida, folatos celulares apresentam função conjugada a uma cadeia de poliglutamato. Esses folatos são uma mistura não substituída de poliglutamil tetra-hidrofolato e de vários substitutos em um carbono com forma de tetra-hidrofolato (por exemplo, 10-formil-, 5,10-metileno- e 5-metil-tetra-hidrofolato). As formas reduzidas da vitamina, particularmente as formas di-hidro e tetra-hidro insubstituídas, são quimicamente instáveis. Elas são facilmente divididas entre as ligações C-9 e N-10, para produzir pteridina substituída e p-aminobenzoilglutamato, os quais não possuem atividade. A substituição de um grupo de carbono em N-5 ou N-10 diminui a tendência da molécula para dividir. No entanto, as formas substituídas também são suscetíveis a rearranjos químicos oxidativos e, conseqüentemente, à perda de atividade. Os folatos encontrados nos alimentos consistem em uma mistura reduzida de poliglutamatos de folato.

A labilidade química de todos os folatos que ocorrem naturalmente resulta em uma perda de atividade bioquímica durante colheita, armazenamento, processamento e preparação. Metade ou até ¾ da atividade inicial de folato pode ser perdida durante esses processos. Embora os folatos naturais percam rapidamente a atividade nos alimentos durante períodos de dias ou semanas, a forma sintética dessa vitamina – o ácido fólico (por exemplo, em alimentos fortificados) – é quase completamente estável por meses ou até por anos. Nessa forma, o anel de pteridina (2-amino-4-hidroxipteridina) não é reduzido, tornando-a muito resistente à oxidação química. No entanto, o ácido fólico é reduzido nas células pela enzima di-hidrofolato redutase às formas di-hidro e tetra-hidro. Isso ocorre dentro das células da mucosa intestinal e o 5-metil-tetra-hidrofolato é liberado no plasma.

Os folatos naturais, encontrados nos alimentos, são todos conjugados com uma cadeia de poliglutamil que contém diferentes números de ácidos glutâmicos, dependendo do tipo de alimento. Essa cadeia de poliglutamila é removida na borda em escova das células da mucosa pela enzima folato conjugase e o monoglutamato de folato é subsequentemente absorvido.[22] A forma primária de folato que entra na circulação humana a partir das células intestinais é o monoglutamato de 5-metiltetra-hidrofolato. Esse processo é, no entanto, limitado em capacidade. Se for fornecido ácido fólico em quantidade suficiente por via oral, o ácido aparece na circulação, é absorvido pelas células e é reduzido à di-hidrofolato redutase em tetra-hidrofolato.

A biodisponibilidade dos folatos naturais é afetada pela remoção do cadeia de poliglutamato pela conjugase intestinal. Esse processo é aparentemente incompleto,[23] reduzindo, assim, a biodisponibilidade dos folatos naturais em 25% a 50%. Em contraste, o ácido fólico sintético parece ser altamente biodisponível – 85% ou mais. A baixa biodisponibilidade e, mais importante, a fraca estabilidade química dos folatos naturais têm uma influência profunda sobre o desenvolvimento de recomendações nutricionais. Isso é particularmente verdade se alguma ingestão alimentar é como a mais estável e biodisponível forma sintética – ácido fólico. Fortificação de alimentos, como cereais matinais e farinha, pode adicionar quantidades significativas de ácido fólico à dieta.

Os folatos funcionais possuem grupos de um carbono derivados de vários grupos metabólicos precursores (por exemplo, serina, N-amino-1-glutamato e folato). Com 10-formiltetra-hidrofolato, o grupo formilo é incorporado sequencialmente em C-2 e C-8 do anel de purina durante sua biossíntese. Da mesma forma, a conversão de desoxiuridilato (um precursor do RNA) em timidilato (um precursor do DNA) é catalisada pela timidilato sintase, que requer 5,10-metilenotetra-hidrofolato. Assim, o folato, en suas formas reduzidas e poliglutamiladas, é essencial para o ciclo de biossíntese de DNA. Alternativamente, o 5,10-metilenotetra-hidrofolato pode ser canalizado para o ciclo de metilação.

O 5,10-metilenotetra-hidrofolato tem a função de garantir que a célula sempre tenha um suprimento adequado de S-adenosilmetionina, uma forma de metionina que atua como um doador de metila para ampla gama de metiltransferases. As metiltransferases metilam substratos, incluindo lipídios, hormônios, DNA e proteínas. Uma metilação particularmente importante é a da proteína básica da mielina, que atua como isolamento para as células nervosas. Quando o ciclo de metilação é interrompido, como ocorre durante deficiência de vitamina B12, uma das consequências clínicas é a desmielinização das células nervosas, resultando em uma neuropatia que leva à ataxia, à paralisia e, se não tratada, à morte. Outra enzimas metiltransferase importantes regulam o DNA para baixo e suprimem a divisão celular. No fígado, o ciclo de metilação também serve para degradar a metionina, um aminoácido essencial em humanos, presente na dieta das pessoas nos países desenvolvidos em cerca de 60% acima do necessário para as proteínas-síntese e para outros usos. O excesso de metionina é degradado via ciclo de metilação para homocisteína, que pode ser catabolizada para sulfato e piruvato (esse último, usado para energia) ou remetilada para metionina.

Todas as células, incluindo o fígado, metabolizam a metionina em homocisteína como parte do ciclo de metilação. Esse ciclo resulta na conversão da metionina em S-adenosilmetionina, que é usada como doador de metila para as numerosas metiltransferases que existem em todas as células. Esse ciclo consome grupos metil (—CH3), que devem ser reabastecidos se o ciclo for para manter uma concentração adequada de S-adenosilmetionina e, portanto, as reações de metilação necessárias para o metabolismo celular e a sobrevivência. Esses grupos metil são adicionados ao ciclo como 5-metiltetra-hidrofolato, que a enzima metionina sintase usa para remetilizar a homocisteína a metionina e, assim, a S-adenosilmetionina. O DNA e os ciclos de metilação regeneram o tetra-hidrofolato. No entanto, existe uma quantidade considerável de catabolismo de folato[23] e uma pequena perda de folato via excreção em urina, pele e bile. Assim, há uma necessidade de reabastecer o conteúdo de folato do corpo pela ingestão da dieta. Se houver quantidade inadequada de folato dietético, a atividade do ciclo de DNA e dos ciclos de metilação será reduzida. Uma diminuição no primeiro reduzirá a biossíntese de DNA e, assim, a divisão celular. Embora isso seja visto em todas as divisões celulares, a deficiência será mais óbvia nas células que se dividem rapidamente, inclusive glóbulos vermelhos, produzindo anemia, em células derivadas de medula óssea, levando a leucopenia e trombocitopenia, e em células de revestimento do trato gastrointestinal. Tomados em conjunto, os efeitos causados pela redução no ciclo do DNA resultam em maior suscetibilidade à infecção, à diminuição da coagulação sanguínea e à má-absorção intestinal.

Deficiência de folato também diminuirá o fluxo do ciclo de metilação, mas o ciclo do DNA pode ser o mais sensível. A expressão mais óbvia da diminuição no ciclo de metilação é uma elevação na homocisteína plasmática, devido à menor disponibilidade de novos grupos metílicos fornecidos, como 5-metiltetra-hidro-folato, necessário para a remetilação da homocisteína plasmática. Anteriormente, acreditava-se que um aumento de homocisteína no plasma não era mais do que do que um marcador bioquímico de possível deficiência de folato. No entanto, existe evidência crescente de que elevações na homocisteína plasmática estão implicadas na etiologia da doença cardiovascular.[23] Além disso, essa elevação moderada de homocisteína plasmática ocorre em indivíduos com um estado de folato anteriormente considerado adequado. Interrupção do ciclo de metilação resultante do prejudicado *status* de folato ou da diminuição do nível de vitamina B12 ou vitamina B6 pode ter sérios riscos a longo prazo. Essa interrupção, como visto na deficiência de vitamina B12 (por exemplo, anemia perniciosa), provoca desmielinização e uma neuropatia muito característica, conhecida como degeneração subaguda combinada da medula espinal e dos nervos periféricos. Se não for tratada, leva à ataxia, à paralisia e, por fim, à morte. Essa neuropatia não é geralmente associada à deficiência de folato, mas é vista se a deficiência de folato for muito grave e prolongada. A explicação para essa observação pode estar na capacidade bem estabelecida de o tecido nervoso concentrar folato em um nível cerca de cinco vezes maior do que o do plasma.

Populações em risco de deficiência de folato

A deficiência nutricional de folato é comum em pessoas que consomem uma dieta limitada.[23] Isso pode ser exacerbado por condições de má-absorção, incluindo doença celíaca e doença *sprue* tropical. Mulheres grávidas correm risco de deficiência de folato, porque a gravidez aumenta significativamente a necessidade de folato, especialmente durante os períodos de crescimento fetal rápido (ou seja, no segundo e no terceiro trimestres). Durante a lactação, as perdas de folato no leite também aumentam o requerimento de folato. Durante a gravidez, há um risco 10 vezes aumentado de defeitos do tubo neural fetal.

Fontes alimentares de folato

Embora o folato seja encontrado em uma grande variedade de alimentos, ele está presente em baixa densidade,[24] exceto no fígado. Dietas que contenham quantidades adequadas de vegetais verdes (ou seja, mais de três porções por dia) serão boas fontes de folato. Perdas de folato durante colheita, armazenamento, distribuição e cozimento podem ser consideráveis. Similarmente, folato derivado de produtos animais está sujeito à perda durante o cozimento. Alguns alimentos, como arroz branco e milho não fortificado, têm baixo teor de folato. Tendo em vista o aumento da necessidade de folato durante a gravidez e a lactação, bem como em grupos populacionais selecionados, tendo em vista sua baixa biodisponibilidade, pode ser necessário considerar a fortificação de alimentos ou a suplementação selecionada nas dietas de mulheres em idade fértil.

Exigência média estimada e ingestão recomendada de ácido fólico

Quadro 3.8 Requisitos médios estimados e ingestão recomendada de ácido fólico expressos como equivalentes de folato dietéticos por grupo		
Grupos	Exigência média estimada (mg/dia)	Ingestão recomendada (mg/dia)
Bebês e crianças*		
0 a 6 meses	65	80
7 a 12 meses	65	80
1 a 3 anos	120	150
4 a 6 anos	160	200
7 a 9 anos	250	300
Adolescentes		
10 a 18 anos	330	400
Adultos		
19 a 65 anos	320	400
≥ 65 anos	320	400
Gestantes	520	600
Lactantes	450	500

*Com base no consumo de 0,75 L/dia do leite humano.
Fonte: Bellows L, et al. Food & Nutrition Series. 2012;9.312:7.

REFERÊNCIAS BIBLIOGRÁFICAS

1. Padayatty SJ, Levine M. Vitamin C: the known and the unknown and Goldilocks. Oral Dis. 2016;22(6):463-93.

2. Lykkesfeldt J, Michels AJ, Frei B. Vitamin C. Adv Nutr. 2014;5(1):16-8.

3. Travica N, Ried K, Sali A, Scholey A, Hudson I, Pipingas A. Vitamin C Status and Cognitive Function: A Systematic Review. Nutrients. 2017;9(9):960.

4. Krebs HA. The Sheffield Experiment on the Vitamin C Requirement of Human Adults. Proceedings of the Nutrition Society. 1953;12(3):237-46.

5. McCormick DB, Greene HL. Vitamins. In: Burtis VA, Ashwood ER, editors. Tietz textbook of clinical chemistry. 2nd. ed. Philadelphia: WB Saunders;1994:1275-316.

6. Bayliss RM, Brookes R, McCulloch J, Kuyl JM, Metz J. Urinary thiamine excretion after oral physiological doses of the vitamin. Int J Vitam Nutr Res. 1984;54(2-3):161-4.

7. Gans DA, Harper AE. Thiamin status of incarcerated and nonincarcerated adolescent males: dietary intake and thiamin pyrophosphate response. Am J Clin Nutr. 1991;53(6):1471-5.

8. Baines M, Davies G. The evaluation of erythrocyte thiamin diphosphate as an indicator of thiamin status in man, and its comparison with erythrocyte transketolase activity measurements. Ann Clin Biochem. 1988;25(Pt 6):698-705.

9. Elbarbary NS, Ismail EAR, Zaki MA, Darwish YW, Ibrahim MZ, El-Hamamsy M. Vitamin B complex supplementation as a homocysteine-lowering therapy for early stage diabetic nephropathy in pediatric patients with type 1 diabetes: A randomized controlled trial. Clin Nutr. 2020;39(1):49-56.

10. Bellows L, Moore R. Water soluble Vitamins: B-Complex and Vitamin C. Food and Nutrition Series. 2012;9.312:7.

11. Sadowski JA. Riboflavin. In: Hartz SC, Russell RM, Rosenberg IH, editors. Nutrition in the elderly: The Boston Nutritional Status Survey. London: Smith-Gordon;1992:119-25.

12. Shibata K, Matsuo H. Effect of supplementing low protein diets with the limiting amino acids on the excretion of N1-methylnicotinamide and its pyridines in rats. J Nutr. 1989;119(6):896-901.

13. Jacob RA, Swendseid ME, McKee RW, Fu CS, Clemens RA. Biochemical markers for assessment of niacin status in young men: urinary and blood levels of niacin metabolites. J Nutr. 1989;119(4):591-8.

14. Peechakara BV, Gupta M. Vitamin B3. In: StatPearls [Internet]. Treasure Island (FL): StatPearls Publishing; 2022. Available from: https://www.ncbi.nlm.nih.gov/books/NBK526107/.

15. Liu A, Lumeng L, Aronoff GR, Li TK. Relationship between body store of vitamin B6 and plasma pyridoxal-P clearance: metabolic balance studies in humans. J Lab Clin Med. 1985;106(5):491-7.

16. Fry PC, Fox HM, Tao HG. Metabolic response to a pantothenic acid deficient diet in humans. J Nutr Sci Vitaminol (Tokyio). 1976;22(4):339-46.

17. León-Del-Río A. Biotin in metabolism, gene expression and human disease. J Inherit Metab Dis. 2019;42(4):647-54.

18. Larsen C, Etzerodt A, Madsen M, Skjødt K, Moestrup SK, Andersen CBF. Structural assembly of the megadalton-sized receptor for intestinal vitamin B12 uptake and kidney protein reabsorption. Nat Commun. 2018;9(1):5204.

19. Delasoie J, Rossier J, Haeni L, Rothen-Rutishauser B, Zobi F. Slow-targeted release of a ruthenium anticancer agent from vitamin B12 functionalized marine diatom microalgae. Dalton Trans. 2018;47(48):17221-32.

20. Steluti J, Reginaldo C, Selhub J, Paul L, Fisberg RM, Marchioni DM. Presence of circulating folic acid in plasma and its relation with dietary intake, vitamin B complex concentrations and genetic variants. Eur J Nutr. 2019;58(8):3069-77.

21. Lindenbaum, Savage DG, Stabler SP, Allen RH. Diagnosis of cobalamin deficiency: II. Relative sensitivities of serum cobalamin, methylmalonic acid, and total homocysteine concentrations. Am J Hematol. 1990;34(2):99-107.

22. Scott JM, Weir DG. Folate/vitamin B12 inter-relationships. Essays Biochem. 1994;28:63-72.

23. Aung K, Htay T. Review: Folic acid may reduce risk for CVD and stroke, and B-vitamin complex may reduce risk for stroke. Ann Intern Med. 2018;169(8):JC44.

24. Schmidt HO, Rockett FC, Pagno CH, Possa J, Assis RQ, de Oliveira VR, et al. Vitamin and bioactive compound diversity of seven fruit species from south Brazil. J Sci Food Agric. 2019;99(7):3307-17.

Aspectos Gerais sobre o Metabolismo de Minerais

4

• Andrea Matos • Andréa Ramalho • Adryana Cordeiro

INTRODUÇÃO

Micronutriente é o termo utilizado para representar vitaminas, minerais e oligoelementos que são necessários em quantidades mínimas, mas desempenham um papel vital no crescimento, no desenvolvimento humano normal, no funcionamento fisiológico e na manutenção da saúde. Embora esses micronutrientes sejam necessários em quantidades muito pequenas, sua deficiência pode resultar em várias consequências negativas para a saúde, incluindo redução da imunidade, prejuízo ao desempenho cognitivo, atraso no crescimento e aumento da morbidade e da mortalidade.

A deficiência de micronutrientes é uma questão global, porque se acredita que mais de 2 bilhões de pessoas sejam deficientes, particularmente em ferro, zinco, iodo, vitamina A e folato.[1] No entanto, existem várias outras deficiências de micronutrientes. Neste capítulo, abordaremos os minerais e os oligoelementos de maior significância na literatura científica.

ZINCO

O zinco é um dos oligoelementos mais utilizados no sistema biológico, sendo encontrado na estrutura de mais de 2.700 enzimas, incluindo hidrolases, transferases, oxidorredutases, ligases, isomerases e liases. Ele participa de vias metabólicas que envolvem a síntese de proteínas, bem como o metabolismo de carboidratos, de lipídios e de ácidos nucleicos.[2]

O zinco está presente em quase todas as células do corpo e é encontrado em sua forma livre Zn^{+2}. Seu conteúdo total no organismo varia de 1,5 g a 2,5 g, estando presente em todos os órgãos do corpo humano. Concentra-se nos ossos, nos músculos voluntários, no fígado e na pele (90%). A concentração de zinco na massa magra corpórea é de aproximadamente 300 mg/g e, no osso, encontra-se uma concentração de 100 a 200 mg/g. É encontrado, também, no pâncreas, nos rins e em outros tecidos (como na próstata, em diversas partes dos olhos, nos cabelos e nas unhas) ou em outros fluidos corporais (como esperma). No sangue, cerca de 80% do zinco são encontrados nos eritrócitos e 16% no plasma, principalmente ligados à albumina (70%) e à a2-macroglobulina.[3]

A biodisponibilidade de zinco pode ser influenciada por diversos fatores, como estado nutricional, agentes inibidores ou promotores de absorção e concentração desse mineral no alimento. Nem toda quantidade de zinco ingerida pela alimentação é utilizada pelo organismo, pois sua biodisponibilidade pode ser afetada no processo de absorção intestinal ou já na circulação sanguínea, onde pode haver competição do zinco com os minerais, como cobre e ferro, dependendo da quantidade desses elementos na corrente sanguínea. A absorção do zinco, na superfície da borda em escova, ocorre por difusão sendo regulada homeostaticamente. Uma vez absorvido, o zinco é transportado rapidamente para o fígado e, subsequentemente, distribuído para os demais tecidos.

A absorção de zinco é inibida por íons divalentes, como Co^{+2}, Ni^{+2}, Cu^{+2}, Fe^{+2} e Cd^{+2}, mas não é afetada por íons como Ca^{+2} e Mg^{+2}. A alimentação tem um efeito positivo sobre a absorção de zinco, mas as proteínas podem agir de forma diferente. Por exemplo, a caseína tem um efeito inibitório modesto sobre a absorção de zinco em comparação com outras fontes de proteína. Aminoácidos, como histidina e metionina, e outros íons de baixo peso molecular, como ácidos inorgânicos de EDTA (por exemplo, citrato), são conhecidos por terem efeito positivo na absorção de zinco e têm sido usados para suplementos de zinco.[2]

A presença de fitato e fibras é bastante importante e pode prejudicar a absorção de zinco. O ácido fítico (encontrado em cereais e leguminosas) reduz a absorção desse mineral, devido à formação de complexo insolúvel. O cálcio também pode interferir na absorção de zinco, pois o complexo Ca-fitato/Zn formado pode afetar, de forma ainda não tão bem elucidada, o balanço de zinco. Acredita-se que dietas vegetarianas apresentem uma probabilidade maior dessa deficiência, por terem uma baixa ingestão de zinco associada a altos teores de fitato e sofrerem interferência do cálcio sobre a biodisponibilidade do metal.

O ferro e o zinco competem pelo mesmo sítio de absorção na mucosa intestinal. Dessa forma, tanto o excesso de ferro quanto sua falta são fatores que podem interferir negativamente no aproveitamento do zinco. Entretanto, alimentos fortificados com ferro parecem não interferir na absorção de zinco, a menos que a ingestão desse mineral seja muito baixa.

Já a ingestão de proteínas e de vitamina A é promotora da absorção de zinco. Sabe-se que alimentos ricos em proteína são fontes de zinco. Além disso, acredita-se que o consumo da proteína possa manter o zinco, devido à liberação de aminoácidos, reduzindo o efeito inibitório da absorção. No caso da vitamina A, o zinco atua no metabolismo dessa vitamina, especialmente em seu transporte para o fígado e para os tecidos-alvo pela proteína ligadora do retinol (RBP). Em situações de deficiência de zinco, a síntese de RBP pode estar prejudicada, resultando em carência secundária de vitamina A, mesmo na presença de adequadas reservas hepáticas dessa vitamina. Acredita-se que os carotenoides possam prevenir os efeitos negativos dos fitatos, por formarem um complexo intestinal com o zinco, mantendo-o solúvel no lúmen intestinal.

O papel do zinco tem sido cada vez mais ressaltado e tem ocorrido um progresso no que diz respeito a seus aspectos bioquímicos, imunológicos e clínicos. Esse mineral é importante para o crescimento, o metabolismo e a diferenciação celular. Sua deficiência limita o crescimento infantil e diminui a resistência a infecções. Embora a deficiência severa de zinco seja rara em humanos, a deficiência leve a moderada pode ser comum em todo o mundo.[4]

Nesse sentido, além de participar de processos biológicos importantes e desempenhar funções cruciais no metabolismo, no desenvolvimento sexual, na imunidade e na capacidade cognitiva, o zinco está envolvido na prevenção da peroxidação lipídica e sua deficiência tem sido associada ao desenvolvimento de diversas doenças, como diabetes melito, câncer, doenças cardiovasculares (DCV), entre outras, além de a desfechos negativos, como aborto espontâneo, retardo do crescimento intrauterino, nascimento pré-termo, pré-eclâmpsia, disfunções do sistema imune, anormalidades congênitas, danos oxidativos ou neuropsicológicos e comprometimento do desenvolvimento motor e cognitivo.[5]

Zinco e doença cardiovascular

O zinco apresenta relevância no desenvolvimento das DCV de origem isquêmica, devido à sua atuação antioxidante. Os mecanismos antioxidantes propostos para o zinco são: os íons de zinco podem substituir moléculas redox ativas, como ferro e cobre, em locais críticos das membranas celulares e proteínas, ou podem induzir a síntese de metalotioneínas. Descobertas recentes na biologia do zinco fornecem uma nova plataforma para discutir as principais funções fisiológicas das metalotioneínas e sua requintada regulação dependente de zinco.[6]

As metalotioneínas (proteínas de baixo peso molecular ricas em grupos de cisteína) representam um importante papel, que consiste na alta afinidade de servir como um reservatório de zinco intracelular. Sua expressão é induzida pela elevação do zinco e, assim, a homeostase do zinco é mantida. Além disso, elas medeiam os efeitos do zinco, além de terem fortes efeitos de eliminação de espécies reativas de oxigênio (EROS) e de estarem significativamente envolvidas em numerosos processos fisiológicos e patológicos, incluindo o foco oxidativo.[2]

Acredita-se que a principal atuação dos antioxidantes na patogênese da aterosclerose seja a proteção contra o dano oxidativo do colesterol lipoproteína de baixa densidade (LDL-c). Além disso, esses compostos atuam também na preservação da função endotelial, na redução da adesão plaquetária e na estabilização das placas gordurosas. A superóxido dismutase (SOD) reage com os compostos oxidantes e previne a oxidação da LDL-c na parede arterial, protegendo as células e os tecidos do estresse oxidativo. A SOD é uma potente enzima antioxidante, que possui zinco em sua estrutura e converte o radical superóxido em peróxido de hidrogênio, protegendo o organismo contra o ataque de EROS e sendo essencial para a função normal do sistema antioxidante endógeno.

Muitas hipóteses têm sido propostas para explicar um possível envolvimento do zinco na patogênese da DCV. Acredita-se que, na deficiência de zinco, o processo aterosclerótico se inicie por não haver proteção contra o estresse oxidativo quando ocorrem mínimos traumas no interior dos vasos. Na literatura, existem estudos em indivíduos com aterosclerose que relatam deficiência de zinco, como o trabalho de Matos *et al.*, que avaliou pacientes que seriam submetidos à cirurgia de revascularização do miocárdio e encontrou um percentual de 17,8% de deficiência de zinco nesses indivíduos.[7]

Um risco maior de desenvolver doenças cardiovasculares pode acontecer quando ocorrem alterações nas concentrações de zinco, possivelmente devido à redução de sua atividade antioxidante. Tem sido sugerido que a suplementação de zinco possa ser eficaz na melhora do perfil lipídico, pela redução significativa nas concentrações de colesterol total, lipoproteínas de baixa densidade e triglicerídeos.

Zinco e câncer

Recentemente, observa-se um aumento no interesse de investigações sobre nutrientes antioxidantes no câncer, devido à sua suposta atuação no aumento da eficácia do tratamento dessa enfermidade. Contudo, esse debate permanece bastante controverso.

O zinco é necessário para a atividade de mais de 300 enzimas e a conformação de mais de 2.000 fatores de transcrição, que controlam funções, como replicação e reparação de danos ao DNA, divisão celular e apoptose, pois atua como elemento estrutural em ácidos nucléicos ou outras proteínas reguladoras de genes, bem como na resposta ao estresse oxidativo. Dessa forma, a deficiência de zinco pode predispor à doença, por afetar adversamente esses processos.

Estudos experimentais sugerem que o zinco inibe alterações histológicas e mantém o estado antioxidante durante as fases de iniciação e promoção da carcinogênese. A deficiência de zinco tem sido relatada na patogênese de vários cânceres humanos, incluindo os cânceres de esôfago e de próstata.

Estudos laboratoriais demonstraram que o zinco possui efeitos antitumorais contra o câncer de próstata, mas os mecanismos envolvidos na influência da deficiência desse mineral no risco de câncer de próstata não são conhecidos. *In vivo*, o zinco tem efeitos protetores contra o desenvolvimento espontâneo de câncer de próstata em camundongos e contra o início de câncer de próstata induzido por carcinógeno em ratos Sprague-Dawley. Por outro lado, estudos epidemiológicos sobre os efeitos do zinco dietético no câncer de próstata produziram resultados inconsistentes.[8] Choi *et al*. sugerem que o zinco pode inibir a proliferação de células cancerosas esofágicas pelas oscilações de Ca^{+2} intracelular e revelar uma possível base molecular para a prevenção do câncer induzida por zinco.[9]

Embora ainda não esteja bem elucidado o papel do zinco na carcinogênese, é possível encontrar, na literatura, trabalhos que sugerem que o zinco poderia ser usado como possível marcador prognóstico e terapêutico no câncer e que a suplementação desse mineral em conjunto ao tratamento-padrão de radioterapia e quimioterapia seria benéfica em pacientes com câncer.

Zinco e sistema imune

O zinco possui papel de destaque no sistema imunológico, influenciando a proliferação e a maturação das células de defesa, desde a integridade de barreira das mucosas até a regulação de genes dentro dos linfócitos, além de exercer ação fundamental no desenvolvimento e na função dos macrófagos e das células *natural killer*.

Na deficiência desse mineral, ocorre atrofia do timo e de outros órgãos linfoides, ocasionando a redução de linfócitos B, a queda no número absoluto de linfócitos T e a

Capítulo 4 – Aspectos Gerais sobre o Metabolismo de Minerais

relação entre as células CD4+/CD8+. Esse fato contribui para o desequilíbrio do sistema imunológico, afetando sua regulação e sua resposta. Além disso, em sua deficiência, a reparação tecidual encontra-se prejudicada, com diminuição da formação de tecido conectivo, devido à sua atuação para a função de fibroblastos.

Segundo Barbosa, em um estudo duplo-cego placebo controlado, a suplementação com antioxidantes, incluindo o zinco, conferiu maior proteção contra o estresse oxidativo e diminuiu o tempo de cicatrização de feridas em crianças queimadas.[10]

A presença de um processo inflamatório pode alterar a homeostase do zinco, reduzindo seus níveis séricos. O zinco é um dos responsáveis pela atividade reguladora das imunidades natural e adquirida, bem como dos mediadores humorais da inflamação. Durante a fase aguda da inflamação, os linfócitos T liberam interleucina-1, que induz a síntese de mediadores proteicos a nível hepático. Dentre eles, encontram-se a proteína C-reativa e a ametalotioneína, a qual inibe a peroxidação lipídica ao captar os EROS formados no processo de fagocitose. Nesse processo, além de aumentar a necessidade de zinco, ocorre aumento de sua excreção urinária, contribuindo para depleção das concentrações séricas desse mineral.

Apesar de o zinco ser reconhecido como um importante fator para o bom funcionamento do sistema imunológico, o aumento da suscetibilidade a infecções e a outras disfunções imunológicas pode ser a consequência de deficiências nutricionais. A suplementação de um micronutriente em doses elevadas pode exacerbar o *status* de outros micronutrientes, como ocorre no caso da interação entre ferro e zinco (a suplementação de ferro prejudica a absorção de zinco) ou zinco e cobre (a suplementação de zinco ou cobre influencia a relação entre os dois nutrientes). Ademais, fatores dietéticos que propiciam a deficiência de um micronutriente frequentemente causam deficiência de outros micronutrientes.[11]

Intervenções de suplementação com zinco são vistas na literatura e têm efeitos benéficos. No entanto, a interação entre os micronutrientes deve ser mais estudada, a fim de abranger múltiplas deficiências e, consequentemente, manter sua apropriada homeostase que é essencial para uma resposta imune adequada.

Zinco e diabetes melito

Outra função importante do zinco é na síntese e na atuação da insulina, sendo capaz de modular sua ação e aumentar sua ligação hepática. A literatura mostra que o zinco é capaz de estimular a atividade do receptor de insulina tirosina quinase, o que parece aumentar a translocação dos transportadores de glicose de seus sítios intracelulares para a membrana plasmática.

Acredita-se que a deficiência de zinco possa inibir os eventos intracelulares pós-receptor da insulina, o que resultaria em redução na tolerância à glicose. Karamali *et al.* observaram que a suplementação de nutrientes, dentre eles o zinco, por seis semanas, em pacientes com diabetes gestacional obteve efeitos benéficos no controle glicêmico.[12]

O zinco está relacionado à melhora da sensibilidade à insulina e à redução da gordura corporal, podendo favorecer tanto os pacientes diabéticos quanto os obesos. Estudos têm demonstrado que pacientes obesos apresentam concentrações reduzidas de zinco e que a suplementação com esse mineral é capaz de reduzir a resistência à insulina. A deficiência de zinco e cobre, a nível do córtex cerebral e hipocampo, pode levar ao aumento do estresse oxidativo e à produção de cortisol, que se correlaciona fortemente com o excesso de peso.

Concentrações séricas de zinco e níveis aumentados de lipídios plasmáticos ocorrem com mais frequência em pacientes diabéticos metabolicamente descontrolados. Wolide *et al.* observaram correlação negativa entre elementos de traço metálico (zinco, magnésio, cromo, cálcio e ferro) e perfil lipídico (colesterol total, LDL-c e triglicerídeos) em pacientes com diabetes melito tipo 2.[13]

Recomendação dietética de zinco

A recomendação de ingestão diária de zinco é de 8 mg/dia para mulheres e 11 mg/dia para homens. O nível superior (UL) tolerável para adultos é de 40 mg/dia, um valor baseado na redução da atividade da superóxido dismutase cobre-zinco eritrocitária.[14]

SELÊNIO

O selênio é um elemento essencial e é necessário para o desenvolvimento normal de organismos humanos e animais. As estimativas do teor de selênio em todo o corpo humano, realizadas a partir do nível de selênio no tecido, variam entre menos de 5 mg e mais de 20 mg. No final da década de 1960, o papel do selênio na saúde humana começou a atrair a atenção da comunidade científica e ser investigado.

O selênio é necessário para uma variedade de processos metabólicos, incluindo o metabolismo dos hormônios tireoidianos, as funções no sistema imune e a proteção contra o estresse oxidativo. O selênio dietético medeia os benefícios para a saúde por sua incorporação à cisteína, formando a selenocisteína. As selenoproteínas são proteínas que incorporam especificamente a selenocisteína em sua cadeia de aminoácidos e cumprem funções vitais no corpo.

As selenoproteínas constituem uma das classes mais importantes de enzimas antioxidantes, as glutationa peroxidases (GPx). Existem oito formas de GPx (GPx1 a GPx8) e cinco dessas (GPx1, GPx4 e GPx6) são selenoproteínas. A GPx é um potente complexo de enzimas antioxidantes capazes de reduzir peróxidos de hidrogênio, hidroperóxidos orgânicos e fosfolipídio hidroperóxido.

O fígado é o órgão central para a regulação do selênio e produz formas excretoras desse mineral para regular o selênio em todo o corpo, com o objetivo de manter as selenoproteínas vitais e evitar a toxicidade.

Algumas formas químicas – selenometionina, selenocisteína, selenito e selenato – são responsáveis por quase todos os hormônios selênio. A maior parte do selênio dietético é altamente biodisponível. A biodisponibilidade do selênio na forma de selenometionina é maior que 90%, estimada em pelo menos metade do selênio dietético. Na selenocisteína, outra forma dietética significativa, o selênio também é altamente biodisponível. O selenato e o selenito, embora não sejam constituintes dietéticos importantes, têm biodisponibilidade maior que 50% e, geralmente, são usados como suplementos de selênio.

Capítulo 4 – Aspectos Gerais sobre o Metabolismo de Minerais

O selênio pode se complexar com metais pesados, como o cádmio e o mercúrio, no trato gastrointestinal, e ser excretado, reduzindo sua toxicidade. Contudo, em locais poluídos em que haja um consumo alimentar baixo, a biodisponibilidade ficará mais comprometida. A ingestão de selênio varia de acordo com a localização geográfica e, consequentemente, as concentrações de selênio no sangue e em amostras de cabelo são correspondentes aos diferentes níveis de selênio do solo de cada localidade.

Selênio e câncer

O selênio é um elemento importante e acredita-se que esse nutriente possa estar envolvido no processo de reparo do DNA. Muitos estudos epidemiológicos relatam que o selênio possui propriedades anticancerígenas.

Um aumento da incidência de muitos tipos de câncer tem sido relacionado à deficiência dietética de selênio, possivelmente devido a seus efeitos antioxidantes e anti-inflamatórios, além de à sua atuação nas células cancerígenas, impedindo o ciclo celular tumoral, estimulando a apoptose e inibindo a migração e a invasão celular tumoral. Em diversos tumores malignos, foi encontrada uma redução na proteína ligadora de selênio, SBP1, incluindo cânceres colorretal, gástrico, hepático e ovariano, sugerindo seu papel crítico na transformação maligna e na progressão do câncer.[15]

Muitas evidências apontam, também, para o efeito quimioprotetor do selênio por meio das selenoproteínas. Por exemplo, a expressão aumentada da GPx protege as células contra danos ao DNA, mas a falta da GPx torna as células mais suscetíveis a anormalidades. Pode-se observar que alguns estudos apontam que o consumo de selênio acima do necessário tem um efeito anticancerígeno em humanos, por maximizar as selenoproteínas.

Em suma, alguns mecanismos têm sido sugeridos para explicar o efeito anticarcinogênico do selênio: ação de selenoenzimas na redução de danos ao DNA, já citada, redução do estresse oxidativo, redução de inflamação, detoxificação, melhora da resposta imune, aumento da proteína supressora de tumor p53, inativação da proteína C quinase, alteração na metilação do DNA, bloqueio do ciclo celular, indução da apoptose de células cancerígenas e inibição da angiogênese.

Dentro do contexto terapêutico, tem sido descrita uma redução nas concentrações de selênio para a maioria das neoplasias malignas, sendo esse dano mais enfatizado no tratamento antitumoral. Franca *et al.* encontraram redução significativa das concentrações séricas de selênio em mulheres com câncer de mama após radioterapia.[16]

Muitos estudos sustentam que dietas deficientes em selênio aumentam o risco de desenvolver câncer e vários mecanismos têm sido propostos para elucidar o efeito quimioprotetor desse nutriente, principalmente no que concerne ao aumento da capacidade antioxidante das selenoproteínas tanto na prevenção quanto no tratamento dessa enfermidade.

Selênio e doença cardiovascular

O selênio também é importante na saúde cardiovascular. Ele é considerado componente essencial para o mecanismo de defesa antioxidante do organismo, quando incorporado nas várias selenoenzimas. Dessa forma, as concentrações de selênio têm sido amplamente utilizadas como um biomarcador para doenças associadas ao estresse oxidativo – dentre elas, as doenças cardiovasculares.

O estresse oxidativo desempenha um papel fundamental tanto na fase crônica quanto na fase aguda da doença cardiovascular. Acredita-se que a proteção contra o dano oxidativo do LDL-c represente a principal atuação dos antioxidantes na patogênese da aterosclerose. além disso, esses compostos atuam também na redução da adesão plaquetária, na preservação da função endotelial e na estabilização das placas gordurosas.

A hipótese de atuação do selênio no desenvolvimento da doença arterial coronariana parte do princípio de que concentrações reduzidas de selênio implicariam níveis reduzidos de GPx e de outras selenoproteínas antioxidantes, o que resultaria em menor proteção para a LDL-c, permitindo sua oxidação pelos EROS e dando início, dessa forma, ao processo aterosclerótico.

O selênio influencia as vias de sinalização inflamatórias que modulam os EROS, inibindo a cascata do fator nuclear kappa-B (NF-κB). Além disso, as selenoproteínas regulam vários processos de sinalização, influenciando a homeostase redox e o influxo de Ca^{+2} celular.

A GPx1 desempenha um papel crítico na prevenção da lesão relacionada à isquemia ou à reperfusão e regula o equilíbrio redox. Estudos clínicos em humanos também mostram que pessoas com baixa atividade de GPx3 apresentam risco aumentado para coágulos arteriais ou cerebrais e acidente vascular cerebral. Já foi demonstrado que a GPx3 inibe a oxidação do LDL-c plasmático pela remoção de hidroperóxidos solúveis e que previne a inflamação vascular e a aterogênese.[17]

As extensas evidências sobre a atuação do selênio na saúde cardiovascular se devem, principalmente, às suas características antioxidantes. Recomenda-se a manutenção de concentrações sanguíneas adequadas. Atualmente, esse mineral compõe diversos suplementos dietéticos, mas o uso da suplementação na prevenção da doença cardiovascular permanece inconclusivo.

Selênio e diabetes melito

Diversos estudos têm sido conduzidos para verificar o papel do selênio no diabetes melito, devido às suas propriedades antioxidantes, tendo em vista que a hiperglicemia está associada ao aumento do estresse oxidativo. Estudos epidemiológicos sugerem uma associação entre selênio e diabetes melito, mas, ao observamos a literatura, encontramos resultados conflitantes.

Estudos observacionais sugerem que altos níveis séricos de selênio estão positivamente associados ao risco de diabetes melito. Além disso, alguns estudos laboratoriais mencionaram que algumas formas de selênio e selenoproteínas afetam adversamente o metabolismo da glicose e fornecem plausibilidade biológica para o efeito na ocorrência de diabetes melito.[18] A selenoproteína T tem sido sugerida como envolvida na mobilização de cálcio e no metabolismo da glicose.

Zhang et al., em um estudo transversal, observaram níveis significativamente mais altos de selênio sérico e de selenoproteínas P (SeLP) em pacientes com diabetes melito tipo 2, se comparados a indivíduos saudáveis, e não foi encontrada diferença significativa na atividade de GPx3 e no nível de selênio do cabelo entre os grupos.[19]

Moon *et al.*, ao analisarem os dados de 3.406 participantes, 604 com diabetes melito, em um modelo de regressão logística multivariada, observaram que o aumento de selênio em 10 µg/L aumentou a prevalência de diabetes melito em 12%. Além disso, observou-se uma relação dose-dependente entre o nível de selênio e o diabetes melito. A análise de subgrupo mostrou uma relação dose-dependente entre o nível de selênio e diabetes melito, independentemente de sexo ou raça/etnia.[18]

Recomendação dietética de selênio

A recomendação de ingestão dietética diária de selênio é de 55 µg/dia para homens e mulheres adultos. O nível superior de ingestão tolerável (UL) para adultos é de 400 µg/dia, com base na selenose como efeito adverso.[14]

FERRO

O ferro é um micronutriente absolutamente necessário em vários mecanismos e processos vitais nos seres vivos, pois participa de múltiplas funções enzimáticas, envolvidas no transporte de oxigênio, no metabolismo energético, na síntese de DNA, entre outros. O ferro contido no corpo é de aproximadamente de 3 g a 5 g em adultos, sendo dependente da nutrição, do sexo e do estado de saúde.

Na maioria das vezes, o ferro armazenado é depositado no fígado e 85% dele, aproximadamente, estão dispostos em compartimentos funcionais relacionados ao transporte e à utilização de oxigênio para a produção de energia celular. Esse mineral pode ser encontrado sob duas formas – ferrosa (Fe^{+2}) e férrica (Fe^{+3}) – e é incorporado a várias metaloproteínas, como cofatores orgânicos (ferro heme), cofatores inorgânicos (ferro não heme), agregados ferro-enxofre e outros grupos funcionais. Fatores como sua quantidade ou sua forma química, o pH do lúmen intestinal, as alterações e/ou as lesões na mucosa intestinal e os níveis de depósito são determinantes da absorção.

A homeostase do ferro é regulada por sua absorção no lúmen intestinal, que ocorre, principalmente, em enterócitos duodenais e células absortivas jejunais. Na membrana dos enterócitos, encontram-se, predominantemente, as proteínas DMT1 (transportadora de metal divalente 1), ferro redutase duodenal e exportador transmenbrânico (ferroportina ou Ireg-1), bem como as proteínas associadas à absorção e à exportação de ferro intestinal. O Fe^{+3} inorgânico é reduzido e captado pelo enterócito, pelo transportador DMT-1. Uma vez dentro da célula, o Fe^{+2} é incorporado à molécula de ferritina e armazenado ou transportado até a membrana basolateral, ligado a uma proteína intracelular.

A transferrina é a principal proteína transportadora de ferro. Ela é produzida pelos hepatócitos e desempenha um papel importante na distribuição de ferro para todos os órgãos, incluindo os locais de uso (particularmente a medula óssea) e armazenamento (particularmente o fígado). Ela pode ligar, reversivelmente, dois átomos de Fe^{+3}.

Apesar de sua grande importância, o excesso de ferro está relacionado ao aumento da morbimortalidade, pois pode ser muito tóxico para as células, por promover a geração de EROS pela reação de Haber-Weiss-Fenton, pela qual são gerados radicais de hidroxila (OH), considerada o mais poderoso oxidante encontrado em sistemas biológicos. Os radicais de hidroxila são responsáveis pelo ataque às membranas de proteínas, ácidos nucleicos e carboidratos, bem como pelo início do processo de peroxidação lipídica.

Devido à importância e à toxicidade concomitantes, a homeostase do ferro é mantida por vários mecanismos, que regulam a absorção, o transporte, o armazenamento e a mobilização do ferro celular. Estudos recentes indicam que a hepcidina, peptídeo produzido no fígado, desempenha um papel essencial na manutenção do *status* de ferro, pela regulação de sua absorção. Outras proteínas, como transferrina, receptores de transferrina e ferritina, também estão envolvidas na sinalização celular mediada pela hepcidina do *status* de ferro.

Dessa forma, a necessidade individual de ferro deve ser suficiente para repor apenas as perdas diárias do organismo (1 mg/dia em condições de requerimentos normais), já que o mineral é, em grande parte, reaproveitado. Cabe ressaltar que, apesar de a deficiência de ferro ser a causa mais comum da anemia na maior parte do mundo, tanto a deficiência quanto o excesso de ferro podem causar prejuízos à saúde.

A deficiência de ferro é um distúrbio nutricional extremamente comum e afeta até 2 bilhões de pessoas em todo o mundo, sendo a principal causa de anemia e tendo as crianças e as mulheres grávidas como indivíduos mais vulneráveis. A Organização Mundial da Saúde (OMS) estima que a deficiência de ferro seja responsável por 50% dos casos de anemia em mulheres e tem como objetivo, em suas Metas Nutricionais Globais 2025, reduzir a anemia dm mulheres em idade reprodutiva em 50%.[20]

A prevalência de anemia por carência de ferro aumenta em populações com deficiências nutricionais; com ingestão ou absorção inadequada de ferro; com hábitos vegetarianos; com dietas em que se consumam muito chá ou café, que inibem a absorção de ferro, ou em que não se consuma vitamina C (frutas cítricas), que favorece sua absorção; de baixo nível socioeconômico e educacional; na presença de infestações endêmicas (malária, ascaridíase, helmintoses, protozooses intestinais); em estado nutricional influenciado pelo baixo peso, principalmente mulheres em idade gestacional, associado à multiparidade e ao não uso de suplementação de ferro na gestação. Além disso, a deficiência de ferro pode ser causada por hemorragias diversas, como as causadas por traumas ou por melena, hematêmese, hemoptise, menstruações, partos ou por múltiplas gestações.[14]

Ferro e anemia

Apesar do envolvimento de vários nutrientes na gênese das anemias de origem nutricional, como folato, vitamina B12, vitamina A, entre outras condições, a deficiência de ferro é a causa mais comum de anemia em todo o mundo.[20]

De acordo com a Organização Mundial de Saúde, a deficiência de ferro é reconhecida como uma condição em que não há ferro mobilizável nos estoques e há sinais de comprometimento da oferta de ferro aos tecidos, incluindo os eritrócitos. Considera-se que a anemia está presente em um indivíduo quando sua concentração de hemoglobina está abaixo de dois desvios-padrão da média de uma distribuição de uma população de referência, com a mesma idade e do mesmo sexo.

As anemias podem ser atribuídas à perda de sangue, à destruição excessiva de glóbulos vermelhos ou à deficiência em sua produção. Dessa forma, a anemia por deficiência de ferro está incluída nas anemias por deficiência de produção.

Considerando os aspectos morfológicos dos glóbulos vermelhos, as anemias podem ser classificadas (1) de acordo com o tamanho desses glóbulos, como microcíticas, normocíticas e macrocíticas; e (2) quanto à quantidade de hemoglobina em cada célula, como hipocrômicas e normocrômicas. Nesse contexto, a anemia por deficiência de ferro é considerada hipocrômica e microcítica.

A deficiência de ferro desenvolve-se no organismo em três estágios. No primeiro, ocorre uma redução dos depósitos de ferro na medula óssea, hemoglobina e ferro sérico permanecem normais, mas há diminuição da ferritina sérica, que está diretamente relacionada às reservas de ferro. No segundo, a eritropoiese é insuficiente. Ocorrem um declínio da concentração de ferro sérico e um aumento da capacidade de ligação do ferro. Já no terceiro estágio, há restrição na síntese de hemoglobina, o que leva à anemia.

Sob condições nutricionais adequadas, as reservas de ferro ficam armazenadas nos tecidos. O ferro não utilizado na eritropoiese é transferido para o *pool* de armazenamento, sendo estocado nas formas de ferritina e hemossiderina. O ferro armazenado na ferritina está prontamente disponível para qualquer necessidade do corpo. Já a hemossiderina fica armazenada primariamente no fígado e na medula óssea.

Se há absorção insuficiente do mineral, pela baixa ingestão ou pela baixa biodisponibilidade na dieta, as reservas de ferro são progressivamente consumidas, com o objetivo de manter o suprimento de ferro para seus compostos metabolicamente ativos, como hemoglobina, mioglobina e enzimas do metabolismo energético. Nesse estágio, encontram-se uma baixa concentração de ferritina sérica e o esgotamento das reservas de ferro, mas a hemoglobina mantém-se na faixa adequada e não apresenta alterações funcionais.

Após a depleção das reservas de ferro, há uma insuficiência na síntese de eritrócitos, comprometendo o fornecimento do mineral aos glóbulos vermelhos e a outros tecidos corporais, o que gera anemia. Com uma menor quantidade de ferro disponível para a proteína transportadora, há uma redução da saturação da transferrina e um aumento dos receptores de transferrina na circulação e na superfície das células. Em decorrência da redução no suprimento de ferro dentro dessas células, ocorre aumento na concentração da protoporfina eritrocitária. Nessa etapa, já podem ser vistos efeitos deletérios, como prejuízo cognitivo e redução da imunidade ou da capacidade física.

A anemia ferropriva é a etapa mais grave da deficiência de ferro e ocorre quando a concentração de hemoglobina está abaixo dos valores considerados ótimos, sendo insuficiente para atender às necessidades fisiológicas, que variam de acordo com idade, sexo, altitude, tabagismo e estado gestacional. A carência de ferro pode levar a alterações na pele e nas mucosas, problemas gastrintestinais, fadiga, fraqueza, redução do trabalho físico e da função imunitária, tontura e sonolência, além de prejudicar o desenvolvimento motor, psicológico e comportamental.

Ferro e vitamina A

A interação entre a vitamina A e a absorção de ferro tem sido identificada em diversos estudos. Entretanto, o mecanismo pelo qual essa interação ocorre ainda não está totalmente esclarecido. Em países tropicais, a alta prevalência de doenças infecciosas parece cursar com deficiência de vitamina A (DVA), que leva à redução da função do sistema imune, ao aumento de infecções e à atuação junto à modulação da hematopoese, aumentando os índices de anemia causada por infecção.

O primeiro estudo que demonstrou a associação entre DVA e anemia em humanos foi feito por Blackfan & Wolbach, que observaram que anemia cursava com o acúmulo de ferro no fígado em crianças com DVA. Além disso, os autores chegaram à conclusão de que o restabelecimento dos estoques de vitamina A foi acompanhado pela diminuição dos estoques de ferro nos tecidos e pelo aumento da atividade eritroblástica.[21]

Já em 1940, Wagner propôs que a DVA atuasse diminuindo a hematopoese, com base na observação de que indivíduos adultos desenvolveram baixos níveis de hemoglobina e de marcadores de volume celular após o consumo de uma dieta pobre em vitamina A durante seis meses.[22] Isso foi confirmado por Hodge *et al.*, que também mostraram que a suplementação de ferro em indivíduos que cursavam com deficiência de ferro e de vitamina A não elevou os níveis de hemoglobina. Nesse estudo, oito homens adultos foram alimentados com uma combinação de três dietas pobres em vitamina A e receberam suplementação de outras vitaminas e minerais por aproximadamente 370 dias. O consumo de todos os micronutrientes, exceto a vitamina A, foi julgado adequado. Contudo, mesmo com uma ingestão de 18 mg a 19 mg de ferro, os homens desenvolveram anemia após cerca de seis meses. Ademais, exames bioquímicos revelaram que a anemia não foi responsiva à terapia com ferro, mesmo nos indivíduos com deficiência de vitamina A que receberam a suplementação de β-caroteno por 193 dias.[23]

Outros estudos, mais recentes, sugeriram a existência de um sinergismo entre o metabolismo de vitamina A e a homeostase de ferro no organismo. Acredita-se que a DVA promova o acúmulo do ferro nos tecidos e, consequentemente, aumente sua disponibilidade para a catálise de reações de oxidação, pois, nos indivíduos que sofrem de DVA, o ferro não é incorporado pelas células vermelhas do sangue, como em indivíduos saudáveis. Associado a isso, sabe-se que as características encontradas na DVA são similares às de indivíduos portadores de hemocromatose, ou seja, acúmulo de ferro em tecidos. Esses indivíduos comumente apresentam complicações como cardiomiopatia, cirrose hepática e diabetes associadas aos danos oxidativos catalisados por ferro.

A relação entre os metabolismos desses micronutrientes foi bastante observada nos grupos de riscos para suas deficiências. Uma correlação positiva entre os valores de retinol sérico e hemoglobina foi observada em estudos utilizando crianças de alguns países, como Índia, Guatemala, Indonésia e África do Sul. Alguns estudos na literatura apontam que, em gestantes anêmicas, a suplementação com ferro e vitamina A aumentou significativamente a concentração de hemoglobina, quando comparada à suplementação apenas com ferro.

Essa interação entre vitamina A e ferro pode justificar a ineficácia da suplementação isolada de ferro. Vários mecanismos têm sido propostos para explicar esse fato: a

Capítulo 4 – Aspectos Gerais sobre o Metabolismo de Minerais

DVA pode diminuir a síntese de transferrina e, assim, reduzir o transporte de ferro; a DVA pode prejudicar a captação de ferro pela medula óssea ou pode acarretar uma eritropoiese ineficiente; a DVA afeta a mobilização de ferro armazenado. Alternativamente, foi sugerido que a alta prevalência de infecções, frequentemente detectadas durante a DVA, seja indiretamente responsável pela baixa concentração de hemoglobina, já que o organismo sequestra o ferro durante o processo de infecções.

Esses resultados indicam que a vitamina A, de alguma maneira, afeta o metabolismo de ferro e, ainda, que ela é um antioxidante, cujo mecanismo de ação pode ser mediado pela regulação do *status* de ferro no organismo.

Ferro e inflamação

A inflamação crônica pode ser uma das causas da deficiência de ferro. A ferritina é uma proteína de fase aguda, que aumenta durante um processo inflamatório ou infeccioso, sem qualquer alteração dos níveis de ferro no soro, mesmo na presença de anemia.

A dosagem sérica da ferritina se correlaciona à quantidade dos depósitos de ferro. Portanto, sua verificação é considerada um dos testes mais específicos para a avaliação do ferro corporal. Quando a ferritina está baixa, significa que há depleção de ferro, mas valores normais ou elevados de ferritina não representam, necessariamente, valores normais do mineral no organismo. Isso porque, durante os processos inflamatórios e infecciosos agudos ou crônicos, inclusive em fases subclínicas, há um aumento expressivo (de, aproximadamente, três vezes) na produção dessa proteína. Dessa forma, recomenda-se que também seja realizada a avaliação de algum biomarcador de inflamação, como a proteína C-reativa (PCR), uma proteína de fase aguda que também aumenta rapidamente sua concentração na presença de infecções ou inflamações.

A produção das citocinas pró-inflamatórias, como IL-6, IL-1, IL-22 e interferon-γ, durante o processo infeccioso, é dependente de ferro. Sabe-se que essas citocinas induzem alterações que interferem em diferentes vias da eritropoiese, levando à anemia. A IL-1 e a IL-6 são capazes de modular a tradução de ferritina, atuando em seu RNA mensageiro. Acredita-se, também, que as citocinas pró-inflamatórias, derivadas de macrófagos ou de células T, estão envolvidas nos distúrbios da homeostase do ferro durante a inflamação. Além disso, sabe-se que a ação do interferon-γ diminui a expressão da ferroportina, impedindo a liberação de ferro para o éritron.

A IL-6 tem a capacidade de estimular a transcrição de hepcidina, aumentando o sequestro intracelular de ferro. Assim, ocorre uma redução na disponibilidade desse mineral para a eritropoiese, contribuindo para a anemia de inflamação, também conhecida como anemia de doença crônica. Vale ressaltar que, em estados que cursam com inflamação crônica, como a obesidade, ocorrem o aumento na expressão da IL-6 (independentemente das concentrações de ferro circulantes), o que aumenta a expressão da hepcidina e, consequentemente, a redução dos níveis de ferro circulantes, o sequestro de ferro nos macrófagos e a inibição da absorção intestinal de ferro.

Alterações no metabolismo de ferro têm sido observadas em indivíduos com sobrepeso e obesidade. O aumento do ferro nos tecidos tem sido associado à ocorrência de hipertensão arterial sistêmica, resistência à insulina ou diabetes melito tipo 2 e ao desenvolvimento de doença hepática gordurosa não alcoólica.

Ferro e doença cardiovascular

A deficiência de ferro é um problema comum em pacientes com doenças cardiovasculares. Evidências sugerem que a correção da deficiência de ferro pode resultar em benefícios clínicos.

O desempenho do miocárdio pode ser prejudicado pela redução de hemoglobina e hematócrito, que ocasiona uma queda na oxigenação. A função ventricular é prejudicada quando a concentração de hemoglobina é reduzida a menos da metade de seu nível normal, supostamente devido ao fato de o fluxo estar próximo ao máximo.

Sugere-se que o excesso de ferro leva à aterosclerose, pela oxidação do radical livre de oxigênio do LDL-c. Esse excesso de ferro catalisa a formação de EROS e contribui para o aumento do estresse oxidativo, ocasionando a catálise de oxidação de importantes proteínas celulares, de lipídios e de moléculas de DNA.

Estudos indicam que a deficiência de ferro tem efeitos prejudiciais em pacientes com doença arterial coronariana, insuficiência cardíaca (IC) e hipertensão pulmonar, bem como, possivelmente, em pacientes submetidos à cirurgia cardíaca. Pacientes com IC e deficiência de ferro demonstraram melhoras sintomáticas após administração intravenosa de ferro. Algumas evidências sugerem que essas melhorias ocorrem independentemente da presença de anemia.[24]

Em pacientes com insuficiência cardíaca crônica, o aumento da ativação simpática estimada com níveis de norepinefrina está associado ao comprometimento do estado de ferro e, particularmente, à desregulação de biomarcadores, sugerindo comprometimento do transporte de ferro e aumento da demanda desse nutriente.[25]

Antes da cirurgia, os pacientes com IC podem se beneficiar do tratamento com ferro intravenoso, mas, após a cirurgia, isso parece ser contraindicado, porque a administração de grandes doses de ferro pode ter um papel na ativação das células T e na rejeição do órgão transplantado.[24]

Acredita-se que a manutenção dos níveis adequados de ferro em pacientes com doenças cardiovasculares seja benéfica, mas são necessários mais estudos para definir que o tipo de paciente portador de doença cardiovascular que pode se beneficiar com a suplementação de ferro e a forma como ela deve ser administrada (tempo, dosagem etc.).

Recomendação dietética de ferro

A recomendação de ingestão diária de ferro para todos os grupos etários de homens e mulheres, incluindo aquelas na pós-menopausa, é de 8 mg/dia. A RDA para mulheres na pré-menopausa é de 18 mg/dia. A ingestão dietética mediana de ferro é de aproximadamente 16 a 18 mg/dia para homens e 12 mg/dia para mulheres. O nível superior de ingestão tolerável (UL) para adultos é de 45 mg/dia de ferro, com base no desconforto gastrointestinal como um efeito adverso.[14]

MAGNÉSIO

O magnésio é um mineral essencial, utilizado no organismo humano como cofator de mais de 300 reações metabólicas fundamentais à saúde humana. As funções bio-

Capítulo 4 – Aspectos Gerais sobre o Metabolismo de Minerais

lógicas do magnésio são amplas e variadas, incluindo a produção de ácidos nucleicos e o envolvimento em todas as reações de adenosina trifosfato (ATP) e na homeostase insulínica e glicêmica.

O organismo de um adulto saudável possui aproximadamente 21 g a 28 g de magnésio, distribuídos em três compartimentos principais: ósseo (65%), muscular (34%) e plasmático e fluido intersticial (1%). A concentração normal desse íon, no plasma, é mantida entre 1,7 e 2,4 mg/dL, dos quais cerca de 60% encontram-se na forma livre, biologicamente ativa, enquanto o restante circula ligado a proteínas, como a albumina (33%), ou complexados a ânions (7%), como fosfato, bicarbonato e citrato (1 a 2%).[26]

Cerca de 30% a 50% do magnésio proveniente da alimentação são absorvidos ao longo de todo o intestino, principalmente no intestino delgado distal, em processo que depende das reservas do organismo e do aporte na dieta. A deficiência de magnésio pode decorrer tanto da ingestão inadequada, quanto da excreção aumentada, sendo a homeostase desse nutriente regulada principalmente pelos rins.[26] A absorção líquida de magnésio dietético em uma dieta típica é de aproximadamente 50%. Altos níveis de fibra alimentar de frutas, vegetais e grãos diminuem a absorção e/ou a retenção de magnésio.

Araujo et al., analisando a mais recente investigação do consumo alimentar no âmbito nacional, observaram prevalência elevada de ingestão inadequada de magnésio (74,0%) pela população brasileira adulta de todas as regiões, tanto áreas urbanas como rurais.[27] Achado de inadequação de consumo igualmente preocupante (95,3%) foi relatado por Medeiros Pinheiro et al., em estudo que avaliou o consumo de micronutrientes dietéticos em uma amostra representativa da população brasileira, em 150 municípios, nas áreas rurais e urbanas das cinco regiões do país.[28]

Estudos epidemiológicos, experimentais e clínicos realizados nas últimas décadas mostraram consistentemente que a deficiência crônica de magnésio está associada a distúrbios importantes, como hipertensão, doença cardiovascular, diabetes tipo 2, eclâmpsia, distúrbios neuromusculares e ósseos, além de participar da etiologia dos transtornos do humor.[26,29-30]

Os mecanismos propostos para a ação do magnésio na fisiopatologia da depressão decorrem do fato de que todos os elementos do eixo límbico-hipotálamo-hipófise-adrenocortical são sensíveis à ação do magnésio. Esse mineral atenua a liberação do hormônio adrenocorticotrófico (ACTH) e afeta a sensibilidade adrenocortical a ele, podendo influenciar o acesso dos corticosteroides ao cérebro no nível da barreira hematoencefálica. Evidências sugerem efeito benéfico do magnésio na ansiedade, mas são necessários mais estudos para confirmar a eficácia da suplementação desse mineral.[29]

Simental-Mendia et al., em uma metanálise, indicaram que a suplementação de magnésio reduz os níveis de PCR entre os indivíduos com inflamação (níveis de PCR > 3 mg/dL), sugerindo que os suplementos de magnésio podem ter papel benéfico como adjuvante no manejo da inflamação sistêmica crônica de baixo grau.[31]

Há evidências crescentes de que o magnésio pode ter um papel no manejo da asma, por seu duplo efeito como agente anti-inflamatório e broncodilatador. Abuabat et al., em uma revisão da literatura, observaram que suplementos orais de magnésio podem levar à melhora do volume expiratório forçado no primeiro segundo (VEF1), que foi demonstrado apenas em oito semanas, porém não foi observado

Magnésio e gestação

Durante o período gestacional, é de grande importância garantir o estado nutricional materno adequado, para assegurar o fornecimento apropriado de nutrientes ao feto e ao meio intrauterino. Gestantes, particularmente, são muito vulneráveis às deficiências nutricionais, devido ao baixo consumo de alimentos ricos em vitaminas e minerais, bem como ao aumento de demanda imposto pelo crescimento da placenta, do feto e do tecido materno.[33] Dentre essas demandas, ocorre o aumento da necessidade de magnésio.

A deficiência de magnésio durante a gestação tem sido demonstrada em alguns estudos e as possíveis razões para esse quadro são ingestão inadequada, aumento da demanda metabólica da gravidez, hemodiluição fisiológica da gravidez e aumento da paridade.

Enaruna *et al.*, ao avaliarem 160 gestantes, encontraram deficiência de magnésio em 16,25% da amostra. No estudo, as mães adolescentes eram cinco vezes mais propensas a ter hipomagnesemia que as mulheres com 20 anos ou mais (100% *vs.* 20,75%, $p = 0,001$) e o risco de ter hipomagnesemia em mulheres com maior paridade foi quase o dobro das nulíparas. Além disso, também foi observada redução significativa das concentrações de magnésio dessas mulheres no início do estudo, quando comparado ao momento do parto (1,54 ± 0,46 mEq/L *vs.* 1,37 ± 0,45 mEq/L, $p = 0,001$).[34]

Em um estudo sobre genes responsivos ao magnésio, foi observado que as mulheres grávidas apresentavam maior expressão do gene TRPC6, que é encontrado principalmente no colón ou nos rins e possui um papel importante na homeostase corporal do mineral. Esse aumento estava presente na 12ª semana e na 37ª semana de gestação. Também houve uma relação inversa entre a expressão de TRPC6 e a excreção urinária de magnésio na 37ª semana da gravidez, indicando um aumento de sua demanda em mulheres grávidas.[35]

A deficiência de magnésio na gravidez tem sido associada a maior risco de hipertensão crônica, pré-eclâmpsia, disfunção placentária ou parto prematuro, além de ocasionar redução nos estoques do feto, visto que a placenta age como um transportador ativo de magnésio.

Na gestação, o magnésio intracelular atua tanto na promoção da vasodilatação das artérias e no aumento da produção de óxido nítrico, quanto na concentração muscular uterina. No músculo, esse íon modula a entrada de cálcio, sua ligação e sua distribuição, competindo pelos sítios de ligações ou ativando a adenilato ciclase, enzima responsável pela síntese de adenosina 3',5'-monofosfato cíclico (AMP-cíclico). Essa enzima aumenta a saída de magnésio da mitocôndria, por meio de uma troca de ADP por ATP-Mg, liberando magnésio para o citoplasma. A liberação de magnésio bloqueia os canais de cálcio e evita sua saída no reticulo sarcoplasmático, reduzindo a concentração de cálcio intracelular, o que inibe a contração uterina, impedindo o trabalho de parto prematuro.[36]

Capítulo 4 – Aspectos Gerais sobre o Metabolismo de Minerais

Existem muitas evidências de que a suplementação de magnésio durante a gestação pode levar à prevenção de algumas complicações nesse período e à melhora de muitos indicadores de saúde, mas existem alguns estudos que não encontraram suficiente evidência de alta qualidade para mostrar que a suplementação de magnésio durante a gravidez seja benéfica.[37]

Recomendação dietética de magnésio

A recomendação de ingestão diária de magnésio é de 310 a 320 mg/dia para mulheres e de 400 a 420 mg/dia para homens adultos. Como a ingestão excessiva de magnésio proveniente de fontes não alimentares causa efeitos adversos, o nível superior de ingestão tolerável (UL) será estabelecido para o magnésio proveniente de fontes não alimentares. O UL de magnésio para adolescentes e adultos é estabelecido em 350 mg/dia, com base no nível mais baixo de efeito adverso observado (LOAEL) de 360 mg/dia.[14]

COBRE

O cobre é considerado um elemento essencial e é usado como cofator por, aproximadamente, 30 enzimas. Ele atua no metabolismo de diversas formas, mas podemos destacar a detoxificação de EROS e o metabolismo do ferro. Ele participa na composição das enzimas citocromo-c oxidase, superóxido dismutase, tirosinase, proteína-lisina 6-oxidase, aminoxidases, dopamina-β-monoxigenase, peptidioglicina-monoxigenase e ceruloplasmina.

O organismo humano tem a potencialidade de controlar os níveis de cobre por meio de diversos processos. Os locais de maior absorção desse elemento-traço são o estômago e o intestino delgado, sobretudo o delgado proximal. Cerca de 50% do cobre ingerido não são absorvidos, embora essa taxa varie de acordo com fatores fisiológicos, dietéticos e patológicos. Estima-se que a ingestão diária média de cobre varie entre 1 mg e 3 mg.

O metabolismo do cobre envolve várias proteínas transportadoras, desde que é absorvido no trato gastrointestinal, passando por seu transporte para o fígado, por todo o percurso intracelular e por sua posterior eliminação pela bílis. As metalotioneínas entéricas são determinantes nessa regulação. Elas atuam na luz intestinal e se ligam ao cobre e a outros metais, agindo como captadores e quelantes desses elementos. O zinco é capaz de estimular a produção de metalotioneína entérica e minimizar a absorção do cobre ingerido.

O cobre ingerido, quando passa no tubo digestivo, é absorvido nos enterócitos pelo transportador de cobre. Em seguida, o metal é conduzido do enterócito para a circulação sanguínea por intermédio de transporte ativo pela membrana basolateral, mediado pela proteína ATP7A. Outra proteína, a ATP7B, regula a absorção intestinal de cobre por meio de sua excreção pela superfície apical do enterócito e de seu sequestro vesicular dentro da célula. Após absorvido, o cobre se liga, sobretudo, à albumina ou à transcuprina e se move para a circulação portal. Uma pequena quantidade do metal pode ligar-se a peptídeos e a aminoácidos, especialmente à histidina.[38] O metabolismo do cobre em humanos depende do intestino para o controle da homeostase, uma vez que a capacidade de excreção renal de cobre é limitada.

A biodisponibilidade de cobre no organismo humano depende de alguns fatores, como absorção intestinal, transporte sanguíneo, excreção pelos hepatócitos e ingestão de zinco, que, quando bem acima da quantidade normalmente encontrada na dieta, pode diminuir a absorção de cobre em adultos.

A deficiência de cobre em humanos é rara, mas tem sido relatada em algumas condições e relacionada a defeitos no tecido conjuntivo, que levam a problemas vasculares e esqueléticos, à anemia associada à utilização defeituosa do ferro e, possivelmente, a aspectos específicos da disfunção do sistema nervoso central.[14]

O cobre tem um papel essencial no desenvolvimento do cérebro, como pode ser visto na doença de Menkes, de caráter recessivo, que tem como principal característica uma deficiência geral de cobre e que leva à presença de desmielinização e neurodegeneração em pacientes afetados por ela.

Na doença de Wilson, também recessiva, ocorre uma alteração do metabolismo do cobre, caracterizada por seu acúmulo intracelular progressivo, sobretudo no fígado e, posteriormente, em outros órgãos, causando danos a níveis hepáticos, neurológicos e psicológicos. Algumas evidências sugerem que disfunção cardíaca e disfunção imunológica ocorrem na deficiência de cobre e que o desenvolvimento desses sinais de deficiência foi demonstrado em bebês.[14]

O cobre faz parte da cobre-zinco superóxido dismutase (CuZn-SOD), que participa na proteção contra os EROS. Sua deficiência está associada a danos oxidativos nos miócitos e, a longo prazo, pode ocasionar fragmentação miofibrilar mitocondrial em ratos, além de contribuir para a disfunção cardíaca, devido à sua atuação na enzima citocromo C oxidase, que tem sua atividade reduzida em casos de deficiência.

Recomendação dietética de cobre

A recomendação de ingestão diária de cobre é de 900 µg/dia para mulheres e homens adultos. O nível superior de ingestão tolerável (UL) para adultos é de 10.000 µg/dia, com base na proteção contra danos ao fígado como efeito adverso crítico.[14]

IODO

O iodo é um micronutriente essencial para o homem e para outros animais. Sua importância se deve à influência desempenhada pelos hormônios da tireoide no crescimento, no desenvolvimento e na manutenção da qualidade de vida humana.

Esses hormônios são críticos para a homeostase e o neurodesenvolvimento. Eles atuam no crescimento físico e neurológico e na manutenção do fluxo normal de energia, principalmente na manutenção do calor do corpo. São muito importantes para o funcionamento de vários órgãos, como coração, fígado, rins, ovários e outros.

O iodo é acumulado na glândula tireoide, tendo como função a síntese dos hormônios tireoidianos tiroxina (T4) e triiodotironina (T3), que correspondem a 65% e 59% de seu peso molecular, respectivamente. Esses hormônios são responsáveis pela

Capítulo 4 – Aspectos Gerais sobre o Metabolismo de Minerais

regulação do metabolismo celular e desempenham um papel importante no crescimento e no desenvolvimento de tecidos, especialmente do cérebro e do sistema nervoso central. Além disso, atuam no controle dos processos metabólicos do organismo, como na termogênese, no metabolismo da oxidação celular, no aumento da lipólise e no controle da gliconeogênese e da glicólise. Atuam, ainda, no metabolismo de proteínas, carboidratos, lipídios, água e alguns minerais, na conversão do caroteno na forma ativa de vitamina A e em atividades relacionadas a outras glândulas, como hipófise, adrenais, gônadas e pâncreas.

A maior parte do iodo ingerido é absorvido quase completamente no intestino. Alguns compostos que contêm iodo, como os hormônios tireoidianos, são absorvidos intactos. Iodato, amplamente utilizado em muitos países como um aditivo ao sal, é rapidamente reduzido a iodeto e completamente absorvido. Uma vez na circulação, o iodo é removido principalmente pela glândula tireoide e pelo rim. A tireoide concentra seletivamente o iodo, em quantidades necessárias à síntese adequada dos hormônios tireoidianos, e a maior parte do iodo remanescente é excretado na urina. A urina contém a fração do *pool* de iodo sérico que não é concentrado pela glândula tireoide. Tipicamente, a urina contém mais de 90% de todo o iodo ingerido. Do restante, a maior parte é excretada nas fezes e uma pequena quantidade pode estar no suor. Vários outros tecidos também podem concentrar o iodo, incluindo glândulas salivares, mama, plexo coroide e mucosa gástrica.[14]

O iodo está presente naturalmente no solo e na água do mar. Os principais alimentos ricos em iodo são frutos do mar (ostras, moluscos, mariscos e peixes de água salgada), leite e ovos (desde que oriundos de animais que tenham pastado em solos ricos em iodo ou que tenham sido alimentados com rações que contivessem o nutriente), bem como vegetais oriundos de solos ricos em iodo.

A deficiência de iodo ocorre pela baixa ingestão de alimentos-fonte, normalmente em regiões onde o solo é deficiente desse micronutriente. Quando as necessidades mínimas de iodo não são atingidas por longo período, ocorrem ajustes bioquímicos e fisiológicos.

A tirotrofina (TSH) é o principal regulador da função tireoidiana. Em casos de deficiência, inicialmente ocorre elevação da captação de iodeto pela glândula tireoide, sob ação do TSH. A elevação plasmática do TSH promove hiperplasia da glândula tireoide, com aumento do número de unidades foliculares. O TSH afeta vários locais dentro do tireócito, sendo os principais efeitos: o aumento da captação tireoidiana do iodo e a decomposição da tiroglobulina para liberar o hormônio tireoidiano na circulação. Uma concentração sérica elevada de TSH indica hipotireoidismo primário, enquanto uma concentração diminuída mostra hipertireoidismo. Podem ser observados, ainda, folículos com autonomia para captação de iodo, independentemente do TSH endógeno. Ocorre um declínio progressivo da síntese de T4, em detrimento da secreção preferencial de T3, levando a uma queda relativa da concentração de T4 intracelular no tirotrofócito hipofisário. Na ausência de T4 para conversão a T3, há um menor efeito retro-regulador sobre a expressão gênica e a síntese do TSH, o que leva a hipófise a liberar, continuamente, o TSH endógeno, que estimula a glândula tireoide com as consequências indicadas, levando ao aparecimento do bócio.[14,39,40]

Os sintomas da deficiência em iodo, resultante de ingestão insuficiente na dieta, estão relacionados a seu efeito na tireoide, podendo ocasionar bócio, cretinismo, hipotireoidismo e problemas na gestação. De acordo com a Organização Mundial de Saúde, a deficiência de iodo é a causa mais prevalente e mais facilmente evitável de danos cerebrais. Os distúrbios por deficiência de iodo (DDI) são relacionados à ingestão deficiente de iodo. Seus efeitos são vistos em todas as etapas de desenvolvimento (particularmente no feto, no neonato e no bebê, que representam fases nas quais o desenvolvimento está mais acelerado) e em momentos biológicos de maior necessidade de hormônios tireoidianos, como em mulheres na adolescência, na gravidez e no período de amamentação. No **Quadro 4.1**, são apresentados os efeitos da deficiência de iodo em cada estágio.

Quadro 4.1	
Efeitos da deficiência de iodo nos diferentes estágios de vida	
Estágios da vida	*Efeitos da deficiência*
Feto	Aborto, nascimento pré-termo, anormalidades congênitas, maior mortalidade perinatal, maior mortalidade infantil, cretinismo neurológico (deficiência mental, surdez, displegia espástica – paralisia espasmódica nos membros inferiores), cretinismo mixedematoso (deficiência mental e nanismo) e defeitos psicomotores
Neonato	Bócio neonatal e hipotireoidismo neonatal
Crianças e adolescentes	Bócio, hipotireoidismo juvenil, redução da função mental e retardo no desenvolvimento físico
Adulto	Bócio, hipotireoidismo e redução da função mental

Fonte: próprio autor.

Iodo e bócio endêmico

O bócio é considerado uma das expressões clínicas mais sérias da deficiência de iodo e é caracterizado pelo aumento não neoplásico da glândula tireoide, devido à proliferação excessiva das células foliculares, conhecidas por tireócitos. Reflete uma tentativa de adaptar a tireoide ao aumento da necessidade de produzir hormônios da tireoide, causada pela deficiência de iodo. Nesse momento, ocorre um aumento da secreção endógena do hormônio TSH, permitindo que as células foliculares da tireoide recebam uma superestimulação. Inicialmente, os bócios são difusos, mas, com esse estímulo excessivo ao longo do tempo, tornam-se nodulares.

Esse aumento é considerado importante e pode ser avaliado por palpação quando, ao exame clínico, os lobos laterais da glândula estão maiores que a falange terminal do polegar da pessoa que está examinando, mas é mais precisamente avaliado por ultrassonografia, onde se verificam o tamanho e a morfologia da tireoide.

A OMS recomenda a avaliação do volume da tireoide de acordo com o sexo, a idade e a área da superfície corporal, a fim de levar em consideração as diferenças no desenvolvimento corporal entre crianças da mesma idade em diferentes países. Essa abordagem é potencialmente útil em países com alta prevalência de retardo de crescimento infantil devido à desnutrição, tanto com déficit estatural (baixa estatura para idade) quanto com baixo peso (baixo peso para idade). O aumento do peso e da altura

Capítulo 4 – Aspectos Gerais sobre o Metabolismo de Minerais

durante o crescimento é acompanhado de aumento nas dimensões da glândula, até o final da adolescência. Além disso, seu tamanho também se relaciona a características raciais e hábitos alimentares.[41,42]

O bócio endêmico é definido, segundo os critérios da OMS, como aquele que afeta mais de 10% da população geral e mais de 20% das crianças e dos adolescentes em determinada área geográfica.

Iodo e cretinismo endêmico

O cretinismo, assim como o bócio, é considerado uma das formas mais preocupantes de deficiência de iodo. Ocorre em deficiência severa de iodo e se caracteriza por dano neurológico grave, provocado por hipotireoidismo fetal. Além dos danos cerebrais, os indivíduos acometidos podem apresentar vários graus de baixa estatura, surdo-mudez e espasticidade.

O cretinismo endêmico se manifesta de duas formas principais: neurológica e mixedematosa. No cretinismo neurológico, predominam os sinais de lesão cortical, com deficiência mental, espasticidade e surdo-mudez. O bócio é relativamente pequeno e o hipotireoidismo aparece tardiamente, na vida adulta. Já no cretinismo mixedematoso, predominam os sinais de hipofunção tireóidea, com marcante hipotireoidismo desde a primeira infância, nanismo, atrofia da tireoide e deficiência mental severa.

O cretinismo neurológico é a forma mais comum e não é usualmente associada a hipotireoidismo grave, mas é possível encontrar, em populações afetadas, aspectos mistos (neurológicos e mixedematosos), combinando-se os sinais e os sintomas de cada um deles em grau diverso.

Iodo no grupo materno-infantil

Os DDI, que podem começar antes do nascimento, comprometem a saúde mental das crianças e, muitas vezes, sua sobrevivência. A deficiência grave de iodo durante a gravidez pode resultar em natimortos, aborto espontâneo e anomalias congênitas, como o cretinismo, uma forma grave e irreversível de retardo mental, que afeta, principalmente, pessoas que vivem em áreas carentes de iodo na África e na Ásia. No entanto, deve-se dar maior importância à deficiência mental menos visível, porém penetrante, do DDI, que reduz a capacidade intelectual em casa, na escola e no trabalho.[43]

As gestantes e as lactantes são um grupo de risco para a carência de iodo. Durante a preconcepção, a gravidez e a amamentação, as necessidades de hormônios tireoidianos estão aumentadas, tratando-se de períodos de maior sobrecarga para a tireoide, com aumento das necessidades de ingestão de iodo para a maturação do sistema nervoso central do feto e para seu desenvolvimento adequado.

Na gestação, ocorrem aumento da necessidade da tiroxina (T4) para manter o metabolismo normal da mulher, transferência de T4 e iodo para o feto e aumento da excreção urinária de iodo na gestante. Dessa forma, o requerimento diário de T4 durante a gestação pode aumentar de 10% a 150%. A menor disponibilidade de iodo durante a gestação para atender ao aumento da necessidade de iodo materno pode ocasionar alterações patológicas. O estímulo excessivo à tireoide pode ser acompanhado de hipotiroxinemia, aumento das concentrações séricas de tireoglobulina e bócio, que podem afetar adversamente a saúde materna e a saúde fetal.

À deficiência de iodo na gestante têm sido associados má-formação congênita, baixo peso ao nascer, partos prematuros e aumento da mortalidade perinatal e infantil. Os hormônios tireoidianos são necessários para a migração neuronal normal e a mielinização do cérebro durante a vida fetal e a vida pós-natal precoce. O desenvolvimento cerebral se dá principalmente no período fetal (por volta da décima semana de gestação), mas continua até o final do terceiro ano de vida. Logo, a deficiência de iodo nesse período trará repercussões ao neurodesenvolvimento, refletindo-se em atraso mental e problemas motores, no crescimento, na audição e na fala. Em casos mais severos, pode resultar em cretinismo. As consequências dependem do tempo e da gravidade da hipotiroxinemia, mas, frequentemente, observa-se o nascimento de crianças com hipotireoidismo e retardo mental irreversível. Estudos mostram que a deficiência de iodo na mãe compromete o QI do filho.

Os recém-nascidos são mais sensíveis à carência de iodo, devido a seu *pool* limitado de iodo na glândula tireoide. Dessa forma, recomenda-se que seja realizado, sistematicamente, o rastreamento da função tireoidiana neonatal para diagnosticar e tratar com a rapidez necessária a deficiência de iodo nesse grupo. A deficiência desse micronutriente é a mais importante causa isolada de problemas cerebrais e retardamento mental evitáveis no feto, podendo ocorrer ainda antes do nascimento. Recomenda-se um aumento na ingestão de iodo para 220 µg/dia para mulheres no período gestacional e para 290 µg/dia no período de lactação. A recomendação para mulheres não grávidas é de 150 µg/dia.[14]

A deficiência de iodo na criança é maior em meninas em idade escolar e tem se caracterizado pela associação com o bócio, que aumenta com a idade, alcançando seu valor máximo na adolescência. Segundo a OMS,[43] a estimativa global mais recente é de que 1,88 bilhão de pessoas, incluindo 241 milhões de crianças em idade escolar, têm ingestão insuficiente de iodo na dieta. Mesmo que seja mais grave nos países em desenvolvimento, a deficiência de iodo afeta igualmente os países desenvolvidos e em desenvolvimento, mas pode ser facilmente evitada a baixo custo. Um dos melhores e menos dispendiosos métodos para prevenir o distúrbio de deficiência de iodo é simplesmente iodando o sal de mesa, o que, atualmente, é feito em muitos países. Nos casos em que a iodização do sal existe há pelo menos um ano, a melhoria do estado de iodo na população tem sido avassaladora.[41]

Iodo e doenças crônicas não transmissíveis

Recentes estudos têm sugerido que um estado nutricional inadequado de iodo possa ser fator de risco para o desenvolvimento de algumas doenças crônicas.

A deficiência de iodo parece aumentar a sensibilidade do tecido mamário ao estrógeno. Suspeita-se que o estado nutricional de iodo possa ser fator protetor contra o desenvolvimento do câncer de mama por mulheres que consomem dietas ricas em iodo. Alguns estudos epidemiológicos já demonstraram significativa associação positiva entre as regiões onde há baixa ingestão de iodo e as taxas de mortalidade por câncer de mama. Já foi relatado que a suplementação com iodo reduziu signifi-

Capítulo 4 – Aspectos Gerais sobre o Metabolismo de Minerais

cativamente a prevalência de cistos mamários, o tecido fibroso e a dor em mulheres com câncer de mama, sugerindo que essa doença pode ser tratada com modificações dietéticas.

O iodo também parece estar envolvido na patogênese das doenças cardiovasculares. A deficiência de iodo pode levar a efeitos deletérios no sistema cardiovascular e, consequentemente, uma ingestão aumentada de iodo parece beneficiar a função cardiovascular. A promoção de dietas restritas em sódio, como forma de reduzir a pressão arterial e o risco para DCV, tem resultado em um menor consumo de iodo.[44]

O iodo é importante no funcionamento de diversos órgãos, como o coração, atuando na regulação do ritmo cardíaco e da pressão arterial. O hipotireoidismo tem efeito negativo na função cardiovascular e pode causar bradicardia, aumento da pressão diastólica e vasoconstrição periférica, pois os hormônios tireoidianos exercem importantes funções como reguladores metabólicos da atividade cardiovascular.

Além disso, os fatores de risco para DCV parecem estar mais frequentes em indivíduos com hipotireoidismo, como elevação da proteína C-reativa e dislipidemia (aumento do colesterol total e de LDL-c, mas redução do HDL-c). Já foi demonstrando risco de morte por doença coronariana significativamente maior em indivíduos que apresentavam deficiência grave de iodo.

Recomendação dietética de iodo

A recomendação de ingestão diária de iodo é de 150 µg/dia para mulheres e homens adultos. O nível superior de ingestão tolerável (UL) para adultos é de 1.100 µg/dia, com base na concentração sérica de tirotrofina em resposta a níveis variáveis de iodo ingerido.[14]

CÁLCIO

O cálcio é o mineral mais abundante no organismo e é importante em vários processos metabólicos, principalmente no que diz respeito às funções que desempenha no metabolismo ósseo. Cerca de 99% do cálcio encontra-se em tecidos ósseos e dentes. Além disso, ele está presente, em menor quantidade, nos fluidos intracelular e extracelular.[45]

Ele é fundamental para mediar a contração vascular e a vasodilatação, a função muscular, a transmissão nervosa, a sinalização intracelular, a coagulação sanguínea, a secreção hormonal e a atividade de inúmeras enzimas. O tecido ósseo serve como reservatório e fonte de cálcio. Essa reserva está em equilíbrio dinâmico constante e sua concentração plasmática é uma das variáveis controladas com maior precisão no organismo.

O cálcio absorvido na dieta depende do balanço entre a ingestão, a absorção e a excreção, sendo absorvidos, aproximadamente, 30% do cálcio presente nos alimentos. A biodisponibilidade é geralmente aumentada quando o cálcio é bem solubilizado e quando é inibido na presença de agentes que se ligam ao cálcio ou formam sais de cálcio insolúveis.

Diversos fatores influenciam sua adequada utilização, entre eles o consumo de fibras, de vitamina D e de fósforo, a presença de ácido fítico e de oxalato nos alimentos, a ingestão de proteína e de sódio, de cafeína e de gordura, entre outros. Esses fatores podem interferir na absorção e na excreção desse mineral, o que pode comprometer a saúde óssea em adultos.

Por não ser produzido de forma endógena, o cálcio é adquirido pela ingestão diária de alimentos que o contenham. Como alimentos ricos em cálcio, destacam-se os produtos lácteos, principalmente aqueles com baixo teor de gordura. Também são fontes desse micronutriente os vegetais de folhas verde-escuras (como couve, couve-manteiga, folhas de mostarda, de brócolis e de nabo), porém com menor biodisponibilidade. Sardinha, ostras e salmão também contribuem para a oferta de cálcio.[45]

A absorção de cálcio varia durante períodos críticos da vida, como na infância, fase em que é alta, aproximadamente 60%. Nos recém-nascidos, a absorção de cálcio é largamente passiva e é facilitada pelo teor de lactose do leite materno. À medida que a criança cresce, a absorção passiva diminui e a absorção ativa de cálcio intestinal torna-se mais importante.

O cálcio é absorvido por meio de dois mecanismos: transporte ativo (transcelular) e difusão passiva (paracelular). No primeiro, necessita-se de uma proteína ligadora, a calbindina, mediada pela vitamina D; no segundo, a absorção é facilitada pela mucosa intestinal.

Quando a ingestão de cálcio é baixa, a calbindina contribui para sua absorção. À medida que o consumo aumenta, há saturação desse componente, aumentando a absorção por difusão passiva. O transporte ativo de cálcio é dependente da ação do calcitriol e do receptor intestinal de vitamina D (VDR). Esse mecanismo transcelular é ativado pelo calcitriol e é responsável pela maior parte da absorção de cálcio em níveis baixos e moderados. O transporte transcelular ocorre principalmente no duodeno, onde o VDR é expresso na concentração mais alta, e depende da regulação positiva dos genes responsivos, incluindo a proteína de transporte de cálcio chamada canal de potencial catiônico do receptor transiente, membro da família vaniloide 6 (TRPV6). Esses recursos – suprarregulação de VDR e TRPV6 – são mais óbvios durante estados em que é necessária uma alta eficiência de absorção de cálcio.[45]

A deficiência de fósforo e a redução da produção de ácido clorídrico também influenciam na absorção de cálcio, por reduzirem a solubilidade dos sais insolúveis de cálcio. Logo, a maior difusão e a absorção ativa acontecem de forma mais eficiente no duodeno e no jejuno proximal, devido à acidez e à presença da calbindina.

Cálcio e vitamina D

O metabolismo de cálcio é regulado, em grande parte, pelo sistema endócrino, onde a vitamina D e o paratormônio (PTH) promovem um equilíbrio constante de sua concentração sérica, promovida pela rápida liberação da reserva óssea.[45]

A absorção intestinal ativa de cálcio é primariamente regulada pelo calcitriol $(1,25(OH)_2D3)$, que é a forma ativa da vitamina D (vitamina D3). A secreção de PTH é determinada pela concentração sérica de cálcio iônico. Quando a concentração plasmática de cálcio cai, o receptor de detecção de cálcio da glândula paratireoide sinaliza

Capítulo 4 – Aspectos Gerais sobre o Metabolismo de Minerais

a secreção de PTH, que funciona como um sensor de cálcio. O PTH, então, estimula o rim a produzir calcitriol, bem como a ativar a reabsorção óssea e a aumentar o trabalho de osteoclastos, o que aumentará os níveis de cálcio extracelular. O PTH e a vitamina D atuam sinergicamente na reabsorção tubular renal e na mobilização das reservas de cálcio ósseo.

O calcitriol aumenta a absorção de cálcio pela via intestinal e inibe a excreção desse mineral pelos rins (urina). À medida que o nível sérico de cálcio aumenta, ocorre um mecanismo de *feedback*, fazendo com que o receptor sensível ao cálcio seja desligado e a secreção de PTH caia. Em caso contrário, se houver um *overshoot* nos níveis séricos de cálcio, a tireoide secreta calcitonina, que pode bloquear a reabsorção óssea de cálcio, ajudando a manter os níveis séricos de cálcio dentro da faixa normal. O calcitriol, por meio de seu receptor, também fornece *feedback* relativo à supressão da produção e da liberação de PTH, comumente referido como supressão de PTH. O calcitriol também é diretamente controlado pelo nível sérico de fósforo (um alto nível sérico de fósforo suprime a formação de calcitriol e um baixo nível estimula sua produção).[45]

Cálcio e fósforo

O fósforo é o segundo mineral mais abundante no organismo. É encontrado na natureza na forma de fosfato inorgânico ou livre (10%), ligados a proteínas (10%) e complexados com cálcio e magnésio (80%). O fósforo possui papel essencial na manutenção da massa óssea. Pode ter papel importante, ainda, na estrutura celular, na regulação de processos celulares e na manutenção da homeostase ácido-base. A manutenção da homeostase desse mineral é essencial para o funcionamento do organismo, no qual é encontrado na forma de ânion fosfato.

O cálcio e o fósforo participam da fase mineral do osso e formam a estrutura resistente dos ossos e dos dentes. A maior parte do fósforo total (mais de 80%) encontra-se no esqueleto, depositado sobre as proteínas da matriz óssea, dando rigidez ao tecido e conferindo suas propriedades mecânicas de proteção e sustentação, no fluido extracelular, sob a forma de fosfato inorgânico, ou nos tecidos moles, sob a forma de ésteres de fosfato.

O cálcio e o fósforo apresentam um metabolismo em comum, associado a fatores como a vitamina D e o paratormônio. O PTH é o principal regulador da eliminação de fosfato, inibindo a reabsorção tubular, e a vitamina D tem efeito similar, mas menos importante.

O fósforo é basicamente controlado de forma secundária ao controle do cálcio, tendo um controle menos rígido da concentração sérica. No caso de baixas concentrações séricas de cálcio, devido a um consumo dietético diminuído, há um estímulo na secreção de PTH, aumentando sua reabsorção óssea e renal, além de sua reabsorção intestinal. A absorção intestinal de fosfato é similar à do cálcio, sendo necessária a adequada concentração de fosfato sérico para que se produza uma adequada mineralização.

Os osteoblastos precisam de um nível crítico de fósforo para o funcionamento celular totalmente normal. A depleção de fósforo prejudica a função dos osteoblastos, assim como limita a deposição mineral em matriz previamente depositada. Os níveis de fósforo do líquido extracelular são indiretamente controlados por dois mecanismos. Um ocorre via liberação de fosfato do osso e o outro via regulação da 1-α hidroxilase renal. A concentração de fósforo afeta a responsividade do osteoclastismo ao PTH: para qualquer nível de PTH, a reabsorção é maior quando os níveis de fósforo são baixos e vice-versa. Valores elevados de fósforo, reduzindo a resposta óssea ao PTH, levam ao aumento da secreção de PTH, a fim de manter a homeostase do cálcio e, assim, reduzir o fósforo no líquido extracelular. Da mesma forma, altos níveis plasmáticos de fósforo suprimem a síntese renal de 1,25$(OH)_2$D, reduzindo ligeiramente a absorção líquida de fósforo da dieta. Ambos os mecanismos reduzem a entrada de fósforo no líquido extracelular quando o fósforo está alto e aumentam sua entrada quando o fósforo está baixo.[46]

A absorção de fósforo é prejudicada quando há forma quelada com cátions, como cálcio ou alumínio, ou seja, sua absorção pode ser reduzida pela ingestão de antiácidos que contenham alumínio e por doses farmacológicas de carbonato de cálcio.

A calcemia e a fosfatemia tendem a movimentar-se em sentidos opostos, mantendo um produto constante, devido a seus mecanismos hormonais de regulação interligados, exceto quando existe um déficit de vitamina D. Dessa forma, estimativas das relações ideais de ingestão de cálcio:fósforo têm sido frequentemente baseadas nas necessidades de construção óssea, sendo estimada uma relação adequada de 1:1.

Recomendação dietética de fósforo

A recomendação de ingestão diária de fósforo é de 700 mg/dia para mulheres e homens adultos. O nível superior de ingestão tolerável (UL) para adultos é de 4.000 mg/dia.[46]

Cálcio e magnésio

O magnésio é essencial para o funcionamento adequado das glândulas paratireoides e está envolvido na homeostase de cálcio, pois funciona como um sensor nos receptores de PTH e do calcitriol.

A maior parte do magnésio é reabsorvido pelo túbulo renal. A hipercalcemia e o esgotamento dos fosfatos podem reduzir sua capacidade de reabsorção. O PTH e a aldosterona também modulam a excreção renal de magnésio.

Diversos estudos relatam que o consumo elevado de cálcio e sódio pode resultar em aumento da excreção renal de magnésio, podendo ser secundário à inter-relação da reabsorção tubular proximal de sódio, cálcio e magnésio.

A ingestão adequada de nutrientes envolvidos com o metabolismo ósseo, como cálcio, fósforo, magnésio e vitamina D, além da ingestão de proteínas e do valor energético total da dieta, é importante para a manutenção da saúde geral e é fundamental para o desempenho das funções relacionadas à massa óssea.

Cálcio e obesidade

Ainda que a causa fundamental da obesidade e do excesso de peso seja um desequilíbrio energético entre as calorias consumidas e as calorias gastas, estudos sugerem que o cálcio pode ter papel significativo na regulação do peso corporal.

A participação do cálcio na fisiopatologia da obesidade tem sido proposta por diversos autores e engloba os seguintes mecanismos possíveis:

- Durante o processo digestivo, acredita-se que o cálcio se ligue aos lipídios da dieta, formando compostos insolúveis no intestino, que são excretados nas fezes.
- Sugere-se que o aumento da ingestão de cálcio diminui os níveis circulantes de PTH e de calcitriol. O PTH e o calcitriol promovem a redução da concentração de cálcio intracelular no tecido adiposo, o que, consequentemente, reduz a atividade de rotas lipogênicas e ativa a lipólise e a oxidação de gorduras. Há evidências de que a redução do cálcio intracelular no adipócito seja a chave para a redução da deposição de gordura e da obesidade.
- Dietas ricas em cálcio parecem reduzir a produção de cortisol pelo tecido adiposo, levando à perda preferencial de tecido adiposo visceral.[47]

Já foi proposto, também, que o hipotálamo module a reserva óssea e de gordura por meio do sistema nervoso simpático, pela regulação do apetite, da sensibilidade à insulina e da remodelação do esqueleto. Além disso, o excesso de gordura visceral pode contribuir para a perda da massa óssea, já que medula óssea, osteoblastos e adipócitos se originam do mesmo precursor.

A literatura aponta que o cálcio pode auxiliar no tratamento da obesidade e sua inclusão parece ser uma estratégia segura e eficaz para a redução do peso corporal.

Recomendação dietética de cálcio

A recomendação de ingestão diária de cálcio é de 1.000 mg/dia para mulheres e homens adultos. O nível superior de ingestão tolerável (UL) para adultos, de 19 a 50 anos, é de 2.500 mg/dia.[14]

AGRADECIMENTOS

As autoras agradecem a Andressa Soares, aluna de Iniciação Científica do Núcleo de Pesquisa em Micronutrientes (NPqM) da Universidade Federal do Rio de Janeiro (UFRJ) à época, a contribuição no desenvolvimento do capítulo.

REFERÊNCIAS BIBLIOGRÁFICAS

1. Bailey RL, West Jr. KP, Black RE. The epidemiology of global micronutrient deficiencies. Ann. Nutr. Metab. 2015;66(Suppl 2):22-33.
2. Baltaci AK, Yuce K, Mogulkoc R. Zinc Metabolism and Metallothioneins. Biol Trace Elem Res. 2018;183(1):22-31.
3. Mafra D, Cozzolino SMF. The importance of zinc in human nutrition. Rev. Nutr. 2004;17(1):79-87.
4. World Health Organization. Zinc supplementation and growth in children. In: e-Library of Evidence for Nutrition Actions [Internet]. Geneva: World Health Organization; 2019. Available from: https://www.who.int/elena/titles/zinc_stunting/en/.
5. Pedraza DF, Sales MC. Estudos realizados no Brasil sobre a deficiência e a suplementação de zinco: ênfase em crianças. Rev Bras Saúde Mater Infant. 2017;17(2):233-49.

6. Krezel A, Maret W. The Functions of Metamorphic Metallothioneins in Zinc and Copper Metabolism. Int J Mol Sci. 2017;18(6):1237.

7. Matos A, Souza G, Moreira V, Luna M, Ramalho A. Vitamin A supplementation according to zinc status on oxidative stress levels in cardiac surgery patients. Nutr Hosp. 2018;35(4):767-73.

8. Fong L, Jing R, Smalley K, Wang Z, Taccioli C, Fan S, et al. Human-like hyperplastic prostate with low ZIP1 induced solely by Zn deficiency in rats. Proc Natl Acad Sci USA. 2018;115(47):E11091-E11100.

9. Choi S, Cui C, Luo Y, Kim S, Ko JK, Huo X, et al. Selective inhibitory effects of zinc on cell proliferation in esophageal squamous cell carcinoma through Orai1. FASEB J. 2018;32(1): 404-16.

10. Barbosa E, Faintuch J, Moreira E. Supplementation of vitamin E, vitamin C, and zinc attenuates oxidative stress in burned children: a randomized, double-blind, placebo-controlled pilot study. J Burn Care Res. 2009;30(5):859-66.

11. Gammoh NZ, Rink L. Zinc in Infection and Inflammation. Nutrients. 2017;9(6):624.

12. Karamali M, Bahramimoghadam S, Sharifzadeh F, Asemi Z. Magnesium-zinc-calcium-vitamin D co-supplementation improves glycemic control and markers of cardiometabolic risk in gestational diabetes: a randomized, double-blind, placebo-controlled trial. Appl Physiol Nutr Metab. 2018;43(6):565-70.

13. Wolide AD, Zawdie B, Alemayehu T, Tadesse S. Association of trace metal elements with lipid profiles in type 2 diabetes mellitus patients: a cross sectional study. Wolide et al. BMC Endocrine Disorders. 2017;17:64.

14. Institute of Medicine (IOM). Vitamin A. In: Dietary Reference Intakes for Vitamin A, Vitamin K, Arsenic, Boron, Chromuim, Copper, Iodine, Iron, Manganese, Molybdenum, Nickel, Silicon, Vanadium, and Zinc. Washington: National Academic Press; 2001: 82-161.

15. Zhang X, Gao PT, Yang X, Cai JB, Ding GY, Zhu XD, et al. Reduced selenium-binding protein 1 correlates with a poor prognosis in intrahepatic cholangiocarcinoma and promotes the cell epithelial--mesenchymal transition. Am J Transl Res. 2018;10(11):3567-78.

16. Franca CA, Nogueira CR, Ramalho A, Carvalho AC, Vieira SL, Penna AB. Serum levels of selenium in patients with breast cancer before and after treatment of external beam radiotherapy. Ann Oncol. 2011;22(5):1109-12.

17. Benstoem C, Goetzenich A, Kraemer S, Borosch S, Manzanares W, Hardy G, et al. Selenium and its supplementation in cardiovascular disease – what do we know? Nutrients. 2015;7(5):3094-118.

18. Moon S, Chung HS, Yu JM, Yoo HJ, Park JH, Kim DS, et al. Association between serum selenium level and the prevalence of diabetes mellitus in U.S. population. J Trace Elem Med Biol. 2019;52:83-8.

19. Zhang Q, Li W, Wang J, Hu B, Yun H, Guo R, et al. Selenium Levels in Community Dwellers with Type 2 Diabetes Mellitus. Biol Trace Elem Res. 2019;191(2):354-62.

20. World Health Organization. Global nutrition targets 2025: anaemia policy brief. Geneva: World Health Organization; 2014 [Internet]. Available from: https://www.who.int/nutrition/publications/globaltargets2025_policybrief_anaemia/en/.

21. Blackfan KD, Wolbach SB. Vitamin A deficiency in infants, a clinical and pathological study. J. Pediatr. 1933;3(5):679-706.

22. Wagner K-H. Die experimentelle avitaminose A beim Menschen. Mit 9 Figure im Text und auf Tafel III. Biol Chem. Zeitschrift für physiologische Chemie. 1940;19(23):567-8.

23. Hodge RE, Sauberlich H, Canham JE. Hematopoietic studies in vitamin A deficiency. Am J Clin Nutr. 1978;31(5):876-85.

24. Von Haehling S, Jankowska EA, van Veldhuisen DJ, Ponikowski P, Anker SD. Iron deficiency and cardiovascular disease. Nat Rev Cardiol. 2015;12(11): 659-69.

25. Moliner P, Enjuanes C, Tajes M, Cainzos-Achirica M, Lupón J, Garay A, et al. Association Between Norepinephrine Levels and Abnormal Iron Status in Patients With Chronic Heart Failure: Is Iron Deficiency More Than a Comorbidity? J Am Heart Assoc. 2019;8(4):e010887.

26. Severo JS, Morais JBS, Freitas TEC, Cruz KJC, Oliveira ARS, Poltronieri F, et al. Metabolic and Nutritional Aspects of Magnesium. Nutr Clin Diet Hosp. 2015;35(2):67-74.

Capítulo 4 – Aspectos Gerais sobre o Metabolismo de Minerais

27. Araujo MC, Bezerra IN, Barbosa FS, Junger WL, Yokoo EM, Pereira RA, et al. Consumo de macronu-trientes e ingestão inadequada de micronutrientes em adultos. Rev Saúde Pública. 2013;47(Suppl 1):177S-89S.

28. Pinheiro MM, Ciconelli RM, Chaves GV, Aquino L, Juzwiak CR, Genaro PS, et al. Antioxidant in take among Brazilian adults – The Brazilian Osteoporosis Study (BRAZOS): a cross-sectional study. Nutr J. 2011;10:39.

29. Boyle NB, Lawton C, Dye L. The Effects of Magnesium Supplementation on Subjective Anxiety and Stress-A Systematic Review. Nutrients. 2017;9(5): E429.

30. Ismail AAA, Ismail Y, Ismail AA. Chronic magnesium deficiency and human disease: time for rea-ppraisal? QJM. 2018;111(11):759-63.

31. Simental-Mendia LE, Sahebkar A, Rodriguez-Moran M, Zambrano-Galvan G, Guerrero-Romero F. Effect of Magnesium Supplementation on Plasma C-reactive Protein Concentrations: A Systematic Review and Meta-Analysis of Randomized Controlled Trials. Curr Pharm Des. 2017;23(31):4678-86.

32. Abuabat F, AlAlwan A, Masuadi E, Murad MH, Jahdali HA, Ferwana MS. The role of oral magnesium supplements for the management of stable bronchial asthma: a systematic review and meta-a-nalysis. NPJ Prim Care Respir Med. 2019;29(1):4.

33. Khoushabi F, Shadan MR, Miri A, Sharifi-Rad J. Determination of Maternal Serum Zinc, Iron, Cal-cium And Magnesium During Pregnancy In Pregnant Women And Umbilical Cord Blood And Their Association With Outcome Of Pregnancy. Mater Sociomed, 2016;28(2):104-7.

34. Enaruna NO, Ande A, Okpere EE. Clinical significance of low serum magnesium in pregnant wo-men attending the University of Benin Teaching Hospital. Niger J Clin Pract. 2013;16(4):448-53.

35. Nestler A, Rylander R, Kolisek M, Nielsen T, Ödman N, Vormann J, et al. Blood pressure in pregnan-cy and magnesium sensitive genes. Pregnancy Hypertens. 2014, 4:41–5.

36. Kantas E, Cetin A, Kaya T, Cetin M. Effect of magnesium sulfate, isradipine, and ritodrine on con-tractions of myometrium: pregnant human and rat. Acta Obstet Gynecol Scand. 2002;81(9): 825-30.

37. Zarean E, Tarjan A. Effect of Magnesium Supplement on Pregnancy Outcomes: A Randomized Control Trial. Adv Biomed Res. 2017;6:109.

38. Faia R, Lemos L, Mourão-Júnior CA, Andreazzi AE. Metabolismo do cobre e doença de Wilson: uma Revisão. Rev Med Minas Gerais. 2017;26:e-1833.

39. Knobel M, Medeiros-Neto G. Moléstias associadas à carência crônica de iodo. Arq Bras Endocrinol Metab. 2004;48(1):53-61.

40. Severo MD, Scheffel RS. Do Brazilian Pregnant Women Need Iodine Supplementation? A Commentary on the Latest American Thyroid Association Guideline. Rev Bras Ginecol Obstet. 2018 Jan;40(1):1-3.

41. World Health Organization. Assessment of iodine deficiency disorders and monitoring their eli-mination: a guide for programme managers. 3rd. ed. Geneva: World Health Organization; 2007 [Internet]. Available from: https://apps.who.int/iris/handle/10665/43781.

42. Zimmermann MB, Andersson M. Assessment of iodine nutrition in populations: past, present, and future. Nutr Rev. 2012;70(10):553-70.

43. World Health Organization. Micronutrient deficiencies: Iodine deficiency disorders [Internet]. Available from: https://www.who.int/nutrition/topics/idd/en/.

44. Tran HV, Erskine NA, Kiefe CI, Barton BA, Lapane KL, Do VTH, et al. Is low iodine a risk factor for cardiovascular disease in Americans without thyroid dysfunction? Findings from NHANES. Nutr Metab Cardiovasc Dis. 2017;27(7):651-6.

45. Ross CA, Taylor CL, Yaktine AL, del Valle HB, editors. Dietary Reference Intakes for Calcium and Vitamin D. Washington: National Academies Press (US); 2011.

46. Institute of Medicine (US) Standing Committee on the Scientific Evaluation of Dietary Reference Intakes. Dietary Reference Intakes for Calcium, Phosphorus, Magnesium, Vitamin D, and Fluoride. Washington (DC): National Academies Press (US); 1997.

47. Rinaldi DB, von Frankenberg AD. The effect of calcium intake on weight loss and body com-position: a review of randomized clinical trials. Rasbran. 2016;7(2):66-78.

Compostos Bioativos e Sua Relação com Saúde e Doença

5

• Taís de Souza Lopes • Ana Luísa Kremer Faller • Eliane Fialho

COMPOSTOS BIOATIVOS E O CONCEITO DE ALIMENTOS FUNCIONAIS

A abordagem dos alimentos no contexto da nutrição veio mudando ao longo das décadas. Inicialmente, houve maior enfoque na identificação de alimentos que fossem fonte de micronutrientes, em suas concentrações e na relação com carências nutricionais. Posteriormente, viu-se, na nutrição, a valorização de seu potencial preventivo na redução do risco de doenças, especialmente doenças crônicas não transmissíveis (DCNT). Mais recentemente, os estudos sobre os alimentos têm se concentrado em seu papel auxiliar à manutenção da saúde, não apenas por seu conteúdo em macronutrientes e micronutrientes, mas também por outros compostos secundários minoritários, muitas vezes conhecidos como compostos bioativos (CB). Nesse cenário, as pesquisas sobre os chamados alimentos funcionais tiveram importante incremento.

No Brasil, a Agência Nacional de Vigilância Sanitária (Anvisa) normatiza e regula as alegações de saúde e os ingredientes ou os alimentos que podem ser utilizados.[1] No entanto, o termo "alimento funcional" ou "ingrediente funcional" não é padronizado entre as agências internacionais, havendo diferentes definições, o que dificulta sua compreensão pela população em geral e, também, por muitos profissionais de saúde.

Independentemente da definição, o mercado para alimentos funcionais vem crescendo no mundo, em alinhamento ao interesse econômico da indústria, que utiliza a motivação da população na busca por alimentos que possam "promover saúde". No entanto, em 2011, o Functional Foods/Foods for Health Consumer Trending Survey mostrou que 70% dos entrevistados consideravam que frutas e hortaliças são alimentos funcionais.[2] Apesar de frutas, legumes e verduras, assim como outros alimentos de origem vegetal, como cereais integrais, serem as principais fontes de compostos bioativos na dieta, conter um CB em sua matriz não é suficiente para que o alimento tenha alegação funcional ou de saúde.

A alegação de saúde dos alimentos, que posteriormente permite, por exemplo, as recomendações de dose, baseia-se em evidências da literatura científica sobre seus efeitos, de pesquisas *in vitro* e modelos experimentais a ensaios clínicos, para que alcance grau de evidência suficiente para que se possa fazer uma alegação. Dessa forma, para começarmos a entender a possível aplicabilidade de alimentos funcionais na prática clínica, é necessário conhecer as principais classes de compostos bioativos, sua biodisponibilidade e sua relação com a matriz alimentar, sua ingestão dietética e sua representatividade no padrão alimentar do indivíduo, bem como se aprofundar nas evidências relacionadas às condições clínicas específicas.

COMPOSTOS BIOATIVOS EM ALIMENTOS

Compostos bioativos (CB), também chamados de fitoquímicos, podem ser definidos como compostos não nutrientes produzidos, em sua maioria, a partir do metabolismo secundário de vegetais, daí sua larga distribuição entre alimentos de origem vegetal. Outra característica dos CB é que estão presentes em baixo teor nos alimentos, exercendo, portanto, efeitos mais sutis no metabolismo. Pela mesma razão, por não serem essenciais ao desenvolvimento, sua não ingestão não acarreta deficiências nutricionais claras, como observado com macronutrientes e micronutrientes. Apesar disso, seus efeitos fisiológicos benéficos são, muitas vezes, decorrentes de suas ações em múltiplas vias e/ou do efeito sinérgico de diferentes CB na mesma matriz alimentar ou no mesmo padrão dietético.[3]

Os CB podem ser subdivididos em diferentes classes, em função de suas características químicas, e podem ser de natureza hidrofílica, como os compostos fenólicos presentes em frutas, hortaliças, cereais integrais e bebidas como chá e café, ou lipofílica, como é o caso de ácidos graxos poliinsaturados de origem vegetal ou animal e dos carotenoides (**Quadro 5.1**).

Quadro 5.1 Classes de compostos bioativos e principais fontes alimentares	
Classe de compostos bioativos	Principais fontes alimentares
Ácidos fenólicos	Cereais, café, frutas e hortaliças
Flavonoides e proantocianidinas (flavonoides poliméricos)	Frutas, hortaliças, soja e leguminosas, chá e cacau
Lignanas	Semente de linhaça e centeio
Estilbenos	Uva, vinho tinto e amendoim
Taninos hidrolisáveis	Frutas e hortaliças
Carotenoides	Frutas e hortaliças nas cores verde, vermelha, laranja e amarela
Monoterpenos	Óleos essenciais cítricos, temperos e condimentos
Glicosinolatos e isotiocianatos	Crucíferas como brócolis, couve-flor e agrião
Compostos organossulfurados	Alho, cebola e alho-poró

No entanto, independentemente de sua característica química ou de sua solubilidade, o alvo principal da discussão e das pesquisas vem sendo a biodisponibilidade desses compostos. Para exercerem efeito sistêmico, precisam (1) resistir ao processamento do alimento (doméstico ou industrial); (2) ser liberados da matriz alimentar após a ingestão; (3) ser absorvidos pelo trato gastrointestinal; e (4) alcan-

Capítulo 5 – Compostos Bioativos e Sua Relação com Saúde e Doença

çar o tecido-alvo em sua forma biologicamente ativa, a qual pode ser a molécula original ou outro metabólito gerado ao longo do caminho. De forma resumida, a biodisponibilidade do CB é crucial para seu efeito clínico, sendo influenciada por fatores intrínsecos e extrínsecos ao alimento. Esse fator reforça a ideia de que não podemos extrapolar o efeito observado com um alimento para outro similar apenas com base em sua composição química.[3]

Compostos fenólicos

Alimentos de origem vegetal são as principais fontes dietéticas de compostos fenólicos. Destacam-se os cereais integrais, uma vez que uma parcela dos fenólicos, especialmente os ácidos fenólicos, está associada à fração de fibra dietética. Faller e Fialho, com base na POF 2002/2003, estimaram um consumo nacional médio de 48,3 mg de compostos fenólicos ao dia, relativamente aos 66,8 g/dia *per capita* das seis frutas e das seis hortaliças mais consumidas no Brasil: abacaxi, banana, laranja, mamão, manga, tangerina, batata, brócolis, cebola, cenoura, repolho e tomate.[4] O estudo, porém, não analisou leguminosas, cereais integrais ou bebidas como chá e café, importantes fontes de fenólicos. Dados mais recentes, com grupos específicos da população, estimam um consumo médio de 392,6 mg ao dia, ainda bastante inferior ao de outros países, onde se sugere uma ingestão diária de cerca de 1 g.

A estimativa de consumo desses compostos aumentou com a criação de bancos de dados eletrônicos com a composição de fenólicos nos alimentos, como o Phenol--Explorer (http://phenol-explorer.eu/) ou as tabelas do United States Department of Agriculture dos Estados Unidos (USDA).

Os polifenóis podem ser classificados em compostos não flavonoides, como os ácidos fenólicos e os estilbenos (dos quais o resveratrol é um exemplo), e os flavonoides, mais conhecidos, que apresentam estrutura química básica composta por três anéis aromáticos e que podem ser divididos em seis subclasses (**Quadro 5.2**). A absorção e o transporte dependem de sua estrutura química, uma vez que muitos flavonoides se apresentam nos alimentos na forma glicosídica (associado a uma molécula de açúcar, a ésteres ou a polímeros), não sendo prontamente absorvidos em sua forma nativa. Dependendo do composto e da matriz alimentar, podem ativar ou não, durante o processo digestório, enzimas capazes de clivar essas ligações e liberar a forma aglicona para posterior absorção, liberando o açúcar antes ligado à molécula.[5]

Quadro 5.2 Classes de flavonoides e principais fontes dietéticas		
Classe de flavonoides	*Exemplos de compostos*	*Principais fontes alimentares*
Flavonóis	Quercetina, kaempferol, miricetina	Cebola, maçã, chá, azeitonas, banana, alface, ameixa, uva
Flavonas	Luteolina, apigenina	Maçã, aipo, limão, salsinha, orégano, beterraba
Isoflavonas	Genisteína, daidzeína, gliciteína	Soja e leguminosas
Flavononas	Hesperetina, naringenina	Laranja-lima, toranja

Continua...

Continuação

Quadro 5.2
Classes de flavonoides e principais fontes dietéticas

Classe de flavonoides	Exemplos de compostos	Principais fontes alimentares
Antocianidinas	Cianidina, delfinidina, malvidina, pelargonidina	Mirtilo, framboesa, morango, cereja
Flavan-3-óis	Catequinas, epicatequinas, teaflavina, tearubigina	Chá-verde, chá-preto, ameixa, maçã
Procianidinas	Catequinas e epicatequinas poliméricas	Cacau, chocolate, canela, feijão fradinho, avelã, pecãs

Ainda no intestino grosso, esses polifenóis podem ser extensamente metabolizados pela microbiota residente, gerando novos metabólitos. A relação entre os compostos fenólicos e a microbiota intestinal tem ganhado atenção de pesquisadores, uma vez que os metabólitos são responsáveis por muitos efeitos fisiológicos e, ao mesmo tempo, ao serem metabolizados, os polifenóis podem modular o crescimento de microrganismos intestinais. A absorção celular de polifenóis pela mucosa intestinal muitas vezes depende de proteínas transportadoras, uma vez que tendem a ser hidrofílicos, dificultando a passagem passiva. Ainda na forma glicosídica, a absorção intestinal de flavonoides pode ocorrer pelo transportador de glicose dependente de sódio 1 (SGLT-1) ou pelo transportador de monocarboxilato (MCT).[5] Alguns conjugados fenólicos, como as catequinas do chá-verde, podem também seguir via circulação porta para o fígado, onde são sujeitos à metilação, à sulfatação e/ou à glicuronidação, sendo esses metabólitos encontrados na urina. Dessa forma, a ação bioativa dos polifenóis depende não apenas de sua liberação da matriz alimentar, mas também do efeito de sua metabolização pelo intestino e pelo fígado, evitando o efluxo e a excreção precoce (**Figura 5.1**).

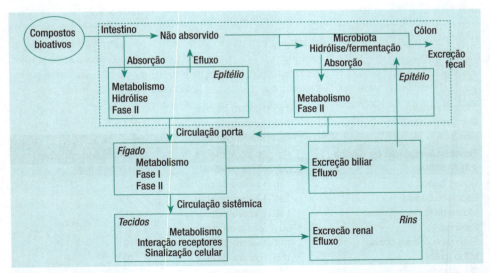

Figura 5.1 Metabolismo dos compostos fenólicos após a ingestão de fontes alimentares (Fonte: adaptada de Velderrain-Rodríguez GR, et al. Food Funct. 2014;5(2):189-97).

Como mencionado anteriormente, outra questão importante a ser considerada são as alterações que podem ocorrer na quantidade de CB no alimento em função de técnicas de pré-preparo e preparo. As alterações na concentração de compostos fenólicos em função da cocção são variáveis, uma vez que cada classe responde de forma diferenciada, dependendo de sua solubilidade em água, de sua estabilidade à temperatura e das mudanças no pH do meio de cocção. Sendo assim, caracterizar o efeito geral do processamento como benéfico ou deletério na retenção desses compostos bioativos é difícil. Em alguns casos, tanto o pré-preparo quanto o preparo do alimento podem aumentar a extração desses compostos de estruturas celulares, como parede celular ou vacúolos, o que seria favorável, mas também podem deixá-los mais suscetíveis às reações de hidrólise e oxidação, o que seria desfavorável.[5]

Carotenoides

Carotenoides são pigmentos presentes em todos os organismos vivos capazes de realizar fotossíntese, tendo como principais representantes, na alimentação humana, frutas, legumes, verduras e algas (**Quadro 5.3**). Além desses, bactérias e cianobactérias, como o caso da spirulina, são capazes de produzir carotenoides. Eles podem apresentar diferentes estruturas químicas e funções, podendo ter, em alguns casos, atividade provitamina A (como o β-caroteno) ou não. Dos mais de 700 carotenoides já identificados, aproximadamente 50 fazem parte da dieta humana, sendo mais importantes β-caroteno, α-caroteno, licopeno, luteína, zeaxantina, β-criptoxantina, α-criptoxantina, γ-caroteno, neurosporeno, ζ-caroteno, fitoflueno e fitoeno.[6]

Quadro 5.3 Quantidade de licopeno, luteína e zeaxantina em medidas caseiras de fontes alimentares selecionadas		
Fontes alimentares de licopeno	*Porção do alimento g (medida caseira)*	*Quantidade de licopeno (μg)*
Molho de tomate em lata	245 (1 xícara de chá)	34.043
Tomate seco	54 (1 xícara de chá)	24.787
Extrato de tomate em lata	66 (¼ xícara de chá)	18.984
Goiaba	165 (1 xícara de chá)	8.587
Melancia	165 (1 xícara de chá)	6.979
Tomate cereja	149 (1 xícara de chá)	3.834
Mamão-papaia	145 (1 xícara de chá)	2.651
Caqui	168 (1 unidade média)	267
Fontes alimentares de luteína e zeaxantina	*Porção do alimento g (medida caseira)*	*Quantidade de luteína + zeaxantina (μg)*
Couve cozida	130 (1 xícara de chá)	23.720
Espinafre cozido	180 (1 xícara de chá)	20.354
Mostarda (folhas) cozida	140 (1 xícara de chá)	14.560
Salsinha	60 (1 xícara de chá)	3.337
Beterraba (folhas) cozida	144 (1 xícara de chá)	2.619
Milho (grão)	166 (1 xícara de chá)	2.249
Ovo cozido	50 (1 unidade)	250

Fonte: adaptado Haytowitz DB, et al., 2018.

Os carotenoides apresentam característica lipofílica, podendo ser encontrados no interior das membranas celulares, no caso de moléculas estritamente compostas de hidrocarbonos (β-caroteno e licopeno, por exemplo), ou de forma perpendicular à membrana, no caso de moléculas com átomos de oxigênio (luteína e zeaxantina). Essa localização justifica, em parte, as ações biológicas já associadas a essa classe de CB, protegendo a membrana celular e aumentando a capacidade de defesa dessa estrutura contra dano oxidativo.[6]

A biodisponibilidade dos carotenoides depende principalmente do tipo, da quantidade e da matriz em que esse carotenoide está presente. O licopeno, presente no tomate, e o β-caroteno, presente na cenoura, por exemplo, sob a forma microcristalina que é comumente encontrada nos alimentos, são menos disponíveis para absorção do que quando estão em uma solução micelar.[8] No entanto, a indicação de técnicas de pré-preparo (corte, por exemplo) e preparo (aquecimento ou inclusão de ingrediente lipídico, por exemplo) é eficaz em aumentar sua biodisponibilidade. Na prática, isso mostra a importância de o profissional nutricionista oferecer orientações de preparo dos alimentos, para garantir seu melhor aproveitamento.

A absorção intestinal de carotenoides segue o mesmo processo dos lipídios dietéticos e das vitaminas lipossolúveis, ou seja, incorporação às micelas, junto aos demais componentes lipofílicos, incorporação aos quilomícrons e liberação no sistema linfático. Após a absorção, podemos encontrar os carotenoides distribuídos nas demais lipoproteínas, como a de muito baixa densidade (VLDL) e a de baixa densidade (LDL), sendo essas as formas que o organismo utiliza para carrear os carotenoides até os tecidos adiposo e hepático, as adrenais, o corpo lúteo, os testículos, a pele e a retina.[8]

No caso do licopeno, o tratamento térmico promove ruptura da parede celular do vegetal, induz isomerização da molécula da forma trans para a forma cis (mais biodisponível) e maior concentração, por perda de água do alimento. A presença de lipídios (em torno de 3 g na refeição) contribui para a formação de micelas e, consequentemente, para sua absorção.[8] Por essas razões, os derivados de tomate, como molho e extrato, são os mais consumidos pela população e são os que apresentam maior número de publicações científicas.

Já as xantofilas luteína e zeaxantina apresentam características mais polares, devido à presença de átomos de oxigênio em sua estrutura. Estima-se uma razão de luteína/zeaxantina de 12/63 nos vegetais verde-escuros, mas essa razão cai para 0,1/1,4 em frutas e hortaliças amarelo-alaranjadas. No entanto, a biodisponibilidade desses carotenoides é maior na gema de ovo, quando comparada aos vegetais folhosos, devido a seu conteúdo lipídico. Além do teor de gorduras do alimento e da refeição, fatores como matriz alimentar (crua, coccionada, entre outras), presença de fosfolipídios, fibra dietética e outros carotenoides também influenciam a absorção.[9]

Glicosinolatos

Os glicosinolatos são metabólitos secundários de vegetais, podendo ser classificados como alifáticos, indóis ou aromáticos, em função de seus aminoácidos precursores – metionina, triptofano e fenilalanina/tirosina, respectivamente. São conhecidos por apresentar enxofre em sua estrutura, o que confere aspectos sensoriais característicos

Capítulo 5 – Compostos Bioativos e Sua Relação com Saúde e Doença

119

às suas fontes alimentares – as crucíferas (**Quadro 5.4**). Os glicosinolatos podem ser rapidamente hidrolisados por enzimas, como as mirosinases, gerando isotiocianatos e demais metabólitos. No entanto, nas células vegetais, os glicosinolatos estão em compartimento distinto das mirosinases, evitando que reajam entre si.[10]

Já durante o pré-preparo e a mastigação, há ruptura da célula vegetal, auxiliando a interação entre enzima e substrato e, consequentemente, a formação desses metabólitos. Outros fatores que modifiquem o meio de reação ou a preparação culinária, como alterações de pH e temperatura do meio de cocção, podem impactar negativamente a atividade da mirosinase. Já em relação à absorção intestinal dos glicosinolatos, pode ocorrer em sua forma nativa, caso haja inativação da mirosinase, de seus metabólitos enzimáticos ou de metabólitos gerados pela ação da microbiota, sendo difícil a identificação das estruturas que, de fato, estão associadas aos efeitos benéficos obtidos pelo consumo desses alimentos.[10]

Quadro 5.4 Quantidade de glicosinolatos em medidas caseiras de fontes alimentares selecionadas		
Alimento	*Porção do alimento g (medida caseira)*	*Quantidade de glicosinolatos (mg)*
Couve-de-bruxelas	44 (1/2 xícara de chá)	104
Folha de mostarda picada	28 (1/2 xícara de chá)	79
Nabo em cubos	65 (1/2 xícara de chá)	60
Repolho verde picado	45 (1/2 xícara de chá)	35
Couve picada	67 (1 xícara de chá)	67
Agrião picado	34 (1 xícara de chá)	32
Repolho roxo picado	45 (1/2 xícara de chá)	29
Brócolis picado	44 (1/2 xícara de chá)	27
Couve-flor picada	50 (1/2 xícara de chá)	22

Fonte: adaptado de McNaughton SA, et al. Br J Nutr. 2003;90(3):687-97.

O principal benefício à saúde associado ao consumo de crucíferas é a redução do risco de câncer, referente à habilidade da substância de promover aumento da atividade de enzimas que atuam nos processos de destoxificação, ou seja, no metabolismo de xenobióticos, e de defesa antioxidante. Outro aspecto relevante para a prática clínica, embora bastante questionado, é o possível efeito goitrogênico das crucíferas. Alguns isotiocianatos podem interferir na captação de iodo pelas glândulas tireoidianas, prejudicando a síntese endógena desses hormônios. No entanto, esse efeito é diretamente associado ao tipo de brássica consumida e, consequentemente, ao tipo e à quantidade do glicosinolato de origem e dos metabólitos que serão gerados. Dessa forma, a literatura sugere que o consumo deveria ser superior a 1 kg/dia, por tempo prolongado (meses), principalmente na forma de hortaliças cruas, para que houvesse efeito negativo sobre a função tireoidiana, prática pouco usual no dia a dia.[11] Apesar disso, deve-se ter atenção a padrões monótonos de alimentação, ao consumo exagerado de alimentos específicos ou a situações que possam conciliar outros fatores de risco para a função tireoidiana.

COMPOSTOS BIOATIVOS NAS DOENÇAS CRÔNICAS NÃO TRANSMISSÍVEIS

Doenças cardiovasculares

A prevalência de doenças cardiovasculares tem aumentado no mundo e no Brasil. Os principais fatores de risco para eventos cardiovasculares incluem história familiar e idade, mas têm-se destacado fatores modificáveis, relacionados ao estilo de vida, como hipertensão arterial sistêmica, hipercolesterolemia, obesidade, resistência insulínica e inatividade física, além de hábitos alimentares inadequados. No contexto dietético, os alimentos funcionais poderiam auxiliar no controle desses fatores de risco, alguns já com forte grau de evidência e com indicação clínica pela Sociedade Brasileira de Cardiologia (SBC)[12] (**Quadro 5.5**).

Quadro 5.5				
Alimentos funcionais e compostos bioativos com indicações clínicas para doenças cardiovasculares: formas de consumo, quantidades sugeridas, efeitos observados, graus de recomendação e níveis de evidência				
Substância/ alimento	*Forma de consumo*	*Quantidade*	*Efeito*	*Grau de recomendação e nível de evidência*
Fitosteróis	Suplemento/ alimento	1,2 a 1,5 g/dia	Redução de colesterol total e LDL-c	I, A
Ácido α-linolênico	Suplemento	2 g a 4 g	Redução de triglicerídeos (entre 200 e 499 mg/dL)	IIa, B
EPA+DHA	Alimento	≥ 2 g/dia	Redução da pressão arterial	IIa, B
Fibras totais	Alimento	25 g/dia (6 g, se fibra solúvel)	Redução do risco de DCV Redução da pressão arterial Redução de colesterol total (– 15%)	I, A
Psyllium	Suplemento	7 a 15 g/dia	Redução de colesterol total (– 5%)	IIb, B
β-glucana	Alimento	3 g/dia	Redução de colesterol total Redução discreta da pressão arterial	– IIb, B
Probióticos	Alimento/ suplemento	10^9 UFC* (dose usual) 100 a 150 mL/dia ou doses acima de 10^{11} UFC*	Melhora do perfil lipídico Melhora da pressão arterial sistêmica	– –
Chocolate amargo (> 70% cacau)	Alimento	25 a 80 g/dia	Redução da pressão arterial Melhora da sensibilidade insulínica	IIb, B

*UFC: unidade formadora de colônia. Grau de recomendação: I. Existem consenso e evidência em favor da indicação; IIa. Existe divergência, mas a maioria aprova; IIb. Existem divergência e divisão de opiniões; III. Não se recomenda. Nível de evidência: A. Múltiplos ensaios clínicos controlados, aleatorizados; B. Um único estudo clínico controlado e aleatorizado, estudos clínicos não aleatorizados ou estudos observacionais bem desenhados; C. Consenso de especialistas.
Fonte: Sociedade Brasileira de Cardiologia. Arq Bras Cardiol. 2017;109(2Supl.1):1-76.

Capítulo 5 – Compostos Bioativos e Sua Relação com Saúde e Doença

Dentre os alimentos ou ingredientes funcionais citados pela SBC, os fitosteróis são mencionados há mais tempo na literatura. Fitosteróis, fitostanóis e seus ésteres são esteroides presentes exclusivamente em alimentos vegetais, como óleos vegetais, cereais, sementes e oleaginosas. Estruturalmente, são semelhantes ao colesterol, tendo parte de seu efeito por essa característica química. Apesar de metabolizados e absorvidos de forma semelhante ao colesterol, sendo incorporados às micelas para seu transporte ao interior dos enterócitos, grande parte retorna ao lúmen intestinal pelos cotransportadores ABC G5/G8. Durante esse processo, ocorre menor incorporação de colesterol nas micelas, reduzindo sua absorção intestinal.[13]

O consumo dietético de fitosteróis por diferentes populações é estimado em 300 mg a 600 mg ao dia, muito abaixo dos 2 g diários recomendados, em função da redução de aproximadamente 8% do colesterol total e 9% de LDL-c, sendo sugerido o consumo de suplementos ou alimentos enriquecidos para alcançar esse valor diário de ingestão.[12] O impacto do consumo de fontes alimentares naturais de fitosteróis (oleaginosas e sementes) sobre o perfil lipídico não está claro, mas sua inclusão no plano dietético, quando associada a outras estratégias nutricionais, pode ser interessante. Deve-se ressaltar, no entanto, que o principal alimento enriquecido encontrado no Brasil é o creme vegetal, cuja ingestão diária deve ser em torno de duas colheres de sopa ao dia para alcançar a recomendação de 2 g. Considerando o valor do produto e a acessibilidade da população a ele, fatores aliados às demais características nutricionais da matriz alimentar, deve-se ponderar o quanto é pertinente a indicação dessa fonte de fitosteróis dentro do plano alimentar.

A semente do cacau, utilizada como massa-base para preparo do chocolate, é uma fonte de flavanóis ou procianidinas. A concentração de flavanóis varia com o cultivo, o processo de fermentação da semente e o quanto ela é incorporada ao produto final, sendo mais ricos os chocolates amargos (> 70% cacau). O consumo de chocolate já foi associado à melhora de fatores cardiometabólicos, como pressão arterial, sensibilidade insulínica e indicadores de agregação plaquetária.[13] A maioria dos estudos de intervenção utilizou quantidades de 25 g a 80 g de chocolate amargo ao dia, sendo seu valor energético descontado do planejamento dietético. O uso de cacau em pó em bebidas ou preparações pode ser uma alternativa para a incorporação das procianidinas ao plano alimentar, devendo o nutricionista apenas estar atento à sua sensibilidade ao calor e ao pH alcalino, indicando tempos de cocção mais curtos ou substituição de ingredientes que tendem a alcalinizar o meio, como o bicarbonato de sódio.

Além dos CB listados pela SBC, outros já foram largamente estudados, apresentando dados interessantes na literatura. O resveratrol, composto fenólico não flavonoide, da classe dos estilbenos, é um exemplo. Presente na alimentação humana por meio do consumo de uvas tintas, vinho tinto e algumas oleaginosas, como as nozes, ficou conhecido mundialmente pelo chamado "paradoxo francês". Esses estudos preliminares observaram a menor incidência de DCV na população francesa, apesar do alto consumo de gordura saturada, quando comparada a outras populações. Estudos observacionais mostram associação inversa entre o consumo de resveratrol e perfil lipídico, pressão arterial e risco de mortalidade por DCV em geral, evidências não reproduzidas com a suplementação desse CB. Administrado de forma isolada, os resultados são conflitantes, havendo redução significativa da pressão arterial sistólica com doses acima de 150 mg/dia, sem impacto sobre as lipoproteínas. Ressalte-se, ainda, que doses acima de 150 mg são muito maiores do que a quantidade obtida pela dieta habitual, podendo, inclusive, haver algum efeito adverso com o uso na forma suplementar.[14]

Outra classe de CB são os carotenoides, já apresentados anteriormente. Metanálise realizada por Cheng *et al.*,[15] incluindo 25 estudos, mostrou que indivíduos com maior consumo ou maior concentração sérica de licopeno apresentam risco reduzido para acidente vascular cerebral (– 26%), DCV (– 14%) e mortalidade (– 37%), sem associação, no entanto, com infarto agudo do miocárdio. O consumo de licopeno varia de acordo com o padrão alimentar do país estudado, sendo estimado em 7,4 mg/dia na Itália, entre 5,7 e 10,5 mg/dia nos Estados Unidos, 1,1 mg/dia na Grã-Bretanha e 4,8 mg/dia na França.

Em função dessas evidências, a Anvisa coloca o licopeno como ingrediente com alegação de saúde, de modo que suplementos que contenham licopeno extraído de tomate ou licopeno sintético podem divulgar as informações de que "o licopeno tem ação antioxidante, que protege as células contra os radicais livres" e de que "seu consumo deve estar associado a uma alimentação equilibrada e a hábitos de vida saudáveis". Esse é um exemplo claro de como as alegações de saúde e os alimentos funcionais devem apresentar grau de evidência específica para cada matriz. Ou seja, caso o suplemento utilize licopeno extraído de outro alimento fonte que não o tomate, há necessidade de comprovação de sua atividade para uso da alegação de saúde.

Ácidos graxos poliinsaturados associados à redução do risco de DCV são os ácidos graxos da série n-3, representados pelos ácidos α-linolênico (ALA, C18:3), eicosapentaenoico (EPA, C20:5) e docosaexaenoico (DHA, C22:6). O ALA pode ser encontrando em matrizes vegetais, estando presente em óleos (soja, canola e linhaça), enquanto o EPA e o DHA estão naturalmente em alimentos de origem animal, como pescados de águas muito frias dos Oceanos Pacífico e Ártico. A síntese endógena de EPA e DHA pode ocorrer a partir da utilização de ALA como substrato das enzimas dessaturases e elongases. No entanto, essa conversão pode ser limitada por diferentes fatores internos e externos, sendo indicado o consumo desses ácidos quando já pré-formados no alimento.

Os mecanismos de ação associados às DCV se relacionam, principalmente, à metabolização desses ácidos graxos pela via dos eicosanoides. Os ácidos graxos n-3 podem gerar substâncias com ação anti-inflamatória, como prostaglandinas e leucotrienos de série ímpar, reduzindo inflamação sistêmica e agregação plaquetária e promovendo a função endotelial, bem como a redução da pressão arterial e dos triglicerídeos. A recomendação é de que consumam, pelo menos, duas porções por semana de peixes que sejam fonte de EPA e DHA, dentro de um contexto de alimentação saudável. Em contrapartida, vale ressaltar que, apesar da associação inversa entre a concentração sérica de EPA ou DHA e o risco de DCV, estudos clínicos randomizados com a suplementação desses ácidos graxos não demonstram benefício claro sobre infarto ou mortalidade por DCV.[12]

As duas porções semanais, em teoria, significariam, em média, um aporte de 500 mg de EPA + DHA, mas essa concentração pode variar diretamente em função do peixe de escolha e do método de preparo do pescado. Um aspecto sempre questionado na prática clínica é o impacto da procedência do peixe (selvagem ou de cativeiro) sobre o teor de ácidos graxos n-3. Em ambos os casos, a concentração no tecido será consequência da ingestão do animal, fator incontrolável por parte do consumidor e

Capítulo 5 – Compostos Bioativos e Sua Relação com Saúde e Doença

não divulgado pelo produtor. Dessa forma, não há consenso na literatura de que o melhor aporte de EPA e DHA ocorra com o consumo de peixe selvagem ou de peixe de cativeiro.[16]

Pelos mesmos motivos de falta de informação sobre procedência, sugere-se, também, a moderação no consumo desses peixes. Há evidências de que as concentrações plasmáticas de EPA e DHA alcancem um *plateau* com duas porções semanais e há de se ter cautela com esse tipo de pescado, em função do processo de bioacumulação, que faz com que possam apresentar, também, grande quantidade de poluentes orgânicos persistentes e de metais pesados.[16]

Fibras em geral, polissacarídeos indigeríveis, podem ser classificadas em função de sua solubilidade em água como solúveis e insolúveis. A ingestão mínima de fibras recomendada por dia é de 25 g, sendo pelo menos 6 g de fibras solúveis, a fim de proteger contra DCV e câncer (grau de recomendação: I; nível de evidência: A).[12] As fibras solúveis são conhecidas por participar da redução do colesterol ao se ligarem aos ácidos biliares no lúmen intestinal, aumentando sua excreção nas fezes e diminuindo sua reabsorção. Esse mecanismo leva à maior síntese de novos ácidos biliares, diminuindo o colesterol disponível para incorporação em lipoproteínas.

Dentre as fibras solúveis destacam-se o *psyllium* e a beta-glucana. O *psyllium*, proveniente da planta *Plantago ovata*, é encontrado apenas sob a forma de suplemento, havendo indicação de doses entre 7 g e 15 g ao dia, que promovem reduções de até 20% no LDL-c e de 15% no colesterol total.[12] A beta-glucana, por outro lado, está presente na aveia e em produtos derivados, como farelo e flocos, havendo maior concentração no primeiro. Sugere-se o consumo mínimo de 3 g de beta-glucanas ao dia, para que promovam uma redução em torno de 5% no colesterol total. Essa quantidade pode ser alcançada pela ingestão de aproximadamente 60 g de farinha (4 colheres de sopa) ou 40 g de farelo de aveia (2 colheres de sopa). A vantagem da aveia é sua facilidade de aceitação e de inclusão dentro do planejamento dietético em diferentes populações.

Apesar do grande interesse sobre estratégias de modulação da microbiota intestinal para promoção de alterações endócrino-metabólicas, o uso de suplementos ou o consumo de fontes alimentares de probióticos para fatores de risco para DCV ainda apresentam evidências modestas. Algumas metanálises foram conduzidas, indicando impacto positivo do uso de probióticos sobre a redução de LDL-c, CT e TG, quando comparado ao controle. Contudo, as mesmas metanálises apontam para importantes limitações dos estudos: pequeno tamanho amostral e baixa qualidade metodológica de alguns estudos, diversidade de cepas utilizadas (*Lactobacillus acidophilus*, *Bifidobacterium lactis*, *Lactobacillus plantarum*, *Lactobacillus helveticus*, dentre outras), formas de administração (suplemento, queijos, iogurte, leites fermentados) e possibilidade de conflito de interesses, uma vez que muitos estudos são financiados por empresas que comercializam probióticos.[17]

Os efeitos benéficos mais sugestivos estão relacionados à possibilidade de modular a pressão arterial sistêmica, agindo sobre a microbiota intestinal em si ou gerando peptídeos ativos em alimentos fermentados, como leites, iogurtes e queijos. Proteínas lácteas fermentadas por *Bifidobacterium longum* e *Lactobacillus acidophilus*, por exemplo, podem gerar peptídeos com ação hipotensora, por inibirem a enzima conversora de angiotensina, como aqueles formados por valina-prolina-prolina (VPP) e isoleucina-prolina-prolina (IPP). O consumo regular de leite fermentado (100 a 150 mL/dia) parece ser capaz de promover redução média de 3,0 mmHg sobre a pressão arterial sistólica e de 1,0 mmHg sobre a pressão arterial diastólica, com efeitos até mais pronunciados do que com o consumo de suplementos.

Câncer

Os polifenóis apresentam propriedades anticarcinogênicas, devido a seus efeitos inibitórios na proliferação de células cancerosas, crescimento tumoral, angiogênese, metástases, inflamação, bem como indução de apoptose. Em adição, podem modular a resposta do sistema imune e proteger células normais contra os danos dos radicais livres. Um dos principais problemas no uso de fitoquímicos isolados é sua baixa biodisponibilidade em humanos. Adicionalmente, as interações com outros compostos naturais da dieta podem dificultar a consistência de sua eficácia. Contudo, combinações específicas entre polifenóis ou de polifenóis com outros agentes naturais permitem identificar alvos biológicos. Logo, estudos *in vitro* e *in vivo* mostram que a combinação de dois ou três polifenóis é mais efetiva em inibir o crescimento tumoral do que o tratamento com um único composto.[18]

Como os polifenóis normalmente possuem mecanismos de ação diferentes, a hipótese é de que poderiam agir em diversos processos bioquímicos e moleculares, promovendo maior sinergia. Trabalhos recentes também têm pesquisado a utilização de fitoquímicos em associação com quimioterápicos, com o objetivo de subsidiar estudos clínicos a fim de promover diminuição da dose utilizada do fármaco, reduzindo, possivelmente, os efeitos colaterais provocados pelo tratamento. No entanto, os estudos ainda são inconclusivos e ressalta-se a necessidade de estabelecer mais perfis de eficácia e toxicidade em relação à combinação de compostos bioativos presentes em alimentos com outras drogas.

A maioria dos CB, como curcumina, resveratrol, galato de epigalocatequina, emodina, celastrol, entre outros, modula vários fatores de transcrição, como NF-kB, STAT-3, Nrf-2, FoxM1, PPARgama, HIF1alfa, Wnt/beta-catenina, AP-1, c-Met, HGRF e Hh/GLI, em diversas linhagens celulares tumorais, em modelos animais e em ensaios clínicos. Logo, esses fatores de transcrição são importantes alvos para a quimioprevenção e para a quimioterapia.[19] O conhecimento de moléculas-alvo específicas de produtos naturais pode permitir translacionar o efeito potencial anticâncer desses CB para ensaios pré-clínicos e para ensaios clínicos. Alimentos utilizados em ensaios clínicos conclusivos até o momento são catequinas e chá-verde, curcumina e cúrcuma, isoflavonas e soja, licopeno e produtos à base de tomates e probióticos.

No Japão, o consumo diário de chá-verde é bastante comum e, por conta disso, a primeira evidência de que essa bebida poderia prevenir o câncer em humanos foi obtida a partir de um estudo prospectivo com essa população. Durante 10 anos, 8.552 indivíduos foram acompanhados e, após esse período, foi constatado que mulheres que consumiam mais de dez xícaras de chá-verde por dia tiveram um retardo de 7,3 anos em relação ao aparecimento do câncer. Essa coorte sugeriu, então, que a ingestão diária de dez xícaras (120 mL/xícara), equivalente a 2,5 g de extrato de chá-verde, seria capaz de prevenir o câncer.[20]

Capítulo 5 – Compostos Bioativos e Sua Relação com Saúde e Doença

Em seguida, foi realizado um estudo pré-clínico para avaliar a segurança da ingestão de dez xícaras de chá-verde suplementadas com extrato à base de chá-verde em tabletes.[21] Como os participantes da pesquisa não apresentaram efeitos adversos sérios, foi conduzido um novo estudo, duplo-cego, randomizado, de fase II, a fim de comprovar os efeitos quimiopreventivos. Nesse trabalho, foi avaliado se a ingestão diária dessas dez xícaras de chá-verde suplementadas com extrato de chá-verde em tablete por um ano seria capaz de reduzir a reincidência de câncer colorretal em pacientes que tinham previamente realizado cirurgias para retirada de pólipos intestinais (lesão pré-cancerígena). Foi observado que essa intervenção reduziu em 51,6% a reincidência de novos pólipos. Desde então, inúmeros trabalhos envolvendo esse tema têm sido publicados na literatura científica. Apesar de algumas evidências indicarem o chá-verde para a prevenção desse tipo de câncer, ainda são necessários novos estudos para estabelecer a dosagem, a frequência e o tempo de tratamento.

Com relação aos demais tipos de cânceres, o desafio será ainda maior para os pesquisadores, uma vez que existem poucos estudos sobre esse tema. Sendo assim, os efeitos sobre os cânceres de boca, de esôfago, de pulmão, de fígado, de próstata, de mama e sobre a leucemia parecem promissores. No entanto, mais estudos são necessários para estabelecer uma recomendação de dose, frequência de consumo e tempo de tratamento.

O segundo composto bioativo que possui ensaios clínicos conclusivos é a curcumina, um pigmento amarelo, insolúvel em água, estável em pH ácido, quimicamente conhecido como diferuloilmetano e encontrado na cúrcuma (*Curcuma longa*) ou no açafrão-da-terra. Os principais curcuminoides presentes na cúrcuma são a curcumina, que corresponde a cerca de 2% a 5% da cúrcuma, a demetoxicurcumina e a bisdemetoxicurcumina. O uso limitado de curcumina em ensaios clínicos se baseia em sua baixa biodisponibilidade, apesar de apresentar efeitos positivos/benéficos em ensaios experimentais/*in vitro*. Na maioria dos estudos, a curcumina é o mais potente componente quando comparado à demetoxicurcumina e à bisdemetoxicurcumina. Em contrapartida, uma mistura dos três componentes pode ser ainda mais eficaz do que seu uso isolado.[22]

Em seres humanos, a curcumina é considerada uma promissora droga anticâncer. Contudo, devido à sua baixa biodisponibilidade, sistemas inovadores para a liberação desse polifenol têm sido propostos. Ensaios clínicos com o uso de curcumina isolada ou combinada a outros compostos bioativos ou quimioterápicos têm sido conduzidos em pacientes com câncer de cabeça e pescoço, cervical, colorretal, pâncreas, mama, leucemia e osteossarcoma, além de seu uso para minimizar os efeitos colaterais de quimioterapias e radioterapias. As doses utilizadas variam de 0,5 a 12 g/dia, em um período não superior a nove meses, e têm se mostrado segura e bem tolerada tanto em indivíduos saudáveis como em pacientes com câncer. Apesar do número elevado de ensaios clínicos, ainda não se estabeleceram as doses e o tempo de tratamento, o que justifica novos estudos com esse propósito. Em geral, o consumo de curcumina é considerado seguro. Segundo os relatórios da The Joint FAO/WHO Expert Committee on Food Additives (JECFA) e da European Food Safety Authority (EFSA), o valor adequado de ingestão diária é de 0 a 3 mg/kg. A segurança e a eficácia do uso da curcumina foram comprovadas por meio de ensaios clínicos.[23]

Os principais efeitos da soja no câncer são atribuídos às isoflavonas (ISF), especialmente à genisteína, um fitoestrogênio. Em função disso, dois tipos de câncer serão abordados neste capítulo: próstata e mama. No início da década de 2000, pesquisadores conduziam os primeiros ensaios clínicos para avaliar o impacto da dieta e da proteína de soja em pacientes com câncer de próstata, mas não verificaram alterações significativas na concentração do PSA. Os estudos clínicos conduzidos com pacientes com câncer de próstata são bastante divergentes, assim como o conteúdo de ISF administrado e o tempo de exposição ao composto, apresentando resultados mais perceptíveis quando administrado por períodos mais curtos e em menores concentrações.

Durante muitas décadas, o consumo de soja foi associado à redução do risco de desenvolvimento de câncer de mama, principalmente a partir de um estudo epidemiológico que demonstrou, em uma população da Califórnia, a maior ocorrência de câncer de mama em mulheres de origem americana, quando comparadas àquelas de origem chinesa ou japonesa. Desde então, a leguminosa, habitualmente consumida pelos orientais, mas não pelos ocidentais, principalmente, a genisteína, tem sido utilizada para tentar esclarecer essa diferença. Devido ao fato de sua estrutura química ser similar à do estrogênio, a genisteína apresenta propriedades análogas a esse hormônio, mas, dependendo da concentração administrada, pode exibir efeito antiestrogênico, como demonstrado em estudos *in vitro* e *in vivo*.[24]

Ensaios clínicos que avaliam o efeito das ISF no risco de desenvolvimento do tumor de mama e na sobrevida dos pacientes apresentam resultados inconclusivos e sua ação na prevenção ou na promoção do câncer pode estar relacionada à dose de ISF utilizada. Apesar de se reconhecer a atividade biológica das isoflavonas, não há consenso sobre a concentração necessária do isoflavonoide para os efeitos benéficos associados a seu consumo na redução do risco de câncer ou no tratamento da doença.

Os resultados obtidos nos ensaios clínicos demonstram que ainda não há um consenso sobre a relação entre isoflavonas e câncer de próstata, mas sinalizam sua ação na prevenção dessa doença, sobretudo se consumidas em uma preparação, com efeitos mais promissores quando não são administradas em concentrações elevadas e por tempo prolongado. Com relação ao câncer de mama, apesar de haver aumento do marcador de proliferação celular e de genes que regulam o ciclo e a proliferação celular em mulheres no período pós-menopausa, se suplementadas com ISF, não há evidências de que esse fitoestrogênio possa estimular o desenvolvimento do câncer. Entretanto, para ambos os tipos de cânceres, os resultados ainda são inconclusivos, necessitando-se de novos estudos clínicos para fornecer mais embasamentos às condutas médicas e nutricionais.

Outro CB relacionado ao câncer é o licopeno. Em ensaio clínico randomizado de fase II, pacientes diagnosticados com câncer de próstata foram divididos em dois grupos, um suplementado com licopeno comercial (15 mg de licopeno) e o outro, com placebo, por três semanas antes da cirurgia de prostatectomia radical. No grupo que recebeu o suplemento, 73% não apresentaram envolvimento de margens cirúrgicas e tecido extraprostático com câncer, enquanto, no grupo placebo, esse percentual foi de 18%. Além disso, foram significativamente menores os casos de neoplasia intraepitelial prostática de alto grau nos pacientes que receberam a intervenção (67% *versus* 100% do grupo placebo).[25]

Ao analisar a isoforma de licopeno que está presente em tecidos da próstata, Grainger *et al.* encontraram, predominantemente, o isômero cis em voluntários com câncer de próstata que consumiram o equivalente a 25 mg a 35 mg de licopeno, por no mínimo 14 dias antes da prostatectomia radical.[26] A ingestão do carotenoide ocorreu por meio do consumo de preparações de molho de tomate (0,48 nmol/g de cis-licopeno e 0,11 nmol/g de all-trans-licopeno), de sopa de tomate (0,46 nmol/g de cis-licopeno e 0,11 nmol/g de all-trans-licopeno) e de suco de tomate, que repercutiu em menor concentração de licopeno no tecido, com valores que não diferiram, estatisticamente, dos encontrados no grupo controle (0,30 nmol/g de cis-licopeno e 0,07 nmol/g de all-trans-licopeno). Vale ressaltar que os isômeros cis-licopeno são os mais biodisponíveis.

Baseando-se em estudos epidemiológicos com evidências moderadas de redução do risco de câncer de próstata, a ADA incluiu o tomate e seus produtos processados na categoria de alimento funcional convencional, recomendando o consumo diário de 30 mg de licopeno. No Brasil, o consumo de licopeno corresponde a 33,4% do total de carotenoides ingeridos nas refeições, provenientes, em sua maioria, de alimentos processados.[27]

Os estudos com licopeno e câncer são inconclusivos, uma vez que apresentam limitações como não randomização, reduzido número de participantes e não utilização de grupo controle, mas demonstram que o licopeno pode ser utilizado como agente neoadjuvante no tratamento do câncer de próstata. Além disso, seu consumo altera a concentração plasmática de PSA, mas esse efeito só é significativo quando são administrados até 10 mg de licopeno, não sendo observados efeitos significativos acima dessa dosagem. Os ensaios com licopeno em pacientes com câncer de mama e glioma são escassos, sendo necessárias mais pesquisas para elucidar a ação do licopeno nessas doenças.

Os mecanismos pelos quais os probióticos podem inibir o câncer ainda não são totalmente compreendidos, mas existem algumas propostas na literatura científica, como efeito imunomodulador, atividade antioxidante, regulação da apoptose e da diferenciação celular e prevenção ao dano no DNA, o que contribui para a terapia contra vários tipos de cânceres, especialmente o câncer colorretal. Inúmeros trabalhos científicos relatam que o câncer colorretal é o tipo mais suscetível à ação dos probióticos, uma vez que atuam diretamente sobre a atividade metabólica das bactérias intestinais.[28] No entanto, ainda existem poucos ensaios clínicos controlados sobre esse tema, apesar de os resultados serem promissores.

A prescrição de probióticos tem se mostrado segura para a saúde humana, principalmente em relação aos lactobacilos e às bifidobactérias. No entanto, como os pacientes oncológicos podem apresentar sistema imunológico comprometido, especialmente em razão do tratamento, sua suscetibilidade a infecções aumenta. Com isso, as bactérias probióticas poderiam piorar o quadro clínico nesses indivíduos, em vez de melhorá-lo. Sendo assim, caso o paciente esteja imunodeprimido (neutrófilos: $\leq$ 1.000 células/mm^3), a utilização de probióticos é contraindicada, de acordo com o Consenso Nacional de Nutrição Oncológica.[29]

Com relação à utilização dos probióticos durante a terapia do câncer, o Consenso Nacional de Nutrição Oncológica[29] recomenda o uso de probiótico, prebiótico e simbiótico para auxiliar no tratamento da diarreia, inclusive durante quimioterapia e radioterapia, apesar de depender da gravidade de cada caso, podendo reduzir os episódios e sua duração. Ainda de acordo com esse documento, como os probióticos e os simbióticos não devem ser indicados para pacientes imunodeprimidos que apresentem diarreia, pode-se optar pela prescrição de prebióticos, por serem uma forma segura e eficaz de auxiliar esses indivíduos.

Com base nas evidências atuais, os efeitos dos probióticos são encorajadores, especialmente no que diz respeito à prevenção do câncer colorretal, além de contribuírem para a diminuição dos riscos de infecções pós-operatórias e de promoverem benefícios relacionados aos quadros diarreicos apresentados pelos pacientes durante a quimioterapia e a radioterapia. No entanto, ainda são necessários novos estudos clínicos, a fim de identificar as cepas probióticas, a quantidade, a frequência e a duração da suplementação capazes de atuar de maneira específica durante a prevenção ou o tratamento de cada tipo de câncer.

Obesidade, diabetes tipo 2 e inflamação crônica

A obesidade é uma doença multifatorial, caracterizada por aumento de citocinas inflamatórias, disfunção endotelial, peroxidação lipídica e aumento da produção de radicais livres. A produção excessiva de adipocinas pró-inflamatórias pelo tecido adiposo hipertrofiado causa resistência insulínica tanto pela inibição da via de sinalização da insulina quanto pela ativação de vias de inflamação. Dessa forma, a obesidade aumenta o risco do desenvolvimento de diabetes tipo 2 (DM2), o que que, por sua vez, pode causar danos à estrutura e à função de órgãos e tecidos, como disfunção cardíaca, aterosclerose e nefropatias.[30]

Estudos têm evidenciado o uso de alimentos funcionais e de compostos bioativos como complementares ao tratamento do DM. Esses compostos possuem propriedades biológicas que melhoram a glicemia pós-prandial, a dislipidemia e a resistência à insulina, modulam o metabolismo de carboidratos e de lipídios e atenuam o estresse oxidativo e o processo inflamatório, prevenindo, assim, as complicações da doença.

Além disso, o uso de compostos bioativos com capacidade anti-inflamatória tem demonstrado melhora dos parâmetros considerados de risco para desenvolvimento da síndrome metabólica. Estudos experimentais evidenciaram a atuação do gengibre na redução da massa corporal, com efeitos anti-inflamatório, hipolipemiante e indutor de termogênese, devido à diminuição da absorção de lipídios via inibição dos processos de hidrólise da gordura, entre outros.[31]

Em recente revisão de literatura Hibi et al.[32] avaliaram a eficácia do consumo de catequinas do chá-verde por 12 semanas para redução do risco metabólico associado à diminuição da gordura abdominal. Os autores avaliaram dados de seis ensaios clínicos (n = 921) em asiáticos e concluíram que o consumo de bebidas com 540 mg a 588 mg de catequinas de chá-verde por dia reduziu o acúmulo de gordura abdominal e melhorou os parâmetros metabólicos.

Estudos in vitro e in vivo mostram os efeitos antiobesidade e anti-inflamatórios da cúrcuma (Curcuma longa), por meio de sua ação no tecido adiposo, reduzindo a adiposidade e o armazenamento lipídico, bem como promovendo a oxidação lipídica.[33,34]

Mousavi et al.,[35] em metanálise de ensaios clínicos randomizados para avaliar o efeito dose-resposta da suplementação de curcumina na massa corporal, observaram efeito significativo na redução da massa corporal e do IMC. Já a redução do perímetro de cintura só foi observada em estudos realizados em indivíduos com sobrepeso, que utilizaram ≥ 1.000 mg/dia de curcumina por mais de oito semanas.

A alicina (dialil-ditiossulfinato) é muitas vezes referida como o componente bioativo mais importante do alho. Os efeitos benéficos de alho têm sido observados na obesidade, em doenças cardíacas, na hiperglicemia e na hipertensão arterial.[36] Taghizadeh et al.,[37] em estudo de metanálise, observaram que a ingestão ≥ 1.200 mg/dia de alho reduziu significativamente as concentrações de PCR em 0,82 mg/L (IC95%: −1,02; −0,62; $p < 0,001$) e uma redução de 2,44 mg/L (IC95%: −4,02; −0,87; $p = 0,002$) foi observada nos estudos com PCR basal ≥ 2 mg/L. Os autores afirmam que a suplementação de alho reduz as concentrações séricas de PCR, mas as alterações estão relacionadas às doses suplementadas e às concentrações basais de PCR sérica.

Antocianinas, proantocianidinas e resveratrol são compostos bioativos comuns em frutas vermelhas. O resveratrol atua na redução da lipogênese e na melhoria da oxidação de ácidos graxos nos adipócitos.[38] Antocianinas reduziram a IL-6 e a inflamação pós-prandial, bem como aumentaram a sensibilidade à insulina em adultos com excesso de massa corporal,[41] apresentando o mesmo efeito em estudo com adultos obesos com resistência à insulina.[39] Mirtilos contêm várias antocianinas, ácido fenólico e outros componentes bioativos reconhecidos por sua capacidade de fornecer e ativar a proteção celular antioxidante, eliminar os radicais livres, inibir a expressão gênica inflamatória e, consequentemente, proteger contra danos e citotoxicidade induzidos por oxidantes e inflamatórios.[40]

Mousavi et al.,[41] em metanálise de 28 ensaios clínicos, para avaliar a dose-resposta da suplementação de resveratrol, observaram redução significativa na massa corporal e no IMC nos estudos com dose < 500 mg/dia, naqueles com intervenções de longo prazo (> 3 meses) e nos realizados em pessoas com obesidade. Os autores concluíram que a suplementação de resveratrol tem efeitos benéficos na redução de massa corporal, IMC e perímetro de cintura. Nenhuma modificação foi observada na quantidade de tecido adiposo.

Grãos integrais são, reconhecidamente, fontes de fibras solúveis e insolúveis. As fibras solúveis desses alimentos, como a β-glucana e a inulina, são fermentáveis e possuem efeito hipolipemiante e hipoglicemiante, além de funcionarem como prebióticos que modulam a microbiota intestinal por meio da estimulação à atividade e do crescimento de lactobacilos e bifidobactérias. Dessa forma, têm ainda mais efeitos metabólicos sistêmicos, como a melhora do controle glicêmico, da sensibilidade à insulina e do controle de peso. Esses efeitos estão associados a menor ingestão de energia, aumento da saciedade e melhora da secreção de insulina e da função da célula beta pancreática, além de redução de lipogênese, de inflamação e de esteatose hepática, entre outros.[42] Além de fibras, esses alimentos contêm compostos bioativos, como fitatos, fitoestrógenos, ácidos fenólicos, carotenoides e tocoferóis, que regulam a resposta glicêmica e melhoram a função das células beta pancreáticas, aumentando a secreção de insulina.[43]

As leguminosas representam um grupo de fontes alimentares de proteína, carboidratos não digeríveis (incluindo fibra dietética, amidos resistentes, oligossacarídeos) e compostos bioativos, como ácidos graxos funcionais (ácido linoleico, ácido α-linolênico), isoflavonas (daidzeína, genisteína, gliciteína), ácidos fenólicos, saponinas e ácido fítico, além de polifenóis. Essa composição faz com que esses alimentos sejam caracterizados como alimentos funcionais importantes para o controle do DM2.[44] Além disso, as leguminosas constituem um importante grupo alimentar de uma dieta saudável e há evidência substancial de que o consumo regular de leguminosas tem efeitos protetores contra obesidade, diabetes tipo 2 e doença cardiovascular.[45]

Inúmeros são os compostos bioativos de frutas e hortaliças que têm efeitos positivos sobre o controle do DM2. Esse resultado positivo se deve ao aumento do controle glicêmico, ao sistema de defesa antioxidante, atenuando o estresse oxidativo, e aos marcadores inflamatórios, resultando na diminuição do risco de retinopatia diabética e aterosclerose de carótida.[46-47]

Tanto frutas como hortaliças fornecem uma variedade de micronutrientes e compostos bioativos. Destaca-se que a cor desses alimentos reflete a predominância de fitoquímicos pigmentados. Estudos evidenciaram que tomate e derivados são as principais fontes de licopeno, β-caroteno, flavonoides e outros componentes bioativos, os quais poderiam atenuar a pressão arterial e a dislipidemia, diminuir fatores de risco cardiovascular e melhorar o sistema de defesa antioxidante. Outras fontes de licopeno e carotenoides, como *grapefruit* e melancia, também possuem propriedades benéficas na regulação do metabolismo lipídico e proteico, da pressão arterial e da função vascular. As fontes de antocianinas, como maçã vermelha, frutas vermelhas, repolho roxo e romã, possuem efeito hipoglicemiante, bem como propriedades de proteção contra danos oxidativos.[48]

A canela, rica em antioxidantes, como polifenóis e glutationa, pode ser considerada um poderoso agente anti-inflamatório, hipolipemiante e hipoglicemiante. Além disso, pode diminuir o risco de doenças cardíacas por meio da redução do colesterol LDL e do aumento do colesterol HDL.[49] O papel da canela no metabolismo da glicose tem sido atribuído a seu efeito sobre a sensibilidade à insulina e sobre a estimulação da captação de glicose. Em recente metanálise, Mousavi *et al.*[50] observaram redução significativa de massa corporal, IMC, perímetro de cintura e gordura corporal com suplementação de canela. Entretanto, redução mais significativa de massa corporal foi observada em indivíduos com obesidade e até 50 anos de idade. A administração de canela, na dosagem de 2 g/dia por 12 semanas, reduziu significativamente a gordura corporal.

Guo e Ling[51] realizaram revisão de literatura e observaram crescente grau de evidências científicas, que indicam que o maior consumo de antocianinas está associado a menor risco de DM2. Os resultados da maioria dos ensaios clínicos dão suporte à hipótese de que antocianinas podem afetar positivamente os marcadores de obesidade e DM2. Estudos epidemiológicos indicam que a ingestão de 22 mg a 35 mg de antocianinas por dia pode estar associada a menor risco de DM2. No entanto, os sujeitos receberam uma dose muito maior (50 a 320 mg/dia) de antocianinas em ensaios clínicos. O efeito benéfico geral das antocianinas parece representar uma interação complexa entre múltiplas vias de sinalização, fatores de transcrição e enzimas.

REFERÊNCIAS BIBLIOGRÁFICAS

1. BRASIL. Agência Nacional de Vigilância Sanitária. Resolução no 18, 30 abr. 1999. Aprova o Regulamento Técnico que estabelece as diretrizes básicas para análise e comprovação de propriedades funcionais e ou de saúde alegadas em rotulagem de alimentos, constante do anexo desta portaria. Diário Oficial da União. Brasília: Anvisa, 1999.

2. Crowe KM, Francis C, Academy of Nutrition and Dietetics. Position of the academy of nutrition and dietetics: functional foods. J Acad Nutr Diet. 2013;113(8):1096-103.

3. Rein MJ, Renouf M, Cruz-Hernandez C, Actis-Goretta L, Thakkar SK, Pinto MS. Bioavailability of bioactive food compounds: a challenging journey to bioefficacy. Br J Clin Pharmacol. 2013;75(3):588-602.

4. Faller ALK, Fialho E. Polyphenol availability in fruits and vegetables consumed in Brazil. Rev Saúde Pública. 2009;43(2):211-8.

5. Velderrain-Rodríguez GR, Palafox-Carlos H, Wall-Medrano A, Ayala-Zavala JF, Chen C-YO, Robles-Sánchez M, et al. Phenolic compounds: their journey after intake. Food Funct. 2014;5(2):189-97.

6. Fiedor J, Burda K. Potential role of carotenoids as antioxidants in human health and disease. Nutrients. 2014;6(2):466-88.

7. Haytowitz DB, Ahuja JKC, Wu X, Somanchi M, Nickle M, Nguyen QA, et al. USDA National Nutrient Database For Standard Reference, Legacy Release. Nutriente Data Laboratory, Beltsville Human Nutrition Research Center. USDA [Internet]. Available from: https://data.nal.usda.gov/dataset/usda-national-nutrient-database-standard-reference-legacy-release.

8. Story EN, Kopec RE, Schwartz SJ, Harris GK. An update on the health effects of tomato lycopene. Annu Rev Food Sci Technol. 2010;1:189-210.

9. Abdel-Aal E-SM, Akhtar H, Zaheer K, Ali R. Dietary Sources of lutein and zeaxanthin carotenoids and their role in eye health. Nutrients. 2013;5(4):1169-85.

10. McNaughton SA, Marks GC. Development of a food composition database for the estimation of dietary intakes of glucosinolates, the biologically active constituents of cruciferous vegetables. Br J Nutr. 2003;90(3):687-97.

11. Felker P, Bunch R, Leung AM. Concentrations of thiocyanate and goitrin in human plasma, their precursor concentrations in brassica vegetables, and associated potential risk for hypothyroidism. Nutr ver. 2016;74(4):248-58.

12. Sociedade Brasileira de Cardiologia. Atualização da Diretriz Brasileira de Dislipidemias e Prevenção da Aterosclerose. Arq Bras Cardiol. 2017;109(1):1-76.

13. Lin X, Zhang I, Li A, Manson JE, Sesso HD, Wang L, et al. Cocoa Flavanol Intake And Biomarkers For Cardiometabolic Health: A Systematic Review And Meta-Analysis Of Randomized Controlled Trials. J Nutr. 2016;146(11):2325-33.

14. Sahebkar A. Effects of resveratrol supplementation on plasma lipids: a systematic review and meta-analysis of randomized controlled trials. Nutr Rev. 2013;71(12):822-35.

15. Cheng HM, Koutsidis G, Lodge JK, Ashor AW, Siervo M, Lara J. Lycopene and tomato and risk of cardiovascular diseases: A systematic review and meta-analysis of epidemiological evidence. Crit Rev Food Sci Nutr. 2019;59(1):141-58.

16. Lundebye A-K, Lock E-J, Rasinger JD, Nøstbakken OJ, Hannisdal R, Karlsbakk E, et al. Lower levels of Persistent Organic Pollutants, metals and the marine omega 3-fatty acid DHA in farmed compared to wild Atlantic salmon (Salmo salar). Environ Res. 2017;155:49-59.

17. Cho YA, Kim J. Effect of Probiotics On Blood Lipid Concentrations: A Meta-Analysis of Randomized Controlled Trials. Medicine. 2015;94(43):e1714.

18. Niedzwiecki A, Roomi MW, Kalinovsky T, Rath M. Anticancer Efficacy of Polyphenols and Their Combinations. Nutrients. 2016;8(9):1-17.

19. Shanmugam MK, Lee JH, Chai EZP, Kanchi MM, Kar S, Arfuso F, et al. Cancer prevention and therapy through the modulation of transcription factors by bioactive natural compounds. Semin Cancer Biol. 2016;40-41:35-47.

20. Nakachi K, Matsuyama S, Miyake S, Suganuma M, Imai K. Preventive effects of drinking green tea on cancer and cardiovascular disease: epidemiological evidence for multiple targeting prevention. Biofactors. 2000;13(1-4):49-54.

21. Fujiki H, Imai K, Nakachi K, Shimizu M, Moriwaki H, Suganuma M. Challenging the effectiveness of green tea in primary and tertiary cancer prevention. J Cancer Res Clin Oncol. 2012;138(8):1259-70.

22. Kunnumakkara AB, Anand P, Aggarwal BB. Curcumin inhibits proliferation, invasion, angiogenesis and metastasis of different cancers through interaction with multiple cell signaling proteins. Cancer Lett. 2008;269(2):199-225.

23. Kocaadam B, Şanlier N. Curcumin, an active component of turmeric (Curcuma longa), and its effects on health. Crit Rev Food Sci Nutr. 2017;57(13):2889-95.

24. Bouker KB, Hilakivi-Clarke L. Genistein: does it prevent or promote breast cancer? Environ Health Perspect. 2000;108(8):701-8.

25. Kucuk O, Sarkar FH, Sakr W, Djuric Z, Pollak MN, Khachik F, et al. Phase II randomized clinical trial of lycopene supplementation before radical prostatectomy. Cancer Epidemiol Biomarkers Prev. 2001;10(8):861-8.

26. Grainger EM, Hadley CW, Moran NE, Riedl KM, Gong MC, Pohar K, et al. A comparison of plasma and prostate lycopene in response to typical servings of tomato soup, sauce or juice in men before prostatectomy. Br J Nutr. 2015;114(4):596-607.

27. Sartori AGO, Silva MV. Main food sources of carotenoids, according to the purpose and degree of processing, for beneficiaries of the 'Bolsa Família' in Brazil. Food Sci Technol. 2014;34(2):408-15.

28. Patel S, Goyal A. Evolving Roles Of Probiotics in Cancer Prophylaxis and Therapy. Probiotics Antimicrob Proteins. 2013;5(1):59-67.

29. Instituto Nacional do Câncer (Brasil). Consenso Nacional de Nutrição Oncológica. 2. ed. rev. ampl. atual. Rio de Janeiro: INCA; 2015.

30. Chen L, Chen R, Wang H, Liang F. Mechanisms Linking Inflammation to Insulin Resistance. Int J Endocrinol. 2015;2015:508409.

31. Srinivasan K. Ginger rhizomes (Zingiber officinale): a spice with multiple health beneficial potentials. Pharma Nutrition. 2017;5(1):18-28.

32. Hibi M, Takase H, Iwasaki M, Osaki N, Katsuragi Y. Efficacy of tea catechin-rich beverages to reduce abdominal adiposity and metabolic syndrome risks in obese and overweight subjects: a pooled analysis of 6 human trials. Nutr Res. 2018;55:1-10.

33. Weisberg SP, Leibel R, Tortoriello DV. Dietary Curcumin Significantly Improves Obesity-Associated Inflammation and Diabetes in mouse Models of Diabesity. Endocrinology. 2008;149(7):3549-58.

34. Di Pierro F, Bressan A, Ranaldi D, Rapacioli G, Giacomelli L, Bertuccioli A. Potential role of bioavailable curcumin in weight loss and omental adipose tissue decrease: preliminary data of a randomized, controlled trial in overweight people with metabolic syndrome. Preliminary study. Eur Rev Med Pharmacol Sci. 2015;19(21): 4195-202.

35. Mousavi SM, Milajerdi A, Varkaneh HK, Gorjipour MM, Esmaillzadeh A. The effects of curcumin supplementation on body weight, body mass index and waist circumference: a systematic review and dose-response meta-analysis of randomized controlled trials. Crit Rev Food Sci Nutr. 2020;60(1):171-80.

36. Arreola R, Quintero-Fabián S, López-Roa RI, Flores-Gutiérrez EO, Reyes-Grajeda JP, Carrera-Quintanar L, et al. Immunomodulation and Anti-Inflammatory Effects of Garlic Compounds. J Immunol Res. 2015;2015:401630.

37. Taghizadeh M, Hamedifard Z, Jafarnejad S. Effect of garlic supplementation on serum C-reactive protein level: A systematic review and meta-analysis of randomized controlled trials. Phytother Res. 2019;33(2):243-52.

38. Mercader J, Palou A, Bonet ML. Resveratrol enhances fatty acid oxidation capacity and reduces resistin and Retinol-Binding Protein 4 expression in white adipocytes. J Nutr Biochem. 2011;22(9):828-34.

Capítulo 5 – Compostos Bioativos e Sua Relação com Saúde e Doença

39. Edirisinghe I, Banaszewski K, Cappozzo J, Sandhya K, Ellis CL, Tadapaneni R, et al. Strawberry anthocyanin and its association with postprandial inflammation and insulin. Br J Nutr. 2011;106(6):913-22.

40. Stull AJ. Blueberries' Impact on Insulin Resistance and Glucose Intolerance. Antioxidants (Basel). 2016;5(4):44.

41. Mousavi SM, Milajerdi A, Sheikhi A, Kord-Varkaneh H, Feinle-Bisset C, Larijani B, et al. Resveratrol supplementation significantly influences obesity measures: a systematic review and dose-response meta-analysis of randomized controlled trials. Obes Rev. 2019;20(3):487-98.

42. Martínez I, Lattimer JM, Hubach KL, Case JA, Yang J, Weber CG, et al. Gut microbiome composition is linked to whole grain-induced immunological improvements. ISME J. 2013;7(2):269-80.

43. Borneo R, León AE. Whole grain cereals: functional components and health benefits. Food Funct. 2012;3(2):110-9.

44. Duranti M. Grain legume proteins and nutraceutical properties. Fitoterapia. 2006;77(2):67-82.

45. Flight I, Clifton P. Cereal grains and legumes in the prevention of coronary heart disease and stroke: a review of the literature. Eur J Clin Nutr. 2006;60(10):1145-59.

46. Hegde SV, Adhikari P, Nandini M, D'Souza V. Effect of daily supplementation of fruits on oxidative stress indices and glycaemic status in type 2 diabetes mellitus. Complement Ther Clin Pract. 2013;19(2):97-100.

47. Tanaka S, Yoshimura Y, Kawasaki R, Kamada C, Tanaka S, Horikawa C, et al. Fruit intake and incident diabetic retinopathy with type 2 diabetes. Epidemiology. 2013;24(2):204-11.

48. Mirmiran P, Bahadoran Z, Azizi F. Functional foods-based diet as a novel dietary approach for management of type 2 diabetes and its complications: A review. World J Diabetes. 2014;5(3):267-81.

49. Askari F, Rashidkhani B, Hekmatdoost A. Cinnamon may have therapeutic benefits on lipid profile, liver enzymes, insulin resistance, and high-sensitivity C-reactive protein in nonalcoholic fatty liver disease patients. Nutr Res. 2014;34(2):143-8.

50. Mousavi SM, Rahmani J, Kord-Varkaneh H, Sheikhi A, Larijani B, Esmaillzadeh A. Cinnamon supplementation positively affects obesity: A systematic review and dose-response meta-analysis of randomized controlled trials. Clin Nutr. 2019;39(1):123-33.

51. Guo H, Ling W. The update of anthocyanins on obesity and type 2 diabetes: experimental evidence and clinical perspectives. Rev Endocr Metab Disord. 2015;16(1):1-13.

Seção 2

Nutrientes, Saúde e Doença nos Ciclos da Vida

Deficiências Nutricionais e Compostos Bioativos no Grupo Materno-Infantil

6

• Andréa Ramalho • Aline Bull F. Campos • Sabrina Cruz

GESTAÇÃO

Durante o período gestacional, a alimentação saudável é essencial não somente para ofertar os nutrientes necessários ao crescimento e ao desenvolvimento adequados do feto, mas também para mantê-los na circulação materna na quantidade recomendada, com intenção de atender aos requerimentos nutricionais adicionais exigidos em razão das mudanças fisiológicas desse período.[1]

Os nutrientes e os compostos bioativos, como as catecolaminas e outros cátions orgânicos (serotonina e histamina), precisam de transportadores de membrana para conseguirem atravessá-la e, consequentemente, realizar processos biológicos de absorção, distribuição e eliminação.[2] Nesse aspecto, a placenta pode contribuir para a transferência dos nutrientes da mãe para o filho, assim como eliminar os resíduos metabólicos. Essa função é mediada tanto pelos transportadores presentes na membrana em escova materna quanto pela membrana basal do sinciciotrofoblasto, um epitélio polarizado que constitui uma unidade funcional da placenta.[2]

Inúmeros fatores podem interferir na absorção nutricional na gestação, como consumo de alimentos que apresentem compostos bioativos como os polifenóis, representados especialmente pelos flavonoides; alimentos com maiores percentuais de energia ou macronutrientes e micronutrientes; ganho de peso corporal diferente das orientações referidas em *guidelines*; não adesão às recomendações gerais ou específicas de segurança alimentar e ingestão de substâncias nocivas.[2] Quando esses comportamentos são adotados, há maior risco de efeitos adversos da gravidez, incluindo baixo peso ao nascer, pré-eclâmpsia, nascimento pré-termo, problemas de desenvolvimento neurológico e risco de obesidade na vida adulta.

Alimentos com elevadas quantidades de polifenóis e seus efeitos para a gestação

Os polifenóis, metabólitos secundários das plantas, com diversas estruturas químicas, são encontrados em diversos alimentos e em variadas bebidas, sendo mais abundantes os flavonoides. São divididos em algumas classes, como flavonas, flavonóis, isoflavonas, antocianinas, proantocianidinas e flavanonas.[3] Esses polifenóis apresentam benefícios para a saúde humana, principalmente em razão de seu efeito antioxidante, pois eliminam as espécies reativas de oxigênio ou inibem sua formação. Suas principais fontes na América do Sul são chocolate, chá, vinho e erva-mate. A quecentina é o polifenol mais encontrado na alimentação.[4]

Apesar dos benefícios metabólicos, o consumo excessivo de alimentos ricos em polifenóis no final da gestação pode estar relacionado à constrição ductal fetal e interferir no desenvolvimento. Um dos possíveis mecanismos envolvidos pode estar relacionado ao fato de que essas substâncias provocam efeitos anti-inflamatórios e antioxidantes pela inibição da cicloxigenase 2 e por sua subsequente conversão para ácido araquidônico em prostaglandinas. Essas ações são similares às que ocorrem em medicamentos anti-inflamatórios não esteroidais.[4]

Principais deficiências nutricionais na gestação

Vitamina D

De acordo com uma revisão sistemática, a deficiência de vitamina D (DVD) acomete de 70% até 100% das gestantes, sendo bem estabelecido que a concentração de vitamina D neonatal pode ser determinada pela circulação materna de 25-hidróxivitamina-D (25(OH)D).[5] A 25(OH)D materna pode atravessar a placenta, em razão da presença de receptores de vitamina D (RVD) e da enzima CYP27B1, que converte 25(OH)D para sua forma biologicamente ativa (1,25-dihidroxicolecalciferol).[6]

A maioria dos estudos de revisão refere que a DVD em gestantes esteve associada, pelo menos, a uma intercorrência materna e/ou a complicações relacionadas ao crescimento neonatal, como neonatos com baixo peso ao nascer, pequenos para idade gestacional ou desnutridos.[6] Estima-se que, em âmbito mundial, 23% das crianças com idade inferior a 5 anos apresentem desnutrição, entre as quais 15% tiveram baixo peso ao nascer.[6]

Apesar dos possíveis resultados negativos para a saúde materno-infantil originados pela DVD, a Organização Mundial da Saúde (OMS) não recomenda sua suplementação durante a gestação, com a justificativa de que não há estudos com qualidade e segurança suficientes para essa recomendação.[7]

A expressão reduzida de RVD placentária tem sido associada a intercorrências na gestação. A presença de disfunção da placenta, como estresse oxidativo e inflamação, pode alterar a expressão de RVD e CYP27B1, resultando na redução de vitamina D bioativa na placenta.[7]

Nesse contexto, estudo *in vitro* sugere que a vitamina D pode amplificar a taxa de absorção do resveratrol, que é um polifenol. Assim, quando a vitamina D é administrada em conjunto com resveratrol, existe a possibilidade de atravessar a membrana celular com maior facilidade e, consequentemente, alcançar tecidos-alvo.

Vitamina A

De acordo com a OMS, cerca de 15% das gestantes apresentam deficiência bioquímica de vitamina A, que pode ser avaliada por indicadores bioquímicos (retinol sérico), clínicos (alterações oculares) e funcionais (cegueira noturna).

A vitamina A tem como formas biologicamente ativas o retinol, o retinal e o ácido retinoico. Entre inúmeras funções metabólicas, destacam-se a reprodução e a diferenciação celulares, contribuindo para o desenvolvimento do embrião, com ações exercidas pelos receptores nucleares.[8] Sugere-se, ainda, que absorção, transporte e estoque de vitamina A podem ser realizados pela placenta.

A gestação tem sido associada a alterações imunológicas em que a vitamina A pode alterar o equilíbrio entre as respostas Th1/Th2, com tendência a suprimir as respostas pró-inflamatórias. Inclusive, as respostas Th2 exercidas pela vitamina A podem promover resultados positivos na gestação.[9]

Assim, um estudo experimental refere que, se houver deficiência de vitamina A, sua suplementação no início da gestação pode contribuir para resposta à imunidade intestinal. No entanto, uma *guideline* evita recomendar ingestão excessiva de vitamina A durante a gestação, seja por meio do alimento, seja com suplemento, em razão de seu efeito teratogênico.[10]

Ferro

A gestação pode ser considerada um estado metabólico com elevada demanda de ferro, em que, aproximadamente, 2/3 do estoque necessário para formação da hemoglobina são requisitados. Em termos quantitativos, estima-se que o feto requer cerca de 270 mg de ferro e a própria placenta, 90 mg. O fluxo de ferro através da placenta, mediado pelo ferroportina, localizada na membrana basal do sinciciotrofoplasto, é unidirecional. O terceiro trimestre apresenta as maiores demandas.[11]

Evidencia-se, assim, que essas características podem facilitar a presença da anemia por deficiência de ferro na gestação, o que é considerado um problema de saúde pública mundial e atinge 1/4 da população, especialmente as gestantes.[12]

A homeostase de ferro é regulada pelo aumento da absorção intestinal e por captação celular, mediada pela elevação do transportador de metal divalente 1 e do receptor de transferrina em estado bivalente, sendo encontrados mecanismos similares de adaptação na placenta, para proteger o feto da deficiência materna de ferro.[13]

A suplementação de ferro é recomendada a mulheres que estão em risco para anemia, geralmente no segundo trimestre da gestação, continuando no período pós-parto em populações com elevada prevalência dessa deficiência. Entretanto, há controvérsias em relação à suplementação profilática de ferro em população com baixo risco, devido ao potencial adverso do excesso de ferro, que está associado ao aumento do estresse oxidativo e da toxicidade celular.[14]

Ácido fólico

Os requerimentos de folato aumentam com o decorrer da gestação, para atender às demandas fetais. Dessa forma, gestantes estão em risco para deficiência desse nutriente. O folato é transportado através da placenta pelo transportador de folato aclopado a próton e a transportador de folato reduzido. Quando deficiente, pode haver efeitos adversos nas funções da placenta, com defeitos do tubo neural e outras alterações congênitas.[15]

A suplementação de ácido fólico é estimulada para mulheres antes da concepção e ao longo do primeiro trimestre (400 a 800 µg/dia). No entanto, como a maioria das gestações não é planejada, muitos países orientam a suplementação em todas as mulheres em idade reprodutiva.[15]

Vitamina B12

Embora a vitamina B12 seja requisitada em quantidade traço, apresenta importante função para os resultados gestacionais e fetais, sendo transportada pela placenta através da transcobalamina. Foi demonstrado que um possível desequilíbrio entre ácido fólico e vitamina B12 pode aumentar o estresse oxidativo, assim como reduzir a metilação e o nível de ácido docosaexaenoico (DHA) na placenta e no cérebro da prole de ratos.[15]

Dentre suas funções metabólicas, destaca-se seu envolvimento no metabolismo do carbono para a síntese de metionina e S-adenosilmetionina, assim como na depuração de homocisteína.[16] Nesse sentido, um estudo experimental sugere que os efeitos adversos de uma alimentação materna com inadequação de micronutrientes, como ácido fólico e vitamina B12, podem alterar a regulação diferencial de genes-chave, os quais codificam enzimas envolvidas nesse ciclo do carbono, e que a suplementação de ômega-3 pode melhorar a maioria dessas mudanças.[16]

Além disso, deve-se atentar ao fato de que a ingestão excessiva de folato, mas reduzida de B12, tem sido associada ao aumento da incidência de crianças pequenas para a idade gestacional.[17] A seguir, será apresentado um quadro com as recomendações de consumo desses nutrientes durante a gestação (**Quadro 6.1**).

Quadro 6.1 Recomendações diárias dos principais nutrientes durante a gestação	
Vitamina A	800 µg (retinol)
Vitamina D	5 µg (200 UI)
Vitamina B12	2,6 µg
Ferro	27 mg
Ácido fólico	355 µg

Fonte: Agência Nacional de Vigilância Sanitária. Resolução RDC nº 269. 2005.

GESTAÇÃO NA ADOLESCÊNCIA

De acordo com dados do Sistema de Informações sobre Nascidos Vivos (Sinasc), de 2,85 milhões nascidos vivos no Brasil em 2016, 17,5% nasceram de mulheres na faixa etária entre 10 e 19 anos. Esse panorama aponta, portanto, um grande contingente de gestantes adolescentes, que precisam de cuidados diferenciados e de políticas públicas de saúde com atenção especial voltada às necessidades específicas de saúde reprodutiva.

A adolescência é caracterizada pela transição entre a infância e a vida adulta, com profundas transformações somáticas e biopsicossociais. De acordo com a OMS, compreende o período entre 10 e 19 anos de idade. Atualmente, segundo dados do Instituto Brasileiro de Geografia e Estatística (IBGE), o Brasil possui cerca de 60,5 milhões de crianças e adolescentes entre 0 e 19 anos, com mais do que um terço deles na Região Sudeste. É considerada um período em que o crescimento e o desenvolvimento são mais rápidos do que em qualquer outro momento da vida de um indivíduo, exceto em seu primeiro ano de existência.[19] É nesse período que ele adquire, aproximadamente, 25% de sua estatura final e 50% de sua massa corporal. Alterações importantes também ocorrem na composição corporal, caracterizada por maior depósito de gordura em meninas e de massa muscular em meninos. É durante a adolescência, também, que ocorre o pico de desenvolvimento de massa óssea, pois é nessa época que ocorre o incremento gradual do tecido ósseo, com predomínio da formação em relação à absorção.

Devido à alta velocidade de crescimento, os adolescentes apresentam algumas das maiores exigências energéticas e proteicas. Da mesma forma, os requisitos de micronutrientes são aumentados (particularmente ferro, cálcio, zinco, vitaminas C, A, E e D e vitaminas do complexo B), o que deixa os adolescentes vulneráveis a deficiências nutricionais.[20]

Além da importância dessas vitaminas para atender às demandas de crescimento satisfatório e às transformações corporais inerentes à puberdade, destacam-se, entre outras, suas funções antioxidantes e, possivelmente, protetoras contra diversas doenças, dentre elas as cardiovasculares.

Segundo dados de um estudo brasileiro realizado com uma amostra probabilística da população, foi observada elevada prevalência de inadequação das vitaminas A, E, D e C, bem como de cálcio, fósforo, magnésio, ferro, tiamina e piridoxina, entre os adolescentes. As inadequações foram similares entre os sexos, com exceção do ferro (maior prevalência entre as meninas) e da riboflavina (maior prevalência entre os meninos). De forma geral, as inadequações de nutrientes foram similares entre as grandes regiões avaliadas. Outro estudo, realizado por Veiga *et al.*[21] com 6.797 adolescentes, demonstrou maior prevalência de inadequação em relação a cálcio, fósforo e vitaminas A, E e C. Além disso, a inadequação de ferro e fósforo foi maior nos adolescentes do sexo feminino, principalmente na faixa etária entre 14 a 18 anos.

Segundos dados da OMS, quase 50% das adolescentes que vivem em países em desenvolvimento apresentam deficiências nutricionais de ferro e ácido fólico, o que, associado a doenças infecciosas, contribui para o desenvolvimento de anemias em adolescentes.

Diversos estudos vêm sendo realizados com adolescentes do sexo feminino e demonstram ingestão substancialmente inadequada de vários nutrientes, como ferro e cálcio, ressaltando o maior risco de complicações no período reprodutivo e reforçando a necessidade de um programa nutricional para essa faixa etária, a fim de evitar repercussões negativas no futuro. Achados de uma recente revisão sistemática sobre intervenção nutricional em adolescentes sugeriram que a suplementação de micronutrientes em adolescentes pode diminuir significativamente o risco de anemia em adolescentes, principalmente do sexo feminino.[22]

Associado a esse cenário, o comportamento social do adolescente, atualmente, propicia o desenvolvimento de hábitos e estilos de alimentação que podem ser nutricionalmente inadequados. Refeições irregulares e mal balanceadas contribuem para a má alimentação na adolescência. Recentemente, tem-se observado uma tendência ao consumo excessivo de gordura total e gordura saturada, colesterol, sódio e açúcar.[23]

Um estudo de base populacional realizado no Brasil chama a atenção para o elevado consumo de alimentos açucarados, refinados e embutidos nessa faixa etária, assim como o consumo significativamente menor de legumes e verduras entre adolescentes.[24] É importante salientar que hábitos alimentares indesejáveis podem perpetuar durante a fase adulta, contribuindo para o aumento do risco do surgimento de doenças crônicas não transmissíveis.

Apesar dessas peculiaridades, a maioria das políticas e das intervenções nutricionais realizadas para o grupo materno-infantil são voltadas a gestantes e crianças até os 2 anos de idade, enquanto adolescentes são considerados grupos de baixo risco para problemas de saúde.

Conforme citado, o aumento das necessidades nutricionais, associado ao estilo de vida e ao padrão alimentar que, muitas vezes, não é equilibrado, pode aumentar substancialmente o risco da instalação de deficiências nutricionais. Esse problema pode se tornar ainda mais grave quando é considerado o desenvolvimento de uma gestação nessa faixa etária.

Quando a gestação ocorre na adolescência, essas gestantes passam a compor um grupo vulnerável às deficiências nutricionais, pois ocorre a superposição de dois processos biológicos de alta demanda nutricional. Quanto mais intenso for o ritmo de crescimento, maior será essa vulnerabilidade. Devido ao fato de o período gestacional ser uma fase em que as necessidades nutricionais são elevadas, em decorrência dos ajustes fisiológicos da gestante e das demandas de nutrientes para o crescimento fetal, o estado nutricional materno, tanto antes quanto durante a gravidez, vai apresentar grande impacto sobre o crescimento e o desenvolvimento do recém-nascido, influenciando diretamente o prognóstico da gestação.[25]

A deficiência de vitaminas e minerais pode ocasionar prejuízos tanto à saúde materna quanto à do concepto, ocasionando desfechos gestacionais desfavoráveis. As alterações do metabolismo energético no período gestacional aumentam as necessidades de vitaminas como tiamina, riboflavina e niacina. A demanda aumentada de vitaminas B6 e B12, assim como de ácido fólico, ocorre principalmente pelo aumento da síntese tecidual. Ocorre aumento, também, da necessidade de vitamina D, devido ao rápido crescimento ósseo, e das vitaminas A, C e E para o crescimento celular. Apesar da alta demanda durante esse período, alguns desses micronutrientes não são ingeridos em quantidades adequadas, contribuindo ainda mais para sua deficiência, o que ocorre, usualmente, de forma combinada.

Estudos indicaram que as adolescentes grávidas, frequentemente, não atendem às recomendações do Instituto de Medicina (IOM) para ingestão de nutrientes como ferro, zinco, ácido fólico, vitamina E, cálcio e magnésio, ficando abaixo do recomendado.[26]

A deficiência de micronutrientes durante o período gestacional pode trazer consequências adversas não só à saúde das gestantes como também ao desenvolvimento fetal. Quando essa gestação ocorre precocemente, a depleção nutricional pode ser mais intensa, podendo levar ao aborto, à prematuridade, ao baixo peso ao nascer, à malformação fetal e a defeitos no tubo neural.[27]

Um estudo realizado por Martins *et al.* verificou que a gravidez na adolescência esteve associada ao início tardio do pré-natal, ao baixo peso ao nascimento e à prematuridade, quando comparada a gestações e mulheres adultas.[28] Outros estudos demonstram que a incidência de baixo peso ao nascer é mais que o dobro em adolescentes, em relação às mulheres adultas, e que a mortalidade neonatal é quase três vezes maior, além do risco aumentado de morbimortalidade no primeiro ano de vida.[29]

A elevada prevalência de baixo peso ao nascer e de prematuridade nesse grupo específico é preocupante, visto que esses desfechos estão apresentando correlação positiva com interferência futura na saúde do indivíduo. Essas condições indicam possível relação com o desenvolvimento, a médio e longo prazos, de alguns processos crônicos não transmissíveis, que têm como principal representante a doença cardiovascular.[28]

Além disso, cabe ressaltar que o período de lactação também apresenta intensa atividade metabólica. Portanto, as necessidades devem estar equilibradas, para atender às demandas maternas e, sobretudo, sustentar o crescimento fetal e a curva ponderal da criança. A deficiência nutricional na nutriz pode contribuir para a manutenção de baixas reservas de nutrientes nos lactentes, aumentando as chances de desenvolvimento de carências nutricionais nos primeiros anos de vida, período em que há maior prevalência de agravos à saúde infantil.

O acompanhamento nutricional materno pós-natal, principalmente para o grupo de adolescentes, ainda não está bem estabelecido. Dessa forma, o efeito do período da lactação sobre o estado nutricional da adolescente nutriz ainda é pouco conhecido, pois, de forma geral, a maioria das ações atualmente existentes visam a assegurar os cuidados com o recém-nascido.

Fica evidente que a intervenção nutricional deve ter início antes da concepção, estendendo-se durante o pré-natal e concluindo-se com a assistência à nutriz, a fim de contribuir para o adequado estado nutricional do binômio materno-infantil, refletindo em melhores condições de saúde. A abordagem nutricional constitui uma estratégia básica dentro da complexidade de fatores que estão envolvidos na adolescência e, consequentemente, em uma gestação precoce. Portanto, deve-se dar maior atenção ao estado nutricional desses micronutrientes na faixa etária em questão, levando-se em consideração todas as interações que ocorrem entre em seu metabolismo.

NUTRIÇÃO DA CRIANÇA

O Estatuto da Criança e do Adolescente considera "criança" a pessoa com até 12 anos incompletos. O Ministério da Saúde, para efeitos da Política Nacional de Atenção Integral à Saúde da Criança, segue o conceito da OMS, que considera "criança" a pessoa na faixa etária de zero a 9 anos, ou seja, de zero até completar 10 anos ou 120 meses, e "primeira infância" a pessoa de zero a 5 anos, ou seja, de zero até completar 6 anos ou 72 meses.[30]

A infância é um período em que se desenvolve grande parte das potencialidades humanas. Os distúrbios que incidem nessa época são responsáveis por graves consequências para os indivíduos. O aleitamento materno tem se constituído como tema fundamental para a saúde e a qualidade de vida da criança. É uma excelente estratégia natural de vínculo, afeto, proteção e nutrição para a criança, constituindo a mais sensível, econômica e eficaz intervenção para redução da morbimortalidade infantil e permitindo, ainda, um impacto positivo na promoção da saúde do binômio mãe-filho. Evidências científicas comprovam que a amamentação, quando praticada de forma exclusiva até os 6 meses e complementada com alimentos apropriados até os 2 anos de idade ou mais, demonstra grande potencial transformador no crescimento, no desenvolvimento e na prevenção de doenças na infância e na idade adulta, promovendo não apenas a sobrevivência infantil, mas o pleno desenvolvimento do ser humano.

Por ser da mesma espécie, o leite materno contém todos os nutrientes essenciais ao crescimento e ao desenvolvimento eficazes da criança pequena, além de ser bem digerido, quando comparado a leites de outras espécies. O leite materno é capaz de suprir, sozinho, as necessidades nutricionais da criança nos seis primeiros meses e continua sendo uma importante fonte de nutrientes no segundo ano de vida, especialmente de proteínas, gorduras e vitaminas.

A introdução de alimentos na dieta da criança após os seis meses de idade deve complementar as numerosas qualidades e funções do leite materno, que deve ser mantido, preferencialmente, até os dois anos de vida ou mais. Práticas alimentares inadequadas nos primeiros anos de vida estão relacionadas à morbidade de crianças, caracterizada por doenças infecciosas, afecções respiratórias, cárie dental, desnutrição, excesso de peso e carências específicas de micronutrientes, como vitamina A, ferro, zinco, dentre outras deficiências.

Vitamina A

A vitamina A é um micronutriente essencial ao ser humano, sobretudo nos momentos de crescimento e desenvolvimento intensos. A ingestão deficiente ou excessiva de vitamina A, por ocasião da gestação, está associada a defeitos congênitos, incluindo os de coração, cérebro, crânio, sistema nervoso central, sistemas vascular, urogenital e respiratório, esqueleto, membros, olhos e ouvidos, dependendo do sistema que está em fase de diferenciação no momento da exposição.[31]

Há consenso universal de que crianças menores de seis anos pertencem ao grupo de maior risco para o desenvolvimento da deficiência de vitamina A (DVA), já que suas necessidades nutricionais são, proporcionalmente, maiores que as de qualquer outro grupo etário, devido ao rápido crescimento. Assim, isso determina maior requerimento dessa vitamina, além da maior prevalência de doenças infecciosas.

Do ponto de vista bioquímico, a DVA é caracterizada pela inadequação do estado nutricional, ou seja, acontece quando as reservas hepáticas são menores que 20 mg/g e quando os valores séricos de retinol sérico são inferiores a 1,05 µmol/L [31].

A primeira manifestação funcional da DVA é a cegueira noturna (CN), que pode ser avaliada durante a gestação, no puerpério e na infância, por meio de entrevista padronizada composta de três perguntas: *Tem dificuldades de enxergar durante o dia? Tem dificuldades de enxergar durante a noite? Tem cegueira noturna?*

Se a resposta à pergunta 1 for "não", mas a resposta a pelo menos uma das perguntas 2 e 3 for "sim", o indivíduo é diagnosticado com a doença. Caso o entrevistado

Capítulo 6 – Deficiências Nutricionais e Compostos Bioativos no Grupo Materno-Infantil

apresente algum problema ocular corrigido por óculos ou lente de contato, é essencial que seja questionada a capacidade de visão com o uso desses elementos.[31]

É considerada a mais importante causa de cegueira entre as crianças e, se presente na gestação, é capaz de exercer impacto negativo sobre a saúde materno-infantil, pois pode aumentar em cerca de 50% os riscos de baixo peso ao nascer, diarreia, doenças respiratórias agudas e crescimento deficiente. Inclusive, no caso de DVA subclínica, ou seja, quando sinais e sintomas não estão presentes, a necessidade aumentada na gestação pode resultar em CN, estreitamente associada a resultados negativos.[32]

Quando está presente em crianças com faixa etária entre 6 meses e 6 anos, a DVA contribui significativamente para o aumento das taxas de morbimortalidade infantil associadas especialmente aos processos infecciosos comuns à infância, os quais envolvem os tratos geniturinário, digestório e respiratório. Se subclínica, também pode gerar malefícios à saúde, como aumento do risco de prejuízos no sistema imunológico, anemia e maior probabilidade de morbimortalidade pela aquisição de doenças infecciosas, principalmente sarampo e diarreia.

No âmbito nacional, a estratégia utilizada para combater a DVA é a suplementação com 200 mil UI de vitamina A (retinol) no pós-parto imediato, em razão de seu impacto na redução da morbimortalidade materno-infantil. A suplementação de vitamina A, aliada ao incentivo à prática de aleitamento materno exclusivo até os seis meses de vida, é reconhecida como uma ação importante para a aquisição desses efeitos benéficos na saúde infantil.

É importante ressaltar que a ingestão dietética de referência[30] especifica o valor de 4,6 UI de retinol diariamente para o lactente nos primeiros meses de vida, tida como necessária para atender às suas demandas diárias, acumular reservas hepáticas e impedir o desenvolvimento de sintomas clínicos da deficiência.

Alguns estudos apontam que a dose-padrão de suplementação (200 mil UI) parece não fornecer quantidades adequadas de retinol no leite materno, no soro e no estoque hepático após três meses do parto. Essa abordagem está alinhada a um estudo que mostra que, embora o colostro alcance valores capazes de fornecer mais que o dobro da recomendação diária de retinol aos recém-nascidos, essa concentração vai declinando com o tempo no leite maduro e alcança uma concentração insuficiente em 30 dias pós-parto. Logo, apesar da suplementação-padrão, o leite maduro pode não alcançar a quantidade adequada desse nutriente.[33]

Como alternativa de enfrentamento a essa questão, o International Vitamin A Consultative Group (IVACG), apoiado pela WHO, recomenda suplementação de vitamina A no período pós-parto com doses de 400 mil UI. Entretanto, a literatura aponta ausência de benefícios adicionais relacionados ao aumento da dose.

O Brasil é um país classificado pela OMS e pela Organização Pan-Americana de Saúde (OPAS) como área de carência subclínica grave, com um programa de suplementação de vitamina A direcionado a crianças de 6 a 59 meses, desde 1983. Essa conduta é descrita como capaz de reduzir 24% dos óbitos, ou seja, caso haja redução desse percentual de indivíduos acometidos pela DVA no mundo, mais de 1 milhão de vidas podem ser poupadas.

Em crianças dessas faixas etárias, a suplementação com altas doses de vitamina A é ofertada em um intervalo de 4 a 6 meses. A frequência depende do teor de vitamina A da dieta e da taxa de utilização do corpo. Essas doses mais elevadas são oferecidas com base no princípio de que é bem absorvida, armazenada no fígado e, depois, mobilizada conforme as necessidades, durante um longo período. Entretanto, a quantidade varia de acordo com a idade: bebês com 6 a 11 meses de vida recebem 100 mil UI e crianças com 12 a 59 meses, 200 mil UI.

A suplementação de vitamina A para crianças com menos de 5 anos de idade em áreas de risco de DVA é fortemente recomendada. Para a maioria dessas crianças, uma dose de 100 mil a 200 mil UI de vitamina A é bem tolerada, embora tenham sido relatados efeitos colaterais em cerca de 3% a 7%, como dor de cabeça, náusea ou vômitos e diarreia. Porém, esses sintomas são temporários e a grande maioria se inicia e desaparece no período de 24h após a administração. É considerada uma boa intervenção e apresenta baixo custo.[34]

Quadro 6.2 Recomendações diárias de vitamina A na infância	
Lactentes (0 a 6 meses)	375 µg (retinol)
Lactentes (7 a 11 meses)	400 µg (retinol)
Crianças (1 a 3 anos)	400 µg (retinol)
Crianças (4 a 6 anos)	450 µg (retinol)
Crianças (7 a 10 anos)	500 µg (retinol)

Fonte: Agência Nacional de Vigilância Sanitária. Resolução RDC nº 269. 2005.

Vitamina D

É reconhecido que mais de 90% da síntese de vitamina D se inicia pela exposição da pele aos raios ultravioleta do tipo B. Inúmeros fatores podem contribuir para alterações na produção de vitamina D3 cutânea, como pigmentação da pele, latitude, altitude, sazonalidade, tempo de exposição diária ao sol, poluição atmosférica, porcentagem de área da pele exposta, tipo de roupa e uso de filtro solar. As crianças, quando comparadas aos adultos, exigem menor exposição à luz solar para produzir quantidades suficientes de vitamina D, tanto em razão de sua maior razão entre superfície corporal e volume quanto por sua capacidade aumentada de produzir vitamina D.

Apesar de a vitamina D, mesmo em menor percentual, ter a possibilidade de ser adquirida por meio da alimentação, a maioria dos alimentos contém pequenas quantidades desse nutriente, com exceção de alguns peixes gordurosos, como bacalhau, dourado, cação, linguado, truta, salmão e arenque, os quais, no entanto, são raramente ingeridos por crianças.[35] Assim, tem-se sugerido que as fontes alimentares de vitamina D não devem ser consideradas significativas para os seres humanos, exceto para algumas populações que vivem em latitudes mais altas, onde peixes, óleo de peixe e ovas de peixe são frequentemente consumidos.

Capítulo 6 – Deficiências Nutricionais e Compostos Bioativos no Grupo Materno-Infantil

A suplementação de vitamina D no primeiro ano de vida é essencial para assegurar um nível adequado desse nutriente e para prevenir o raquitismo nutricional e outros problemas de saúde originados pela deficiência de vitamina D (DVD). Dentre os motivos relacionados à sua ocorrência nessa fase da vida, têm-se quantidades insuficientes de vitamina D no leite humano e/ou em fórmulas infantis, com 22 UI/litro e 400 UI/litro, respectivamente; presença de diretrizes que recomendam que bebês com idade inferior a seis meses sejam mantidos longe da luz solar direta e cobertos com roupas e chapéus de proteção apropriados, tornando precárias a exposição solar e, consequentemente, a síntese de vitamina D; presença de DVD durante o período gestacional, tendo em vista que recém-nascidos de mães com DVD têm risco aumentado de desenvolvê-la, já que o sangue do cordão umbilical e os níveis neonatais de 25(OH)D apresentam forte correlação com as concentrações maternas de vitamina D durante a gestação.[36]

O Institute of Medicine (2001) estabelece como ingestão adequada o consumo de 400 UI até o primeiro ano de vida e 600 UI/dia para crianças e/ou adolescentes com faixa etária entre 1 a 18 anos. Há, também, recomendações subdividas com maior espaço de tempo nos primeiros 10 anos da criança, como demonstrado a seguir.[30]

Quadro 6.3 Recomendações diárias de vitamina D na infância	
Lactentes (0 a 6 meses)	5 µg (200 UI/dia)
Lactentes (7 a 11 meses)	5 µg (200 UI/dia)
Crianças (1 a 3 anos)	5 µg (200 UI/dia)
Crianças (4 a 6 anos)	5 µg (200 UI/dia)
Crianças (7 a 10 anos)	5 µg (200 UI/dia)

Fonte: Agência Nacional de Vigilância Sanitária. Resolução RDC nº 269. 2005.

Vitamina E

A vitamina E, representada principalmente pela alfa-tocoferol, é um poderoso antioxidante e a principal vitamina lipossolúvel, responsável por proteger as membranas celulares contra a peroxidação. Como composto lipofílico, acumula-se em lipoproteínas circulantes, membranas celulares e depósitos de gordura, reagindo com radicais livres e oxigênio molecular, bem como protegendo ácidos graxos poli-insaturados e lipoproteínas da peroxidação.[37]

Essa vitamina é extremamente importante nos estágios iniciais da vida, desde a concepção até o desenvolvimento pós-natal. Durante a gravidez, a transferência placentária de vitamina E para o feto é limitada, tornando o leite materno a única fonte desse nutriente para bebês em aleitamento materno exclusivo. Essa ingestão representa uma maneira importante de fornecer ao recém-nascido uma proteção antioxidante essencial e de estimular o desenvolvimento do sistema imunológico

No entanto, sua composição pode mudar, de acordo com a alimentação materna. Segundo Schweigert et al., os níveis de alfa-tocoferol no colostro de mulheres alemãs podem ser duas vezes maior do que os encontrados em mulheres de Bangladesh.[38]

Quadro 6.4	
Recomendações diárias de vitamina E na infância	
Lactentes (0 a 6 meses)	2,7 mg
Lactentes (7 a 11 meses)	2,7 mg
Crianças (1 a 3 anos)	5,0 mg
Crianças (4 a 6 anos)	5,0 mg
Crianças (7 a 10 anos)	7,0 mg

Fonte: Agência Nacional de Vigilância Sanitária. Resolução RDC nº 269. 2005.

Vitamina K

A necessidade de vitamina K em recém-nascidos exige atenção especial, visto que sua deficiência pode resultar em sangramento ou doença hemorrágica do recém-nascido. A ingestão adequada de vitamina K para prevenção desses desfechos é de 2 μg/dia e 2,5 μg/dia, respectivamente, durante o primeiro e o segundo semestres. Segundo a Sociedade Brasileira de Pediatria, é aconselhável sua suplementação ao nascimento, com 1 mg de vitamina K, por via intramuscular, a fim de prevenir a doença hemorrágica de recém-nascidos, visto que sua concentração no leite humano é baixa (2,1 μg), independentemente da dieta materna.

Ao longo do crescimento e do desenvolvimento da criança, as doses recomendadas para prevenção de desfechos clínicos negativos relacionados à sua deficiência, como alterações no tecido muscular, na coordenação, no reflexo, na visão e na fala, dores musculares, alterações da espermatogênese e encefalopatia,[39] variam de acordo com o crescimento da criança, visando a atender a demanda de cada fase da vida.

Quadro 6.5	
Recomendações diárias de vitamina K na infância	
Lactentes (0 a 6 meses)	5 μg
Lactentes (7 a 11 meses)	10 μg
Crianças (1 a 3 anos)	15 μg
Crianças (4 a 6 anos)	20 μg
Crianças (7 a 10 anos)	25 μg

Fonte: Agência Nacional de Vigilância Sanitária. Resolução RDC nº 269. 2005.

Vitamina B1 – Tiamina

A vitamina B1, também chamada de tiamina, é fundamental para o metabolismo de carboidratos, proteínas e gorduras, pois, em combinação com o fósforo, dá origem à coenzima tiamina pirofosfato (TPP), que participa da reação de descarboxilação do piruvato acetato e da acetil-Coa, substância doadora de energia no ciclo de Krebs. Além disso, pode estar envolvida nos processos digestivos, bem como participar da manutenção do apetite e da transmissão de impulsos nervosos.[40]

Por atuar ativamente no metabolismo dos carboidratos, em momentos de grande esforço físico, deve-se aumentar o consumo de tiamina, para prevenir o desencadeamento de deficiências, sendo suas fontes alimentares a carne de porco magra, o germe de trigo, a gema do ovo, os grãos integrais, os frutos do mar, o gérmen de trigo e o fígado.

Sua deficiência é caracterizada pela presença de fadiga, instabilidade emocional, depressão, insuficiência cardíaca e retardo no crescimento, além de desencadear o beribéri. No sistema nervoso central, sua deficiência pode ocasionar a desmielinização da bainha de mielina das fibras nervosas e dos nervos periféricos. Em nível gastrointestinal, sua deficiência leva à anorexia, à constipação e à má-absorção.[40] As recomendações diárias recomendadas na infância estão descritas no **Quadro 6.6**.

Quadro 6.6 Recomendações diárias de vitamina B1 na infância	
Lactentes (0 a 6 meses)	0,2 mg/dia
Lactentes (7 a 11 meses)	0,3 mg/dia
Crianças (1 a 3 anos)	0,5 mg/dia
Crianças (4 a 6 anos)	0,6 mg/dia
Crianças (7 a 10 anos)	0,9 mg/dia

Fonte: Agência Nacional de Vigilância Sanitária. Resolução RDC nº 269. 2005.

Vitamina B2 – Riboflavina

É fundamental no processo metabólico de proteínas, carboidratos e gorduras e está envolvida em processos de manutenção da integridade cutânea. Leite, carne, peixe e, principalmente, os vegetais de cor escura são fontes de vitamina B2.[40]

Na infância, a ingestão diária recomendada varia conforme a idade da criança (**Quadro 6.7**) e sua deficiência caracteriza-se por queilose, estomatite, glossite e dermatite seborreica, lesões oculares e sua deficiência também pode levar ao quadro de anemia [40].

Quadro 6.7 Recomendações diárias de vitamina B2 na infância	
Lactentes (0 a 6 meses)	0,3 mg/dia
Lactentes (7 a 11 meses)	0,4 mg/dia
Crianças (1 a 3 anos)	0,5 mg/dia
Crianças (4 a 6 anos)	0,6 mg/dia
Crianças (7 a 10 anos)	0,9 mg/dia

Fonte: Agência Nacional de Vigilância Sanitária. Resolução RDC nº 269. 2005.

Vitamina B3 – Niacina

A vitamina B3, também chamada de niacina, engloba duas substâncias: a nicotinamida e o ácido nicotínico, o qual é um componente das coenzimas NAD e NADP, que são nucleotídeos pirimidínicos. No mínimo, 200 enzimas são dependentes de NAD e NADP, que atuam como aceptores ou doadores de hidrogênio, estando relacionadas à glicólise, à respiração tecidual e às gorduras.[40]

As recomendações diárias para cada momento da infância encontram-se no **Quadro 6.8**. Sua deficiência é caracterizada por fraqueza muscular, anorexia, indigestão e erupção cutânea, com a forma grave levando a pelagra, caracterizada por dermatite, demência, diarreia, tremores e língua amarga.[40]

Quadro 6.8 Recomendações diárias de vitamina B3 na infância	
Lactentes (0 a 6 meses)	2 mg/dia
Lactentes (7 a 11 meses)	4 mg/dia
Crianças (1 a 3 anos)	6 mg/dia
Crianças (4 a 6 anos)	8 mg/dia
Crianças (7 a 10 anos)	12 mg/dia

Fonte: Agência Nacional de Vigilância Sanitária. Resolução RDC nº 269. 2005.

Vitamina B5 – Ácido pantotênico

A vitamina B5, conhecida como ácido pantotênico, é de extrema importância para o funcionamento metabólico de ácidos graxos, proteínas e carboidratos. Em deficiência, as consequências são irritabilidade, hipotensão postural, batimentos cardíacos acelerados no exercício, dormência e formigamento das mãos e dos pés.[40]

Quadro 6.9 Recomendações diárias de vitamina B5 na infância	
Lactentes (0 a 6 meses)	1,7 mg/dia
Lactentes (7 a 11 meses)	1,8 mg/dia
Crianças (1 a 3 anos)	2 mg/dia
Crianças (4 a 6 anos)	3 mg/dia
Crianças (7 a 10 anos)	4 mg/dia

Fonte: Agência Nacional de Vigilância Sanitária. Resolução RDC nº 269. 2005.

Vitamina B6 – Piridoxina

A vitamina B6, no meio intracelular, atua como coenzima nas reações de transaminação, carboxilação e desaminação de aminoácidos e no metabolismo lipídico e proteico, além de seus fosfatos serem particularmente importantes no metabolismo do triptofano.

Suas principais fontes alimentares envolvem vísceras, ovos, cereais, leguminosas e leite. Sua deficiência é rara, dado que é amplamente encontrada na dieta, mas os sinais clínicos envolvem dermatite seborreica, anemia microcítica, convulsões epileptiformes, confusão mental e/ou depressão, estomatite angular, glossite e queilose. Pode predispor indiretamente a doenças cardiovasculares, por seu efeito no acúmulo de homocisteína no sangue e suas baixas concentrações associarem-se a maior estresse oxidativo e metabólico.[40]

Quadro 6.10
Recomendações diárias de vitamina B6 na infância

Crianças (1 a 3 anos)	30 mg/dia
Crianças (4 a 8 anos)	40 mg/dia
Crianças (9 a 13 anos)	60 mg/dia

Fonte: Institute of Medicine. Dietary Reference Intakes. 2001.

Vitamina B7 – Biotina

Apresenta como principal função a participação como cofator para quatro enzimas carboxilases, que catalisam etapas essenciais no metabolismo intermediário do corpo humano, transportando dióxido de carbono para vários substratos.

É amplamente distribuída nos alimentos, como carne, vísceras, gema de ovo, levedo, leite de vaca e alguns legumes. No geral, sua deficiência é considerada rara. Sinais e sintomas dessa deficiência incluem palidez, glossite, anorexia, perda de cabelo, dermatite seborreica e elevados níveis séricos de colesterol e pigmentos biliares. As causas de sua deficiência envolvem a eliminação da flora intestinal bacteriana, já que a biotina é significativamente sintetizada a nível hepático.[40]

Quadro 6.11
Recomendações diárias de vitamina B7 na infância

Lactentes (0 a 6 meses)	5 µg
Lactentes (7 a 11 meses)	6 µg
Crianças (1 a 3 anos)	8 µg
Crianças (4 a 6 anos)	12 µg
Crianças (7 a 10 anos)	20 µg

Fonte: Agência Nacional de Vigilância Sanitária. Resolução RDC nº 269. 2005.

Vitamina B9 – Folato

A vitamina B9, também conhecida como folato ou ácido fólico, está funcional e historicamente relacionada à vitamina B12 e funciona como coenzima em diversas reações que envolvem a transferência de carbonos, incluindo síntese de purina e timidilato e metabolismo de diversos aminoácidos.

Sua deficiência pode surgir em momentos em que há aumento da demanda de folato, o que ocorre em momentos de estirão de crescimento na infância e na adolescência. Alguns fármacos também podem induzir sua deficiência, como os anticonvulsivantes fenitoína, fenobarbital e primidona, que competem com o folato por receptores intestinais, cerebrais e de outras superfícies celulares, devendo ser avaliadas suas concentrações em pacientes que usam esses medicamentos.[41]

As manifestações clínicas da deficiência de vitamina B9 incluem fraqueza, anorexia, cefaleia, dispneia, palpitações, síncope, irritabilidade e esquecimento. Alterações megaloblásticas no epitélio oral e no epitélio gastrointestinal ocorrem com frequência e produzem glossite e diarreia, respectivamente. Pode haver icterícia associada a palidez, febre, perda de peso e, raramente, esplenomegalia, observada radiologicamente. A hipovitaminose também se relaciona a desfechos cardiovasculares negativos e a sintomas neuropsiquiátricos, visto que apresenta importante participação no funcionamento do sistema nervoso em todas as fases da vida.[41]

Quadro 6.12 Recomendações diárias de vitamina B9 na infância	
Lactentes (0 a 6 meses)	48 µg
Lactentes (7 a 11 meses)	48 µg
Crianças (1 a 03 anos)	95 µg
Crianças (4 a 6 anos)	118 µg
Crianças (7 a 10 anos)	177 µg

Fonte: Agência Nacional de Vigilância Sanitária. Resolução RDC nº 269. 2005.

Vitamina B12 – Cianocobalamina

A vitamina B12, também conhecida como cianocobalamina, faz parte de uma família de compostos genericamente denominados cobalaminas. Sua deficiência pode ser desencadeada por processos como diminuição da ingestão de alimentos fonte, como os de origem animal, má-absorção ileal, distúrbios gástricos, como deficiência ou anormalidade congênita do fator intrínseco, e anemia perniciosa. A interação de medicamentos como omeprazol, bloqueadores H2, colestiramina e neomicina também desencadeia sua deficiência pela interação droga × nutrientes.

As manifestações clínicas (**Quadro 6.13**) da deficiência de vitamina B12 são caracterizadas por desfechos como anemia megaloblástica, diarreia, anorexia, hiperpigmentação da pele, glossite, má-absorção intestinal com diarreia, síndrome neurológica com parestesia simétrica em membros, hiper-reflexia, alteração da memória e depressão, podendo chegar a psicose, alucinações, desmielinização de fibras nervosas, retardo no desenvolvimento neuropsicomotor, torpor e coma.[40]

Quadro 6.13 Fatores ligados à deficiência de vitamina B12 e recomendações diárias para crianças de até 12 anos	
Deficiência de vitamina B12	
Ingestão deficiente Vegetarianos estritos ou veganos **Distúrbios gástricos** Anemia perniciosa Deficiência congênita do fator intrínseco Anormalidade do fator intrínseco **Má-absorção ileal** **Interação droga × nutriente**	

Continua...

Continuação

Quadro 6.13 Fatores ligados à deficiência de vitamina B12 e recomendações diárias para crianças de até 12 anos	
Recomendações diárias de vitamina B12	
Lactentes (0 a 6 meses)	0,4 mg/dia
Lactentes (7 a 11 meses)	0,5 mg/dia
Crianças (1 a 3 anos)	0,9 mg/dia
Crianças (4 a 6 anos)	1,2 mg/dia
Crianças (7 a 10 anos)	1,8 mg/dia

Fonte: Agência Nacional de Vigilância Sanitária. Resolução RDC nº 269. 2005.

Vitamina C

A vitamina C, também conhecida como ácido ascórbico, atua em diversas funções vitais, incluindo hidroxilação do colágeno, síntese de neurotransmissores, absorção do ferro não heme presente nos vegetais, proteção contra danos oxidativos e prevenção de infecções. Sua deficiência na infância propicia nervosismo, sangramento gengival, dores nas articulações, perda de apetite e, por conseguinte, perda de peso.[38]

Pode ser encontrada em frutas cítricas, como laranja, limão, tangerina e acerola, e em alimentos como tomate, couve, pimentão, repolho e vegetais folhosos. Durante os primeiros seis meses de vida, a melhor fonte de vitamina C é o leite materno. Quinhentos mililitros de leite materno no segundo ano de vida fornecem 95% das necessidades diárias de vitamina C.

Quadro 6.14 Recomendações diárias de vitamina C na infância	
Lactentes (0 a 6 meses)	25 mg/dia
Lactentes (7 a 11 meses)	30 mg/dia
Crianças (1 a 3 anos)	30 mg/dia
Crianças (4 a 6 anos)	30 mg/dia
Crianças (7 a 10 anos)	35 mg/dia

Fonte: Agência Nacional de Vigilância Sanitária. Resolução RDC nº 269. 2005.

Ferro

A anemia por deficiência de ferro (anemia ferropriva) resulta da interação entre múltiplos fatores etiológicos. Dentre eles, uma das causas mais importantes é a ingestão deficiente de ferro, que é a doença carencial mais prevalente no mundo, sobretudo na infância.

Entre os segmentos biológicos mais vulneráveis à anemia ferropriva encontram-se as mulheres no período reprodutivo, particularmente na gestação, e as crianças nos primeiros anos de vida. O rápido crescimento e a variabilidade dos estoques ao nascimento tornam as crianças vulneráveis à anemia e altamente dependentes do ferro dietético, sobretudo os mais jovens.[43]

O ferro é essencial à vida, estando presente em todas as células dos seres vivos, animais ou vegetais. A quantidade total de ferro existente no organismo pode variar de 3 g a 5 g, estando em maior proporção nos homens.

Oitenta porcento a 85% do ferro estão distribuídos em compartimentos funcionais relacionados ao transporte e à utilização de oxigênio para produção de energia celular. A maior concentração de ferro no corpo humano está na estrutura do grupamento heme, o qual está presente na hemoglobina, cumprindo função de transporte de oxigênio dos pulmões para os tecidos e na mioglobina, como forma de estoque e de transportador de oxigênio nos músculos.[44]

O ferro está envolvido em reações de transporte de elétrons pelo sistema citocromo. É parte integrante de metaloenzimas envolvidas em importantes reações enzimáticas (oxidases, proteínas Fe-sulfuradas, redutases, peroxidases). O ferro utilizado pelo organismo é obtido principalmente da dieta e da reciclagem de hemácias senescentes. A quantidade de ferro absorvida é regulada pela necessidade do organismo. A maior parte do ferro inorgânico está presente na forma Fe^{3+} e é fornecida por vegetais e cereais.

O ferro na natureza ocorre se apresenta de duas formas estáveis e reversíveis: forma reduzida ou iônica (Fe^{2+}), que é mais solúvel e mais tóxica em grande quantidade; forma oxidada (Fe^{3+}), que é a forma de transporte. Nos alimentos, encontra-se em duas formas: ferro ligado ao grupamento heme (ferro heme) e ferro não heme (Fe^{2+} e Fe^{3+}), ligado a compostos inorgânicos, com diferentes mecanismos de absorção.[12] O ferro heme corresponde a cerca de 40% do ferro ligado a produtos cárneos, enquanto o ferro não heme representa a totalidade do ferro em produtos de origem vegetal, no leite (e derivados) e em ovos e cerca de 60% do ferro das carnes. No leite humano, o ferro encontra-se ligado à lactoferrina, proteína de ação bacteriostática.[44]

A manutenção do ferro corporal é regulada por sua absorção pelas células da mucosa intestinal, sendo dependente de fatores dietéticos e dos estoques existentes. Em condições homeostáticas, 1 mg a 2 mg de ferro são absorvidos e excretados diariamente. A absorção ocorre principalmente no duodeno e no jejuno proximal.

A internalização do ferro heme da dieta é feita pela proteína transportadora do heme-1 (HCP1) encontrada na membrana apical das células do duodeno. O heme liga-se à membrana da borda dos enterócitos duodenais e atravessa a membrana plasmática ligada à proteína. Depois, o ferro é liberado da protoporfirina pela heme oxigenase e fará parte do mesmo *pool* de ferro não heme, sendo armazenado na forma de ferritina ou liberado do enterócito para o sangue.[44]

O ferro heme não sofre influência de outros fatores dietéticos, pois se apresenta protegido no interior do anel porfirínico. O nível de absorção do ferro não heme é altamente variável, sendo afetado pela composição da refeição.

Os diversos fatores que interferem positivamente (favorecedores) ou negativamente (inibidores) na absorção do ferro são:

1. **Ácido fítico ou fitato:** abundante em cereais e sementes de leguminosas, constitui um dos principais inibidores da absorção de ferro não heme, reagindo com o ferro, formando sais insolúveis, que se precipitam na luz intestinal e, assim, inibem a absorção do mineral.

Capítulo 6 – Deficiências Nutricionais e Compostos Bioativos no Grupo Materno-Infantil

2. **Compostos fenólicos, polifenóis e fosfatos:** potentes inibidores da absorção do ferro, presentes em alimentos de origem vegetal (particularmente encontrados na película de leguminosas e nos cereais integrais) e em bebidas como chá, café, achocolatados e vinho. Os polifenóis podem reagir com íons metálicos, como o ferro, por seus grupos carboxílicos e hidroxílicos, formando complexos insolúveis e estáveis no lúmen intestinal e reduzindo, assim, a absorção do ferro não heme. Fosfatos ligados a proteínas, como laticínios e ovos, também formam complexos insolúveis com o ferro.

3. **Outros minerais:** a ingestão de quantidades elevadas de cálcio pode inibir a absorção do ferro contido na mesma refeição, o que contraindica o consumo de suplementos de cálcio junto às grandes refeições (almoço e jantar), que constituem fontes de ferro. Quanto ao zinco, os achados de competição pelo mesmo transportador têm sido mais recentemente contestados.

4. **Ácidos orgânicos:** ácidos cítrico, málico, tartárico, lático e ascórbico são estimuladores da absorção. O ácido ascórbico é considerado o mais importante fator potencializador da absorção do ferro não heme. A presença de vitamina C, contida em frutas e hortaliças, pode aumentar três vezes ou mais a absorção do ferro não heme, pela redução do pH intestinal, pela formação do complexo ferro-ascorbato, pela da ligação do ferro com os grupos hidroxílicos nas posições 2 e 3 da molécula do ácido ascórbico e pela inibição dos efeitos negativos dos polifenóis e dos fitatos, em concentrações iguais ou superiores a 50 mg de ácido ascórbico.

5. **Tecido muscular (fator carne):** seu efeito potencializador parece estar relacionado à presença do aminoácido cisteína livre ou de oligopeptídeos ricos em cisteína, liberados durante a digestão proteica desse tecido, os quais podem formar quelatos solúveis com o ferro não heme, facilitando sua absorção. A absorção do ferro não heme é potencializada quando são consumidas, em uma mesma refeição, fontes de ácido ascórbico e de tecido muscular.

6. **Vitamina A:** a deficiência dessa vitamina parece ter importante efeito sobre o transporte do ferro, prejudicando a mobilização das reservas. Há evidências de atuação dessa vitamina na prevenção dos efeitos inibitórios de fitatos e de polifenóis, pela formação de complexo Fe/vitamina A.[44]

A anemia ferropriva é a causa mais comum de anemia microcítica. Ela ocorre no organismo de forma gradual e progressiva, considerando-se três estágios até que a anemia se manifeste. O primeiro estágio caracteriza-se pela redução dos depósitos de ferro. O segundo estágio caracteriza-se por alterações bioquímicas que refletem a insuficiência de ferro para a produção normal de hemoglobina e de outros compostos férricos. Por fim, ocorre a anemia ferropriva, quando se detectam diminuição dos níveis de hemoglobina e prejuízos funcionais ao organismo. Os parâmetros hematológicos e bioquímicos que refletem os três estágios da carência de ferro podem ser utilizados isoladamente ou de maneira associada no diagnóstico do estado nutricional de ferro em indivíduos ou populações.[45]

São vários os sistemas afetados pela deficiência de ferro. Os primeiros sintomas da ferropenia são encontrados nas anemias em geral, estando relacionados à falta de oxigenação dos tecidos, principalmente cérebro e coração: taquicardia, fadiga, palidez cutaneomucosa, tonturas, anorexia. Na ferropenia acentuada, podem surgir glossite atrófica, perversão do apetite (geofagia, gelo, farináceos), disfagia intensa (síndrome de Plummer Vinson), amenorreia, prejuízos na função imune, atraso no crescimento, apatia e alterações das habilidades cognitivas e psicomotoras.[44]

Quadro 6.15 Recomendações diárias de ferro na infância	
Lactentes (0 a 6 meses)	0,27 mg
Lactentes (7 a 11 meses)	9 mg
Crianças (1 a 3 anos)	6 mg
Crianças (4 a 6 anos)	6 mg
Crianças (7 a 10 anos)	9 mg

Fonte: Agência Nacional de Vigilância Sanitária. Resolução RDC nº 269. 2005.

Deficiência de iodo

O iodo é um mineral essencial à saúde. Sua importância surge a partir da influência desempenhada pelos hormônios da tireoide no crescimento, no desenvolvimento e na manutenção da qualidade de vida de seres humanos.

Os efeitos da deficiência de iodo sobre o crescimento e o desenvolvimento são englobados pelo termo distúrbios por deficiência de iodo (DDI), que são vistos em todas as etapas de desenvolvimento, particularmente no feto, no neonato e no bebê, fases nas quais o desenvolvimento se dá de forma acelerada.[2] A deficiência pode ser absoluta, especialmente em áreas onde a ingestão de iodo não atinge as recomendações ou em momentos biológicos de maior necessidade de hormônios tireóideos, como em mulheres na adolescência, na gravidez e na lactação.

O bócio e o cretinismo endêmico são as expressões clínicas mais sérias da deficiência de iodo. No entanto, a variedade dos transtornos causados por essa deficiência mostra que o crescimento e o desenvolvimento do ser humano sofrem efeitos de gravidade variável. Sua elevada associação a riscos reprodutivos, mortalidade infantil, mortalidade perinatal e baixo peso ao nascer exige maior atenção ao amplo espectro dos transtornos por deficiência de iodo. Todos esses transtornos, no entanto, podem ser prevenidos com uma suplementação adequada de iodo.[46]

O iodo é um componente essencial à síntese dos hormônios tireoidianos tiroxina (T4) e triiodotironina (T3). Esses hormônios desempenham funções importantes no crescimento e no desenvolvimento de tecidos, especialmente do cérebro e no sistema nervoso central, além de atuarem no controle dos processos metabólicos do organismo, como na termogênese, no aumento da lipólise e no controle da gliconeogênese e da glicólise.[5] Desempenham funções no metabolismo de proteínas, hidratos de carbono, lipídios, água e elementos minerais, na absorção de hidratos de carbono, na conversão do caroteno na forma ativa de vitamina A e em glândulas como hipófise, adrenais, gônadas e pâncreas.[47]

Quando as necessidades mínimas de iodo não são atingidas por longo período, ocorrem ajustes bioquímicos e fisiológicos para tentar manter os limites normais das concentrações plasmáticas e intracelulares de T3 (o hormônio menos iodado é produzido preferencialmente no estado de carência).

Capítulo 6 – Deficiências Nutricionais e Compostos Bioativos no Grupo Materno-Infantil

Primeiramente, ocorre elevação da captação de iodeto pela glândula tireoide, sob ação do TSH. A elevação plasmática do TSH promove hiperplasia da glândula tireoide, com aumento do número de unidades foliculares. Podem ser observados, ainda, folículos com autonomia para captação de iodo, independentemente do TSH endógeno. Ocorre um declínio progressivo da síntese de T4, em detrimento da secreção preferencial de T3, levando a uma queda relativa da concentração de T4 intracelular no tirotrofócito hipofisário. Na ausência de T4 para conversão a T3, há menor efeito retrorregulador sobre a expressão gênica e a síntese do TSH, o que leva a hipófise a liberar, continuamente, o TSH endógeno que estimula a glândula tireoide, com as consequências indicadas levando ao aparecimento do bócio.

Quadro 6.16	
Recomendações diárias de iodo na infância	
Lactentes (0 a 6 meses)	90 µg
Lactentes (7 a 11 meses)	135 µg
Crianças (1 a 3 anos)	75 µg
Crianças (4 a 6 anos)	110 µg
Crianças (7 a 10 anos)	100 µg

Fonte: Agência Nacional de Vigilância Sanitária. Resolução RDC nº 269. 2005.

A deficiência de iodo aumenta o risco de mortalidade neonatal. Esse segmento é mais sensível aos efeitos da deficiência de iodo do que crianças e adultos, pois o desenvolvimento cerebral ocorre até os 3 anos de idade. Além disso, os hormônios tireoidianos produzidos pela tireoide fetal têm uma importante função no desenvolvimento embrionário.[48]

Ao nascer, o cérebro humano atingiu somente cerca de 1/3 de seu tamanho, continuando a crescer rapidamente até o fim do segundo ano. O iodo é o componente essencial à produção de hormônios tireoidianos, os quais são cruciais para o desenvolvimento cerebral e neurológico.

O hipotireoidismo neonatal é uma causa bem conhecida de retardo mental, devido à inadequada concentração de tiroxina, que depende de iodo para o desenvolvimento cerebral. Sugere-se que a deficiência de iodo, ainda que moderada, é acompanhada de alterações transitórias da função tireoidiana em recém-nascidos e crianças pequenas, com aumento do TSH, enquanto, em jovens e adultos, pode não haver elevação do TSH sérico, confirmando a maior suscetibilidade do recém-nascido, período da vida em que ocorre maturação do sistema nervoso, de áreas de carência iódica.[49]

A deficiência de iodo na criança se caracteriza pela associação com o bócio, que aumenta com a idade, alcançando seu máximo valor na adolescência. A prevalência é maior em meninas do que em meninos. Em crianças em idade escolar, tem se mostrado um excelente indicador da deficiência de iodo em uma população.

Na população em geral, a deficiência de iodo leva a uma diminuição do QI em cerca de 10 a 15 pontos, com alteração das funções neuromotora e intelectual mesmo em pessoas aparentemente saudáveis.

A suplementação com iodo na infância pode ser considerada uma alternativa de controle, especialmente em áreas de deficiência grave.

ALIMENTOS FUNCIONAIS E COMPOSTOS BIOATIVOS NA INFÂNCIA

Em cada fase da vida, há alimentos que auxiliam especificamente o organismo e, por isso, devem ser consumidos apropriadamente. Na primeira infância, o bebê recebe o leite materno, que é considerado o primeiro alimento funcional que o indivíduo ingere.

Para o desenvolvimento de uma criança, é necessária a absorção de vitaminas e minerais por um intestino saudável, que é estimulado por alimentos funcionais prebióticos, como aspargo, banana, mel, alho, cebola, grão-de-bico e grão de soja. Nesse cenário, os compostos bioativos dos alimentos podem estabelecer mecanismos antioxidantes e anti-inflamatórios, podendo reduzir o risco de doenças crônicas não transmissíveis. A utilização de alguns alimentos funcionais e de compostos bioativos na infância tem sido estudada, visto que algumas patologias podem ter seu início ainda na infância e se estender ou se manifestar até a fase adulta, como no caso das doenças cardiovasculares [50].

Leite humano: prebióticos e microbiota da criança

O leite humano é rico em bactérias de praticamente todos os filos. A criança que é amamentada com leite humano apresenta microbiota intestinal diferente em relação àquelas crianças que não são amamentadas. O aleitamento materno exclusivo promove o crescimento de bactérias na microbiota do recém-nascido com quantidade significativa de lactobacilos. O tipo do parto também pode influenciar a microbiota do neonato já nos primeiros anos de vida. A alimentação do lactente e da criança sofre mudanças ao longo de seu desenvolvimento e a composição da microbiota vai se estabelecendo de forma definitiva, podendo, posteriormente, ter implicações à saúde na idade adulta. Por isso, uma alimentação adequada, com início na lactação, e variada, durante a infância e ao longo da vida, é importante para que a microbiota também possua uma variedade de genes, espécies e filo.

A lactose, um dos principais componentes do leite materno, promove a colonização intestinal com *Lactobacillus bifidus*. Os oligossacarídeos, também presentes no leite materno, dividem-se em três tipos: os fucosilados, que correspondem de 35% a 50% do total de oligossacarídeos; os siliados, perfazendo de 12% a 14%; e, por fim, os não fucosilados neutros, com uma proporção de 42% a 55%. A importância dos oligossacarídeos originados do aleitamento materno está relacionada à ação prebiótica na modulação do tecido linfoide intestinal (GALT), na permeabilidade intestinal, na redução de patógenos (efeito antiadesivo), na promoção do crescimento de bactérias (como as dos gêneros Bifidobacteria, Lactobacillus ou Bacteroides) e na formação de ácidos graxos de cadeia curta, que também promovem o crescimento de bactérias benéficas.[50]

Já no nível da mucosa intestinal, os oligossacarídeos reduzem a proliferação das células da cripta intestinal e aumentam a maturação das células intestinais e a função de barreira, por meio de uma camada protetora de glicoproteínas do muco ou de mucinas, que são produzidas por células caliciformes. Tem-se observado um número expressivo de crianças com composição alterada do microbioma intestinal, caracterizada por disbiose intestinal.

Um estudo realizado em animais mostrou que o uso dos oligossacarídeos presentes no leite materno pode ocasionar diminuição da reação inflamatória intestinal em prematuros. Com isso, o que se tem sugerido na literatura é que fórmulas infantis que contenham oligossacarídeos do leite materno poderiam ser utilizadas na prevenção ou no tratamento da enterocolite necrosante em neonatos. Entretanto, fazem-se necessários estudos em humanos que confirmem esses achados, sendo relevante a análise desse uso, visto que muitas evidências vêm demonstrando um efeito benéfico desses compostos na saúde infantil em termos de microbiota intestinal e sistema imune, o que pode levar, ainda, à prevenção de doenças do trato digestório, como alergias e doenças inflamatórias intestinais.[50]

Xantofilas

A luteína é um carotenoide macular de pigmentação amarela que pertence à classe das xantofilas e atua como antioxidante, prevenindo contra danos ocasionados por radicais livres. Esse papel da luteína pode reduzir significativamente o estresse oxidativo da retina e o risco de desenvolvimento de doenças nos olhos, como a degeneração macular relacionada à idade (DMRI).

Nos primeiros anos de vida, durante o desenvolvimento visual, as retinas apresentam maior suscetibilidade a um dano oxidativo e a nutrição pode desempenhar um importante papel nesse contexto. Na literatura, estudos demonstraram que a suplementação com luteína, betacaroteno e licopeno, em prematuros, resultou em aumento das concentrações desses carotenoides no plasma e em redução da inflamação. Além disso, dados apontam um efeito protetor positivo na maturação e na saúde da retina de bebês prematuros.[50]

Fitoesteróis

As doenças cardiovasculares (DCV) constituem uma das principais causas de morte no mundo. A elevação de lipoproteínas aterogênicas, ou seja, a dislipidemia (LDL, VLDL, IDL) e a hipercolesterolemia encontram-se dentre os fatores de risco modificáveis para DCV aterosclerótica. Nesse cenário, a administração de fitoesteróis tem apresentado resultados promissores na redução das concentrações séricas de LDL-c e proteína C-reativa.

Como a aterosclerose é um processo que tem seu início ainda na infância, período em que a lesão começa a se desenvolver, estudos têm questionado a utilização de fitoesteróis nessa fase da vida, objetivando a prevenção do processo aterosclerótico. Contudo, um estudo experimental realizado com camundongos, suplementados com fitoesteróis desde a infância até a fase adulta, observou aumento da formação de lesões e de placas ateroscleróticas. Visto isso, salientamos a necessidade de estudos que avaliem melhor a indicação de suplementação de fitoesteróis desde a infância.[50]

Microbiota intestinal e mecanismos cerebrais

Ainda no período pré-natal, acredita-se que há uma microbiota incipiente e que algumas sinapses começam a ser formadas com baixa densidade. No lactente, essas sinapses são mais intensas, apresentando crescimento dendrítico e apoptose de algumas células, e a microbiota começa a ser estabelecida. Durante a infância, já é possível observar determinados sintomas de doenças mentais, mas outros só vão se manifestar mais concretamente na adolescência.

Nesse contexto, os probióticos são capazes de interagir com a microbiota digestiva pelo eixo intestino-cérebro e influenciar o humor, o estresse ou, ainda, a ansiedade. Estudos pré-clínicos e clínicos sobre estresse já relataram melhora do humor de indivíduos deprimidos, redução da ansiedade e melhora do estresse psicológico em indivíduos que receberam probióticos. Esses mecanismos de atuação do eixo intestino-cérebro ainda precisam ser mais bem elucidados. Para tanto, recomenda-se uma alimentação saudável, associada a um estilo de vida igualmente saudável.[50]

AGRADECIMENTOS

As autoras agradecem a Amanda Ribamar, aluna de Iniciação Científica do Núcleo de Pesquisa em Micronutrientes (NPqM) da Universidade Federal do Rio de Janeiro (UFRJ) à época, pela contribuição no desenvolvimento do capítulo.

REFERÊNCIAS BIBLIOGRÁFICAS

7. Martel F, Monteiro R, Calhau C. Effect of polyphenols on the intestinal and placental transport of some bioactive compounds. Nutr Res Rev. 2010; 23(1):47-64.

8. Government of Canada. The Sensible Guide to a Healthy Pregnancy. Ottawa, ON: Public Health Agency of Canada, 2018 [Internet]. Available from: https://www.canada.ca/content/dam/phac--aspc/documents/services/health-promotion/healthy-pregnancy/64-03-16-1758-Sensible%20Guide%20to%20Healthy%20Pregnancy-EN-Web-final-v3.pdf.

9. Kawai Y. Immunochemical detection of food-derived polyphenols in the aorta: macrophages as a major target underlying the anti-atherosclerotic activity of polyphenols. Biosci Biotechnol Biochem. 2011;75(4):609-17.

10. Hahn M, Baierle M, Charão MF, Bubols GB, Gravina FS, Zielinsky P, et al. Polyphenol-rich food general and on pregnancy effects: a review. Drug Chem Toxicol. 2017;40(3):368-74.

11. Kiely ME. Invited commentray: Further evidence that prevention of maternal vitamin D deficiency may benefit the health of the next generation. Br J Nutr. Diet. 2016;116(4):573-5.

12. Van der Pligt P, Willcox J, Szymlek-Gay EA, Murray E, Worsley A, Daly RM. Associations of Maternal Vitamin D Deficiency with Pregnancy and Neonatal Complications in Developing Countries: A Systematic Review. Nutrients. 2018;10(5):640.

13. World Health Organization. Vitamin D supplementation during pregnancy: Guidance summary. Geneva: WHO; 2017.

14. Barrera D, Díaz L, Noyola-Martínez N, Halhali A. Vitamin D and Inflammatory Cytokines in Healthy and Preeclamptic Pregnancies. Nutrients. 2015;7(8):6465-90.

15. Spiegler E, Kim Y-K, Wassef L, Shete V, Quadro L. Maternal-fetal transfer and metabolism of vitamin A and its precursor β-carotene in the developing tissues. Biochim Biophys Acta. 2012;1821(1):88-98.

16. World Health Organization. Vitamin and mineral requirements in human nutrition. Geneva: WHO; 2005.

17. Sangkhae V, Nemeth E. Placental iron transport: the mechanism and regulatory circuits. Free Radic Biol Med. 2018;133:254-61.

18. de Benoist B, McLean E, Egli I, Cogswell M. Worldwide prevalence of anaemia 1993–2005: WHO global database on anaemia. Geneva: WHO; 2008.

19. Best CM, Pressman EK, Cao C, Cooper E, Guillet R, Yost OL, et al. Maternal iron status during pregnancy compared with neonatal iron status better predicts placental iron transporter expression in humans. FASEB J. 2016;30(10):3541-50.

20. Friedrisch JR, Friedrisch BK. Prophylactic Iron Supplementation in Pregnancy: A Controversial Issue. Biochem Insights. 2017;10:1178626417737738.

21. Baker BC, Hayes D, Jones RL. Effects of micronutrients on placental function: evidence from clinical studies to animal models. Reproduction. 2018;156(3):R69-82.

22. Khot V, Kale A, Joshi A, Chavan-Gautam P, Joshi S. Expression of genes encoding enzymes involved in the one carbon cycle in rat placenta is determined by maternal micronutrients (folic acid, vitamin B12) and omega-3 fatty acids. Biomed Res Int. 2014;2014:613078.

23. Dwarkanath P, Barzilay JR, Thomas T, Thomas A, Bhat S, Kurpad AV. High folate and low vitamin B-12 intakes during pregnancy are associated with small-for-gestational age infants in South Indian women: a prospective observational cohort study. Am J Clin Nutr. 2013; 98(6):1450-8.

24. Agência Nacional de Vigilância Sanitária. Regulamento técnico sobre a ingestão diária recomendada (IDR) de proteínas, vitaminas e minerais. Resolução RDC no 269, 22 set. 2005.

25. Zong X-N, Li H. Physical growth of children and adolescents in China over the past 35 years. Bull World Health Organ. 2014;92(8):555-64.

26. United Nations Population Fund. Adolescent Pregnancy: A review of the evidence. New York: UNFPA, 2013 [Internet]. Available from: https://www.unfpa.org/sites/default/files/pub-pdf/ADOLESCENT%20PREGNANCY_UNFPA.pdf.

27. Veiga GV, da Costa RS, Araújo MC, Souza AM, Bezerra IN, Barbosa FS, et al. Inadequação do consumo de nutrientes entre adolescentes brasileiros. Rev Saúde Pública. 2013;47(Suppl_1):212S-21.

28. Salam RA, Hooda M, Das JK, Arshad A, Lassi ZS, Middleton P, et al. Interventions to Improve Adolescent Nutrition: A Systematic Review and Meta-Analysis. J Adolesc Health. 2016;59:(4_Suppl):S29-39.

29. Das JK, Salam RA, Thornburg KL, Prentice AM, Campisi S, Lassi ZS, et al. Nutrition in adolescents: physiology, metabolism, and nutritional needs. Ann N Y Acad Sci. 2017;1393(1):21-33.

30. Instituto Brasileiro de Geografia e Estatística. Pesquisa de Orçamentos Familiares 2008-2009: análise do consumo alimentar pessoal no Brasil. Rio de Janeiro: IBGE; 2011 [Internet]. Disponível em: https://biblioteca.ibge.gov.br/visualizacao/livros/liv50063.pdf.

31. Basile LH. Gestante e necessidade da vitamina D. Int J Nutrol. 2014;7(1):5-13.

32. Singh A, Trumpff C, Genkinger J, Davis A, Spann M, Werner E, et al. Micronutrient Dietary Intake in Latina Pregnant Adolescents and Its Association with Level of Depression, Stress, and Social Support. Nutrients. 2017;9(11):1212.

33. Guzel AI, Cinar M, Erkilinc S, Aksoy RT, Yumusak OH, Celik F, et al. Association between adverse perinatal outcomes and amino acid levels measured with nutrient questionnaire in adolescent pregnancies. J Chin Med Assoc. 2016;79(6):335-9.

34. Martins MG, dos Santos GHN, Sousa MS, da Costa JEFB, Simões VMF. Associação de gravidez na adolescência e prematuridade. Rev Bras Ginecol Obstet. 2011;33(11):354-60.

35. Brasil. Ministério da Saúde. Secretaria de Atenção à Saúde. Departamento de Ações Programáticas Estratégicas. Política Nacional de Atenção Integral à Saúde da Criança: orientações para implementação. Brasília: Ministério da Saúde; 2018.

36. Institute of Medicine. Dietary Reference Intakes for Vitamin A, Vitamin K, Arsenic, Boron, Chromium, Copper, Iodine, Iron, Manganese, Molybdenum, Nickel, Silicon, Vanadium, and Zinc. Washington, DC: National Academies Press; 2001.

37. World Health Organization. Indicators for assessing vitamin A deficiency and their application in monitoring and evaluating intervention programmes. Geneva: WHO; 1996.

38. Tielsch JM, Rahmathullah L, Katz J, Thulasiraj RD, Coles C, Sheeladevi S, et al. Maternal night blindness during pregnancy is associated with low birthweight, morbidity, and poor growth in South India. J Nutr. 2008;138(4):787-92.

39. Brasil. Ministério da Saúde. Portaria no 729, 13 maio 2005. Institui o programa nacional de suplementação de vitamina A e dá outras providências. Brasília: Ministério da Saúde; 2005 [Internet]. Disponível em: https://bvsms.saude.gov.br/bvs/saudelegis/gm/2005/prt0729_13_05_2005.html#:~:text=Institui%20o%20Programa%20Nacional%20de,A%20e%20d%C3%A1%20outras%20provid%C3%AAncias.&text=%C2%A7%202%C2%BA%20O%20produto%20utilizado,e%20acrescida%20de%20vitamina%20E.

40. World Health Organization. Guideline: vitamin A supplementation for infants and children 6-59 months of age. Geneva: WHO; 2011.

41. Holick MF. Vitamin D Deficiency. N Engl J Med. 2007;357(3):266-81.

42. Saraf R, Morton SMB, Camargo Jr CA, Grant CC. Global summary of maternal and newborn vitamin D status – a systematic review. Matern Child Nutr. 2016;12(4):647-68.

43. Traber MG. Vitamin E. In: Erdman Jr JW, Macdonald IA, Zeisel SH, editors. Present knowledge in nutrition. 11th. ed. Washington, DC: ILSI Press; 2012: 214-29.

44. Schweigert FJ, Bathe K, Chen F, Büscher U, Dudenhausen JW. Effect of the stage of lactation in humans on carotenoid levels in milk, blood plasma and plasma lipoprotein fractions. Eur J Nutr. 2004;43(1):39-44.

45. Reis NT, Calixto-Lima L. Nutrição Clínica: bases para prescrição. Rio de Janeiro: Rubio; 2015.

46. Rodrigues AP, Carvalho EFD, Silva JD, Silva TED, Mazeto TK. Vitaminas Hidrossolúveis. Rev. Saberes. 2015;3(Esp):72-82.

47. Vannucchi H, Monteiro TH. Funções Plenamente Reconhecidas de Nutrientes: ácido fólico. São Paulo: ILSI Brasil; 2010 [Internet]. Disponível em: https://ilsi.org/brasil/wp-content/uploads/sites/9/2016/05/10-A%CC%81cido-Fo%CC%81lico.pdf.

48. De Romaña DL, Olivares M, Brito A. Prevalence of micronutrient deficiencies in Latin America and the Caribbean. Food Nutr Bull. 2015;36(2 Suppl):S95-7.

49. Amarante MK, Otigossa A, Sueiro AC, Oliveira CEC, Carvalho SRQ. Iron Deficiency Anemia: an updated view. Bio Saúde. 2015;17(1):34-45.

50. Ramalho A. Fome Oculta: diagnóstico, tratamento e prevenção. Rio de Janeiro: Ateneu; 2008.

51. Paiva AA, Rondó PHC, Guerra-Shinohara EM. Parâmetros para avaliação do estado nutricional de ferro. Rev Saúde Pública 2000;34:421-6.

52. Zelaya AN. Eliminar la deficiencia de yodo: un reto de fin siglo. Bol Oficina Sanit Panam. 1994;117(6):483-95.

53. Marchini JS, de Oliveira JED. Microminerais: Ciências Nutricionais. São Paulo: Sarvier; 1998.

54. Aitken J, Williams FLR. A systematic review of thyroid dysfunction in preterm neonates exposed to topical iodine. Arch Dis Child Fetal Neonatal. 2014;99(1): F21-8.

55. Alves MLD'A, Maciel RMB, Kunii I, Iazigi N. Correlação entre níveis de iodúria e TSH colhido em cordão umbilical de recém-nascidos do hospital das clínicas da faculdade de medicina de Ribeirão Preto, São Paulo. Arq Bras Endocrinol Metab. 2005;49(4):516-20.

56. Reis BZ, editor. Alimentos funcionais e compostos bioativos: avanços científicos, perspectivas e desafios. v. 9. São Paulo: ILSI Brasil; 2018.

Aspectos Nutricionais na Adolescência

7

• Fernanda Barbosa • Andréa Ramalho

INTRODUÇÃO

A adolescência é o período entre a infância e a vida adulta. Segundo a Organização Mundial de Saúde (OMS), corresponde ao intervalo entre 10 e 19 anos.[1] No entanto, o critério usado para fins estatísticos pela Organização das Nações Unidas engloba o conceito de juventude, que define o intervalo entre 15 e 24 anos. O Estatuto da Criança e do Adolescente define a adolescência como a faixa etária entre 12 e 18 anos.[2] É um período marcado por mudanças no desenvolvimento biológico, psíquico e social, bem como caracterizado por aumento considerável das necessidades nutricionais.

Estudos revelam, ainda, que o hábito alimentar do adolescente é caracterizado por elevada ingestão de gorduras e açúcares, provenientes de alimentos industrializados e de elevada densidade energética, em detrimento de frutas e hortaliças. Além disso, observam-se uso de cigarro, consumo de bebidas alcoólicas e comportamento sedentário, resultando em um estilo de vida não saudável.

A adolescência é uma fase de transição e apresenta algumas alterações em relação à composição corporal durante a puberdade, as quais podem ser preditoras do desenvolvimento de doenças cardiovasculares (DCV) na vida adulta.[3]

Essas alterações são associadas às ações de hormônios do crescimento, do estradiol, da insulina e da testosterona, os quais são secretados à medida que ocorre a maturação sexual do indivíduo. Esses hormônios influenciam diretamente no peso corporal, principalmente no sexo feminino, devido à relação da menarca com a adiposidade.[4]

Puberdade

A puberdade é um período caracterizado por mudanças hormonais que possibilitam o crescimento, o desenvolvimento e a maturação sexual do indivíduo. Essas mudanças de forma e função são resultantes da reativação dos mecanismos neuro-hormonais do eixo hipotalâmico-hipofisário-gonadal, iniciada com o aumento dos hormônios gonadotróficos, adrenais e tireoidianos e seguida pela produção de estrogênios e progesterona pelos ovários e de androgênios pelos testículos. Esses hormônios estimulam a maturação dos órgãos reprodutivos e das características sexuais secundárias e atuam na fusão óssea das cartilagens de crescimento associadas ao hormônio do crescimento (HGH, do inglês *human growth hormone*), às somatomedinas (IGF-1) e a suas proteínas de ligação e a vários outros fatores de crescimento celular.[5]

Nesse período, o adolescente, além do fenômeno biopsicossocial, vivencia transformações físicas e fisiológicas, como o desenvolvimento dos caracteres sexuais secundários e o estabelecimento da capacidade reprodutora – a maturação sexual, que se relaciona ao desenvolvimento muscular, ao controle ponderal, ao crescimento linear em ambos os sexos e ao aumento dos depósitos de gordura nas meninas. O crescimento se refere ao aumento – em tamanho, número ou volume – de células ou órgãos e o crescimento linear se refere à estatura, ao desenvolvimento e à aquisição de funções.[6]

Esse conjunto de alterações metabólicas características desse momento biológico associa-se a um aumento na demanda de macronutrientes e micronutrientes, com vistas a atender às necessidades nutricionais dos indivíduos nesse período. Os fatores genéticos e ambientais podem influenciar essas alterações e o estado nutricional do adolescente.[7]

Dentre os principais eventos nesse período, destacam-se o aumento considerável de peso e estatura, conhecido como estirão puberal, o aumento da massa óssea, o aumento dos órgãos internos e a consequente expansão do volume sanguíneo, bem como as modificações na composição corporal. Nesse período, são adquiridos cerca de 25% da estatura final e 50% do peso final, que serão atingidos na vida adulta.[8]

Avaliação da maturação sexual

A avaliação do crescimento com base apenas na idade (evento cronológico) é inadequada, sendo necessária a interpretação dos resultados associados à maturação sexual (idade biológica).[5] Para essa avaliação, utilizam-se os estágios de Tanner,[9] dispostos em um conjunto de cinco estágios. As **Figuras 7.1** a **7.4**, apresentadas a seguir, mostram os estágios de Tanner. Nas meninas, a avaliação é realizada com base no desenvolvimento das mamas e dos pelos pubianos. Nos meninos, a avaliação é feita com base desenvolvimento da genitália e dos pelos pubianos.

Consideram-se G1 e M1 os estágios pré-púberes, enquanto os estágios G5 e M5 configuram os estágios pós-púberes, nos quais o adolescente já apresenta características compatíveis às de um adulto. A classificação em estágios dos pelos pubianos pode diferir do da avaliação dos desenvolvimentos genital e mamário.

A velocidade de crescimento na adolescência possui forte associação com a maturação sexual, podendo ser visualizada nos gráficos a seguir, nos quais se pode observar que o período de aceleração de crescimento coincide com o início da maturação (G3 e M2) e que o pico de crescimento coincide com G4 nos meninos e com M3 nas meninas (período que antecede a menarca).

Capítulo 7 – Aspectos Nutricionais na Adolescência

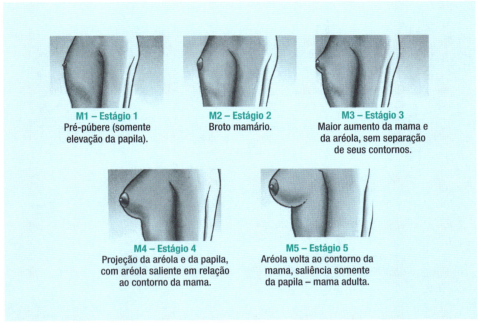

Figura 7.1 Estágios de desenvolvimento das mamas em adolescentes do sexo feminino (Fonte: Ministério da Saúde. Caderneta de Saúde do Adolescente. 2009).

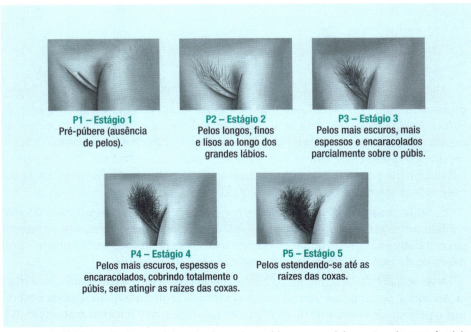

Figura 7.2 Estágios de desenvolvimento dos pelos pubianos em adolescentes do sexo feminino (Fonte: Ministério da Saúde. Caderneta de Saúde do Adolescente. 2009).

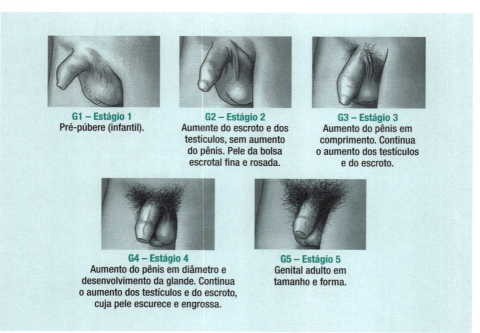

Figura 7.3 Estágios de desenvolvimento da genitália em adolescentes do sexo masculino (Fonte: Ministério da Saúde. Caderneta de Saúde do Adolescente. 2009).

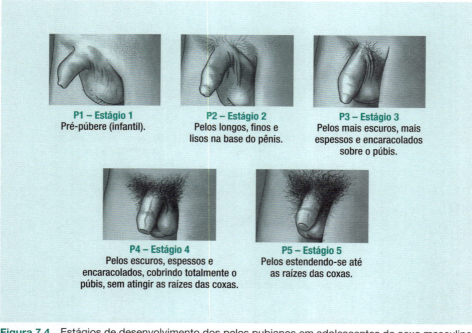

Figura 7.4 Estágios de desenvolvimento dos pelos pubianos em adolescentes do sexo masculino (Fonte: Ministério da Saúde. Caderneta de Saúde do Adolescente. 2009).

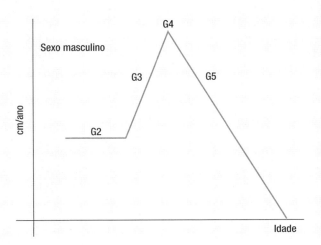

Gráfico 7.1 Relação entre velocidade de crescimento e estágio de maturação sexual em adolescentes do sexo masculino, segundo classificação em estágios de Tanner (Fonte: Engstron EM. Instrumento para o combate aos distúrbios nutricionais em serviços de saúde. 2009).

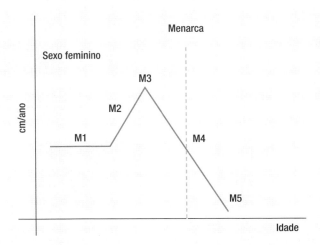

Gráfico 7.2 Relação entre velocidade de crescimento e estágio de maturação sexual em adolescentes do sexo feminino, segundo classificação em estágios de Tanner (Fonte: Engstron EM. Instrumento para o combate aos distúrbios nutricionais em serviços de saúde. 2009).

Maturação sexual e composição corporal

As alterações na composição corporal estão associadas ao estágio de maturação sexual. A idade cronológica dos acontecimentos pode variar entre os indivíduos, uma vez que isso depende de processos genéticos, hormonais e ambientais, os quais devem ser considerados durante a avaliação do estado nutricional do adolescente.

O aumento de tecido adiposo ocorre em adolescentes de ambos os sexos no período que antecede a adolescência, sendo utilizado como reserva para o crescimento. Quando o pico de velocidade do crescimento é alcançado, ocorre um aumento da gordura corporal, principalmente no sexo feminino, e da massa muscular, no sexo masculino.[12]

Apesar de o ganho de massa óssea completar-se somente na vida adulta, por volta dos 30 anos de idade,[13] há um incremento de 30% da densidade mineral óssea durante o desenvolvimento puberal e de 20% no período final da adolescência, aos 20 anos. Vale ressaltar que o crescimento e a mineralização do tecido esquelético são processos regulados por fatores genéticos, raciais, hormonais e nutricionais.[14]

Com relação ao perfil cardiometabólico, há um risco maior para inadequação nos adolescentes com excesso de peso na fase púbere, em comparação com as fases pré--púbere e pós-púbere.[15]

Nesse sentido, considerando que a menarca é o principal marcador de maturação sexual no sexo feminino e que alguns estudos têm demonstrado uma tendência de redução da idade da menarca nas últimas décadas, foi observada uma associação entre a idade da primeira menstruação e o desenvolvimento de fatores de risco cardiometabólicos na vida adulta, como aumento do índice de massa corporal (IMC), diabetes melito tipo 2 (DM2), síndrome metabólica (SM) e doenças cardiovasculares (DCV).[16]

Há, ainda, uma relação entre a redução da idade da menarca e o aumento da obesidade e das concentrações séricas de leptina. Conhecida como hormônio associado à regulação da saciedade, a leptina relaciona-se à manutenção da gordura corporal, estando aumentada em indivíduos com obesidade e inversamente associada ao consumo de gorduras e à atividade física. Sua concentração tem relação direta com o tamanho da massa de tecido adiposo corporal. Para ser secretada, é influenciada por mecanismos fisiológicos, como jejum, exercício físico ou alterações ponderais. Quando há uma falha em sua produção ou em seu reconhecimento pelos receptores, pode--se, então, desenvolver obesidade.[17]

Entretanto, tem sido observado que as concentrações séricas desse hormônio variam de acordo com o estágio de maturação sexual e a composição corporal. Segundo Dencker *et al.*,[18] apesar de os níveis de leptina serem maiores naqueles indivíduos que apresentam maior percentual de gordura corporal, crianças púberes possuem concentrações mais elevadas desse hormônio do que pré-púberes, independentemente da massa de gordura.

Embora seja bem estabelecido que o excesso de peso corporal e as elevadas concentrações séricas de leptina estejam associados ao desenvolvimento de DCV,[19] é válido ressaltar que há indivíduos considerados obesos que não apresentam alterações cardiometabólicas, enquanto alguns eutróficos possuem um perfil metabólico desfavorável, sendo denominados "obesos metabolicamente saudáveis" (OMS) e "eutróficos metabolicamente não saudáveis" (EMNS), respectivamente.

Adolescência e controle ponderal

A etiologia do sobrepeso e da obesidade é multifatorial, sofrendo influência de fatores biológicos, psicológicos e socioeconômicos. Existe grande variabilidade biológica entre os indivíduos, em relação ao armazenamento do excesso de caloria ingerida, condicionada por seu patrimônio genético. Os fatores genéticos têm ação permissiva para que os fatores ambientais possam atuar, como se criassem um "ambiente interno" favorável ao ganho excessivo de peso. Alguns estudos apontam o papel de fatores biológicos no desenvolvimento da obesidade.[20]

Como decorrência de hábitos alimentares deletérios e do estilo de vida adotado por indivíduos jovens, foi observado, nas últimas décadas, o aumento do sobrepeso e da obesidade em adolescentes, assim como de alterações relacionadas a riscos cardiometabólicos.

Assim como o excesso de peso cursa com alterações de variáveis metabólicas, como colesterol total (CT), *non-high density lipoprotein* (não HDL-c), *low density lipoprotein* (LDL-c), triglicerídeos (TG), glicemia e pressão arterial (PA), bem como hipertensão arterial sistêmica (HAS) e DM2,[21] há relatos de adolescentes com IMC adequado que, concomitante, apresentam inadequação de parâmetros metabólicos.

O IMC é amplamente utilizado para o diagnóstico nutricional de populações. Entretanto, ele avalia a massa corporal total, não distinguindo a quantidade e a distribuição de gordura, o que o limita na predição de doenças como dislipidemias. Por isso, alguns indivíduos podem apresentar IMC classificado como adequado e, ao mesmo tempo, exibir complicações metabólicas, uma vez que esse índice não reflete a composição corporal. Nesse caso, outros indicadores antropométricos devem ser utilizados para avaliação do risco cardiometabólico em crianças e adolescentes, como o PC e a razão cintura-estatura (RCE).[22]

É importante destacar que a classificação de IMC adequado para a idade não exime o indivíduo de cuidados em relação a seu perfil alimentar e a seus hábitos de vida. O adolescente, ainda que classificado com peso corporal adequado, pode apresentar o fenótipo de um indivíduo com obesidade, sendo considerado metabolicamente não saudável, uma vez que parâmetros relacionados à composição corporal, às concentrações séricas de TG, CT e frações, à obesidade abdominal e a depósitos de gordura não são diretamente associados ao IMC. Desse modo, ainda que não apresente obesidade, é necessário ter atenção em relação ao estilo de vida e aos hábitos alimentares, uma vez que podem levar à expressão do fenótipo de obesidade naquele indivíduo adequado segundo o IMC.

A observação da presença de alterações metabólicas em adolescentes é mandatória, uma vez que elas podem ser responsáveis pela ocorrência de comorbidades na vida adulta, como hipertensão arterial sistêmica (HAS), diabetes melito tipo 2 (DM2) e doenças coronarianas (DC). Essas alterações, por sua vez, estão intimamente relacionadas à gordura corporal, devido à sua associação com a obesidade.

A distribuição da gordura corporal, por sua vez, é uma importante avaliação, devido ao fato de o acúmulo de gordura abdominal central ser fortemente associado ao maior risco cardiometabólico. Ao contrário da gordura abdominal visceral, o acúmulo de gordura abdominal subcutânea tem influência positiva sobre o metabolismo sistêmico e provoca efeitos cardiovasculares positivos.[23]

A fim de fazer a manutenção do estado de saúde, um dos pilares é a promoção à prática de atividade física, associada à redução do tempo de exposição do adolescente a telas, principalmente na adolescência, quando, durante a puberdade, os hormônios exercem influência expressiva sobre os depósitos de gordura corporal, podendo, em conjunto com a inatividade física, desenvolver fatores de risco cardiometabólicos.

O controle ponderal do adolescente está intimamente relacionado à inatividade física. A mudança na rotina e no padrão de lazer dos indivíduos dessa faixa etária substituiu a prática de exercícios físicos e atividades ao ar livre por um maior tempo de exposição às telas, ou seja, o uso de internet, mídias sociais, jogos eletrônicos e televisão aumentou, em detrimento das atividades físicas, podendo levar, inclusive, a distúrbios do sono e de alimentação. O tempo de tela ocupou o lugar de atividades responsáveis pela manutenção da saúde.[24]

Ao mesmo tempo que a redução da prática de atividade física foi a causa do comportamento sedentário e, com isso, houve um incremento na quantidade de adolescentes com excesso de peso, há também um contraponto. Existem adolescentes que, por apresentarem IMC elevado, acabam por reduzir a prática de atividade física, devido a dores, desconfortos ou constrangimento, associando hábitos alimentares inadequados a esse comportamento e aumentando o seu tempo diante de computadores, *tablets*, *smartphones* ou televisão.

As preferências alimentares das crianças, assim como atividades físicas, são práticas influenciadas diretamente pelos hábitos dos pais, que persistem na vida adulta, o que reforça a hipótese de que fatores ambientais têm importância vital na manutenção do peso saudável. Segundo Strug *et al.*,[25] o estudo do número de genes e regiões cromossômicas que têm sido associados ao fenótipo da obesidade humana continua em expansão.

Dentre os fatores ambientais, a urbanização e a industrialização podem favorecer parâmetros metabólicos desfavoráveis ao influenciar e até determinar os hábitos alimentares dos adolescentes. A indústria de alimentos, as cadeias de *fast food*, a extensa programação na televisão, suas propagandas e os jogos no computador mantêm crianças e adolescentes cada vez mais expostos ao hiperconsumo calórico e às formas de lazer sedentário, com consequente diminuição da atividade física.[24]

Os padrões alimentares dos adolescentes são estabelecidos por um processo complexo, que envolve fatores internos e externos, como as preferências alimentares, a disponibilidade dos alimentos, a percepção corporal e a influência de pais e colegas.[26] Observa-se o consumo elevado de alimentos ricos em gorduras saturadas, açúcar e sal, bem como a redução no consumo de frutas, hortaliças e cereais. Dessa forma, ocorre aumento da ingestão energética e diminuição da ingestão de micronutrientes, os quais ficam cada vez mais distantes das recomendações nutricionais, favorecendo a obesidade e as deficiências de vitaminas e minerais.

Avaliação nutricional

A avaliação nutricional é um mecanismo de diagnóstico do estado nutricional do indivíduo, exercendo influência na prevenção e no tratamento de doenças. Por meio

Capítulo 7 – Aspectos Nutricionais na Adolescência

dela, é possível estabelecer precocemente a ocorrência de distúrbios nutricionais, como obesidade e desnutrição.

Além de avaliar o estágio puberal em que o adolescente se encontra, a percepção que ele tem de sua imagem corporal, seus hábitos alimentares, o habito de praticar atividades físicas e o tempo de exposição à tela, é importante calcular, também, o IMC desse indivíduo. O IMC é um indicador antropométrico amplamente utilizado para avaliação do estado nutricional, devido a seu baixo custo, à sua fácil interpretação e à facilidade de identificar os quadros de sobrepeso e obesidade.[27]

O IMC é capaz de predizer somente a obesidade total. Portanto, uma vez que as comorbidades estão mais associadas à obesidade central, faz-se necessária a aferição do perímetro da cintura (PC), devido à sua íntima relação com o desenvolvimento de doenças cardiovasculares. A partir desse indicador, deve-se calcular a razão cintura/estatura (RCE), a qual é capaz de superar tanto o IMC como o PC na discriminação do risco de DCV, HAS e DM2.[28]

Para avaliar a soma das áreas constituídas pelos tecidos ósseo, muscular e adiposo do braço, deve-se aferir o perímetro do braço, uma medida que pode ser usada de forma complementar ou de forma isolada, quando utilizada como instrumento de triagem ou diagnóstico do estado nutricional. Nos casos em que o paciente se encontra acamado ou naqueles em que tumores ou edemas estejam presentes, o que leva à superestimação do peso, essa medida apresenta-se como um bom método de diagnóstico. Contudo, há de se considerar sua limitação em condições de edema generalizado.

Derivada do perímetro do braço e da dobra cutânea tricipital (DCT), a circunferência muscular do braço (CMB) é um indicador da reserva do tecido muscular, mas é considerada uma medida indireta, por não corrigir a área óssea.

Fórmula simplificada para determinar a CMB:

$$CMB\ (cm) = Perímetro\ do\ braço\ (cm) - (0{,}314 \times DCT)$$

Assim como o IMC, o perímetro do braço e a CMB são ferramentas simples, de fácil aplicabilidade e de baixo custo, cujos dados são rapidamente interpretados. A referência usada para a classificação a partir desses critérios é a mesma proposta por Frisancho.[29]

Para medir a adiposidade do indivíduo em um ponto específico, através das duas camadas de pele e de sua gordura adjacente, são usadas as dobras cutâneas. Sua importância relaciona-se à gordura total, uma vez que metade da gordura corporal está localizada nos adipócitos subcutâneos. Mais comumente aferidas em adolescentes, a DCT e a dobra cutânea subescapular (DCS) podem ser utilizadas isoladamente, em seu somatório ou na equação de predição de gordura corporal total.[30] É necessário que essas aferições sejam realizadas por profissionais treinados, visando à minimização de erros na coleta dos dados.

Os indicadores antropométricos que têm sido usados na prática clínica, devido à sua associação ao risco cardiometabólico, são a razão cintura/estatura (RCE) e o perímetro de cintura. Não há, para o adolescente, ponto de corte estabelecido para o PC. Para a RCE, esse ponto independe da idade ($\geq 0{,}50$), podendo ser uma limitação ao uso dessas variáveis. Apesar disso, ambas as variáveis têm sido usadas como ferramentas importantes no rastreio de obesidade abdominal, devido à relação com alterações metabólicas, principalmente com o desenvolvimento de DCV.[31]

Além das medidas antropométricas, analisar a composição corporal do adolescente é outro fator importante. O método mais usado é a bioimpedância (BIA), que permite avaliar o percentual de gordura corporal total, a massa livre de gordura, a massa magra seca, a água corporal total, a água intracelular, a água extracelular, a taxa metabólica basal e o gasto diário de energia. Esse método é simples, não invasivo e expõe os resultados rapidamente.

O percentual de gordura corporal encontrado pela BIA é classificado de acordo com os pontos de corte propostos por Lohman,[32] que considera excesso de gordura corporal valores ≥ 20% para meninos e ≥ 25% para meninas, enquanto valores < 10% para meninos e < 5% para meninas são considerados baixo percentual de gordura corporal.

Necessidades nutricionais

As ingestões dietéticas de referência (DRI, do inglês *dietary reference intakes*) para adolescentes são listadas por idade cronológica e sexo. Embora as DRI forneçam uma estimativa das necessidades de energia e nutrientes para um adolescente individual, as necessidades reais variam muito entre adolescentes, sendo importante individualizar a assistência nutricional e levar em consideração os dados de composição corporal, grau de maturação sexual e nível de atividade física do adolescente.

Energia

Para essa faixa etária, o requerimento energético é calculado utilizando-se o sexo, a idade, a estatura, o peso e o nível de atividade física (NAF), com soma adicional de 25 kcal/dia para depósito de energia ou crescimento.[33]

Para estimativa das necessidades de energia, deve-se utilizar a seguinte fórmula:

$$EER = TMB \times NAF$$

Quadro 7.1		
Cálculo energético de acordo com faixa etária e centímetro de altura de adolescentes		
Faixa etária (anos)	*Meninas*	*Meninos*
11 a 14	14 kcal/cm	16 kcal/cm
15 a 18	13,5 kcal/cm	17 kcal/cm

Fonte: Institute of Medicine. Dietary Reference Intakes. 2006.

Quadro 7.2		
Cálculo de taxa de metabolismo basal de adolescentes		
Faixa etária (anos)	*Meninas*	*Meninos*
10 a 18	$12,2 \times P + 746$	$17,5 \times P + 651$

Fonte: World Health Organization. Energy and Protein Requirements. 1985.

| Quadro 7.3 | | |
| Fator de atividade | | |
Atividade	*Meninas (g/dia)*	*Meninos (g/dia)*
Escola e atividade leve	1,5	1,6
Atividade moderada	2,2	2,5
Atividade intensa	6	6

Fonte: World Health Organization. Energy and Protein Requirements. 1985.

Proteína

A ingestão de proteínas, assim como a ingestão de energia, pode sofrer interferência de aspectos relacionados à segurança alimentar, a doenças crônicas e a dietas frequentes. Os adolescentes que seguem dietas veganas também apresentam risco elevado de ingestão inadequada de proteínas.

Quando a ingestão de proteínas é inadequada, no adolescente ainda em crescimento, pode resultar em atraso ou diminuição da estatura ou do ganho de peso. No adolescente pós-púbere, a ingestão inadequada de proteínas pode resultar em perda de peso, perda de massa corporal livre de gordura e alterações na composição corporal. Também pode haver impacto na resposta imunológica, com maior suscetibilidade a infecções.

Portanto, o ideal é que seja assegurado, no planejamento dietético do adolescente, a quantidade recomendada de proteína, priorizando proteínas de alto valor biológico.

| Quadro 7.4 | |
| Ingestão proteica diária recomendada para adolescentes | |
Idade (anos)	*RDA (g/kg/dia)*
9 a 13 anos	0,95
14 a 18 anos	0,85

Fonte: Institute of Medicine. Dietary Reference Intakes for Energy, Carbohydrate, Fiber, Fat, Fatty Acids, Cholesterol, Protein and Amino Acids. 2002.

Carboidrato

As necessidades de carboidratos para adolescentes são estimadas em 130 g/dia.[33] Esse valor deve ser utilizado como ponto inicial para determinação da necessidade real individualizada em um adolescente. Por exemplo, adolescentes que sejam muito ativos ou que estejam crescendo ativamente necessitam de carboidratos adicionais para manter a ingestão adequada de energia. Enquanto isso, adolescentes inativos ou com condições crônicas que limitam sua mobilidade podem necessitar de menos carboidratos. As fontes preferíveis de carboidratos são os grãos integrais, devido à sua composição nutricional.

Manter hábitos de vida saudáveis é fundamental para o controle glicêmico. A quantidade e o tipo de carboidrato consumido são fatores determinantes para a glicemia pós-prandial. Isso se deve ao fato de a glicemia de jejum ter a capacidade de variar significativamente em crianças e adolescentes, ainda que em condições normais.

Lipídio

Recomenda-se que a ingestão de gorduras não exceda 35% da ingestão calórica total, com não mais de 10% das calorias provenientes de ácidos graxos saturados.

Sobre as recomendações específicas para ingestão de ácidos graxos ω-6 e ω-3, foram estabelecidos pontos de corte, visando a assegurar que os adolescentes consumam quantidades adequadas de ácidos graxos essenciais para suprir seu crescimento e seu desenvolvimento.

A recomendação para ácidos graxos poli-insaturados (ácido linoleico) é de 12 g/dia para meninos de 9 a 13 anos, 10 g/dia para meninas de 9 a 13 anos, 16 g/dia para meninos de 14 a 18 anos e 11 g/dia para meninas de 14 a 18 anos.[33] A necessidade estimada de ácidos graxos poli-insaturados ω-3 (α-ácido linoleico) entre adolescentes é de 1,2 g/dia para meninos de 9 a 13 anos, 1,0 g/dia para meninas de 9 a 13 anos, 1,6 g/dia para meninos de 14 a 18 anos e 1,1 g/dia para meninas de 14 a 18 anos.[33]

Essa recomendação se deve ao fato de que, entre as maiores causas de mortalidade mundial, estão as doenças cardiovasculares que se associam à dislipidemia. O distúrbio no perfil lipídico pode ter origem genética ou multifatorial. Caracteriza-se por elevados níveis de CT, não HDL-c, LDL-c e TG, assim como por baixas concentrações de HDL-c. A dislipidemia na adolescência relaciona-se a maiores chances de doenças cardiovasculares na vida adulta.

O desbalanço em relação ao perfil lipídico do adolescente geralmente decorre dos baixos níveis de HDL-c, o que pode ser atribuído a fatores como inatividade física e herança genética. A hipercolesterolemia, quando ocorre por herança genética, está mais associada a elevadas concentrações de LDL-c.

A alteração no perfil lipídico é uma condição que tem chamado atenção, porque, além de ser fator de risco para doenças cardiovasculares (DCV), tem acometido um número significativo de adolescentes, prioritariamente do sexo feminino e pode gerar trombos nas artérias, levando à agregação plaquetária e à agregação leucocitária.[36]

Em casos relacionados a essa faixa etária, há recomendações de que o rastreio seja feito quando houver histórico familiar de excesso de peso, obesidade, DM, HAS, doenças renais, cardiovasculares ou hormonais e, ainda, quando houver uso prolongado de hipolipemiantes. Do contrário, devem ser feitos exames de sangue de rotina, a partir dos 2 anos de idade, porque, quanto mais precocemente ocorrer a dislipidemia, maior é a probabilidade de essa alteração se manter na vida adulta.

Quadro 7.5 Valores referenciais do perfil lipídico para a faixa etária entre 2 e 19 anos			
Variáveis lipídicas	Valores (mg/dL)		
	Desejável	Limítrofe	Elevado
CT	< 150	150-169	≥ 170
LDL-C	< 100	100-129	≥ 130
HDL-C	≥ 45		
TG	< 100	100-129	≥ 130

Fonte: Xavier HT, et al. Arq Bras Cardiol. 2013;101(1):1-22.

Fibra

O consumo adequado de fibras está relacionado à manutenção da saúde, uma vez que elas influenciam alterações nutricionais, como constipação intestinal, e auxiliam na prevenção e no tratamento de doenças como obesidade, dislipidemia e diabetes.

Há uma associação entre dietas pobres em fibras alimentares e sobrepeso e obesidade, perfil alimentar que é acompanhado por outros hábitos não saudáveis, caracterizado pelo consumo de alimentos com quantidades elevadas de carboidratos refinados e alto teor de gorduras durante a adolescência.

A ingestão adequada (AI) de fibras varia de acordo com o sexo e a faixa etária.[33]

Quadro 7.6		
Recomendação de ingestão diária de fibras para adolescentes, segundo faixa etária e sexo		
Faixa etária (anos)	Meninas (g/dia)	Meninos (g/dia)
9 a 13	26	31
14 a 18	26	38

Fonte: Institute of Medicine. Dietary Reference Intakes. 2006.

Deficiências nutricionais

Devido ao padrão alimentar apresentado pelos adolescentes, alguns nutrientes tornam-se fundamentais na avaliação nutricional, por terem um risco elevado para deficiência nutricional. A seguir, serão expostos os principais micronutrientes de risco para essa população.

Vitamina A

A vitamina A é um importante micronutriente e participa de várias funções primordiais ao organismo, como acuidade visual, atividade imunológica, proliferação e diferenciação celular. Para os "grupos clássicos de risco", a deficiência de vitamina A (DVA) representa uma grave ameaça à saúde. Se, nesses segmentos populacionais, a deficiência já se encontra bem documentada mundialmente e vem despertando um crescente interesse em nível nacional, isso não ocorre em relação às crianças em idade escolar e aos adolescentes. Por não serem tradicionalmente considerados grupos de risco, eles têm sido sistematicamente excluídos de estudos de prevalência e de programas de controle e combate à carência de micronutrientes.

As carências vitamínicas na faixa etária que compreende a pré-adolescência e a adolescência podem comprometer o crescimento, a maturação sexual, o desenvolvimento intelectual e o desempenho escolar, além de aumentarem os custos com a saúde. Para jovens em idade fértil, a DVA, mesmo que em níveis marginais, pode representar risco de resultado obstétrico desfavorável, pois essa vitamina é importante para a reprodução normal, bem como para o crescimento, o desenvolvimento e a constituição de reserva hepática no feto e para o crescimento tecidual materno.[38]

Além de sua ampla gama de funções fisiológicas, a vitamina A, bem como seus precursores, tem recebido destaque por sua atuação contra espécies reativas ao oxigênio, protegendo o organismo contra o estresse oxidativo e, consequentemente, prevenindo danos e lesões teciduais relacionados às DCNT. Estudos têm demonstrado o papel da vitamina A na proteção contra doenças cardiovasculares, por atuar como antioxidante e como protetora da integridade endotelial no processo de aterogênese. Esses achados vêm fortalecer a importância dessa vitamina nas crianças em idade escolar e nos adolescentes, visto que a ascensão da obesidade infantil está associada ao dobro do risco para o desenvolvimento de doenças cardiovasculares na idade adulta.[39]

Estudos mostram que as concentrações séricas e hepáticas de vitamina A estão relacionadas inversamente ao IMC, indicando que obesidade é um fator de risco para sua deficiência. Pesquisas desenvolvidas nas últimas décadas identificaram a vitamina A como um regulador-chave do metabolismo do tecido adiposo (TA). A vitamina A e o β-caroteno são importantes reguladores das reservas de gordura corporal.[40] As concentrações séricas reduzidas de vitamina A, principalmente de β-caroteno, têm sido associadas à obesidade, a dislipidemias, a certos tipos de câncer e à DM tipo 2.[41]

Estudos sugerem que a vitamina A regula as reservas de gordura corporal por meio dos derivados de retinoides metabolicamente ativos. Os mecanismos de ação ainda estão em fase de investigação, mas parecem se relacionar à superexpressão de seus receptores metabólicos nos depósitos adiposos viscerais. A plausibilidade dessas interações inclui principalmente o papel protetor que os retinoides parecem exercer na regulação fisiológica do tecido adiposo marrom (TAM).[42]

Tem sido descrito que a vitamina A afeta a capacidade adipogênica de forma dependente das doses: em concentrações relativamente altas e em etapas precoces do processo, ela inibe a diferenciação das linhas celulares, enquanto, em concentrações baixas, exerce efeito contrário, potencializando o processo de adipogênese. Dessa forma, o envolvimento da vitamina A na regulação da massa adiposa demonstra que, no caso da deficiência, ocorrem aumento no recrutamento dos pré-adipócitos para adipócitos maduros, inibição da apoptose e redução da termogênese adaptável.[43]

Vitamina D

A vitamina D é considerada um pré-hormônio e é obtido em maior parte via fotoprodução na pele. Sua obtenção via dieta é praticamente irrelevante, já que suas fontes alimentares são escassas. Essa vitamina é encontrada no organismo, majoritariamente, sob a forma de 25(OH)D (calcidiol).[44]

As atividades relacionadas ao *turnover* ósseo estão associadas às concentrações adequadas de 25(OH)D, o que destaca seu papel de micronutriente essencial à formação óssea, especialmente na infância e na adolescência. O calcitriol, hormônio derivado desse micronutriente, é responsável por controlar a absorção ativa e a distribuição do cálcio em nosso organismo. Além disso, essa vitamina estimula o aumento da absorção intestinal de fósforo e a reabsorção renal de cálcio, assim como garante a manutenção da homeostase desses minerais. A vitamina D pode, ainda, estimular a maturação de precursores de osteoclastos, assim como influenciar na formação e na reabsorção óssea. Sua forma ativa é capaz de inibir os níveis séricos de PTH via mecanismo de *feedback* negativo e de aumento dos níveis de cálcio sérico.[45]

A deficiência de vitamina D faz com que menos cálcio esteja disponível para o processo de mineralização óssea, o que leva a um aumento da produção de PTH, provocando um hiperparatireoidismo secundário, e, consequentemente, a um elevado *turnover* ósseo, provocando a perda de massa óssea.[46] A massa óssea adquirida ao final do período de crescimento é mais importante do que a perda óssea ocorrida na idade adulta. Sendo assim, a manutenção de níveis séricos adequados de vitamina D ao longo da vida, é primordial para a manutenção da saúde óssea em fases mais avançadas.[47]

Segundo a Sociedade Brasileira de Endocrinologia e Metabologia (SBEM), as concentrações séricas desejáveis de 25(OH)D devem se manter acima de 30 ng/mL, sendo concentrações séricas abaixo desse valor consideradas insuficiência e deficiência.

Estudos têm demonstrado a associação entre obesidade e deficiência de vitamina D, tanto em indivíduos adultos quanto em adolescentes. Concentrações reduzidas dessa vitamina são frequentemente observadas em indivíduos obesos, os quais apresentam o dobro do risco para o desenvolvimento da deficiência quando comparados a indivíduos eutróficos.[48] A Sociedade Americana de Endocrinologia sugere a necessidade de maior ingestão de vitamina D em adultos obesos, indicando que obesidade é fator de risco para sua deficiência. No entanto, as diretrizes pediátricas não recomendam o ajuste da ingestão de vitamina D para prevenção ou tratamento da deficiência de vitamina D em crianças e adolescentes obesos.

Vitaminas do complexo B

— *Tiamina (B1)*

A DRI de tiamina entre adolescentes é de 0,9 mg/dia para homens e mulheres de 9 a 13 anos, aumentando para 1,2 mg/dia para homens e 1 mg/dia para mulheres de 14 a 18 anos.[33]

Sua deficiência ocorre devido ao consumo exclusivo de alimentos como arroz polido e farinha de trigo refinada, somado à elevada ingestão de bebidas alcoólicas. Como consequência, o adolescente costuma apresentar-se cansado, irritado, com dificuldades de concentração ou de memória e, em alguns casos, parestesia de membros inferiores.

A deficiência dessa vitamina, em sua forma mais aguda, pode resultar na síndrome de Wernick-Korsakoff, levando ao enfraquecimento da musculatura ocular, à redução do nível de consciência e à perda de memória. Pode, ainda que em sua forma mais amena, resultar no beribéri, levando à insuficiência cardíaca e a anormalidades metabólicas, como perda de massa muscular e edema.

A vitamina B1 está presente em cereais integrais, carnes magras, leguminosas e em farinhas enriquecidas com tiamina. Recomenda-se o consumo associado a fontes de fósforo, potencializando suas ações benéficas.

— *Ácido fólico*

A DRI de ácido fólico entre adolescentes é de 300 mcg/dia para homens e mulheres de 9 a 13 anos, aumentando para 400 mcg/dia para homens e mulheres de 14 a 18 anos.[33]

A inadequação dessa vitamina é motivo de preocupação entre as adolescentes que menstruam e são sexualmente ativas, devido à sua importância na prevenção de defeitos congênitos do bebê. Devido ao papel que desempenha na síntese de DNA, essa vitamina é importante nessa faixa etária, por ser um momento de aumento da replicação celular.

O ácido fólico, também conhecido como vitamina B9, pode ser encontrado no feijão, em vísceras e em vegetais folhosos.

— Vitamina B12

Entre os adolescentes, recomenda-se a ingestão de 1,8 mcg/dia para homens e mulheres de 9 a 13 anos e 2,4 mcg/dia de 14 a 18 anos.[33]

Também conhecida como cobalamina, essa vitamina está presente em alimentos de origem animal. Sua importância está em seu papel na produção de células do sangue e na manutenção da saúde do sistema nervoso.

Sua deficiência se relaciona, principalmente, com dietas vegetarianas estritas ou a complicações em sua absorção pelo organismo. Os sintomas mais comuns incluem desde fadiga e irritabilidade até parestesias, anemia megaloblástica e transtornos psiquiátricos.

— Vitamina C

Entre os adolescentes, recomenda-se a ingestão de 45 mg/dia para homens e mulheres de 9 a 13 anos, aumentando para 75 mg/dia para homens e 65 mg/dia para mulheres de 14 a 18 anos.[33]

A vitamina C é agente redutor em reações de hidroxilação, sendo essencial à estrutura de tecidos, à cicatrização, à formação de dentes e capilares, bem como participando do processo da absorção do ferro e da formação de células sanguíneas.

A deficiência dessa vitamina, também conhecida como ácido ascórbico, pode resultar em cansaço, cicatrização dificultada de feridas, hematomas, sangramentos em mucosas, aumento no risco de infecções e microfraturas ou macrofraturas.

— Piridoxina

Recomenda-se a ingestão de 1 mg/dia para homens e mulheres de 9 a 13 anos, aumentando para 1,3 mg/dia para homens e 1,2 mg/dia para mulheres de 14 a 18 anos.[33]

A vitamina B6 desempenha importante papel na manutenção do sistema nervoso. Presente em alimentos como peixes e frutas, sua deficiência pode acarretar desde cansaço até confusão mental e depressão.

— Riboflavina

Entre os adolescentes, recomenda-se a ingestão de 0,9 mg/dia para homens e mulheres de 9 a 13 anos, aumentando para 1,3 mg/dia para homens e 1,0 mg/dia para mulheres de 14 a 18 anos.[33]

Presente em alimentos de origem animal, sua deficiência é mais comum em dietas vegetarianas. Pode estar associada, também, à presença de doenças inflamatórias intestinais.

– Cálcio

O cálcio é um elemento essencial para o processo de mineralização óssea, sendo responsável pela garantia da integridade estrutural, assim como pela regulação da função metabólica do tecido ósseo. Esse mineral pode estar envolvido, também, em diversas outras funções, como transmissão de impulsos nervosos, contração muscular, coagulação sanguínea, secreção hormonal e adesão intercelular.

A secreção de paratormônio (PTH) é determinada pela concentração sérica de cálcio iônico, cujo metabolismo é regulado, em grande parte, pelo sistema endócrino, no qual a vitamina D e o PTH promovem equilíbrio constante da concentração sérica pela rápida liberação da reserva óssea. Quando a concentração plasmática desse mineral diminui, há estímulo à produção de PTH e calcitriol. O PTH atua induzindo atividade enzimática no rim, para que haja aumento da reabsorção tubular de cálcio, ativação da reabsorção óssea e aumento do trabalho de osteoclastos. Além disso, atua ativando a vitamina D, para que ela aumente a absorção de cálcio no intestino.[47]

Segundo o Institute of Medicine,[50] a recomendação de consumo alimentar (RDA) de cálcio dos 9 aos 18 anos é de 1.300 mg/dia para ambos os sexos. Além de sua ingestão adequada, a absorção do cálcio da dieta depende de vários fatores, entre eles o consumo de vitamina D e fósforo, a presença de ácido fítico e de oxalato nas fontes alimentares, a ingestão elevada de proteína e sódio, o consumo de cafeína e refrigerantes. Esses fatores podem interferir na absorção e na excreção desse mineral, o que pode favorecer a redução da densidade mineral óssea.[51]

Estudos revelam que adolescentes, especialmente os do sexo feminino, compreendem grupo de risco para o desenvolvimento de deficiência de cálcio. Além do aumento do *turnover* ósseo nessa fase da vida, o que provoca um aumento da demanda desse nutriente, adolescentes também apresentam menor consumo alimentar de cálcio, devido a mudanças de padrões alimentares, o que leva a um menor consumo de laticínios, a maior fonte desse mineral.

A deficiência de cálcio em adolescentes é considerada quando as concentrações séricas de cálcio iônico se encontram abaixo de 1,20 mmol/L.[52] Baixos valores séricos desse micronutriente estão fortemente relacionados à desmineralização óssea, o que pode levar ao raquitismo e ao desenvolvimento de osteoporose a longo prazo. Meninas expostas à deficiência de cálcio na adolescência, por exemplo, são menores e mais leves, quando comparadas àquelas sem exposição a essa carência nutricional. Estudos que avaliam a suplementação de cálcio em crianças e adolescentes demonstram melhor desenvolvimento ósseo naqueles suplementados com esse micronutriente.

Doenças crônicas também podem estar atreladas à exposição à deficiência de cálcio. Mais recentemente, a manutenção de níveis séricos adequados de cálcio tem sido correlacionada também à proteção contra o desenvolvimento de pólipos intestinais e de câncer de cólon. Esse micronutriente reduziria a proliferação celular que resulta nessas condições adversas de saúde.

— Ferro

A ingestão recomendada é de 8 mg/dia para homens e mulheres de 9 a 13 anos, aumentando para 11 mg/dia para homens e 15 mg/dia para mulheres de 14 a 18 anos.[33]

Na adolescência, esse mineral participa da construção da massa muscular em homens, que recruta maior volume sanguíneo e mais enzimas respiratórias. Devido à menstruação, as mulheres demandam maior quantidade de ferro do que os homens.

O ferro pode ser encontrado em alimentos de origem animal e em vegetais verde-escuros. Sua biodisponibilidade é aumentada em presença de vitamina C, sendo recomendado o consumo concomitante de fontes de ambos os nutrientes, mas é dificultada quando as fontes de ferro são consumidas juntamente de alimentos ricos em fitatos e oxalatos. Sua deficiência pode não só comprometer o crescimento do adolescente, mas também resultar em anemia.

— Magnésio

A ingestão recomendada de magnésio é de 200 mg para crianças e adolescentes entre 9 a 13 anos e 34 0mg e 300 mg para meninos e meninas entre 14 a 18 anos, respectivamente. Para homens, é recomendada ingestão de 330 mg entre os 19 e 30 anos e 350 mg a partir dos 31 anos. Já para mulheres, recomenda-se 255 mg entre os 19 e 30 anos e 265 mg a partir dos 31 anos.

O magnésio é um dos principais minerais de nosso organismo, sendo o segundo mais abundante. Aproximadamente 60% do magnésio presente no organismo estão armazenados no tecido ósseo. O magnésio tem papel essencial na constituição óssea, podendo estar relacionado, ainda, a diversas outras funções, como formação de ATP, cofator de inúmeras enzimas do metabolismo lipídico, síntese de proteína e ácido nucleico e estabilização de membranas celulares.[53]

Esse mineral é essencial ao funcionamento adequado das glândulas paratireoides e está envolvido na homeostase de cálcio, pois funciona como um sensor nos receptores de PTH e da vitamina D ativa, o calcitriol, participando da regulação do cálcio. O componente celular é proporcional à quantidade desse nutriente e sua absorção é regulada pela vitamina D.[54]

A homeostase do magnésio no organismo humano é regulada especialmente pelos rins. Cerca de 2 g desse micronutriente são filtrados nesse órgão ao longo de um dia e 95% do que é filtrado são reabsorvidos pelo organismo. O PTH tem papel importante no processo de manutenção da homeostase de magnésio. Quando as concentrações extracelulares desse mineral se encontram baixas, o PTH aumenta sua reabsorção. Contrariamente, a hipercalcemia provoca efeito reverso, reduzindo a reabsorção do mineral. Outros hormônios também têm papel importante no processo de reabsorção do magnésio nos rins, como calcitonina, glucagon e aldosterona. A hipomagnesemia é uma possível causa de hipocalcemia.[54]

Baixas concentrações séricas de magnésio podem desencadear diversas alterações metabólicas, visto que esse micronutriente está envolvido em diversas funções no organismo. Por estar associado à função cardíaca, sua deficiência pode levar a diversos distúrbios, como aumento da pressão arterial sistêmica e arritmias. Além disso, sabe-

-se que, na deficiência desse mineral, há uma aceleração do processo de desenvolvimento de aterosclerose. A deficiência de magnésio pode provocar, ainda, alterações no metabolismo da glicose, desencadeadas por um estado de resistência à insulina.[55]

Em adolescentes, foi demonstrado por Algon *et al.*[56] que a deficiência de magnésio também pode ter associação a alterações psíquicas, especialmente a psicose, já que esse mineral tem papel importante também na função neurológica. Além disso, nessa fase da vida, baixas concentrações séricas de magnésio estão associadas, também, às deficiências de cálcio e fósforo.

– Zinco

A ingestão recomendada de zinco é de 8 mg para crianças e adolescentes entre 9 a 13 anos e 1 1mg e 9 mg para meninos e meninas entre 14 a 18 anos, respectivamente. A partir dos 19 anos, para homens, é recomendada ingestão de 11 mg, já para mulheres, recomenda-se 8 mg.

O zinco é um elemento-traço essencial ao funcionamento normal do organismo humano, no qual se encontram de 2 g a 3 g desse micronutriente, que está armazenado principalmente na musculatura esquelética (60%), mas também pode ser encontrado em menores quantidades no tecido ósseo (30%), no fígado e na pele (5%). Possui diversas funções, como componente estrutural, fator catalítico e mediador de sinalização de diversas reações.[57]

A maior parte desse nutriente é absorvida no jejuno, via transporte ativo. O processo de absorção do zinco é regulado por um mecanismo homeostático, no qual a metalotioneína é responsável pela regulação de sua absorção ou de sua liberação. Quando em grandes concentrações no organismo, esse elemento permanece ligado à metalotioneína e, posteriormente, é excretado via fezes. A absorção de zinco é dependente do estado nutricional do indivíduo, da integridade do intestino e da presença de inibidores, como fitatos, fibras, cobre e cádmio na dieta, podendo ser facilitada pela presença de glicose, lactose, proteína de soja ou vinho na dieta.[58]

Esse mineral é elemento-traço essencial também ao metabolismo ósseo, já que possui papel importante na preservação da massa óssea. Sabe-se que o zinco é capaz de aumentar as concentrações séricas de fosfatase alcalina óssea e, consequentemente, estimular a síntese de colágeno nos osteoblastos, o que leva à formação e à mineralização desse tecido. Além disso, o zinco estimula a produção de diversas proteínas envolvidas na formação óssea, como osteocalcina e albumina. A combinação desse mineral com a vitamina D3 também é considerada importante, já que o zinco potencializa a ligação dessa vitamina a seu receptor no DNA celular. Sabe-se, ainda, que esse micronutriente é capaz de inibir a reabsorção óssea, suprimindo a osteoclastogênese e inibindo a sinalização de Ca^{2+} nos pré-osteoclastos.[59]

Durante a puberdade, muitos adolescentes não conseguem atender às recomendações diárias do zinco, o que se associa ao aumento das necessidades nutricionais devido ao crescimento puberal. Essa inadequação pode estar atribuída à baixa qualidade da dieta, ao estilo de vida sedentário, ao baixo consumo de energia, devido à preocupação com o peso corporal, e ao aumento pelo interesse em padrões alimentares vegetarianos.

Nessa faixa etária, a deficiência pode cursar com limitação do crescimento esquelético e redução da mineralização óssea, além de aumentar as taxas de infecção. Diversas doenças inflamatórias também estão associadas a essa deficiência.[60]

Portanto, a deficiência de zinco vem sendo apontada como um problema de saúde entre os adolescentes e pode afetar o crescimento físico, a competência imunológica, a função reprodutiva e o desenvolvimento neurocomportamental.[1]

AGRADECIMENTOS

As autoras agradecem a Beatriz Peniche, aluna de Iniciação Científica do Núcleo de Pesquisa em Micronutrientes (NPqM) da Universidade Federal do Rio de Janeiro (UFRJ) à época, pela contribuição no desenvolvimento do capítulo.

REFERÊNCIAS BIBLIOGRÁFICAS

1. de Onis M, Onyango AW, Borghi E, Siyam A, Nishida C, Siekmann J. Development of a WHO growth reference for school-aged children and adolescents. Bull World Health Organ. 2007;85(9):660-7.
2. BRASIL. Ministério da Saúde. Secretaria de Atenção à Saúde. Departamento de Ações Programáticas Estratégicas. Diretrizes nacionais para a atenção integral à saúde de adolescentes e jovens na promoção, proteção e recuperação da saúde. Brasília: Ministério da Saúde; 2010.
3. Miranda VPN, Faria FR, Faria ER, Priore SE. Somatic maturation and body composition in female healthy adolescents with or without adjustment for body fat. Revista Paul Pediatr. 2014;32(1):78-84.
4. Benedet J, Lopes As, Adami F, Hinnig PF, Vasconcelos FAG. Association of sexual maturation with excess body weight and height in children and adolescents. BMC Pediatrics. 2014;14:72.
5. Barbosa KBF, Franceschini SCC, Priore SE. Influência dos estágios de maturação sexual no estado nutricional, antropometria e composição corporal de adolescentes. Rev Bras Saúde Matern Infant. 2006;6(4):375-82.
6. Vitalle MSS, Tomioka CY, Juliano Y, Amancio OMS. Índice de massa corporal, desenvolvimento puberal e sua relação com a menarca. Revista Associação Médica Brasileira 2003; 49 (4): 429-33.
7. Matijasevich A, Victora CG, Golding J, Barros FC, Menezes AM, Araujo CL, et al. Socioeconomic position and overweight among adolescents: data from birth cohort studies in Brazil and the UK. BMC Public Health. 2009;9:105.
8. Saito MI. A avaliação nutricional na adolescência: a escolha de um referencial. J Pediatr. 1993;69(3):165-75.
9. Tanner JM. Growth in adolescence. 2nd. ed. Oxford: Blackwell Scientific Publication, 1962.
10. Brasil. Ministério da Saúde. Caderneta de Saúde do Adolescente. Brasília: Ministério da Saúde; 2009.
11. Silva DO, Engstron EM. Sisvan: instrumento para o combate aos distúrbios nutricionais em serviços de saúde. Rio de Janeiro: Escola Nacional de Saúde Pública Sergio Arouca; 2009.
12. Klimis-Zacas DJ, Kalea AZ, Yannakoulia M, Matalas A-L, Vassilakou T, Papoutsakis-Tsarouhas C, et al. Dietary intakes of Greek urban adolescents do not meet the recommendations. Nutr Res. 2007;27(1):18-26.
13. National Institutes of Health. Osteoporosis and Related Bone Diseases National Resource Center. NORD Res. 2001 [Internet]. Available from: https://rarediseases.org/organizations/nihosteoporosis-and-related-bone-diseases-national-resource-center/.
14. Fleet JC, & Schoch RD. Molecular mechanisms for regulation of intestinal calcium absorption by vitamin D and other factors. Crit Rev Clin Lab Sci. 2010;47(4):181-95.
15. Reinerh T, Wolters B, Knop C, Lass N, Holl RW. Strong effect of pubertal status on metabolic health in obese children: A longitudinal study. J Clin Endocrinol Metab. 2015;100(1):301-8.

16. Shalitin S, Kiess W. Putative Effects of Obesity on Linear Growth and Puberty. Horm Res Paediatr. 2017;88(1):101-10.

17. Cruz IS, Rosa G, Valle V, Mello DB, Fortes M, Dantas EHM. Efeitos agudos do treinamento concorrente sobre os níveis séricos de leptina e cortisol em adultos jovens sobrepesados. Rev Bras Med Esport. 2012;18(2):81-6.

18. Dencker M, Thorsson O, Karlsson MK, Lindén C, Wollmer P, Ahrén B. Leptin is closely related to body fat in prepubertal children aged 8 – 11 years. Acta Paediatr. 2006;95(8):975-9.

19. Soliman AT, Yasin M, Kassem A. Leptin in pediatrics: A hormone from adipocyte that wheels several functions in children. Indian J Endocrinol Metab. 2012;16(Suppl 3):S577-87.

20. Danadian K, Lewy V, Janosky JJ, Arslanian S. Lipolysis in African-American children: is it a metabolic risk factor predisposing to obesity? J Clin Endocrinol Metab. 2001;87(7):3022-6.

21. Skinner AC, Perrin EM, Moss LA, Skelton JA. Cardiometabolic Risks and Severity of Obesity in Children and Young Adults. N Engl J Med. 2015;373(14):1307-17.

22. Quadros TMB, Gordia AP, SILVA RCR, Silva LR. Predictive capacity of anthropometric indicators for dyslipidemia screening in children and adolescents. J Pediatr (Rio J). 2015;91(5):455-63.

23. Antonopoulos AS, Oikonomou EK, Antoniades C, Tousoulis D. From the BMI paradox to the obesity paradox: the obesity-mortality association in coronary heart disease. Obes Rev. 2016;17:989-1000.

24. Barrense-Dias Y, Berchtold A, Akre C, Surís J-C. The relation between internet use and overweight among adolescents: a longitudinal study in Switzerland. Int J Obes (Lond). 2015;40(1):45-50.

25. Strug L, Sun L, Corey M. The genetics of cross-sectional and longitudinal body mass index. BMC Genet. 2003;4(Suppl 1):S14.

26. McArthur LH, Holbert D, Peña M. Development and application of rapid assessment diet and physical activity indexes, which suggest high consumption of energy-dense foods and inadequate exercise among adolescents from 6 Latin American cities: a pilot study. Nutr Res. 2008;28(9): 590-9.

27. Pimenta TAM, Rocha R, Marcondes NAV. Políticas Públicas de Intervenção na Obesidade Infantil no Brasil: uma Breve Análise da Política Nacional de Alimentação e Nutrição e Política Nacional de Promoção da Saúde. UNOPAR Cient Ciênc Biol Saúde. 2015;17(2):139-46.

28. Zhang Y-X, Wang Z-X, Chu Z-H, Zhao J-S. Profiles of body mass index and the nutritional status among children and adolescents categorized by waist-to-height ratio cut-offs. Int J Cardiol. 2016;223:529-33.

29. Frisancho AR. New norms of upper limb fat and muscle areas for assessment of nutritional status. Am J Clin Nutr. 1981;34(11): 2540-5.

30. Slaughter MH, Lohman TG, Boileau RA, Horswill CA, Stillman RJ, Van Loan MD, et al. Skinfold equations for estimation of body fatness in children and youth. Hum Biol. 1988;60(5):709-23.

31. Agredo-Zuniga RA, Plata C-A, Suárez-Ortegón MF. Waist:height ratio, waist circumference and metabolic syndrome abnormalities in Colombian schooled adolescents: a multivariate analysis considering located adiposity. Br J Nutr. 2015;114(5):700-5.

32. Lohman TG. Assessing fat distribution. In: Advances in body composition assessment: current issues in exercise science. Illinois: Human Kinetics; 1992:57-63.

33. Institute of Medicine. Dietary Reference Intakes: The Essential Guide to Nutrient Requirements. Washington, DC: National Academies Press; 2006.

34. World Health Organization. FAO Nutrition Meetings Report Series. Energy and protein requirements. Geneva: FAO/WHO; 1973.

35. Institute of Medicine. Dietary Reference Intakes for Energy, Carbohydrate, Fiber, Fat, Fatty Acids, Cholesterol, Protein, and Amino Acids. Washington, DC: National Academies Press; 2002.

36. Pavão FH, Schiavoni D, Pizzi J, Silva KES, Serassuelo Junior H. Dislipidemia em adolescentes residentes em um município do Paraná e sua associação com a obesidade abdominal. J Phys Educ. 2015;26(3): 473-481.

37. Xavier HT, Izar MC, Faria Neto JR, Assad MH, Rocha VZ, Sposito AC, et al. V Diretriz Brasileira de Dislipidemias e Prevenção da Aterosclerose. Arq Bras Cardiol. 2013;101(4):1-20.

38. Saunders C, Ramalho RA, Leal MC. Estado nutricional de vitamina A no grupo materno-infantil. Rev Bras Saúde Matern Infant. 2001;1(1):21-9.

39. Ramalho A. Vitamina A e Doenças Crônicas não Transmissíveis. Pro Nutri. 2015;4:139-67.

40. Guerendiain M, Mayneris-Perxachs J, Montes R, López-Belmonte G, Martín-Matillas M, Castellote AI, et al. Relation between plasma antioxidant vitamin levels, adiposity and cardio-metabolic profile in adolescents: Effects of a multidisciplinary obesity programme. Clin Nutr. 2017;36(1):209-17.

41. Yasmeen R, Jeyakumar SM, Reichert B, Yang F, Ziouzenkova O. The contribution of vitamin A to autocrine regulation of fat depots. Biochim Biophys Acta. 2012;1821(1):190-7.

42. Asha GV, Reddy MRG, Mahesh M, Vajreswari A, Jeyakumar SM. Male mice are susceptible to high fat diet-induced hyperglycaemia and display increased circulatory retinol binding protein 4 (RBP4) levels and its expression in visceral adipose depots. Arch Physiol Biochem. 2016;122(1):19-26.

43. Schreiber R, Taschler U, Preiss-Landl K, Wongsiriroj N, Zimmermann R, Lass A. Retinyl ester hydrolases and their roles in vitamin A homeostasis. Biochim Biophys Acta. 2012;1821(1):113-23.

44. Fuleihan GE-H, Bouillon R, Clarke B, Chakhtoura M, Cooper C, McClung M, et al. Serum 25-Hydroxyvitamin D Levels: Variability, Knowledge Gaps, and the Concept of a Desirable Range. J Bone Miner Res. 2015;30(7):1119-33.

45. Bringel AL, Andrade KFS, Silva Júnior ND, Santos GG. Suplementação Nutricional de Cálcio e Vitamina D para a Saúde Óssea e a Prevenção de Fraturas Osteoporóticas. Rev Bras Ciênc Saúde. 2014;18(4):353-8.

46. Lips P, van Schoor NM. The effect of vitamin D on bone and osteoporosis. Best Pract Res Clin Endocrinol Metab. 2011;25(4):585-91.

47. Bonjour J-P, Chavelley T. Pubertal timing, bone acquisition, and risk of fracture throughout life. Endocr Rev. 2014;35(5):820-47.

48. Forrest KYZ, Stuhldreher WL. Prevalence and correlates of vitamin D deficiency in US adults. Nutr Res. 2011;31(1):48-54.

49. Holick MF. Vitamin D, sunlight and cancer connection. Anticancer Agents Med Chem. 2013;13(1):70-82.

50. Institute of Medicine. Dietary Reference Intakes for Calcium and Vitamin D. Washington, DC: National Academies Press; 2011.

51. Holick MF, Binkley NC, Bischoff-Ferrari HA, Gordon CM, Hanley DA, Heaney RP, et al. Guidelines for preventing and treating vitamin D deficiency and insufficiency revisited. J Clin Endocrinol Metab. 2012;97(4):1153-8.

52. Koletzko B. Basic concepts in nutrition: Nutritional needs of children and adolescents. E-SPEN, Eur e-Journal Clin Nutr Metabol. 2008;3(4):179-184.

53. Severo JS, Morais JBS, de Freitas TEC, Cruz KJC, Oliveira ARS, Poltronieri F, et al. Aspectos metabólicos e nutricionais do magnésio. Nutr Clin Diet Hosp. 2015;35(2):67-74.

54. Castiglioni S, Cazzaniga A, Albisetti W, Maier JAM. Magnesium and osteoporosis: current state of knowledge and future research directions. Nutrients. 2013;5(8):3022-33.

55. Macêdo EMC, Amorim MAF, Silva ACS, Castro CMM. Effects of copper, zinc and magnesium deficiency on the immune system of severely malnourished children. Rev Paul Pediatr. 2010;28(3):329-36.

56. Algon S, Yi J, Calkins ME, Kohler C, Borgmann-Winter KE. Evaluation and Treatment of Children and Adolescents With Psychotic Symptoms. Curr Psychiatry Rep. 2012;14(2):101-10.

57. Kambe T, Tsuji T, Hashimoto A, Itsumura N. The Physiological, Biochemical, and Molecular Roles of Zinc Transporters in Zinc Homeostasis and Metabolism. Physiol Rev. 2015;95(3):749-84.

58. Santos CA, Fonseca J. Zinco: fisiopatologia, clínica e nutrição. Rev APNEP. 2012;VI(1):2-9.

59. Yamaguchi M. Role of zinc in bone metabolism and preventive effect on bone disorder. Biomed Res Trace Elements. 2007;18(4):346-66.

60. Ho M, Heath A-LM, Gow M, Baur LA, Cowell CT, Samman S, et al. Zinc Intake, Zinc Bioavailability and Plasma Zinc in Obese Adolescents with Clinical Insulin Resistance Following Low Energy Diets. Ann Nutr Metab. 2016;69(2):135-41.

Aspectos Nutricionais no Adulto

8

• Andréa Ramalho • Adryana Cordeiro

INTRODUÇÃO

Biologicamente, um adulto é um ser humano que atingiu a maturidade sexual. Nesse contexto, o termo "adulto", adicionalmente, possui significados associados a conceitos sociais e legais. Um adulto legal é uma pessoa que atingiu a maioridade e é, portanto, considerado independente, autossuficiente e responsável.

São considerados adultos os indivíduos que têm de 19 a 59 anos completos, tomando como referência o Estatuto da Criança e do Adolescente,[1] que define como adolescentes os indivíduos que têm de 12 a 18 anos, e o Estatuto do Idoso,[2] que define como pessoa idosa aquela que tem 60 anos ou mais. Depois que o constructo social da adolescência foi criado, a idade adulta se dividiu em duas categorias: a vida adulta biológica e a vida adulta social. Sendo assim, existem duas formas primárias de adultos: adultos biológicos (pessoas que atingiram a capacidade reprodutiva e são férteis ou que evidenciam características sexuais secundárias) e adultos sociais (pessoas que são reconhecidas por sua cultura ou pela lei como adultas). Dependendo do contexto, o adulto pode se enquadrar em ambas as definições. Porém, definições de idade adulta são muitas vezes inconsistentes e contraditórias: uma pessoa pode ser biologicamente adulta e ter comportamento adulto, mas ainda ser tratada como adolescente se estiver abaixo da idade legal de maioridade; por outro lado, a pessoa pode ser legalmente adulta, mas não ter maturidade ou responsabilidade que definam esse caráter.

O desenvolvimento adulto engloba mudanças que ocorrem nos domínios biológico e psicológico da vida humana, desde o final da adolescência até o final da vida. Essas mudanças podem ser graduais ou rápidas e podem ou não refletir mudanças em relação aos níveis anteriores de funcionamento. No que diz respeito ao bom desenvolvimento adulto, a boa nutrição tem papel crucial e decisório.

Uma nutrição adequada é fundamental para uma boa saúde e para a prevenção, o tratamento e a gestão da doença, visto que os fatores de risco para doenças crônicas em adultos, como hipertensão arterial (HA) e diabetes melito tipo 2 (DM2), são cada vez mais vistos em idades mais jovens, muitas vezes como resultados de hábitos alimentares pouco saudáveis e de aumento do ganho de peso. Os hábitos alimentares estabelecidos na infância costumam durar até a idade adulta, de modo que ensinar às crianças e aos jovens a forma saudável de se alimentar ajudará a mantê-los saudáveis durante toda a vida.

O acesso a uma dieta saudável e sustentável é um requisito fundamental ao longo da vida em todo o mundo. A relação entre alimentação, nutrição e saúde, no entanto, é complexa, dinâmica e multifacetada, sendo altamente afetada por fatores biológicos, ambientais, socioeconômicos, culturais e comportamentais.

O crescimento populacional global, a mudança climática e a pressão sobre os recursos naturais, o acesso precário a alimentos saudáveis, os estilos de vida pouco saudáveis e a crescente demanda dos consumidores representam desafios cada vez maiores. Paradoxalmente, enquanto, no mundo em desenvolvimento, cerca de 800 milhões de pessoas sofrem de desnutrição crônica, tanto as economias desenvolvidas quanto as emergentes enfrentam o aumento dos níveis de obesidade e doenças relacionadas a um padrão dietético não saudável, com: doenças cardiovasculares, DM2, vários tipos de câncer, HA e doenças ósseas. Em grande parte, isso se deve a mudanças nos padrões de consumo e aos tipos de alimentos consumidos, assim como a estilos de vida mais sedentários.

O aumento da expectativa de vida nos leva a questionar qual é o momento em que se deve trabalhar com a prevenção de agravos da saúde e com o atendimento que é dado ao adulto na promoção de saúde, na prevenção de doenças e em sua recuperação delas, visando a uma vida mais digna, com melhor qualidade, e à velhice saudável.

Portanto, a boa nutrição tem papel de destaque na idade adulta e vem sendo vista como uma ferramenta preciosa, que deve ser utilizada na manutenção do bem-estar, na prevenção de doenças, na promoção da saúde e na melhora da qualidade de vida. Pesquisas multidisciplinares de alta qualidade em nutrição são fundamentais para melhorar a saúde global.

TRANSIÇÃO NUTRICIONAL

Transição nutricional é o nome dado à mudança gradual no comportamento alimentar da sociedade, que vem ocorrendo ao longo das últimas décadas. Esse processo relaciona-se às transições demográficas e epidemiológicas vivenciadas por alguns países da América Latina, incluindo o Brasil. O padrão alimentar "tradicional", que se baseia no consumo de grãos e cereais, é cada vez mais substituído por alimentos, refeições e hábitos nutricionais menos adequados a um estilo de vida saudável.[3]

Nos últimos 50 anos, a população brasileira passou por mudanças em seu padrão de hábitos alimentares devido a fatores externos e ao desenvolvimento de circunstâncias ou de processos históricos e culturais próprios. As modificações no estilo de vida, como redução da atividade física e adoção de uma dieta rica em alimentos processados e deficiente no consumo de fontes naturais de nutrientes (frutas, hortaliças e cereais), colaboraram para um declínio na prevalência da desnutrição, com consequente aumento da obesidade.[4]

Assim, a partir dos processos de transição epidemiológica e nutricional, ganharam importância as doenças crônicas não transmissíveis (DCNT), que compõem o grupo de enfermidades que se caracterizam por apresentar longo período de latência, tempo de evolução prolongado, lesões irreversíveis e complicações que acarretam graus variáveis de incapacidade ou óbito precoce. O baixo consumo de frutas, legumes e

Capítulo 8 – Aspectos Nutricionais no Adulto

verduras tem sido associado à gênese de diversas DCNT, reconhecidas como causa principal de morte e incapacidade em todo o mundo, contribuindo com aproximadamente 44,1% das mortes entre os homens e 44,7% entre as mulheres, o que representa quase 46% da carga global de doenças.[5]

Dados têm revelado que é totalmente falsa a afirmativa de que as DCNT afetam apenas indivíduos idosos em países ricos ou indivíduos ricos em países pobres. O número de mortes causadas por DCNT entre homens e mulheres é basicamente equivalente.[6] Os índices de morte por DCNT já estão mais elevados em países de baixa e média renda do que em países ricos. Quase dois terços das mortes prematuras em adultos e três quartos de todas as mortes adultas são atribuíveis a essas condições. Pode-se dizer que as DCNT constituem o principal problema de saúde pública em todos os países do mundo, seja entre homens, seja entre mulheres.

A maioria das DCNT pode ser prevenida ou tratada. Muitas delas são reversíveis e várias podem ser atenuadas pela prevenção secundária. Porém, esses efeitos estão intrinsecamente relacionados à identificação e ao controle adequado dos principais fatores de risco, definidos como probabilidade de um resultado adverso ou como fator que aumenta essa probabilidade.

Nesse contexto, destacam-se as doenças cardiovasculares, que são consideradas um importante problema de saúde pública mundial, sendo reconhecidas como primeira causa de morte no mundo.[5] Devido a esse cenário, a World Health Organization lançou, em 2008, uma estratégia global de prevenção e controle dessas doenças, destacando-se as cardiovasculares.[7]

O PAPEL DA BOA NUTRIÇÃO NA PREVENÇÃO DE DOENÇAS

Com relação aos fatores de risco, estudos epidemiológicos têm comprovado forte associação entre muitas DCNT na população adulta e o baixo consumo de frutas e hortaliças, o excesso de peso, a hipertensão arterial, a hipercolesterolemia, o consumo excessivo de bebidas alcoólicas, a inatividade física e o tabagismo. Como pode ser observado, cinco desses principais fatores de risco são estreitamente relacionados à alimentação. O consumo de alimentos com altas taxas de gorduras saturadas, de gorduras trans, de sal e de açúcar é a causa de, pelo menos, 14 milhões de mortes, o que equivale a cerca de 40% de todas as mortes anuais por DCNT. Por isso, considera-se tão estreita a relação entre a dieta e a incidência de DCNT.[6]

O baixo consumo de frutas e hortaliças está associado a cerca de 31% das doenças isquêmicas do coração e a 11% dos casos de derrame no mundo. Estima-se que mais de 2,7 milhões de vidas poderiam ser salvas, a cada ano, se o consumo de frutas, legumes e verduras fosse aumentado.[8]

Embora os sinais e os sintomas das DCNT acometam, na maioria das vezes, adultos na faixa etária dos 35 a 59 anos, sabe-se que seu desenvolvimento tem início precoce e que o combate aos fatores de risco, como a obesidade, a inatividade física, o tabagismo, a hipertensão e o baixo consumo de fatores dietéticos antioxidantes, pode contribuir para sua redução na idade adulta.[9]

A prevalência da obesidade vem aumentando entre adultos, tanto nos países desenvolvidos quanto naqueles em desenvolvimento. A Organização Mundial da Saúde (OMS) estima que pelo menos 1 bilhão de pessoas apresente excesso de peso, entre as quais há 300 milhões com obesidade. A Pesquisa de Orçamentos Familiares realizada pelo IBGE[3] aponta aumento da prevalência de sobrepeso e obesidade no Brasil, atingindo, aproximadamente, 49% e 15% da população, respectivamente. Ao longo de 34 anos, houve um aumento dos níveis de sobrepeso de três vezes entre os homens e duas vezes entre as mulheres.

Embora haja pequena variação no número de casos de sobrepeso e obesidade entre os países, os países em desenvolvimento apresentam prevalência de excesso de peso tão elevada quanto os países desenvolvidos. A mortalidade por obesidade como doença-base tem uma evolução crescente nas mulheres, na proporção de 1/3, estando na ordem de 1/4 para a população masculina. Nos últimos 20 anos, a obesidade feminina apresentou um aumento de 8% para 16,9% em sua prevalência.[3]

Evidências sugerem que a prevalência de sobrepeso e obesidade na faixa pediátrica também tem aumentado significativamente, apontando uma epidemia mundial. Esse fato é preocupante, uma vez que as alterações metabólicas oriundas da obesidade, cuja prevalência mais que dobrou em várias partes do mundo, antes evidentes apenas em adultos, já podem ser observadas nas faixas etárias mais jovens. Quando presente na infância e na adolescência, a obesidade está associada ao dobro do risco para o desenvolvimento de DCNT na vida adulta, sobretudo doenças cardiovasculares, as quais, por sua vez, apresentam grande impacto nas condições de saúde da população economicamente ativa.

DEFICIÊNCIAS NUTRICIONAIS E DOENÇAS CRÔNICAS NÃO TRANSMISSÍVEIS

Combinando os achados de estudos nacionais sobre as carências de micronutrientes[10] aos de excesso de peso,[3] é possível afirmar que o Brasil apresenta uma dupla carga de doenças com origem na alimentação. Verifica-se a ocorrência de deficiência de micronutrientes e, por outro lado, é documentada a prevalência crescente de obesidade entre os brasileiros.[11]

Diante desse cenário, observa-se que as deficiências nutricionais encontradas na população brasileira não decorrem de quantidade insuficiente de alimentos consumidos, uma vez que o principal indicador de deficiência de energia, o Índice de Massa Corporal (IMC), mostra que somente 2,7% dos indivíduos adultos foram classificados com déficit de peso.[11] Assim, os achados recentes reforçam o conceito de que a ingestão de energia não caracteriza, obrigatoriamente, um consumo adequado de micronutrientes.[12]

O *Guia alimentar para a população brasileira*[13] recomenda o consumo de, pelo menos, três porções de frutas ao dia. O *Guia alimentar para a população brasileira*[14], de 2014, apesar de não recomendar especificamente o número de porções de frutas, ressalta sua importância para a saúde, além de orientar que se deve dar preferência aos alimentos, não às preparações.

Capítulo 8 – Aspectos Nutricionais no Adulto

O baixo consumo permanente de frutas, legumes e verduras, associado ao aumento da obesidade e das doenças crônicas relacionadas,[8] é bastante preocupante, uma vez que esses alimentos são importantes fontes de nutrientes com funções antioxidantes e que o baixo consumo deles está associado à instalação e ao agravamento de várias DCNT. De fato, o consumo insuficiente de micronutrientes está entre os dez principais fatores de risco para a carga total global de doenças em todo o mundo, sendo considerado o terceiro fator de risco prevenível de doenças não transmissíveis e de seus agravos.

Os micronutrientes têm um papel importante na prevenção de doenças com alto impacto, pela ação antioxidante de alguns nutrientes na redução da ocorrência de várias DCNT, pela ingestão excessiva de sódio, que se associa à elevação da pressão arterial e, consequentemente, ao aumento do risco das doenças cardiovasculares e renais, pela vitamina D e pelo cálcio, que são fundamentais à manutenção da saúde óssea e à redução do risco de osteoporose.[11] Além disso, evidências acumuladas sugerem importante papel da deficiência de micronutrientes no aumento do risco de diabetes melito tipo 2, alguns tipos de câncer, dente outras enfermidades.

Folchetti observou a associação do alto consumo de frutas, legumes e verduras com biomarcadores de risco cardiometabólico, tendo concluído que os indivíduos com maior consumo de vitaminas e minerais apresentaram melhor perfil cardiometabólico.[15] Entretanto, ressaltou que, apesar de as porções de frutas, legumes e verduras parecerem adequadas, a análise da ingestão específica dos micronutrientes com função antioxidante na dieta revelou consumo abaixo do internacionalmente recomendado e foi associada a marcadores de estados oxidativo e inflamatório, bem como de sensibilidade à insulina.

Araujo *et al.*[11] desenvolveram um estudo com o objetivo de estimar a ingestão de energia e nutrientes e a prevalência da ingestão inadequada de micronutrientes entre adultos brasileiros, analisando a mais recente investigação do consumo alimentar no âmbito nacional, a Pesquisa de Orçamentos Familiares (POF) realizada em 2008-2009,[3] que incluiu o Inquérito Nacional de Alimentação, um módulo para avaliação do consumo alimentar individual em uma amostra representativa da população brasileira. Na avaliação da ingestão de micronutrientes com base em dados representativos, os autores observaram, na população brasileira adulta, prevalências elevadas de inadequada ingestão de cálcio, sódio, magnésio, vitaminas E, D, A e C em todas as regiões, tanto em áreas urbanas como em áreas rurais. A magnitude das inadequações no Brasil foi maior entre adultos brasileiros, sobretudo para as vitaminas A (78%), D (99,6%), E (100%) e C (51%).

Dados similares aos observados também foram relatados em estudo que teve por objetivo avaliar o consumo de micronutrientes dietéticos e o estabelecimento de sua adequação nutricional, assim como discorrer sobre as consequências do baixo consumo desses nutrientes para a saúde populacional. Em uma amostra representativa da população brasileira composta por 2.420 participantes, de 150 municípios das cinco regiões do país, Pinheiro *et al.* demonstraram que a inadequação foi similar para os mesmos micronutrientes.[16] Para aqueles com função antioxidante, de forma geral, foi maior nos indivíduos com sobrepeso e obesidade, quando comparados aos indivíduos eutróficos.

Além das doenças cardiovasculares e do DM2, as hepatopatias, as doenças do trato gastrointestinal e alguns tipos de cânceres vêm aumentando sua participação no histórico da mortalidade, mediante um lento, mas contínuo, crescimento em décadas recentes, merecendo atenção especial com relação ao estado nutricional de micronutrientes. Isso porque essas doenças são apontadas como causas secundárias para o desenvolvimento das carências desses nutrientes, pois interferem na absorção, no armazenamento, na transformação dos micronutrientes em sua forma metabolicamente ativa e/ou no transporte de vários nutrientes. Assim, além de as enfermidades mencionadas serem apontadas como causas secundárias para o desenvolvimento da carência de micronutrientes, essa carência, por sua vez, vem sendo considerada um fator desencadeante e/ou agravante dessas enfermidades.

Muitos estudos relatam o baixo consumo alimentar de vitamina A como um fator causal da deficiência de vitamina A em indivíduos com excesso de peso. Alguns estudos têm atribuído a má qualidade da dieta ingerida, que se apresenta deficiente em nutrientes antioxidantes, ao encontrarem associação negativa e significativa entre obesidade e as concentrações séricas de carotenoides e concentrações no soro de interleucina-6 (IL-6) e PCR, sendo estes importantes marcadores inflamatórios e, portanto, fortes determinantes de futuros eventos ateroscleróticos.

Estudo recente realizado por Saeed *et al.* verificou que baixas concentrações de retinol circulante na doença hepática gordurosa não alcóolica (DHGNA) podem, portanto, não refletir a verdadeira "deficiência de vitamina A", mas o metabolismo da vitamina A alterado na DHGNA e seu papel putativo na progressão da doença hepática, bem como o potencial terapêutico dos metabólitos da vitamina A.[17]

Em adultos, os efeitos anti-inflamatórios do ácido retinoico, que favorecem a homeostase imune, são uma estratégia de tratamento, que pode ser utilizada de forma isolada ou em associação com outras drogas para doenças intestinais inflamatórias, processos neurodegenerativos, envelhecimento da pele e câncer.[18]

A deficiência de vitamina A tem sido associada, dentre outros fatores, à alta incidência de câncer e ao aumento da suscetibilidade às substâncias carcinogênicas. A vitamina A pode aumentar a resposta imunológica à presença de células cancerígenas por vários mecanismos, como pelo aumento da atividade dos linfócitos T citotóxicos ou das células *natural killer,* pela atividade dos macrófagos e pela apoptose.

A morte celular programada ou apoptose, resposta fisiológica normal a vários estímulos, incluindo lesão irreversível no DNA, desempenha importante papel no crescimento de células normais e malignas. No câncer, o balanço entre proliferação e morte celular programada é rompido e defeitos nas vias de sinalização que levam à apoptose permitem que células com anormalidades genéticas sobrevivam. Sabe-se que os retinoides são potentes reguladores do crescimento celular, da diferenciação e da apoptose. Estudos realizados até o momento apontam os retinoides naturais e sintéticos são capazes de controlar tanto a diferenciação celular como a proliferação.

Considerando que a vitamina A é um agente potente na quimioprevenção de diferentes tipos de câncer, merecem destaque os elevados percentuais de consumo inadequado observados para essa vitamina, demonstrados nos estudos populacionais realizados no país, que foi da ordem de 80%, segundo a POF 2008-2009, e de 92%, de acordo com o estudo Brazos.[16]

Entretanto, estudos também mostraram menores concentrações séricas de retinol e carotenoides em indivíduos com obesidade, quando comparados a indivíduos eutróficos, sem haver diferença significativa quanto à ingestão dietética de fontes desses nutrientes, de acordo com a informação obtida por inquérito alimentar.[19] Assim, a maior inadequação sérica de nutrientes antioxidantes pode ser decorrente da maior utilização metabólica desses nutrientes contra o estresse oxidativo, ao qual os indivíduos com excesso de peso estão mais expostos em relação aos eutróficos.

Nesse sentido, Bento investigou o estado nutricional de vitamina A por meio dos indicadores bioquímico e funcional, verificando sua associação com a adiposidade corporal em indivíduos com ingestão dietética de vitamina A dentro das recomendações preconizadas, e observou uma redução significativa das concentrações de retinol de acordo com o aumento do peso corporal ($p < 0,001$).[20] Similarmente, o mesmo comportamento foi observado em relação às concentrações séricas de betacaroteno ($p = 0,005$). A autora concluiu que a inadequação do estado nutricional de vitamina A (retinol e betacaroteno) esteve associada ao excesso de peso e à obesidade, demonstrando que essa pode representar uma causa importante de depleção de retinol e carotenoides, além de ser considerado um fator agravante das deficiências dos referidos nutrientes.

Os achados de Bento trazem um importante ponto de reflexão sobre a deficiência de retinol e betacaroteno, por demonstrarem que, mesmo diante de uma ingestão alimentar dentro das recomendações preconizadas, o aumento das demandas desses nutrientes está relacionado ao aumento do IMC e que, a depender desse fator, as necessidades nutricionais de ambos podem ser bem superiores às atuais recomendações. Além disso, chamam atenção para um fato que vai além do atendimento nutricional recomendado: o excesso de peso e a obesidade parecem representar uma causa importante de depleção de vitamina A e também podem ser considerados um fator agravante da deficiência dessa vitamina.[20]

Outros estudos demonstram que o acúmulo de gordura visceral e o aumento do IMC têm relação com o aumento da peroxidação lipídica e com menores concentrações séricas de retinol e betacaroteno, associando-se, portanto, a um sistema antioxidante negativo.[21] Além disso, os achados que se referem ao consumo de vitamina A, nessas situações, demonstram a ingestão dessa vitamina abaixo das recomendações diárias.

Estudos demonstram o importante papel da vitamina A na prevenção e/ou no retardo do processo de aterogênese, pela inibição da oxidação do LDL-c e pela redução da formação de células esponjosas. Além disso, a vitamina A vem sendo considerada um modulador do tecido adiposo. Sua deficiência leva ao recrutamento dos pré-adipócitos, que se diferenciam e, pela apoptose reduzida, aumentam o número de adipócitos corporais, além de reduzir a termogênese adaptável, contribuindo para a obesidade.[22] Dessa forma, além dos efeitos ocasionados diretamente pela deficiência de vitamina A, como a diminuição das defesas antioxidantes e as alterações na acuidade visual ou no sistema imunológico, essa condição nutricional pode estar associada ao aumento da adiposidade corporal.

Concentrações séricas de vitamina A foram investigadas em indivíduos diabéticos tipo I e II com e sem complicações em estudo caso-controle, tendo sido observadas concentrações significativamente inferiores dessa vitamina nos diabéticos de ambos os tipos, quando comparados aos controles, sugerindo uma associação do diabetes melito com a alteração nas concentrações séricas de antioxidantes.[23] Além disso, o estresse oxidativo pode desempenhar um papel importante na patogênese do diabetes melito e em suas complicações microvasculares ou macrovasculares, sendo a manutenção da euglicemia e o uso de vitaminas antioxidantes capazes de minimizar essas manifestações.[24]

A vitamina C é um dos agentes antioxidantes hidrossolúveis reconhecidamente mais importantes, pois inativa o radical livre hidroxila, além de proteger o organismo contra a peroxidação de lipídios e de LDL. Estudos indicam que a vitamina C trabalha em parceria com a vitamina E. Quando essas vitaminas são administradas em conjunto, têm um efeito maior do que quando são administradas separadamente. Isso ocorre porque a vitamina C regenera a vitamina E após sua inativação ao combinar-se com um radical livre.

Chama-se atenção para as elevadas prevalências de consumo inadequado de vitaminas C nos dois estudos realizados com a população adulta brasileira: 51%, de acordo com o POF, e 85%, de acordo com o Brazos.[3,16] Pinheiro *et al*. mencionam que a inadequação tanto da vitamina C quanto da vitamina E pode estar subestimada, em razão do percentual de fumantes regulares de cigarro no Brasil, que é de 14,7%,[25] condição que aumenta as necessidades de vitaminas C e E.

A vitamina C vem ganhando atenção como potencial tratamento para malignidades humanas. Vários estudos experimentais mostraram a capacidade farmacológica de doses de vitamina C, de forma isolada ou em combinações com drogas usadas clinicamente, em exercer efeitos benéficos em vários modelos de cânceres humanos. A citotoxicidade de altas doses de vitamina C nas células cancerígenas parece estar relacionada à geração excessiva de espécies reativas de oxigênio e à resultante supressão da produção de energia via glicólise.

Uma característica das células cancerígenas é uma glicólise aeróbica altamente regulada, o que eleva sua importância relativa como fonte de ATP (adenosina 5'-trifosfato). A glicólise aeróbica é mantida por uma aumentada captação de glicose, que é possibilitada pela expressão positivamente regulada de seus transportadores, como GLUT-1, GLUT-3 e GLUT-4. Essas proteínas podem transportar a forma oxidada da vitamina C, desidroascorbato, permitindo sua absorção preferencial pelas células cancerígenas, com a subsequente depleção de redutores celulares críticos como resultado da formação de ascorbato. O ascorbato também tem potencial para afetar outros aspectos do metabolismo das células cancerígenas, devido à sua capacidade de promover a redução do ferro (III) ao ferro (II) em numerosas metaloenzimas celulares. O metabolismo alterado das células cancerosas pela vitamina C pode ser benéfico por si só e promover a atividade de drogas específicas.[26]

A vitamina E, um dos mais importantes antioxidantes não enzimáticos lipofílicos, está presente nas lipoproteínas de baixa densidade (LDL) e nas membranas celulares. Parece ser um agente importante na neutralização dos peroxinitritos e está entre os mais importantes antioxidantes lipofílicos, protegendo os fosfolipídios insaturados da membrana de degeneração oxidativa devido às espécies de oxigênio altamente reativas e a outros radicais livres. A vitamina E desempenha essa função por sua capacidade de reduzir esses radicais a metabólitos não prejudiciais, em um processo chamado de varredura de radicais livres.

Capítulo 8 – Aspectos Nutricionais no Adulto

O primeiro estudo amplo, de base populacional, que avaliou o consumo alimentar de vitamina E pela população adulta brasileira foi realizado por Pinheiro *et al*.[16] Os autores relataram quase 100% de inadequação no consumo de vitamina E no país. Os dados dos últimos levantamentos da Pesquisa de Orçamento Familiar,[3] relacionados ao consumo de micronutrientes no Brasil, mostram um percentual de inadequação equivalente aos observados pelo primeiro estudo populacional, ou seja, em torno de 100% de consumo inadequado.[11]

Para alcançar a atual recomendação de vitamina E,[27] é necessário ingerir grande quantidade de alimentos ricos em ácidos graxos insaturados, o que, consequentemente, aumentará a necessidade de vitamina E para prevenir a oxidação. Uma dieta rica em frutas e hortaliças, mas reduzida em gorduras, provavelmente, contém menos de 15 mg de α-tocoferol, a não ser que haja aumento da ingestão de óleos, nozes e cereais integrais, bem como uso de suplementos.

Os tocotrienóis podem suprimir o crescimento de diferentes malignidades, incluindo as de mama, pulmão, ovário, próstata, fígado, cérebro, cólon, mieloma e pâncreas. Esses achados, juntamente com o perfil de segurança dos tocotrienóis em indivíduos humanos saudáveis, encorajam novos estudos sobre a potencial aplicação desses compostos na prevenção e no tratamento do câncer. Essa fato se deve à ação dos possíveis mecanismos moleculares dos tocotrienóis em diferentes modelos de câncer, bem como aos possíveis efeitos da vitamina E sobre vários importantes sinais de câncer, isto é, proliferação celular, apoptose, angiogênese, metástase e inflamação.[28]

A vitamina E e o selênio têm funções biológicas relacionadas. O selênio é um componente essencial na formação da glutationa peroxidase, enzima envolvida na detoxicação do peróxido de hidrogênio e na hidroperoxidação lipídica, assim como um componente de proteínas dos sistemas imunológico e neurofisiológico, o que faz desse elemento essencial um importante antioxidante.

A inadequação de selênio observada na POF (2008-2009) foi de 13,5%,[3] valor similar à prevalência de 13,4% encontrada por Pinheiro *et al*.[16] e próximo à prevalência de 21,1% encontrada por Fernandes *et al*.[29] ao avaliar pacientes com síndrome metabólica em faixa etária similar à estudada pelos dois levantamentos nacionais.

A média de ingestão de selênio varia segundo a região do Brasil. As regiões de São Paulo e Mato Grosso são as que apresentam menor concentração de selênio no solo e, consequentemente, maior deficiência alimentar desse nutriente.[30] A ingestão de selênio foi maior na Região Norte, possivelmente devido ao maior consumo de peixes e castanhas observado nessa região do país.[16]

Mais da metade da população adulta brasileira apresentou ingestão insuficiente de zinco,[16] enquanto os recentes dados da POF, publicados por Araújo *et al*.,[11] mostram uma inadequação de 23,4% entre homens e 18,7% entre mulheres. Esses dados estão em descompasso com os achados de pesquisas com micronutrientes desenvolvidas nos últimos vinte anos. Em uma retrospectiva, a ingestão de zinco é relatada como limítrofe para determinados grupos da população e bem baixa para os idosos.[30]

Existem evidências de um possível envolvimento do zinco na patogênese da doença cardiovascular e muitas hipóteses têm sido propostas para esse efeito. Resumidamente, acredita-se que baixas concentrações de zinco, quando ocorrem mínimos traumas no interior dos vasos, não são capazes de protegê-los contra o estresse oxidativo, dando início ao processo de aterosclerose. Isso porque o zinco é constituinte de uma potente enzima antioxidante, a cobre,zinco-superóxido dismutase [Cu,Zn-SOD], que converte o radical superóxido em peróxido de hidrogênio, protegendo o organismo contra o ataque de radicais livres.

Além de sua ação antioxidante, o zinco desempenha papel essencial no metabolismo da glicose. A biossíntese, o armazenamento e a secreção de insulina são dependentes de sua presença. Sob condições de baixa disponibilidade de zinco, a síntese de enzimas antioxidantes, mas não de insulina, é diminuída, o que pode contribuir para lesão tecidual. Paciente com diabetes melito tipo 2 pode culminar com baixas concentrações séricas de zinco. Um estudo com portadores de diabetes melito tipo 2 durante sete anos demonstrou que pacientes com baixas concentrações séricas de zinco tiveram maior risco de morte por doença coronariana do que aqueles com concentrações adequadas. Sugere-se que, no diabetes melito tipo 2, devido à demanda para a produção de insulina, menos zinco poderia estar disponível para a composição de enzimas antioxidantes, contribuindo para um estado pró-oxidante.[31,32]

Além disso, esse metal é requerido para a síntese hepática e para a secreção da proteína transportadora de retinol (RBP). Estudos mostram que, em situações de deficiência de zinco, a síntese de RBP pode estar prejudicada, resultando em carência secundária de vitamina A, mesmo na presença de reservas hepáticas adequadas dessa vitamina.[33]

O magnésio é mais um micronutriente que merece destaque diante da magnitude de sua inadequação alimentar: 73%, de acordo com a POF,[3] e 98%, de acordo com o estudo Brazos.[19] Esse mineral desempenha importante papel no metabolismo da glicose e sua falta afeta a capacidade pancreática de secretar insulina. A deficiência de magnésio pode diminuir a atividade da enzima envolvida na sinalização insulínica, favorecendo o desenvolvimento da resistência à insulina.[34] Esses achados são ainda mais preocupantes se considerarmos que, aproximadamente, de 30% a 40% do magnésio da dieta são absorvidos e que sua biodisponibilidade é influenciada, dentre outros fatores, por quantidades excessivas de ácidos graxos e oxalatos livres, os quais diminuem sua absorção e sua utilização.

Baixas concentrações de vitamina B12, em conjunto com deficiência de folato e de vitamina B6, estão intimamente relacionadas ao metabolismo da homocisteína. A hiper-homocisteinemia está associada ao aumento dos marcadores de remodelação óssea e, consequentemente, a um maior risco de fratura. Assim, a hiper-homocisteinemia causada pela deficiência de vitamina B12 e de folato pode ser considerada um novo fator de risco para osteoporose relacionado à deficiência desses micronutrientes.[35]

A associação entre níveis de vitamina B12, baixa densidade mineral óssea e risco de fraturas tem sido descrita na literatura. O impacto real da deficiência de vitamina B12 na saúde óssea e os mecanismos associados ao metabolismo ósseo estão em crescente descoberta. Mais estudos são de suma importância, especialmente em grupos vulneráveis, como mulheres na pós-menopausa, muito afetadas pela deficiência dessa vitamina. Isso também reforça a relevância da identificação de indivíduos que podem se beneficiar de uma intervenção terapêutica adequada, a tempo de reduzir a morbidade e a mortalidade associadas à diminuição da densidade mineral óssea.[36]

Capítulo 8 – Aspectos Nutricionais no Adulto

A deficiência de vitamina D vem sendo considerada um problema que afeta mais de 1 bilhão de indivíduos em todo o mundo, o que preocupa a saúde pública mundial, visto que essa vitamina está relacionada à prevenção de diversas doenças crônicas. A deficiência de vitamina D tem sido associada à exacerbação da osteoporose em adultos e ao aumento de risco de mortes por câncer, doença cardiovascular e diabetes.[37]

As estimativas do consumo usual[3] demonstram elevado percentual de inadequação para a vitamina D., a exemplo dos dados relatados por Pinheiro *et al.* no estudo Brazos.[16] Comentando os achados da POF, Araújo *et al.*[11] reportam a maneira simples de obtenção da quantidade necessária de vitamina D, mediante exposição moderada ao sol. Os autores reforçam que a exposição da face, de braços e mãos ou de braços e pernas ao sol, por cinco a dez minutos, duas a três vezes por semana, é suficiente não somente para satisfazer as necessidades de vitamina D, mas também para estocar quantidades suficientes dessa vitamina para períodos em que a exposição solar é impossível. Por essa razão, levantam a possibilidade de que as necessidades de vitamina D podem estar superestimadas para a população brasileira.

Os alimentos são fontes razoáveis de vitamina D e uma maior ingestão dietética pode variar de país para país, dependendo dos padrões alimentares adotados em cada um deles. As fontes dietéticas de vitamina D incluem fígado, óleo de fígado de peixe e óleo de peixe (apesar de essas fontes alimentares, muitas vezes, não serem consumidas pelas populações nas quantidades necessárias), bem como gema de ovo, manteiga e leite, que podem ser menos consumidos em função do teor aumentado de colesterol. No entanto, até mesmo nessas fontes alimentares, o teor de vitamina D é altamente variável, fazendo com que a quantidade desse hormônio circulante dependa quase exclusivamente da síntese cutânea. A principal fonte exógena de 25-hidroxi-vitamina D (25(OH)D) é a exposição à luz solar. No entanto, outros fatores individuais, como idade, massa gorda, cor da pele, polimorfismos, sexo, uso de filtros solares e estilo de vida influenciam no *status* de vitamina D plasmática.

A deficiência/insuficiência de vitamina D tem sido considerada um problema de saúde pública no mundo. Apesar de o Brasil ser um país de clima tropical, níveis séricos preocupantes de vitamina D têm sido encontrados na população. Concentrações reduzidas de vitamina D são frequentemente observadas em indivíduos com obesidade, os quais apresentam o dobro de risco para desenvolver deficiência dessa vitamina, se comparados aos indivíduos eutróficos. Tidwell & Valliant observaram que a deficiência de vitamina D estava associada ao aumento de adiposidade corporal,[38] achado corroborado pelo estudo de Moy & Bulgiba, que encontraram a deficiência dessa vitamina associada ao aumento da obesidade abdominal e ao diagnóstico de síndrome metabólica.[39]

Após a síntese cutânea, a vitamina D entra na circulação e é transportada para o fígado, unida a uma proteína transportadora. No fígado, ocorre a primeira hidroxilação para 25(OH)D, que será secretada no plasma. Para se tornar ativa, a 25(OH)D é metabolizada nos rins, formando $1,25(OH)_2D_3$. Assim, a associação entre obesidade e deficiência de vitamina D também pode estar relacionada à menor conversão de vitamina D3 em 25(OH)D no fígado, como consequência da presença da esteatose hepática não alcoólica (EHNA).[40]

À medida que a prevalência da obesidade aumenta, a prevalência de EHNA também aumenta, havendo projeções de que se torne a forma mais comum de doença hepática. A EHNA ocorre em 40% a 80% dos casos de obesidade, sendo a distribuição da gordura corporal um componente mais importante do que a gordura corporal total, já que o acúmulo de gordura visceral tem sido mais relacionado a seu desenvolvimento.

Estudos epidemiológicos apontam uma associação entre a hipovitaminose D e a presença de DHGNA e EHNA, independentemente de fatores de confusão, como obesidade e resistência à insulina. Além disso, vários dados experimentais mostraram as propriedades antifibróticas, anti-inflamatórias e sensibilizadoras da insulina exercidas pela vitamina D nas células hepáticas.[41]

Para Earthman *et al.*, a relação inversa entre concentrações séricas de vitamina D e adiposidade aumentada deve-se à presença de receptores dessa vitamina no tecido gorduroso, o que promoveria seu aprisionamento na massa adiposa e a consequente redução de sua disponibilidade para o atendimento aos tecidos-alvo.[42] Além disso, a deficiência de vitamina D foi associada ao aumento do risco de câncer, doenças cardiovasculares, DM2 e osteoporose.

A ingestão inadequada de outros micronutrientes também tem sido relacionada às DCNT. A inadequação da ingestão de vitaminas do complexo B está relacionada ao aumento da homocisteína plasmática, elevando o risco de aterosclerose e doenças cardiovasculares. Nesse sentido, merece destaque a prevalência da inadequação do folato para a população brasileira que foi de 74,2%, sendo 64,6% para o sexo masculino e 78,3% para o sexo feminino.[16] Também se ressalta a participação das vitaminas do complexo B na prevenção de complicações crônicas em indivíduos com diabetes melito, além do papel antioxidante das vitaminas E, C e A na prevenção e no tratamento do diabetes tipo 2 e câncer.

CONSIDERAÇÕES FINAIS

O baixo consumo de micronutrientes, revelado pelo Inquérito Nacional de Alimentação, incluído como um módulo na Pesquisa de Orçamento Familiar,[3] somado às informações sobre consumo alimentar contidas no estudo Brazos,[20] encontra-se em linha com a participação crescente das DCNT no perfil de morbimortalidade da população adulta brasileira e, particularmente, com o aumento da prevalência do excesso de peso e da obesidade no país.

A população brasileira apresenta uma dupla carga de doenças com origem na alimentação, que pode ser evidenciada pelo excesso de peso e da obesidade e pelas inadequações de micronutrientes observadas em todo o país por estudos recentes. Esses fatos demonstram que os micronutrientes necessitam ser componentes prioritários nas estratégias de saúde pública, a fim de deter o avanço dos problemas nutricionais de elevado impacto coletivo.

Os dados de consumo dietético revelados nas diferentes regiões estudadas reforçam a tese de que a ingestão inadequada de fontes alimentares seja o principal fator etiológico em nível epidemiológico da carência de micronutrientes na população brasileira. Entretanto, merece destaque o fato de o excesso de peso e a obesidade representarem uma causa importante de depleção de micronutrientes, além de poder ser considerado um fator agravante de sua deficiência.

É de extrema importância levar em consideração tanto os fatores quantitativos (ingestão energética) quanto os qualitativos (qualidade nutricional) para uma boa nutrição, objetivando um aporte nutricional adequado para a prevenção e/ou o tratamento de DCNT na fase adulta. No campo da saúde pública, as estratégias para enfrentamento do atual quadro podem se basear no próprio alimento, ou seja, na promoção de hábitos alimentares saudáveis, por meio de práticas educativas, pela fortificação de alimentos e pela suplementação múltipla com micronutrientes, sempre levando em consideração o estado nutricional deles, além de pela avaliação do impacto dessas medidas de intervenção na população adulta.

AGRADECIMENTOS

As autoras agradecem a Andressa Soares e Beatriz Santos, alunas de Iniciação Científica do Núcleo de Pesquisa em Micronutrientes (NPqM) da Universidade Federal do Rio de Janeiro (UFRJ) à época, pela contribuição no desenvolvimento do capítulo.

REFERÊNCIAS BIBLIOGRÁFICAS

1. Brasil. Lei no 8.069, de 13 de julho de 1990. Dispõe sobre o Estatuto da Criança e do Adolescente e dá outras providências. Disponível em: http://www.planalto.gov.br/ccivil_03/leis/l8069.htm.

2. Brasil. Lei no 10.741, de 1º de outubro de 2003. Dispõe sobre o Estatuto do Idoso e dá outras providências. [Internet] Disponível em: http://www.planalto.gov.br/ccivil_03/leis/2003/l10.741.htm.

3. Instituto Brasileiro de Geografia e Estatística. Pesquisa de Orçamentos Familiares 2008-2009: antropometria e estado nutricional de crianças, adolescentes e adultos no Brasil. Rio de Janeiro: IBGE; 2010 [Internet]. Disponível em: https://biblioteca.ibge.gov.br/visualizacao/livros/liv45419.pdf.

4. Instituto Brasileiro de Geografia e Estatística. Pesquisa de Orçamentos Familiares 2002-2003, primeiros resultados: Brasil e grandes regiões. Rio de Janeiro: IBGE; 2004 [Internet]. Disponível em: http://www.ibge.gov.br/home/estatistica/populacao/condicaodevida/pof/2002/pof2002.pdf.

5. World Health Organization. Global status report on noncommunicable diseases 2010. Geneva: WHO; 2011.

6. World Health Organization. Doenças crônicas não transmissíveis: estratégias de controle e desafios para os sistemas de saúde. Geneva: WHO; 2012

7. World Health Organization. Closing the gap in generation health equality through action on the social determinants of health. Geneva: WHO; 2008.

8. World Health Organization. Global strategy for infant and young child feeding. Geneva: WHO; 2003.

9. Reilly JJ, Kelly J. Long-term impact of overweight and obesity in childhood and adolescence on morbidity and premature mortality in adulthood: systematic review. Int J Obes (Lond.). 2011;35(7):891-8.

10. Brasil. Ministério da Saúde. Pesquisa Nacional de Demografia e Saúde da Criança e da Mulher: Dimensões do Processo Reprodutivo e da Saúde da Criança. Brasília: Ministério da Saúde; 2006 [Internet]. Disponível em: https://bvsms.saude.gov.br/bvs/publicacoes/pnds_crianca_mulher.pdf.

11. Araujo MC, Bezerra IN, Barbosa FS, Junger WL, Yokoo EM, Pereira RA, et al. Consumo de macronutrientes e ingestão inadequada de micronutrientes em adultos. Rev Saúde Pública. 2013;47(1):177S-89S.

12. Ramalho A. Fome Oculta: diagnóstico, tratamento e prevenção. Rio de Janeiro: Atheneu; 2009.

13. Brasil. Ministério da Saúde. Guia alimentar para a população brasileira: promovendo a alimentação saudável. Brasília: Ministério da Saúde; 2006 [Internet]. Disponível em: https://bvsms.saude.gov.br/bvs/publicacoes/guia_alimentar_populacao_brasileira_2008.pdf.

14. Brasil. Ministério da Saúde. Guia alimentar para a população brasileira. Disponível em: https://bvsms.saude.gov.br/bvs/publicacoes/guia_alimentar_populacao_brasileira_2ed.pdf .

15. Folchetti LD. Análise da associação do consumo de frutas, legumes e verduras e de micronutrientes com marcadores de estado oxidativo, inflamatório e de resistência à insulina em indivíduos com risco cardiometabólico. 2012 [Internet]. Available from: https://doi.org/10.11606/D.6.2012.tde-23082012-094427.

16. Pinheiro MM, Ciconelli RM, Chaves GV, Aquino L, Juzwiak CR, Genaro PS, et al. Antioxidant in take among Brazilian adults – The Brazilian Osteoporosis Study (BRAZOS): a cross-sectional study. Nutr J. 2011;10:39.

17. Saeed A, Dullaart RPF, Schreuder TCMA, Blokzijl H, Faber KN. Disturbed Vitamin A Metabolism in Non-Alcoholic Fatty Liver Disease (NAFLD). Nutrients. 2017;10(1):29.

18. Oliveira LM, Teixeira FME, Sato MN. Impact of Retinoic Acid on Immune Cells and Inflammatory Diseases. Mediators Inflamm. 2018;2018:3067126.

19. Yeon J, Kim H, Sung K. Diets rich in fruits and vegetables suppress blood biomarkers of metabolic stress in overweight women. Prev Med. 2012;54:S109-15.

20. Bento C, Matos AC, Cordeiro A, Ramalho A. Vitamin A deficiency is associated with body mass index and body adiposity in women with recommended intake of vitamin A. Nutr Hosp. 2018;35(5):1072-8.

21. Berry DC, Noy N. Signaling by vitamin A and retinol-binding protein in regulation of insulin responses and lipid homeostasis. Biochim Biophys Acta. 2012;1821(1):168-76.

22. Jeyakumar SM, Vajerswaria A, Giridharan NV. Impact of vitamin A on high-density lipoprotein-cholesterol and scavenger receptor class BI in the obese rat. Obesity (Silver Spring). 2007;15(2):322-9.

23. Merzouk S, Hichami A, Madani S, Merzouk H, Berrouiguet AY, Prost J, et al. Antioxidant status and levels of different vitamins determined by high performance liquid chromatography in diabetic subjects with multiple complications. Gen Physiol Biophys. 2003;22(1):15-27.

24. Instituto Brasileiro de Geografia e Estatística. Pesquisa Nacional de Saúde. Percepção do estado de saúde, estilos de vida e doenças crônicas. Rio de Janeiro: IBGE; 2014.

25. Chertow B. Advances in diabetes for the millennium: vitamins and oxidant stress in diabetes and its complications. Med Gen Med. 2004;6(3 Suppl):4.

26. Blaszczak W, Barczak W, Masternak J, Kopczyński P, Zhitkovich A, Rubiś B. Vitamin C as a Modulator of the Response to Cancer Therapy. Molecules. 2019;24(3):453.

27. Institute of Medicine. Dietary reference intakes for vitamin A, vitamin K, arsenic, boron, chromium, copper, iodine, iron, manganese, molybdenum, nickel, silicon, vanadium, and zinc. Washington (DC): National Academies Press; 2001.

28. Aggarwal V, Kashyap D, Sak K, Tuli HS, Jain A, Chaudhary A, et al. Molecular Mechanisms of Action of Tocotrienols in Cancer: Recent Trends and Advancements. Int J Mol Sci. 2019;20(3):656.

29. Fernandes M, Paes C, Nogueira C, Souza G, Aquino L, Borges F, et al. Perfil de consumo de nutrientes antioxidantes em pacientes comsíndrome metabólica. Rev Ciênc Méd. 2012;16(4/6):209-19

30. Cozzolino SMF. Deficiências de minerais. Estud Avançados. 2007;21(60):119-26.

31. Esposito K, Palo C, Giugliano, F, Giugliano G, Armiento MD, Andrea FD. Effect of a Mediterranean-style diet on endothelial dysfunction and in metabolic syndrome. JAMA. 2004;292(12):1440-6.

32. Leung PS, Ghan YC. Role of oxidative stress in pancreatic inflammation. Antioxid Redox Signal. 2009;11(1):134-65.

33. Ramalho RA, Paes C, Flores H, Lento D F, Accioly E. Hepatic Retinol Levels in Individuals Deceased from Several Causes. Nutr Food Sci. 2006;36(4):240-7.

34. Kirii K, Iso H, Date C, Fukui M, Tamakoshi A, JACC Study Group. Magnesium intake and risk of self--reported type 2 diabetes among Japanese. J Am Coll Nutr. 2010;29(2):99-106.

35. Ebesunun MO, Umahoin KO, Alonge TO, Adebusoye LA. Plasma homocysteine, B vitamins and bone mineral density in osteoporosis: a possible risk for bone fracture. Afr J Med Sci. 2014;43(1):41-7.

36. Macêdo LLG, Carvalho CMRG, Cavalcanti JC, Freitas BJESA. Vitamin B12, bone mineral density and fracture risk in adults: A systematic review. Rev Assoc Med Bras. 2017;63(9):801-9.

37. Langlois PL, D'Aragon F, Manzanares W. Vitamin D in the ICU: More sun for critically ill adult patients? Nutrition. 2018;61:173-8.

38. Tidwell DK, Valliant MW. Higher amounts of body fat are associated with inadequate intakes of calcium and vitamin D in African American women. Nutr Res. 2011;31(7):527-36.

39. Moy FM-, Bulgiba A. High prevalence of vitamin D insufficiency and its association with obesity and metabolic syndrome among Malay adults in Kuala Lumpur, Malaysia. BMC Public Health. 2011;11(1):735.

40. Targher G, Bertolini L, Scala L, Cigolini M, Zenari L, Falezza G, et al. Associations between serum 25-hydroxyvitamin D3 concentrations and liver histology in patients with non-alcoholic fatty liver disease. Nutr Metab Cardiovasc Dis. 2007;17(7):517-24.

41. Barchetta I, Cimini FA, Cavallo MG. Vitamin D Supplementation and Non-Alcoholic Fatty Liver Disease: Present and Future. Nutrients. 2017;9(9):1015.

42. Earthman CP, Beckman LM, Masodkar M, Sibley SD. The link between obesity and low circulating 25-hydroxyvitamin D concentrations: considerations and implications. Intern J Obes (Lond.). 2012;36(3):387-96.

Aspectos Nutricionais no Idoso

9

• Cristiane D'Almeida

INTRODUÇÃO

O envelhecimento populacional é um processo natural, irreversível e mundial. Na população brasileira, vem sendo observado de forma crescente e rápida. Como consequência desse processo, a população idosa no Brasil, de acordo com o Instituto Brasileiro de Geografia e Estatística (IBGE), chegou a aproximadamente 20 milhões de pessoas no ano de 2010, representando cerca de 10% da população brasileira.[1] Segundo a Portaria 1395,[2] esse fenômeno já era previsto pela Organização Mundial de Saúde (OMS), que, na ocasião, estimou um aumento expressivo da população idosa no país para o decênio.

Acompanhando esses dados, a avaliação realizada pela OMS mostrou que a expectativa de vida aos 60 anos de idade passou de 18 anos (1990) para 22 anos, em ambos os sexos, no ano de 2013.[3] Esse documento mostrou, ainda, que o Brasil apresentou, no ano de 2012, taxas de mortalidade por doenças crônicas não transmissíveis (DCNT) (514/100 mil pessoas) e por doenças transmissíveis (93/100 mil pessoas), acompanhando a proporção das taxas verificadas em países desenvolvidos.

Essa transição demográfica vem acontecendo de maneira tão acelerada que, comparando os percentuais da população com faixa etária a partir de 65 anos, nos anos de 1960 e 2000, percebe-se aumento de 100% durante o período, tendo o percentual de 2,7%, encontrado em 1960, aumentado para 5,4% em 2000. Nessa proporção, estima-se que, em 2050, o país alcançará o percentual de 19%, superando o número de jovens. Outra estimativa mostrou que, entre os anos de 1950 e 2025, a população de idosos no Brasil deverá aumentar em 15 vezes, enquanto a população total aumentará em 5 vezes, fazendo com que o país ocupe o sexto lugar do mundo no que se refere ao contingente de pessoas com 60 anos de idade ou mais.

Além das transformações demográficas descritas, o Brasil tem experimentado uma transição epidemiológica, com alterações no perfil da população no que se refere aos padrões de morbidade e de mortalidade, o que vem sendo correlacionado com a transição demográfica, pois, nesse processo, também é evidenciado o deslocamento da carga de morbimortalidade dos indivíduos mais jovens para os mais idosos. Segundo o Ministério da Saúde,[4] doenças infecciosas e parasitárias respondiam por 45% das mortes no Brasil em 1930, enquanto, em 2009, as doenças do aparelho circulatório e as neoplasias foram responsáveis por um percentual ainda maior, de 48%, dos óbitos na população brasileira.

Segundo a Pesquisa Nacional por Amostra de Domicílios,[5] realizada no Brasil, 59,5 milhões de pessoas (31,3%) afirmaram apresentar pelo menos uma doença crônica e 5,9% do total da população declarou ter três ou mais doenças crônicas, percentual que demonstrou crescimento de acordo com o avanço da idade. O número de indivíduos de 65 anos ou mais que relataram apresentar pelo menos uma doença crônica chegou a 79,1%, o que gera grande preocupação, considerando-se o potencial do Brasil em relação ao rápido envelhecimento da população, associado ao aumento de deficiências nutricionais e funcionais no idoso.

ALTERAÇÕES FISIOLÓGICAS NO ENVELHECIMENTO

O envelhecimento é considerado o período que sucede a fase da maturidade e que se caracteriza pelo declínio das funções orgânicas e da capacidade funcional do indivíduo, tornando-o mais suscetível à eclosão de doenças que terminam por levá-lo à morte. As alterações observadas ocorrem em todos os sistemas e em todos os órgãos, atingem de maneira significativa seu estado nutricional e não ocorrem de maneira uniforme em todos os indivíduos. Considerando a prevalência crescente dos distúrbios nutricionais no idoso, torna-se imprescindível o conhecimento das alterações morfológicas e das mudanças na composição corpórea que ocorrem nessa população, assim como o conhecimento sobre o modo de interpretá-las em uma avaliação clínica nutricional.[6]

Outras alterações fisiológicas do envelhecimento, que comprometem as necessidades nutricionais do idoso, podem ser citadas:[6]

- **Redução do olfato e do paladar, devido à redução nos botões e nas papilas gustativas sobre a língua:** a redução desses sentidos pode acarretar inapetência, monotonia alimentar, diminuição da ingestão e desnutrição. Simchen et *al.*[7] afirmam que a percepção gustativa fica reduzida em indivíduos com mais de 65 anos. Mojet *et al.*[8] comprovaram que a percepção gustativa dos cinco gostos básicos em jovens de 19 a 33 anos era mais preservada que em idosos de 60 a 75 anos.

- **Aumento da necessidade proteica:** naturalmente, pacientes idosos apresentam resistência anabólica e apresentam dificuldade de fazer síntese proteica, mas, ao mesmo tempo, são pacientes que fazem catabolismo, utilizando a proteína como fonte de energia e, com isso, consomem a proteína muscular para suprir suas necessidades.[9] Esse acaba sendo o principal motivo da perda de massa muscular entre os idosos, podendo levar à sarcopenia e resultando em um balanço nitrogenado negativo. Estudos sistemáticos apontam a importância de uma oferta maior de proteína, entre 2,0 e 2,5 g/ptn/kg, em situações de maior catabolismo. Isso acontece, principalmente, porque o paciente idoso não responde a baixas ofertas proteicas, em função de sua resistência anabólica.[9]

- **Redução da biodisponibilidade de vitamina D, como consequência de vários fatores relacionados ao avançar da idade:** podem-se destacar as carências alimentares e a fraca exposição ao sol, já que os idosos, por motivos físicos ou sociais, saem cada vez menos de casa.[10]

Capítulo 9 – Aspectos Nutricionais no Idoso

203

- **Redução da acidez gástrica, com alterações na absorção de ferro, cálcio, ácido fólico, B6, B12 e zinco:** a deficiência de vitamina B12, vitamina B6 e folato acomete frequentemente a população idosa. Esses déficits têm uma repercussão em parâmetros hematológicos, neurológicos e cardiovasculares, bem como no tecido ósseo, tornando o idoso mais propenso à osteoporose e a fraturas ósseas, por fragilidade.[11] Importantes modificações nos hábitos diários, como uma alimentação equilibrada, tanto em macronutrientes como em micronutrientes, uma dieta rica em cálcio, além de atividade física regular e exposição solar adequada, atuariam como fatores preventivos da integridade óssea.[11] No entanto, as atuais investigações sugerem que uma dieta rica em vitamina B12, vitamina B6 e folato ou a suplementação dessas vitaminas reduziria de forma significativa os níveis plasmáticos de homocisteína, que tem sido atualmente apontada como um fator de risco para osteoporose e fraturas ósseas. Uma das alterações que mais ocorre com o envelhecimento é o desenvolvimento da gastrite atrófica e da consequente incapacidade de secretar ácido gástrico.[12] A hipocloridria pode levar à má-absorção de nutrientes, devido ao crescimento bacteriano excessivo no intestino delgado e a outras causas disabsortivas.[13]

- **Xerostomia:** afeta mais de 70% dos idosos e pode reduzir acentuadamente a ingestão de alimentos, por causar dificuldades de mastigação e deglutição, levando-o a evitar determinados alimentos e predispondo-o ao risco nutricional[13]. A saliva, além de umedecer a boca, também tem ação tamponante, neutralizando os ácidos bacterianos e sendo, portanto, cariostática.[14] Desse modo, uma redução da secreção salivar pode facilitar o surgimento de cáries.

- **Dificuldade no preparo e na ingestão dos alimentos:** a capacidade funcional e a autonomia no idoso podem assumir mais relevância do que as próprias enfermidades, pois estão diretamente associadas à qualidade de vida. As condições físicas limitam suas atividades diárias, prejudicando o preparo e a realização das refeições, pois, em determinadas condições físicas, a compra de alimentos e o preparo das refeições tornam-se tarefas difíceis.[15]

O idoso, portanto, passa por uma série de alterações que são fisiológicas e naturais ao processo de envelhecimento, mas que, sem dúvida, o tornam mais frágil ao desenvolvimento de distúrbios nutricionais, podendo, por fim, agravar seu estado de saúde e levá-lo à morte.

AVALIAÇÃO NUTRICIONAL DO IDOSO

Para o paciente idoso, a determinação do estado nutricional deve considerar uma complexa rede de fatores, entre os quais é possível relatar o isolamento social, a solidão, as doenças crônicas, as incapacidades e as alterações fisiológicas próprias ao processo de envelhecimento.[16]

Um estudo multicêntrico realizado em pacientes hospitalizados no Brasil (IBRANUTRI) demonstrou que 48,1% dos pacientes eram desnutridos, com 12,5% sendo gravemente desnutridos. A presença de desnutrição foi associada ao diagnóstico primário, à idade superior a 60 anos, ao tempo de internação hospitalar e à presença de câncer ou infecção. Entre os pacientes com câncer, 66,4% estavam desnutridos, o que foi diretamente relacionado à localização da doença, principalmente quando o câncer acometia o aparelho digestório.[17]

Em 2006, Azevedo *et al*.[18] avaliaram o estado nutricional de pacientes internados, por meio da Avaliação Global Subjetiva (AGS), e observaram que a desnutrição esteve presente em 24,3% dos pacientes. Quando pacientes com câncer foram avaliados separadamente, esse percentual aumentou para 53,3%.

A perda de peso involuntária é comum em pessoas idosas e pode ser sinal de mau prognóstico.[19] Essa perda de peso no envelhecimento geralmente ocorre com redução clinicamente importante de massa muscular e pode levar à diminuição da força e da mobilidade.[20,21]

O índice de massa corporal (IMC) é o método mais comumente utilizado para a avaliação do estado nutricional.[22,23] Em idosos, seu uso é limitado, por questões práticas e qualitativas. A aferição da estatura e do peso pode ser um procedimento complicado em indivíduos idosos, devido a deformidades da coluna vertebral. Além disso, as flutuações do peso corporal podem influenciar a validade e a reprodutibilidade dessa medida, influenciando, por conseguinte, sua associação à mortalidade.

O aumento do risco de mortalidade em indivíduos com baixo IMC na idade avançada está bem estabelecido.[16-19,24] A relação entre as medidas antropométricas e a mortalidade em idosos pode ser confundida por condições patológicas, como câncer,[20] doença cardíaca[21] e hábitos como tabagismo e etilismo.[22] Contudo, essas condições parecem não explicar a associação entre o baixo IMC e a mortalidade.[23,24]

A circunferência da panturrilha (CP) é considerada a medida mais sensível da massa muscular em idosos, de acordo com a OMS.[3] Essa medida tem sido utilizada como preditor de quantidade[25] e de função muscular.[26,27] Estudos mostram que a CP está positivamente correlacionada com a massa muscular medida por absorciometria por dupla emissão de raios-x (DXA)[27] e que a CP menor que 31 cm em idosos está associada à maior fragilidade e ao comprometimento físico.[26,27]

Em síntese, são necessários instrumentos de avaliação do estado nutricional de baixo custo, fácil aplicabilidade e alta precisão para promover diagnóstico e intervenção nutricional precoces.

NECESSIDADES NUTRICIONAIS DO IDOSO

O estado nutricional e as necessidades nutricionais dos idosos estão associados a mudanças biológicas e, frequentemente, a questões socioeconômicas relacionadas à idade.[28] O envelhecimento cursa com anorexia fisiológica,[29] a qual, com a diminuição da ingestão de alimentos, o sedentarismo e a redução do gasto de energia[28], aumenta ainda mais as necessidades nutricionais nesse grupo.

Pesquisas indicam que os idosos estão particularmente em risco de deficiência marginal de vitaminas e oligoelementos.[28] Há evidências crescentes de que a síntese de glutationa declina com o aumento da idade.[30] A glutationa intracelular atenua o impacto negativo das espécies reativas de oxigênio (ERO) na saúde celular e funciona como um eliminador de oxidantes, opondo-se à influência pró-inflamatória do peróxi-

Capítulo 9 – Aspectos Nutricionais no Idoso

do de hidrogênio na sinalização celular. Sua síntese diminuída é mais um fator para o aumento do estresse oxidativo.

Os radicais livres e o estresse oxidativo foram reconhecidos como fatores importantes na biologia do envelhecimento e de muitas doenças degenerativas associadas à idade. A esse respeito, a modulação do estresse oxidativo é sugerida como um mecanismo para retardar o processo de envelhecimento e o declínio das funções corporais. Portanto, os componentes dietéticos com atividade antioxidante receberam particular atenção, devido a seu potencial papel na modulação do estresse oxidativo associado ao envelhecimento e a condições crônicas.[28] As propriedades antioxidantes da vitamina E e dos polifenóis, presentes no chá verde, podem contribuir para reduzir o risco de doenças cardiovasculares. Esses antioxidantes dietéticos também podem ter um papel preventivo no câncer. Logo, sugere-se que o consumo de chá verde e vitamina E está associado a um risco reduzido de doença cardiovascular e câncer.[28]

De fato, o estresse oxidativo pode levar a um envelhecimento acelerado. Além disso, o envelhecimento cursa com déficit na ingestão de vitaminas antioxidantes, como tocoferóis, carotenoides e vitamina C, e de oligoelementos, como zinco e selênio. Logo, a suplementação combinada, incluindo zinco, selênio, vitamina C, vitamina E e carotenoides, pode ser a melhor maneira de prevenir o envelhecimento acelerado e reduzir o risco de várias doenças comuns relacionadas à idade e ao estresse oxidativo, como as neurodegenerativas.[31]

O estado adequado de micronutrientes poderia minimizar a deterioração da integridade cerebral. O cérebro humano é, provavelmente, o tecido mais afetado por uma nutrição desequilibrada em longo prazo e é particularmente vulnerável às espécies reativas de oxigênio e ao estresse oxidativo.[30] As doenças cerebrais durante o envelhecimento podem decorrer de falhas no mecanismo de proteção, devido a deficiências nutricionais em antioxidantes e nutrientes (oligoelementos, vitaminas e micronutrientes não essenciais, como os polifenóis) relacionados à proteção contra os radicais livres.[33]

De fato, a maioria dos micronutrientes (vitaminas e oligoelementos) foi diretamente avaliada no contexto do funcionamento cerebral. Por exemplo, para produzir energia, o uso de glicose pelo tecido nervoso implica a presença de vitamina B1, que modula o desempenho cognitivo, especialmente em idosos. A vitamina B9 preserva o cérebro durante seu desenvolvimento e a memória durante o envelhecimento. As vitaminas B6 e B12, entre outras, estão diretamente envolvidas na síntese de alguns neurotransmissores. A vitamina B12 retarda o aparecimento de sinais de demência (e anomalias no sangue), desde que seja administrada em uma janela de tempo precisa, antes do início dos primeiros sintomas. A suplementação com cobalamina melhora funções cerebrais e cognitivas em idosos, assim como, frequentemente, melhora o funcionamento de fatores relacionados ao lobo frontal e a função da linguagem de pacientes com distúrbios cognitivos.[33]

Um desequilíbrio do metabolismo do cobre, devido à deficiência dietética, pode estar ligado à doença de Alzheimer. Entre muitos mecanismos, o manganês, o cobre e o zinco participam de mecanismos enzimáticos que protegem contra os radicais livres, derivados tóxicos do oxigênio.[47]

Essa necessidade nutricional não surge apenas na terceira idade, mas é resultado da deficiência já presente na vida adulta do indivíduo. Uma pesquisa realizada em

2017 por Rippin *et al.*[34] demonstrou que nenhum país da Europa atendeu mais de 39% das recomendações de nutrientes estipuladas pela OMS em todos os grupos etários e em todos os gêneros. O nível de recomendação de nutrientes foi mais baixo em mulheres e idosos do sexo feminino. Desse modo, a suplementação de micronutrientes com multivitamínicos poderia ser uma boa alternativa para essa população, mas as evidências que apoiam o uso de suplementos dietéticos, especialmente suplementos multivitamínicos, ainda são controversas, dificultando a recomendação de seu uso.

Os multivitamínicos podem melhorar amplamente a ingestão de micronutrientes quando contêm, pelo menos, aqueles que são consumidos insuficientemente ou que têm biodisponibilidade limitada dentro de uma população especificada. Seu uso é uma abordagem para garantir que as necessidades adequadas sejam atendidas, em apoio às funções biológicas essenciais para manter a saúde. Não há evidências suficientes para indicá-los com eficácia para a prevenção primária de condições médicas crônicas, incluindo doenças cardiovasculares e câncer. No entanto, para certas subpopulações saudáveis (por exemplo, mulheres grávidas e idosos), bem como para alguns indivíduos com condições médicas existentes que experimentam inadequações na ingestão de micronutrientes, seu uso pode trazer benefícios à saúde.[35]

Um estudo realizado por Tal *et al.*,[36] em 2016, suplementou diariamente, por dois anos, 144 idosos de duas casas de repouso com multivitamínicos que continham 120 μg de ácido fólico e 2,4 μg de vitamina B12. Observou-se um aumento significativo de 12% no folato sérico e de 8% na vitamina B12 sérica, demonstrando que a suplementação vitamínica teve efeito positivo no estado dessas vitaminas.

Outro estudo, realizado em 2013 por Von Arnim *et al.*,[37] teve como objetivo determinar o efeito da suplementação de micronutrientes no estado nutricional de idosos com comprometimento cognitivo leve. Foi administrado um suplemento diário de micronutrientes a 42 pacientes clínicos durante dois meses. As concentrações sanguíneas de vitamina B, ácido fólico, luteína, β-caroteno, α-caroteno e α-tocoferol aumentaram significativamente. A diminuição nos níveis de homocisteína, o efeito do pirofosfato de tiamina e um aumento na holotranscobalamina foram observados. A suplementação com micronutrientes melhorou o estado dos micronutrientes séricos, com marcadores metabólicos melhorados para as vitaminas do complexo B, e foi associada à melhora da autopercepção do estado geral de saúde.

DÉFICITS NUTRICIONAIS NO IDOSO

A maioria dos idosos cursa com diminuição do peso corporal e perda de massa muscular. Geralmente, isso está associado ao gasto energético excedente à ingestão de energia, podendo influenciar o estado de saúde, a capacidade funcional, a fragilidade e a morbidade do idoso.[38,39]

O baixo consumo de alimentos na população idosa pode ser afetado por diversas razões, como deficiências físicas, preço de alimentos saudáveis e mais nutritivos, isolamento, depressão, problemas dentários e doenças crônicas.[39,40] Essa baixa ingestão alimentar leva ao inadequado aporte de energia, proteína e micronutrientes, contribuindo para perda de peso, desnutrição e condições associadas à sarcopenia e ao de-

Capítulo 9 – Aspectos Nutricionais no Idoso

clínio cognitivo.[39,41,42] Estudos recentes mostraram que os idosos podem apresentar deficiências nutricionais, como das vitaminas do complexo B e das vitaminas A, D, C, E e K, ou deficiências de minerais como potássio, magnésio, selênio e ferro.[43-46]

Baugreet *et al.*[39] demonstram que a deficiência de micronutrientes, especificamente de vitaminas do complexo B, vitaminas D, C, E, carotenoides e selênio, pode acarretar desenvolvimento da sarcopenia em idosos. A grosso modo, a sarcopenia pode ser definida como massa muscular, força muscular e desempenho muscular reduzidos.[47] Nesse contexto, em um trabalho realizado com a população idosa, foi observado que a incidência de sarcopenia foi maior em pacientes com deficiência de vitamina B12.[48]

Tanto a vitamina D quanto o cálcio são micronutrientes que contribuem para a saúde óssea e a prevenção ou o alívio da osteoporose, doença prevalente nessa faixa etária.[39] Um estudo recente nos mostra que mulheres idosas com deficiência de vitamina D, envolvidas em um ensaio de osteoporose, apresentaram maiores declínios funcionais e maior risco de queda, mesmo que uma suplementação tenha sido realizada, a fim de restaurar as concentrações de 25(OH)D acima de 20 ng/mL.[49] Ademais, no estudo caso-controle de Torbergsen *et al.*,[43] foi observado que a vitamina K1 e a 25(OH) D foram menores em indivíduos acima de 60 anos com fratura de quadril.

Um estudo mostrou que pacientes idosos com doença de Alzheimer apresentaram uma redução significativa nas concentrações séricas de ácido fólico.[50] Quanto ao ferro, um artigo de revisão nos diz que sua deficiência é comum na população idosa e pode ser resultado de gastrite droga-induzida pelo uso de anti-inflamatórios não esteroides, úlceras gastrointestinais, câncer de cólon, divertículos e doença celíaca. Além disso, a absorção inadequada de ferro pode levar o idoso à anemia.[49]

CONSIDERAÇÕES FINAIS

Tanto a desnutrição quanto o sobrepeso aumentam o risco de deficiências de micronutrientes em idosos.[51] Isso pôde ser observado em um estudo realizado no Brasil, onde se constatou um paradoxo nutricional, relacionado à associação significativa entre a desnutrição e a obesidade total ou central em idosos. Segundo os autores, esse resultado pode estar relacionado a condições ambientais, socioeconômicas e nutricionais precárias nos estágios iniciais da vida dos idosos.[52]

AGRADECIMENTOS

A autora agradece a Beatriz Peniche e Suzane Lessa, alunas de Iniciação Científica do Núcleo de Pesquisa em Micronutrientes (NPqM) da Universidade Federal do Rio de Janeiro (UFRJ) à época, a contribuição no desenvolvimento do capítulo.

REFERÊNCIAS BIBLIOGRÁFICAS

1. Instituto Brasileiro de Geografia e Estatística. Pesquisa de Orçamentos Familiares 2008-2009: antropometria e estado nutricional de crianças, adolescentes e adultos no Brasil. Rio de Janeiro: Instituto Brasileiro de Geografia e Estatística; 2010.

2. Brasil. Ministério de Saúde. Portaria n. 1395, de 10 de dezembro de 1999. Aprova a Política Nacional de Saúde do Idoso. Brasília; 1999 [Internet]. Available from: http://dtr2004.saude.gov.br/susdeaz/legislacao/arquivo/Portaria_1395_de_10_12_1999.pdf

3. World Health Organization. Physical status: the use and interpretation of anthropometry. Geneva: WHO; 1995 [Internet]. Available from: https://apps.who.int/iris/handle/10665/37003.

4. Ministério da Saúde. Secretaria de Atenção à Saúde, Departamento de Atenção Básica. Orientações para coleta e análise de dados antropométricos em serviços de saúde. Brasília: Ministério da Saúde, 2011.

5. Instituto Brasileiro de Geografia e Estatística. Pesquisa Nacional de Amostragem de Domicílios. 2011;31:1-135.

6. Moraes EN. Princípios básicos de geriatria e gerontologia. Belo Horizonte: Coopmed; 2008:63-84.

7. Simchen U, Koebnick C, Hoyer S, Issanchou S, Zunft H-JF. Odour and taste sensitivity is associated with body weight and extent of misreporting of body weight. Eur J Clin Nutr. 2006;60(6):698-705.

8. Mojet J, Christ-Hazelhof E, Heidema J. Taste perception with age: generic or specific losses in threshold sensitivity to the five basic tastes? Chem Senses. 2001;26(7):845-60.

9. Phillips SM, Dickerson RN, Moore FA, Paddon-Jones D, Weijs PJ. Protein Turnover and Metabolism in the Elderly Intensive Care Unit Patients. Nutr Clin Pract. 2017;32(1_Suppl):112S-120S.

10. Mosekilde L. Vitamin D and the elderly. Clin Endocrinol (Oxf). 2005;62(3):265-81.

11. Coussirat C, Batista C, Schneider RH, Resende TL, Schwanke HA. Vitaminas B12, B6, B9 e homocisteína e sua relação com a massa óssea em idosos. Rev Bras Geriatr Gerontol. 2012;15(3):577-85.

12. Saltzman JR, Russel RM. The aging gut. Nutritional issues. Gastroenterol Clin North Am. 1998;27(2):309-24.

13. Harris NG. Nutrição no envelhecimento. In: Mahan LK, Escott-Stump S. Krause: alimentos, nutrição e dietoterapia. 10. ed. São Paulo: Roca; 2002.

14. Florentino AM. Influência dos fatores econômicos, sociais e psicológicos no estado nutricional do idoso. In: Frank AA, Soares EA. Nutrição no envelhecer. São Paulo: Atheneu; 2002:3-11.

15. Podrabsky M. Nutrição e envelhecimento. In: Mahan KL, Arlin MT. Krause: alimentos, nutrição e dietoterapia. 8. ed. Rio de Janeiro: Roca; 1995.

16. Najas MS, Nebuloni CC. Avaliação Nutricional In: Ramos LR, Toniolo Neto J. Geriatria e Gerontologia. Barueri: Manole; 2005:299.

17. Waitzberg DL, Caiaffa WT, Correia MI. Hospital malnutrition: the Brazilian national survey (IBRANUTRI): a study of 4 000 patients. Nutrition. 2001;17(7-8):573-80.

18. Azevedo LC, Medina F, Silva AA, Campanella ELS. Prevalência de desnutrição em um hospital geral de grande porte de Santa Catarina/Brasil. Arq Catarinenses Med. 2006;35(4):89-96.

19. Vandewoude M. Nutritional assessment in geriatric cancer patients. Support Care Cancer. 2010;18(Suppl_2):S51-6.

20. Vandewoude, M, Hoeck S, Geerts J, et al. Mobility and frailty in community-dwelling older people: the effect of weight loss. J Nutr Health Aging. 2008;12:573.

21. Rosenberg IH. Sarcopenia: origins and clinical relevance. J Nutr. 1997;127(5_Suppl):990S-991S.

22. Cook Z, Kirk S, Lawrenson S, Sandford S. Use of BMI in the assessment of undernutrition in older subjects: reflecting on practice. Proc Nutr Soc. 2005;64(3):313-7.

23. Chen CC, Schilling LS, Lyder CH. A concept analysis of malnutrition in the elderly. J Adv Nurs. 2001;36(1):131-42.

24. Thinggaard M, Jacobsen R, Jeune B, Martinussen T, Christensen K. Is the relationship between BMI and mortality increasingly U-shaped with advancing age? A 10- year follow-up of persons aged 70-95 years. J Gerontol A Biol Sci Med Sci. 2010;65(5):526-31.

25. Breeze E, Clarke R, Shipley MJ, Marmot MG, Fletcher AE. Cause-specific mortality in old age in relation to body mass index in middle age and in old age: follow-up of the Whitehall cohort of male civil servants. Int J Epidemiol. 2006;35(1):169-78.

Capítulo 9 – Aspectos Nutricionais no Idoso

26. Flegal KM, Graubard BI, Williamson DF, Gail MH. Impact of Smoking and Preexisting Illness on Estimates of the Fractions of Deaths Associated with Underweight, Overweight, and Obesity in the US Population. Am J Epidemiol. 2007;166(8):975-82.

27. Corrada MM, Kawas CH, Mozaffar F, Paganini-Hill A. Association of body mass index and weight change with all-cause mortality in the elderly. Am J Epidemiol. 2006;163(10):938-49.

28. Dey DK, Rothenberg E, Sundh V, Bosaeus I, Steen B. Height and body weight in the elderly. I. A 25-year longitudinal study of a population aged 70 to 95 years. Eur J Clin Nutr. 1999;53(12):905-14.

29. Early Breast Cancer Trialists' Collaborative Group. Polychemotherapy for early breast cancer: an overview of the randomised trials. Lancet. 1998;352(9132):930-42.

30. Adams MJ, Hardenbergh PH, Constine LS, Lipshultz SE. Radiation-associated cardiovascular disease. Crit Rev Oncol Hematol. 2003;45(1):55-75.

31. Sverrisdóttir A, Fornander T, Jacobsson H, von Schoultz E, Rutqvist LE. Bone mineral density among premenopausal women with early breast cancer in a randomized trial of adjuvant endocrine therapy. J Clin Oncol. 2004;22(18):3694-9.

32. Matesich SMA, Shapiro CL. Second cancers after breast cancer treatment. Semin Oncol. 2003;30(6):740-8.

33. Matsuyama Y, Tominaga T, Nomura Y, Koyama H, Kimura M, Sano M, et al. Second cancers after adjuvant tamoxifen therapy for breast cancer in Japan. Ann Oncol. 2000;11(12):1537-43.

34. Kawakami R, Murakami H, Sanada K, Tanaka N, Sawada SS, Tabata I, et al. Calf circumference as a surrogate marker of muscle mass for diagnosing sarcopenia in Japanese men and women. Geriatr Gerontol Int. 2015;15(8):969-76.

35. Landi F, Onder G, Russo A, Liperoti R, Tosato M, Martone AM, et al. Calf circumference, frailty and physical performance among older adults living in the community. Clin Nutr. 2014;33(3):539-44.

36. Rolland Y, Lauwers-Cances V, Cournot M, Nourhashémi F, Reynish W, Rivière D, et al. Sarcopenia, calf circumference, and physical function of elderly women: a cross-sectional study. J Am Geriatr Soc. 2003;51(8):1120-4.

37. Meydani, M. Nutrition interventions in aging and age-associated disease. Ann N Y Acad Sci. 2001;928:226-35.

38. Constans T. Malnutrition in the elderly. Rev Prat. 2003;53(3):275-9.

39. McCarty MF, DiNicolantonio JJ. An increased need for dietary cysteine in support of glutathione synthesis may underlie the increased risk for mortality associated with low protein intake in the elderly. Age (Dordr). 2015;37(5):96.

40. Richard MJ, Roussel AM. Micronutrients and ageing: intakes and requirements. Proc Nutr Soc. 1999;58(3):573-8.

41. Dror Y, Stern F, Gomori MJ. Vitamins in the prevention or delay of cognitive disability of aging. Curr Aging Sci. 2014;7(3):187-213.

42. Bourre, JM. Effects of nutrients (in food) on the structure and function of the nervous system: update on dietary requirements for brain. Part 1: micronutrients. J Nutr Health Aging. 2006;10(5):377-85.

43. Rippin HL, Hutchinson J, Jewell J, Breda JJ, Cade JE. Adult Nutrient Intakes from Current National Dietary Surveys of European Populations. Nutrients. 2017; 9(12):1288.

44. Blumberg JB, Cena H, Barr SI, Biesalski HK, Dagach RU, Delaney B, et al. The Use of Multivitamin/Multimineral Supplements: A Modified Delphi Consensus Panel Report. Clin Ther. 2018;40(4):640-57.

45. Tal S, Stern F, Polyak Z, Ichelzon I, Dror Y. Moderate 'multivitamin' supplementation improved folate and vitamin B12 status in the elderly. Exp Gerontol. 2016;84:101-6.

46. Von Arnim CAF, Dismar S, Ott-Renzer CS, Noeth N, Ludolph AC, Biesalski HK. Micronutrients supplementation and nutritional status in cognitively impaired elderly persons: a two-month open label pilot study. Nutr J. 2013;2(1):148.

47. Baugreet S, Hamill RM, Kerry JP, Mccarthy SN. Mitigating Nutrition and Health Deficiencies in Older Adults: A Role for Food Innovation? J Food Sci. 2017;82(4):848-55.

48. Brownie S. Why are elderly individuals at risk of nutritional deficiency? Int J Nurs Pract. 2006;12(2):110-8.

49. Hebuterne X, Bermon S, Schneider SM. Ageing and muscle: the effects of malnutrition, re-nutrition, and physical exercise. Curr Opin Clin Nutr Metab Care. 2001;4(4):295-300.

50. Hickson M. Malnutrition and ageing. Postgrad Med J. 2006;82(963):2-8.

51. Torbergsen AC, Watne LO, Wyller TB, Frihagen F, Stromsoe K, Bohmer T, et al. Vitamin K1 and 25(OH)D are independently and synergistically associated with a risk for hip fracture in an elderly population: a case control study. Clin Nutr. 2015;34(1):101-6.

52. Bates B, Lennox A, Prentice A, Bates C, Page P, Nicholson S, et al. National Diet and Nutrition Survey: Results from Years 1 to 4 (combined) of the Rolling Programme for 2008 and 2009 to 2011 and 2012. London: Public Health England; 2014 [Internet]. Available from: https://www.gov.uk.

53. Ter Borg S, Verlaan S, Hemsworth J, Mijnarends DM, Schols JM, Luiking YC, et al. Micronutrient intakes and potential inadequacies of community-dwelling older adults: a systematic review. Br J Nutr. 2015;113:1195-206.

54. De la Cruz-Góngora V, Martínez-Tapia B, Cuevas-Nasu L, Flores-Aldana M, Shamah-Levy T. Dietary intake and adequacy of energy and nutrients in Mexican older adults: results from two National Health and Nutrition Surveys. Salud Publica Mex. 2017;59(3):285-98.

55. Cruz-Jentoft AJ, Baeyens JP, Bauer JM, Boirie Y, Cederholm T, Landi F, et al. Sarcopenia: European consensus on definition and diagnosis: Report of the European Working Group on Sarcopenia in Older People. Age Ageing. 2010;39(4):412-23.

56. Bulut EA, Soysal P, Aydin AE, Dokuzlar O, Kocyigit SE, Isik AT. Vitamin B12 deficiency might be related to sarcopenia in older adults. Exp Gerontol. 2017;95:136-40.

57. Kotlarczyk MP, Perera S, Ferchak MA, Nace DA, Resnick NM, Greenspan SL. Vitamin D deficiency is associated with functional decline and falls in frail elderly women despite supplementation. Osteoporos Int. 2017;28(4):1347-53.

58. Gualandro SFM, Hojaij NHSL, Jacob Filho W. Deficiência de ferro no idoso. Rev Bras Hematol Hemoter. 2010;32(Supl_2):57-61.

59. Almeida CC, Brentani HP, Forlenza OV, Diniz BS. Redução dos níveis séricos de ácido fólico em pacientes com a doença de Alzheimer. Arch Clin Psychiatry. 2012;39(3):90-3.

60. Hoffman R. Micronutrient deficiencies in the elderly – could ready meals be part of the solution? J Nutr Sci. 2017;6:e2.

61. Silveira EA, Ferreira CCC, Pagotto V, Santos ASAC, Velasquez-Melendez G. Total and central obesity in elderly associated with a marker of undernutrition in early life - sitting height-to-stature ratio: A nutritional paradox. Am J Hum Biol. 2017; 29(3).

Seção 3

Nutrientes e Compostos Bioativos na Estética

Nutrição nos Distúrbios Estéticos e Dermatológicos

10

• Taís de Souza Lopes • Ana Luísa Kremer Faller • Felipe de Souza Cardoso

INTRODUÇÃO

A pele se caracteriza como o maior órgão do corpo humano, revestindo toda a superfície corporal. Em função disso, participa diretamente da proteção do organismo contra fatores ambientais que podem lhe causar algum tipo de malefício. A estrutura da pele é constituída, portanto, de forma a garantir essa barreira, mas também exerce importantes funções, como regulação homeostática, prevenção de perda hídrica e de eletrólitos, percepção sensorial, regulação da temperatura corporal e defesa imunológica. Ao longo de toda a vida, esse órgão é exposto a fatores cujo efeito cumulativo promove gradativa perda de função e cuja senescência se traduz em sinais visíveis ao meio exterior. Fatores intrínsecos e extrínsecos contribuem para essa perda de função e, consequentemente, para o envelhecimento da pele. Portanto, a compreensão desses fatores é fundamental para pensar em estratégias preventivas.

Dentre os fatores intrínsecos, há contribuição genética. Estudos com irmãos gêmeos de mesmo sexo demonstram que cerca de 60% da variação na idade percebida é influenciada pelos genes. No entanto, os demais 40% seriam devidos a fatores não genéticos, como os ambientais. Etnia e sexo são os fatores genéticos mais perceptíveis para a sociedade. Indivíduos asiáticos tendem a ter formação de rugas mais tardiamente e de forma menos intensa do que os caucasianos. A maior pigmentação da pele negra promove maior proteção contra danos externos, tendendo essa população a manter características de pele jovem por mais tempo. No entanto, há profunda relação dos fatores intrínsecos com os extrínsecos, como maior suscetibilidade da pele masculina a danos gerados pela exposição à luz ultravioleta. Considerando, portanto, os fatores modificáveis, fica evidente que a manutenção de uma pele com características saudável e jovem dependerá, majoritariamente, do estilo de vida.[1]

A pele é constituída por três camadas principais: a subderme ou hipoderme, a derme e a epiderme (**Figura 10.1**). A hipoderme é a região mais profunda (afastada do meio externo) e contém uma rede de fibras colágenas, onde também estão presentes os vasos sanguíneos e linfáticos e os adipócitos, sendo, portanto, a camada responsável pelo isolamento térmico. Em sequência, há a derme, camada majoritariamente composta de tecido conectivo, com 2 mm a 3 mm de espessura, sendo a camada mais espessa dentre as três. Esse tecido conectivo é formado por colágeno e elastina, presentes em uma matriz extracelular (MEC) de suporte, rica em glicosaminoglicanos

(GAG). As fibras colágenas são as que geram maior volume à pele, sendo responsáveis pela resistência à tração, enquanto as fibras de elastina conferem elasticidade e resiliência ao tecido. Além desses componentes proteicos estruturais na MEC, há receptores sensoriais, nervos e grande quantidade de ácido hialurônico, diretamente responsável pela hidratação e pelo turgor, em função de sua alta hidrofilicidade.[2,3]

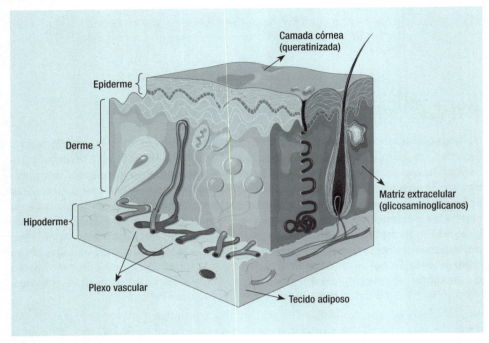

Figura 10.1 Principais camadas e estruturas da pele (Fonte: próprio autor).

Uma das características observadas com o envelhecimento da pele está diretamente associada à derme, envolvendo tanto a perda de células, comum também à epiderme, como a perda de MEC. Especialmente no caso da MEC, ocorre, ainda, redução da capacidade de sintetizar novas estruturas (como fibras colágenas e de elastina), aliada ao aumento da atividade de enzimas que degradam essas proteínas, processo que pode ser acelerado por fatores externos. A desestabilização das proteínas de sustentação, a redução da quantidade de ácido hialurônico e a perda da renovação da MEC como um todo implicam a perda de elasticidade, hidratação e resistência, características de uma pele envelhecida. A hidratação, medida especialmente pela perda de água transepidermal (TEWL – do inglês, *baseline transepidermal water loss*), é bastante utilizada em estudos clínicos para verificar mudanças nas características do tecido decorrentes de intervenções dermatológicas e/ou nutricionais.[2,3]

A epiderme é a camada mais externa, estando em contato direto com os fatores físicos, químicos e microbiológicos aos quais somos diariamente expostos. É constituída por camadas de células sobrepostas, de forma a exercer uma barreira física efetiva contra bactérias, vírus e outros microrganismos. Essas camadas celulares são compostas por queratinócitos, melanócitos, células de Langerhans e células de Merkel. Os queratinócitos são os mais abundantes, correspondendo a aproximadamente 80% a 95% das células na epiderme, e estão em contínua renovação, em função da perda natural por descamação. Os melanócitos são responsáveis pela produção de melanina, pigmento que resulta nas diferentes tonalidades de pele e de cabelo, assim como pela coloração que cada indivíduo alcança quando exposto à luz solar. A ativação de sua síntese pela exposição à radiação ultravioleta (UV), inclusive, é uma forma de proteção da pele, uma vez que a melanina atua como elemento fotoprotetor.[2,3]

EXPOSSOMA E ENVELHECIMENTO CUTÂNEO

A epiderme, por ser a camada mais externa, fica suscetível a diversos fatores ambientais, que podem afetar sua estrutura ou, ainda, gerar danos mais profundos para as camadas internas, favorecendo o envelhecimento cutâneo. O conjunto de fatores tem sido chamado na literatura de expossoma. Esse termo foi primeiramente citado pelo epidemiologista Christopher Wild em 2005, para se referir às exposições ambientais que o indivíduo enfrenta, desde sua concepção até sua morte, as quais vão impactar os desfechos de saúde/doença. Nesse contexto, o expossoma da pele consiste nos fatores internos e/ou externos, assim como na interação entre eles e na resposta que o indivíduo lhes dá, podendo levar a sinais clínicos de envelhecimento cutâneo. Esses fatores foram categorizados e serão discutidos a seguir (**Figura 10.2**).[4]

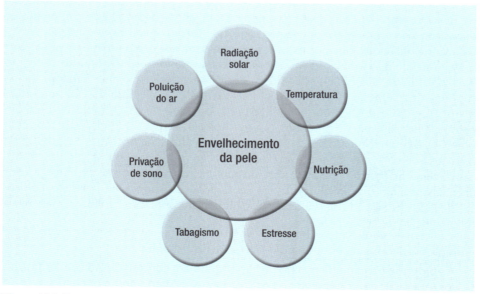

Figura 10.2 Expossoma da pele (Fonte: próprio autor).

Radiação solar

A luz solar é composta por raios eletromagnéticos de diferentes comprimentos de onda. A luz visível corresponde a, aproximadamente, 50% do espectro solar, podendo penetrar até a hipoderme, enquanto a radiação infravermelha (IR) contribui com 45%, sendo a IRA (comprimento de onda 740 nm a 1.400 nm) também capaz de penetrar a camada mais interna da pele. A radiação ultravioleta (UV) é caracterizada por ter onda curta e alta energia, correspondendo aos restantes 5% da luz solar. É dividida, ainda, em três tipos: UVC (comprimento de onda de 100 nm a 280 nm), que não atinge à pele, sendo filtrada pela camada de ozônio, UVB (280 nm a 315 nm), que atinge a pele de forma mais superficial, alcançando a epiderme, e UVA (315 nm a 400 nm), capaz de maior penetração, alcançando a derme e sendo a principal responsável pelos danos associados à pele.[4]

O papel da radiação UV no envelhecimento cutâneo vem sendo vastamente investigado e os mecanismos de ação associados ao envelhecimento da pele por exposição à luz solar (fotoenvelhecimento) estão sendo identificados. Sabe-se, hoje, que o fotoenvelhecimento ocorre pela ação dos três tipos (UVB, UVA1 e UVA2) e promove modificações nas três camadas cutâneas, sendo as alterações primárias, ocorridas na derme, e as secundárias, observadas na epiderme, consequência das mudanças na camada interior. A suscetibilidade do indivíduo ao fotoenvelhecimento está relacionada a fatores endógenos de proteção e a mecanismos intrínsecos da pele, como pigmentação, capacidade de reparo de DNA, defesa antioxidante, dentre outros fatores. Isso fica evidente em grandes estudos populacionais, realizados com base em diferentes etnias. Em um estudo realizado na Europa, com caucasianos, foi observado que alterações de pigmentação na pele estão fortemente associadas à exposição solar. Já em estudo com asiáticos, conduzido na China, além da pigmentação, foi observada associação significativa com sinais de envelhecimento facial.[5,6]

De qualquer forma, o fotoenvelhecimento parece ser resultado da exposição diária, mas crônica, em baixas doses, que não causam alterações visíveis no momento de exposição, ao contrário do que ocorre com a exposição aguda e extrema (por exemplo, vermelhidão da pele após exposição prolongada ao sol em um dia de praia). Isso se deve ao fato de a exposição em si levar a mecanismos de resposta agudos: aumento da expressão de enzimas que degradam a matriz extracelular, como metaloproteinases de matriz (MMP), especialmente a MMP-1 e a MMP-9, além de citocinas pró-inflamatórias, e da resposta crônica, com acúmulo de danos às macromoléculas em decorrência da oxidação de proteínas, por exemplo. De forma resumida, podemos citar que o fotoenvelhecimento decorre do aumento da atividade das MMP, da redução da produção de colágeno, da redução da proliferação de células endoteliais, da promoção da diferenciação de queratinócitos, do aumento da pigmentação, da alteração nos fibroblastos e dos mecanismos que, em conjunto, são responsáveis pelas características da pele envelhecida: perda de tônus e hidratação, aumento de vincos, manchas e textura mais grossa da epiderme.[7]

Poluição do ar e tabagismo

A poluição do ar se caracteriza como a contaminação do ambiente interno ou do ambiente externo por qualquer agente físico, químico ou biológico, sendo mais co-

Capítulo 10 – Nutrição nos Distúrbios Estéticos e Dermatológicos

muns o chumbo (oriundo de indústrias) e o material particulado (MP), que são partículas muito finas de sólidos ou líquidos suspensos no ar e de gases como O_3, CO_2, CO, SO_2 e NO_2. Esses poluentes permanecem em regiões baixas da atmosfera, estando presentes na forma visível de nevoeiro contaminado por fumaça, tanto em áreas urbanas como rurais, sendo conhecidos pelo termo em inglês *smog* (junção das palavras "*smoke*", que significa fumaça, e "*fog*", que significa "neblina"). O tabagismo pode se relacionar a mecanismos identificados para poluentes, uma vez que uma inalação de cigarro contém mais de 3.500 diferentes substâncias químicas, como nicotina, monóxido de carbono, formaldeído, amônia, mercúrio, dentre outros, havendo comprometimento imediato, ainda, do fluxo sanguíneo na microcirculação.[4]

Em conjunto, tanto os poluentes do ar como as substâncias presentes no tabaco são capazes de ativar o receptor para aril-hidrocarboneto (AhR), induzindo modificações celulares significativas, que aceleram ou promovem o processo de envelhecimento cutâneo, como ativação da MMP-1 e aumento da produção de melanina pelos melanócitos. A exposição ao ozônio parece depletar antioxidantes do estrato córneo e o tabagismo reduz a proliferação e a migração de fibroblastos, além do próprio dano oxidativo. O tabagismo promove, ainda, alterações específicas, pela proximidade da pele à fonte de toxinas, sendo comum a presença de maior quantidade de rugas na região ao redor da boca e de hiperpigmentação da mucosa oral, por exemplo.[4]

Estresse e sono

O estresse físico ou psicológico parece impactar a integridade da pele, apesar de ainda não ter sido claramente relacionado ao envelhecimento cutâneo. O estresse ativa o sistema nervoso autônomo e o sistema renina-angiotensina, além do eixo hipotálamo-hipófise-adrenal, alterando pressão arterial e fluxo sanguíneo, bem como aumentando a liberação de cortisol e catecolaminas, o que pode impactar o sistema imune e contribuir para aumento da síntese de espécies reativas. Sabe-se, portanto, que o estresse pode exacerbar distúrbios cutâneos, mas os mecanismos ainda não estão claramente definidos.

Com relação ao sono, estudos vêm demonstrando que sua privação afeta a aparência da pele, com vermelhidão e inchaço dos olhos e das pálpebras, olheiras e maior evidência de rugas finas. Com relação ao envelhecimento, estudo transversal com 60 mulheres identificou que aquelas que dormiam menos de cinco horas por noite apresentavam mais sinais de envelhecimento intrínseco pela escala SCINEXA (do inglês, *score of intrinsic and extrinsic skin aging*), que avalia cinco parâmetros de envelhecimento cutâneo intrínseco e dezoito fatores relacionados ao envelhecimento extrínseco.[8]

PAPEL DA ALIMENTAÇÃO NO ENVELHECIMENTO CUTÂNEO

A relação entre a alimentação e o envelhecimento cutâneo tem atraído não só pesquisadores, como também as indústrias alimentícia e farmacêutica, além do mercado consumidor. Dessa forma, a compreensão de como a dieta pode impactar o envelhecimento da pele, sendo um importante fator extrínseco, vem crescendo com a identificação de nutrientes ou componentes dietéticos que podem atuar tanto retardando como acelerando esse processo. O consumo de nutrientes e compostos bioativos com atividade antioxidante pode contribuir com a proteção cutânea, em resposta à exposição a fatores extrínsecos, como os raios UV. Alimentação rica em vitamina C, por exemplo, está associada a menor probabilidade de rugas. O ácido ascórbico é capaz, ainda, de contribuir com a redução de manchas causadas pela exposição aos raios UV, por inibir a atividade da tirosina quinase, enzima que participa da via da melanogênese. Por outro lado, um consumo elevado de gorduras saturadas e carboidratos refinados (como açúcar) estava associado ao incremento do surgimento de rugas.[9] De maneira geral, o consumo regular de frutas e hortaliças apresenta efeito protetor contra o envelhecimento cutâneo, sendo observado em diferentes populações, independentemente do tipo de fruta ou de hortaliça que façam parte do hábito alimentar.[10]

Dentre os antioxidantes já identificados como protetores mais direcionados à pele estão os carotenoides, o tocoferol e os flavonoides. No entanto, a maioria dos trabalhos aponta resultados mais significativamente positivos quando esses antioxidantes são obtidos pela alimentação do que quando são obtidos por via suplementar, muito em função da fina regulação do balanço redox. No estudo SU.VI.MAX, por exemplo, mulheres suplementadas (120 mg de vitamina C, 30 mg de vitamina E, 6 mg de betacaroteno, 100 mg de selênio e 20 mg de zinco) tiveram maior incidência de melanoma.[11] Estudos epidemiológicos já relacionaram o consumo de gorduras monossaturadas e poli-insaturadas ao menor índice de fotoenvelhecimento. O consumo de azeite de oliva extravirgem, fonte de ácido oleico, de oleaginosas e de pescados gordurosos como salmão, fontes de ácidos graxos essenciais, auxilia na redução do processo inflamatório e na ativação da cascata de degradação de fibras colágenas, além de esses alimentos serem fonte de vitamina E.[12]

Diversos carotenoides já foram descritos em estudos com humanos como protetores do envelhecimento cutâneo, tendo ação especial em função de sua lipossolubilidade e de sua capacidade de deposição nas membranas celulares. O betacaroteno, em doses relativamente pequenas, de 30 mg ao dia, foi capaz de reduzir a degradação do colágeno por inibir a ativação da AP-1 (*activator protein* 1) via exposição à radiação UV.[13] A ativação da AP-1 resulta no aumento da atividade das MMP e, consequente, na quebra das fibras colágenas. O mesmo efeito protetor já foi observado com o consumo de 55 g de pasta de tomate, fornecendo em torno de 16 mg de licopeno.[14] Dentre os compostos bioativos, a EGCG (galato de epigalocatequina), principal composto bioativo do chá verde, também demonstrou efeito supressor das MMP-2, MMP-3, MMP-7 e MMP-9.[15] Com relação ao uso de suplementos, apesar de controversa, a ingestão de colágeno hidrolisado parece ter efeito positivo sobre as fibras colágenas e, consequentemente, sobre a sustentação da pele. Zague *et al.*[16] demonstraram que seu uso foi capaz de aumentar a síntese de colágeno tipo I e tipo IV ao reduzir a atividade das MMP. O **Quadro 10.1** traz um resumo de substâncias que, ao serem ingeridas, por meio do consumo de alimento ou por meio de suplemento, demonstraram efeito fotoprotetor em estudos com humanos.[17]

Ao mesmo tempo que a alimentação pode contribuir positivamente para a manutenção de uma pele com características jovens por mais tempo, estudos em diferentes populações apontam o efeito negativo de alguns tipos de dieta sobre a ocorrência de rugas. O consumo aumentado de açúcar, seja por meio de sua adição, seja por meio de

Quadro 10.1
Substâncias com efeito de fotoproteção demonstrado em humanos

Efeito da luz UV sobre tecido ou alvo molecular	Substância	Resultado
Eritema	Carotenoides (betacaroteno, licopeno) Vitamina C Vitamina E Chá verde Extrato de cacau	Redução do eritema
Inflamação	Licopeno Vitamina D	Inibição da expressão de ICAM-1 Redução de edema e TNF-α
Dano à matriz extracelular	Licopeno, betacaroteno Extrato de *Polypodium leucotomos*	Inibição da MMP-1

ICAM-1: molécula de adesão intercelular 1; TNF-α: fator de necrose tumoral; MMP: matriz metaloproteinase. Fonte: Parrado C, et al. Front Med. 2018;5:188.

alimentos industrializados com sacarose ou suas variações já adicionados (xarope de glicose/frutose, maltodextrina, entre outros), está associado ao processo de glicação. A presença de glicose ou de outro açúcar redutor no organismo é capaz de se ligar às proteínas por meio de reação não enzimática, reação de Maillard, gerando os chamados produtos de glicação avançada (AGE, do inglês *advanced glycation end products*). Na pele, os AGE podem se depositar em proteínas importantes para a estrutura da pele, como fibronectina, elastina e colágeno, gerando ligações cruzadas em sua estrutura e comprometendo suas funções (**Figura 10.3**).[18]

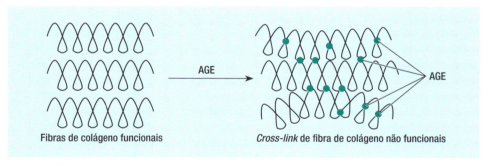

Figura 10.3 Representação da ligação cruzada (*cross-link*) de fibras colágenas por produtos de glicação avançada (Fonte: próprio autor).

Esse processo pode ocorrer endogenamente, a partir do aumento da glicemia, ou os AGE podem ser obtido de fontes exógenas, por meio da dieta. A formação de AGE nos alimentos ocorre principalmente quando os alimentos são expostos a elevadas temperaturas sob calor seco, como em assados, grelhados e frituras. Além da ligação cruzada com colágeno, por exemplo, os AGE são reconhecidos por receptores de membrana (RAGE) que deflagram reações inflamatórias.[18]

Dessa forma, a alimentação se mostra um importante fator de exposição, que contribui para o envelhecimento cutâneo, podendo impactar a formação de rugas em até

30%. Recomenda-se, portanto, uma alimentação rica em frutas, legumes e verduras, que tenha como base alimentos *in natura* e/ou minimamente processados, evitando-se produtos processados e ultraprocessados. Observar as técnicas de preparo, dando preferência àquelas que utilizam temperaturas mais baixas ou calor úmido para minimizar a formação de AGE exógenos, também é uma conduta dietética relevante para minimizar a exposição aos componentes glicantes. Em acréscimo, o consumo de carboidratos complexos e fibras auxilia na manutenção da glicemia, minimizando o risco de glicação com proteínas estruturais da pele.[18]

O envelhecimento da pele está relacionado a diversos fatores intrínsecos e extrínsecos, que podem acelerar o processo natural de senescência. Além da ação indireta da alimentação sobre fatores intrínsecos, como na modulação de hormônios ou na manutenção da glicemia estável, a dieta pode ser responsável pelo aporte de diferentes micronutrientes e de compostos bioativos que, isolada ou conjuntamente, contribuem para a manutenção do *status* antioxidante cutâneo e evitam o processo inflamatório capaz de acelerar a degradação de colágeno, por exemplo. Uma alimentação rica em frutas, legumes, verduras, cereais integrais e ácidos graxos essenciais, pobre em açúcares simples e produtos industrializados, contribui para a manutenção de uma pele jovem. No entanto, é fundamental a manutenção de um estilo de vida saudável, incluindo praticar atividade física, evitar o uso de tabaco bebidas alcoólicas e, ainda, garantir horas de sono adequadas e estratégias de redução de estresse.

ACNE VULGAR

Acne vulgar é uma dermatose crônica, altamente prevalente na população ocidental, comum não só entre adolescentes, grupo que apresenta as formas mais intensas e graves, mas também na população adulta. É caracterizada por queratinização folicular, secreção intensa de sebo, colonização da espécie bacteriana *Propionibacterium acnes* e possível aumento da colonização pelo gênero *Staphylococcus*, com expressivo crescimento intrafolicular e possível inflamação. As lesões podem estar em diferentes estágios: comedões abertos e fechados (lesões não inflamatórias), pápulas e pústulas (lesões inflamatórias). Ao longo do tempo, em função do possível processo inflamatório crônico, lesões inflamatórias podem resultar em cicatrizes profundas, alterando a estrutura dérmica, na qual os fibroblastos, as células que produzem fibras colágenas, as fibras elásticas e a substância fundamental amorfa (glicoproteínas adesivas, glicosaminoglicanos e proteoglicanos) estão inseridos. Essa dermatose, que é geralmente abordada como problema estético, pode ter repercussões para toda a vida, reduzindo a autoestima, com desfechos emocionais e sociais, que podem comprometer a qualidade de vida.[19]

Estima-se que aproximadamente 9,4% da população mundial apresentem acne vulgar, o que a coloca como uma das doenças globais mais prevalentes. A acne vulgar ocorre, principalmente, durante a adolescência, em função das alterações hormonais, mas pode acometer pessoas em qualquer faixa etária, em função das mudanças nos padrões de morbimortalidade da população, com aumento da massa de gordura corporal e, consequentemente, da resistência à insulina, com outros desfechos hormonais pertinentes. Os principais fatores etiológicos da acne, atualmente aceitos na

Capítulo 10 – Nutrição nos Distúrbios Estéticos e Dermatológicos

literatura, são genética (hereditariedade), idade (alterações hormonais na adolescência), condicionamento físico (composição corporal e resistência à insulina) e, recentemente, alimentação e nutrição. Dentre esses fatores, o condicionamento físico e a nutrição são potencialmente modificáveis. Indivíduos com massa de gordura corporal aumentada e massa livre de gordura reduzida podem, por meio da atividade física e da alimentação, modificar a composição corporal e o estado inflamatório sistêmico de intensidade reduzida (de "baixo grau"), melhorando, por exemplo, a resistência à insulina, a homeostase hormonal e as lesões cutâneas.[20]

Diagnóstico e abordagem nutricional

O diagnóstico clínico é feito por dermatologistas, em função da presença de lesões cutâneas elementares: comedões (não inflamatórias) ou pápulas e pústulas (inflamatórias). Os tratamentos clássicos para acne vulgar são diversos, incluindo, principalmente, antibióticos e redutores da produção sebácea (orais e tópicos). Esses tratamentos são eficientes, mas também permitem recidiva, além de poderem causar diversos efeitos adversos, como comprometimentos nutricionais ao organismo (disbiose intestinal, redução das concentrações sanguíneas de cobalamina, ácido fólico e alfa-tocoferol), além de resistência a outros antibióticos, xerose, queilite, alopecias, onicopatias, ressecamento geral da pele, entre outros. Nesse contexto, a nutrição vem indicando possíveis interações benéficas, associando-se aos medicamentos alopáticos sintéticos, assim como efeitos sobre as lesões indicadas no quadro clínico.[21-23,25]

As evidências que correlacionam a nutrição à dermatologia são escassas. Alimentos, nutrientes, compostos bioativos e fitoterápicos têm sido estudados. Os principais estudos trabalham com quantidades e tipos diferentes de chocolate, considerando carga glicêmica, gordura e flavonoides do cacau; de extrato seco da planta *Camellia sinensis*, que se destaca pelo elevado conteúdo de epigalocatequinas; de frutos vermelhos, que indicam composição diferenciada em taninos e flavonoides; de óleo de peixe, constituído por ácidos graxos eicosapentaenoicos e docosaexaenoicos; de vitamina A, na forma de retinol e de vitamina E, na forma de alfa-tocoferol, bem como de ácido fólico, cobalamina, zinco, selênio, cromo, inositol, probióticos, entre outros.[24-27]

Jung *et al.*,[27] em ensaio clínico, cego, controlado, mas não por placebo, trabalharam com 45 coreanos adultos de ambos os sexos. Um grupo recebeu EPA (ácido graxo eicosapentaenoico) + DHA (ácido graxo docosaexaenoico) (500 mg EPA + 500 mg DHA) com suplemento de ômega 3 e outro recebeu óleo de borragem (1.000 mg óleo de borragem com 200 mg de ácido gama linolênico), ambos duas vezes ao dia, durante 10 semanas. Os resultados do estudo indicaram menor contagem de lesões inflamatórias no grupo que recebeu suplemento com ômega 3. Nenhuma diferença significativa entre as intervenções foi observada no grau de acne e um número reduzido de voluntários relatou desconforto gastrointestinal e diarreia.

Lu e Hsu,[28] em ensaio clínico randomizado, duplo-cego e controlado por placebo com 64 mulheres chinesas de 25 a 45 anos, trabalharam com extrato seco da *Camellia sinensis* (chá verde). Um grupo foi tratado com extrato seco de chá verde [1.500 mg (57% epigalocatequina-3-galato)] e o outro (placebo), com celulose, durante quatro semanas. Os parâmetros analisados foram massa corporal, pressão sanguínea, frequência cardíaca, exames bioquímicos e exames clínicos (lesões elementares da acne vulgar). Os resultados indicaram redução do colesterol total ($p < 0,003$) e da contagem de lesões na área da testa no grupo tratado com *Camellia sinensis* ($p < 0,04$).

Forest e Rafikhah,[29] em ensaio clínico, randomizado, cego e controlado por placebo com 34 adolescentes iranianos de ambos os sexos, observaram o efeito da administração de extrato seco da *Camellia sinensis* (1.500 mg/dia), durante quatro semanas, se comparado ao grupo placebo, que recebeu lactose. Após o período de tratamento, houve redução significativa das lesões inflamatórias no grupo que recebeu a *Camellia sinensis*.

Fouladi[24] avaliou o efeito da ingestão do extrato da planta *Berberis vulgaris* em 49 adolescentes iranianos de ambos os sexos. O grupo tratado recebeu 600 mg/dia do extrato aquoso de *Berberis vulgaris* e o grupo placebo recebeu lactose, ambos durante quatro semanas. Os resultados indicaram que, no grupo que recebeu o extrato de *Berberis vulgaris*, houve redução de 43,25 ± 10,88% no número de lesões não inflamatórias, 44,53 ± 11,78% no de lesões inflamatórias e 44,64 ± 8,46% de todas as lesões ($p < 0,001$). Segundo os autores, o extrato aquoso de *Berberis vulgaris* é uma escolha segura, bem tolerada e eficaz para o tratamento de acne vulgar moderada entre os adolescentes.

Delost *et al*.[30] realizaram ensaio clínico com 54 norte-americanos de ambos os sexos, com idade média de 21,4 anos. A intervenção visava avaliar a influência do consumo do chocolate ao leite (porção de 43 g) sobre a patogênese da acne vulgar. O grupo controle recebeu jujubas (15 unidades). A duração do estudo foi de quatro semanas, com avaliação da contagem das lesões. O grupo que consumiu chocolate ao leite apresentou 4,8 mais lesões após o consumo, quando comparado ao grupo que consumiu jujubas, que apresentou redução de 0,7 em lesões ($p < 0,0001$).

Kim *et al*.,[31] em ensaio clínico randomizado, duplo-cego e controlado por placebo com 56 voluntários coreanos adultos, avaliaram o efeito da administração de 5 g de *Cheongsangbangpoong-tang*, mistura de plantas medicinais (*Schizonepeta tenuifolia, Coptis japonica, Mentha arvensis, Ponciri fructus, Glycyrrhiza uralensis, Gardenia augusta, Cnidium officinale, Scutellaria baicalensis, Forsythia koreana, Angelica dahurica, Platycodon grandiflorum, Ledebouriella seseloides*) e o compararam ao grupo controle, que recebia uma mistura de lactose em pó (95,2%), dextrina (2,94%), ervas aromáticas (0,7%) e corantes alimentares (1,16%), durante oito semanas, com a contagem das lesões. Os autores observaram que, após a intervenção, houve redução significativa das lesões inflamatórias (intervenção: −32,4 ± 44; controle: −15,1 ± 44,9; $p < 0,05$).

Jamilian *et al*.[32] testaram a suplementação de cromo em ensaio clínico randomizado, duplo-cego e controlado por placebo. Foram estudadas mulheres iranianas com acne e diagnóstico de síndrome do ovário policístico (SOP), as quais receberam 200 mcg de cromo durante oito semanas. A prevalência de acne vulgar foi reduzida no grupo intervenção (20%), quando comparado ao placebo (3%) ($p = 0,04$). No mesmo ano, Razavi *et al*.[33] avaliaram 64 mulheres iranianas com SOP, em idades variando entre 18 e 40 anos. O grupo tratado recebeu 200 mcg de selênio e o grupo placebo recebeu a celulose, ambos durante oito semanas. Os resultados indicaram redução da acne vulgar após o período de tratamento (46,9% *vs*.12,5%, $p = 0,003$).

Fabbrocini *et al*.[34] realizaram um ensaio clínico com 30 homens jovens italianos para testar a hipótese da função da suplementação nutricional com mio-inositol, mag-

Capítulo 10 – Nutrição nos Distúrbios Estéticos e Dermatológicos

nésio e ácido fólico. A intervenção se baseou na seguinte conduta: 2.000 mg de mio--inositol + 56,25 mg de magnésio lipossomal + ácido fólico. O grupo controle recebeu antibiótico + dieta normocalórica/isoenergética. Os dados avaliados foram expostos por análises fotográficas, antropometria e exames bioquímicos. Os autores observaram melhora do perfil metabólico e da resistência à insulina entre os participantes que apresentavam alterações bioquímicas antes do tratamento.

Formuso et al.[35] também avaliaram os efeitos de um suplemento com mio-inositol, mas com adição de D-chiroinositol. O ensaio clínico foi realizado com 137 mulheres em idade fértil durante 24 semanas. Os autores encontraram resultados significativos na melhora do ciclo menstrual, na resistência à insulina, na redução do excesso de massa corporal e nas lesões da acne vulgar.

Goforoushan et al.[22] avaliaram o efeito da suplementação com vitamina E, associada ao tratamento com isotretinoína, em 60 iranianos de ambos os sexos, com idade média de 21 anos. O grupo tratado recebeu isotretinoína (0,5 mg/kg) + 800 UI (unidade internacional) de vitamina E, enquanto o grupo placebo recebeu isotretinoína (0,5 mg/kg) com óleo de fígado de bacalhau (isento de vitamina E), ambos durante seis semanas. Os autores relataram que houve redução dos efeitos adversos na pele e nas mucosas do grupo intervenção (com vitamina E) após a sexta semana de tratamento ($p < 0,037$).

A suplementação de probióticos foi pesquisada no estudo de Jung et al.,[27] que envolveu 45 mulheres canadenses entre 18 e 35 anos. O estudo foi composto por três grupos de tratamento, durante 12 semanas: minociclina + probiótico, minociclina isolada e probiótico isolado. Os autores observaram redução das lesões em todos os grupos, após quatro semanas de tratamento ($p < 0,001$). Após 12 semanas, apenas o grupo probiótico + minociclina teve redução significativa, quando comparado ao grupo probiótico isolado ($p < 0,001$) e ao grupo minociclina isolada ($p < 0,01$).

Kamal e Polat,[36] em estudo do tipo caso-controle envolvendo 62 adultos com acne vulgar, avaliaram o uso da isotretinoína (0,5 ou 1,0 mg/kg/dia) durante 45 dias. Os participantes do estudo apresentaram aumento das concentrações de homocisteína, independentemente da concentração de isotretinoína (0,5 mg/kg: $p < 0,018$; 1,0 mg/kg: $p < 0,003$). Apenas o grupo que recebeu a dose de 1,0 mg/kg apresentou aumento do colesterol total. Aumento de triglicerídeos foi observado em ambos os grupos. Uma das explicações para o aumento das concentrações de homocisteína entre os pacientes que usaram isotretinoína pode ser a redução nas concentrações sanguíneas de ácido fólico, como observado por Javanbakht et al.,[25] ao avaliarem 61 iranianos com média de idade de 23,6 anos e tratados com isotretinoína (0,5 mg/kg/dia) durante quatro semanas. Após o tratamento, houve redução significativa na concentração sanguínea de ácido fólico (de 26,75 nmol/L para 23,6 nmol/L; $p < 0,01$).

Aktürk et al.,[26] em ensaio clínico não randomizado, observaram que o grupo tratado com isotretinoína (0,6 a 0,8 mg/kg/dia) apresentou redução significativa da concentração de vitamina E sanguínea (de 20,22 mg/dL para 16,24 mg/dL).

Os dados indicam que existem evidências, embora limitadas, de possíveis efeitos de alimentos, nutrientes e fitoquímicos na prevenção e no tratamento da acne vulgar. Necessita-se, porém, de mais pesquisas, que possam elucidar diversos questionamentos científicos, até então sem respostas, no sentido de nortear a melhor prática clínica dos profissionais de saúde envolvidos.

PANICULOPATIA EDEMATO FIBROESCLERÓTICA (CELULITE)

Paniculopatia edemato fibroesclerótica, hidrolipodistrofia, lipodistrofia ginoide e fibroedema geloide são termos usados para designar a "celulite". A etiologia da "celulite" envolve fatores genéticos, étnicos e hormonais, além de estresse, tabagismo, alimentação desequilibrada, uso de roupas apertadas, entre outros.[37]

Avaliação física da "celulite" e abordagem nutricional

Os graus de celulite são avaliados por meio da Cellulite Severity Scale, um método desenvolvido por Cignachi, Dal'Forno e Hexsel,[38] com o objetivo de tornar a classificação mais prática por meio da escala fotonumérica. Essa escala é composta de cinco variáveis: número de depressões evidentes, profundidade das depressões visíveis, aparência morfológica das alterações da superfície da pele, grau de flacidez ou frouxidão cutânea e classificação segundo a escala de Nürenberger e Müller,[38] às quais se pode atribuir pontuação entre zero e três. O resultado do somatório pode classificar o indivíduo em três distintos graus: leve (1 a 5 pontos), moderado (6 a 10 pontos) e grave (11 a 15 pontos). As opções disponíveis para prevenção e tratamento são numerosas e variadas. As modalidades convencionais contemplam máscaras tópicas, luz pulsada e radiofrequência. A abordagem minimamente invasiva considera subcisão, laserterapia e injeções, com o objetivo de melhorar a aparência estética da pele e manter resposta ao tratamento durante o maior tempo possível. Uma recomendação comum e bastante importante é a adoção de um estilo de vida mais saudável, por meio de alimentação equilibrada e prática regular de exercícios físicos, com o objetivo de adequar a massa corporal e, consequentemente, de reduzir a celulite.[37]

No geral, emagrecimento e redução da retenção de líquidos devem ser incentivados, principalmente na primeira fase do tratamento. Para isso, são fundamentais a restrição energética, os ajustes na ingestão diária de proteínas e a avaliação da possibilidade de consumo de fontes alimentares de potássio (ex.: água de coco, banana, laranja, folha de beterraba etc.). Além disso, alguns tratamentos coadjuvantes, como o uso de fitotetápicos (*Centella asiatica* e *Aesculus hippocastanum*), são indicados para estímulo à colagênese, após o emagrecimento e a redução de edema, assim como para redução da glicação tecidual, pelo estímulo à atividade das glicosaminoglicanas.

Evidências mais recentes para condutas nutricionais diretamente associadas à celulite ainda são escassas. Savikin *et al.*[39] avaliaram 29 mulheres com idades entre 25 e 48 anos com ciclo menstrual regular e celulite grau 2 (aparência espontânea da casca de laranja), de acordo com a escala de Nurnberger-Muller.[38] Durante os 90 dias do estudo, todas as participantes foram orientadas a ingerir 100 mL de suco orgânico de arônias (*chokeberry*), 30 minutos antes da refeição principal, mantendo dieta, exercícios físicos e estilo de vida habituais. Para avaliação, foram utilizados parâmetros referentes às estruturas epidérmica, dérmica e subcutânea, medidos por ultrassonografia, além de parâmetros bioquímicos e antropométricos. Os resultados obtidos indicaram melhora morfológica da pele e do tecido subcutâneo, nas regiões consideradas com "celulite". Apesar disso, algumas mulheres relataram efeito adverso, como constipação e diarreia.

Schunk *et al.*[40] avaliaram 105 mulheres saudáveis, com idades entre 24 e 50 anos, que apresentavam celulite moderada na região das coxas. Durante seis meses, o primeiro grupo utilizou suplementação em pó, contendo 2,5 g de peptídeo de colágeno, e o segundo grupo utilizou placebo, contendo maltodextrina. As avaliações foram realizadas com o chamado teste de pinça, em que o grau de celulite foi definido com um escore modificado de Nuërnberger-Müller.[38] A medição do perfil da superfície da pele foi feita por instrumento de medição óptica (PRIMOS Pico), dispositivo que permite avaliação de alta resolução na superfície da pele. A suplementação oral com peptídeo de colágeno, nesse estudo, foi correlacionada à melhoria da aparência da pele. Nenhum efeito adverso foi observado.

Portanto, existe um número muito reduzido de evidências diretamente correlacionadas à melhora clínica da celulite. Os métodos utilizados nos estudos apresentam limitações, o que reforça a necessidade de mais pesquisas científicas, com métodos mais robustos e maior número de participantes.

UNHAS E CABELOS

Unhas

As unhas são anexos cutâneos pertencentes ao sistema tegumentar, formadas a partir da epiderme da pele modificada. Suas células, então, sintetizam a queratina "dura", uma proteína fibrosa com cerca de 15% de L-cisteína. Seu crescimento normal varia em função da idade e da sazonalidade, chegando a, em média, 3 mm por mês. Responsáveis pela proteção das extremidades dos dedos, as unhas auxiliam na manipulação e no controle fino, protegendo a pele adjacente.[41]

Os principais distúrbios das unhas são descritas no contexto das doenças cutâneas e sistêmicas, que podem alterar forma, superfície, cor e espessura. Existem várias classificações possíveis em semiologia e muitos estudos científicos estão em desenvolvimento, para que tenhamos mais evidências sobre alimentação, nutrição e saúde das unhas. Segundo Cashman e Sloan,[41] as unhas são dependentes de minerais (magnésio, cálcio, ferro, zinco, cobre etc.), ou seja, podem sofrer com variações do estado nutricional "equilibrado", afetando, negativamente, sua morfofisiologia.

Estudo suíço envolvendo 35 adultos suplementados com biotina (2,5 mg/dia) durante 1 mês, 5 meses e 7 meses apresentou, em seus resultados, melhora clínica da estrutura das unhas em 63% dos participantes. Evidências preliminares, em estudo pequeno e controlado, sugerem que a biotina aumente a espessura das unhas quebradiças, reduza a tendência ao descolamento e melhore a morfofisiologia analisada microscopicamente. Para chegar aos resultados, os pesquisadores usaram um microscópio eletrônico de varredura durante a análise.[42]

Unhas secas ou quebradiças, extremidades curvas e escurecimento podem indicar maior necessidade nutricional, por exemplo, de vitaminas do complexo B. Alguns casos estão mais associados à cobalamina. A redução na produção de ácido clorídrico gástrico também pode estar associada às unhas quebradiças, condição comum em cerca de 20% das pessoas, principalmente entre mulheres. Essa condição pode estar mais indicada em usuários de anti-inflamatórios não esteroidais, como inibidores de bomba de prótons, hábito comum em idosos. Geralmente, as unhas quebram e descolam em camadas horizontais, começando na borda livre da unha. Essa fragilidade pode estar correlacionada à maior suscetibilidade a traumas, ambientes úmidos e secos e agentes domésticos (detergentes e outros solventes agressivos, removedores de esmaltes etc.).[41] Essa condição de fragilidade pode ser causada, também, por doença de Raynaud, hipotireoidismo e até problemas no pulmão que resultem em comprometimento da oxigenação tecidual e do controle do pH interno do corpo. Outras possíveis causas incluem psoríase, líquen plano, tuberculose, síndrome de Sjogren e desnutrição.[41] Existem alterações que podem estar associadas à cor das unhas. A alteração cromoníquia da lúnula, por exemplo, foi classificada como coloração azulada, por sobrecarga de cobre, a partir da doença de Wilson.[43]

Os poucos estudos envolvendo suplementos indicam resultados que, provavelmente, não seriam possíveis sem um mínimo de preocupação com questões dietéticas (energia, proteína, vitaminas, minerais etc.), avaliação do estado nutricional e de outros fatores correlacionados à exposição das unhas. Portanto, os diversos contextos devem ser avaliados de forma individualizada e as condutas nutricionais devem ser escolhidas somente após avaliações clínica e nutricional detalhadas.

Cabelos

Os fios de cabelo são anexos cutâneos originados a partir de folículos, com número entre 100.000 e 150.000. A perda diária fisiológica está entre 50 e 100 fios em adultos. Cada ser humano produz tipos específicos, que podem ter densidade variada, de acordo com a idade (bebês: 1 100/m²; adultos jovens: 600/m²; adultos com idades entre 30 e 50 anos: 250/m² e 500/m²). O cabelo possui um crescimento médio diário de 35 mm, sendo seu ciclo de vida dividido em quatro fases: anágena, catágena, telógena e exógena. A fase anágena corresponde a 90% dos fios e tem duração aproximada de três a sete anos. Nessa fase, o cabelo cresce e se desenvolve. Observa-se que a citrulina da bainha interna (estrutura capilar) e a queratinização, nas duas bainhas, são correlacionadas a esse período. Na fase catágena, com duração de dias, ocorre parada no crescimento, assim como na atividade melanocítica, com folículo em contração. Nas fases telógena e exógena, com duração aproximada de três a quatro meses, o folículo perde a conexão da bainha externa e é, então, expelido. No entanto, os fios são constantemente regenerados, passando por cerca de 20 ciclos completos ao longo da vida, entre indivíduos saudáveis, e a maioria dos fios encontra-se em ciclos assincrônicos. As alopecias se caracterizam, de forma geral, por redução no percentual de folículos em fase anágena e aumento no número de fios perdidos diariamente (> 50 a 100), resultando em redução ou ausência de cabelos e/ou pelos. Há evidências crescentes de que fatores ambientais, como estado nutricional, podem afetar a alopecia areata e a alopecia cicatricial, pela influência sobre o folículo piloso, bem como as atividades de várias células mediadoras de lesões autoimune e inflamatória.[44-45]

O selênio é um mineral bem explorado para a saúde e para a estética das unhas e dos cabelos. Dentro da variedade alimentar do brasileiro, não é difícil atingir a recomendação diária para adultos (55 µg), consumindo suas fontes, principalmente a castanha-do-brasil (uma unidade média, aproximadamente). Um dos grandes benefícios do consumo desse mineral em quantidades adequadas é a funcionalidade dos

Capítulo 10 – Nutrição nos Distúrbios Estéticos e Dermatológicos

hormônios tireoidianos, pois ele faz parte da estrutura química das desiodases e permite a conversão de tetraiodotironina (T4) em triiodotironina (T3). Responsáveis pelo metabolismo geral do organismo, esses hormônios promovem alterações morfofisiológicas, dentro do sistema tegumentar, refletindo-se diretamente sobre as alopecias. Na ausência ou na carência de selênio, poderá estar reduzido o estímulo metabólico e, em seu excesso, poderá existir uma "competição" com o enxofre, dentro da estrutura do aminoácido "L-cisteína", que tende a ocupar o mesmo sítio, alterando a síntese da queratina fisiológica.[46]

O silício é um elemento importante na formação e na manutenção do tecido conjuntivo, local onde se encontram o folículo piloso e a estrutura que, inclusive, fornece oxigênio e nutrientes ao fio capilar. Wickett *et al.*[47] evidenciaram que a suplementação diária de silício, na forma de ácido silícico estabilizado em colina, poderia melhorar a estrutura capilar. Esse suplemento resultou em maior espessura morfológica e, consequentemente, maior resistência à tração dos fios. O ácido silícico estabilizado em colina pode aumentar a concentração de hidroxiprolina na derme, reforçando essa estrutura. Além disso, em um estudo randomizado, duplo-cego e controlado por placebo, 50 mulheres com pele facial fotodanificada receberam suplementação oral diária de 10 mg de silício, durante 20 semanas, com resultados significativos ao finalizarem o tratamento. De forma não invasiva, foram avaliados o microrrelevo e a hidratação da pele no antebraço, bem como a anisotropia mecânica na testa. A fragilidade dos cabelos foi analisada com escala entre zero e três. A concentração sérica de silício foi significativamente maior, após as 20 semanas de suplementação, e um efeito sobre as propriedades biomecânicas e obre a fragilidade dos cabelos foi observado de forma significativa.

O colágeno hidrolisado possui, em sua composição aminoacídica, uma quantidade diferencial em prolina, hidroxiprolina, lisina e glicina, indicando ser importante para manutenção das estruturas dérmicas e epidérmicas da pele. Dentro desse contexto, sabendo das possíveis correlações entre o folículo piloso e a morfofisiologia da pele, possíveis benefícios secundários podem ser recebidos pela estrutura capilar a partir do consumo do suplemento oral com tripeptídeos ou dipeptídeos de colágeno. As doses usuais, empregadas em estudos, variam de 2,3 g a 12 g por dia, e se questiona a real necessidade de sinergismo junto à vitamina C para obtenção dos benefícios sobre a pele.[48]

Alguns pacientes iniciam a queda de cabelos por deficiências em minerais importantes após, por exemplo, passarem por gastrectomias. As deficiências de micronutrientes são comuns, dentro desses contextos cirúrgicos, restritivos e disabsortivos, principalmente com relação ao zinco e ao ferro. Uma das complicações comuns após a cirurgia bariátrica é a perda de cabelo, que está correlacionada, também, à redução rápida da massa corporal total.

No estudo prospectivo de Ruiz-Tovar *et al.*[49] com 42 mulheres diagnosticadas com obesidade mórbida e submetidas à gastrectomia vertical laparoscópica, a incidência da perda de cabelo foi monitorada. Os micronutrientes foram investigados no pré-operatório e em 3 meses, 6 meses e 12 meses após a cirurgia. Perda de cabelos, no pós-operatório, foi observada em 41% dos pacientes ($n = 16$), observando-se uma associação significativa entre a perda de cabelo e concentrações de zinco ($p = 0,021$). Apesar disso, ressalta-se que as concentrações séricas de zinco se encontravam dentro da normalidade nas pacientes que relataram perda de cabelo. Apenas três pacientes (7,7%) indicaram concentrações reduzidas de zinco e todas relataram queda dos cabelos. Além disso, houve uma associação significativa entre a concentração de ferro e a alopecia ($p = 0,017$), mas os valores médios dos pacientes com queda de cabelo estavam adequados. Apenas quatro pacientes (10,2%) apresentaram concentração reduzida de ferro e todas indicaram queda de cabelo. A análise conjunta da deficiência de ambos os minerais revelou associação significativa com a queda dos fios de cabelo ($p = 0,013$).

NUTRIÇÃO EM DISTÚRBIOS DERMATOLÓGICOS

A etiologia da dermatite atópica ainda está sob investigação, tendo relação com fatores genéticos e ambientais. A fisiopatologia é complexa e multifatorial, envolvendo processos imunológicos como alterações na resposta imunológica mediada por células, hipersensibilidade mediada por IgE, entre outros.[50] Dentre os fatores ambientais, a nutrição tem sido extensamente avaliada em estudos científicos recentes.

Deficiências das vitaminas A, C, E, riboflavina, niacina e piridoxina, além da deficiência de minerais como zinco e selênio, têm sido associadas às anormalidades da pele. Um estudo que avaliou a suplementação de vitaminas, minerais e ácidos graxos pôde observar a modulação da função da pele.[51]

Em revisão sistemática da literatura, Notay *et al*.[52] concluíram que o uso de probióticos, isolados ou combinados, pode ser útil no tratamento da dermatite atópica em adultos. Entretanto, os autores apontam as fragilidades dos métodos utilizados, como diferenças nas doses, no tipo ou na duração do tratamento e no tempo de seguimento. Assim, ainda há escassez de estudos com resultados que convirjam para a indicação do uso de probióticos nas dermatites ectópicas.

A psoríase é uma doença cutânea crônica, imunomediada, com ativação pró-inflamatória sistêmica, cuja patogênese envolve fatores ambientais e genéticos. Essa doença acomete em igual proporção homens e mulheres, ocorrendo, prioritariamente, entre a segunda e a quarta décadas de vida. Pacientes com psoríase têm mais chance de ter obesidade, síndrome metabólica e, consequentemente, maior risco cardiovascular. Alguns ensaios clínicos demonstraram efeitos positivos de dietas vegetarianas, isentas de glúten, cetogênicas e aquelas ricas em ácido graxo n-3. A vitamina D, devido a seu importante papel na proliferação e na maturação dos queratinócitos, tem sido uma importante solução terapêutica no tratamento da psoríase.[53] A perda de gordura corporal, a suplementação de ácidos graxos poli-insaturados e a suplementação de ácido fólico e de antioxidantes, como o selênio, foram associadas ao melhor controle da doença.[54]

O câncer de pele tem sido associado ao consumo de vários alimentos e nutrientes. Mahamat-Saleh *et al*.[55], em estudo de coorte com aproximadamente 70 mil mulheres francesas, observaram que a maior aderência à dieta do mediterrâneo estava associada a menor risco de câncer de pele ($RR = 0,83$; IC95%: 0,73-0,93), incluindo melanoma ($RR = 0,72$; IC95%: 0,54-0,96) e carcinoma basocelular ($RR = 0,77$; IC95%: 0,66-0,90). Apesar desses resultados promissores nesse estudo, há necessidade de mais estudos que relacionem dieta e câncer de pele.[53]

O vitiligo é uma doença autoimune, relacionada ao estresse oxidativo e ao sistema imunológico. Estudos com suplementação de vitaminas E e C, bem como de zinco, co-

Capítulo 10 – Nutrição nos Distúrbios Estéticos e Dermatológicos

nhecidos pela função antioxidante, têm mostrado eficácia na repigmentação da pele dos pacientes. Vitaminas B12 e B9, devido à atuação no reparo, na síntese e na metilação de DNA, também apresentam esse efeito. Fitoterápicos como *Phyllanthus emblica*, *Gingko biloba* e *Polypodium leucotomos* estão associados à diminuição da fototoxicidade da fototerapia e à melhora da pigmentação. Os efeitos da suplementação de nutrientes e compostos bioativos, além do uso de fitoterápicos com função antioxidante e imunomoduladora, apresentam uma alternativa que pode atuar em conjunto com o tratamento tradicional, potencializando-o e beneficiando os pacientes acometidos pela doença.[56]

REFERÊNCIAS BIBLIOGRÁFICAS

1. Markiewicz E, Idowu OC. Personalized skincare: from molecular basis to clinical and commercial applications. Clin Cosmet Investig Dermatol. 2018;11:161-71.
2. Robert L, Labat-Robert J, Robert A-M. Physiology of skin aging. Clin Plast Surg. 2012;39(1):1-8.
3. Farage MA, Miller KW, Elsner P, Maibach HI. Structural characteristics of the aging skin: a review. Cutan Ocul Toxicol. 2007;26(4):343-57.
4. Krutmann J, Bouloc A, Sore G, Bernard BA, Passeron T. The skin aging exposome. J Dermatol Sci. 2017;85(3):152-61.
5. Vierkötter A, Schikowski T, Ranft U, Sugiri D, Matsui M, Krämer U, et al. Airborne particle exposure and extrinsic skin aging. J Invest Dermatol. 2010;130(12):2719-26.
6. Li M, Vierkötter A, Schikowski T, Hüls A, Ding A, Matsui MS, et al. Epidemiological evidence that indoor air pollution from cooking with solid fuels accelerates skin aging in Chinese women. J Dermatol Sci. 2015;79(2):148-54.
7. Dunaway S, Odin R, Zhou L, Ji L, Zhang Y, Kadekaro AL. Natural Antioxidants: Multiple Mechanisms to Protect Skin From Solar Radiation. Front Pharmacol. 2018;9:392.
8. Oyetakin-White P, Suggs A, Koo B, Matsui MS, Yarosh D, Cooper KD, et al. Does poor sleep quality affect skin ageing? Clin Exp Dermatol. 2015;40(1):17-22.
9. Cosgrove MC, Franco OH, Granger SP, Murray PG, Mayes AE. Dietary nutrient intakes and skin-aging appearance among middle-aged American women. Am J Clin Nutr. 2007;86(4):1225-31.
10. Purba MB, Kouris-Blazos A, Wattanapenpaiboon N, Lukito W, Rothenberg EM, Steen BC, et al. Skin wrinkling: can food make a difference? J Am Coll Nutr. 2001;20(1):71-80.
11. Hercberg S, Ezzedine K, Guinot C, Preziosi P, Galan P, Bertrais S, et al. Antioxidant supplementation increases the risk of skin cancers in women but not in men. J Nutr. 2007;137(9):2098-105.
12. Latreille J, Kesse-Guyot E, Malvy D, Andreeva V, Galan P, Tschachler E, et al. Association between dietary intake of n-3 polyunsaturated fatty acids and severity of skin photoaging in a middle-aged Caucasian population. J Dermatol Sci. 2013;72(3):233-9.
13. Cho S, Lee DH, Won C-H, Kim SM, Lee S, Lee M-J, et al. Differential effects of low-dose and high-dose beta-carotene supplementation on the signs of photoaging and type i procollagen gene expression in human skin in vivo. Dermatology. 2010;221(2):160-71.
14. Rizwan M, Rodriguez-Blanco I, Harbottle A, Birch-Machin MA, Watson REB, Rhodes LE. Tomato paste rich in lycopene protects against cutaneous photodamage in humans in vivo: a randomized controlled trial. Br J Dermatol. 2011;164(1):154-62.
15. Pontius AT, Smith PW. An antiaging and regenerative medicine approach to optimal skin health. Facial Plast Surg. 2011;27(1):29-34.
16. Zague V, de Freitas V, da Costa Rosa M, de Castro GA, Jaeger RG, Machado-Santelli GM. Collagen hydrolysate intake increases skin collagen expression and suppresses matrix metalloproteinase 2 activity. J Med Food. 2011;14(6):618-24.
17. Parrado C, Philips N, Gilaberte Y, Juarranz A, González S. Oral Photoprotection: Effective Agents and Potential Candidates. Front Med (Lausanne). 2018;5:188.

18. Danby FW. Nutrition and aging skin: sugar and glycation. Clin Dermatol. 2010;28(4):409-11.

19. Da Costa IV, Velho GMCC. Acne Vulgar no Adulto. Revista SPDV. 2018;76(3):299-312.

20. Kurokawa I, Danby FW, Ju Q, Wang X, Xiang LF, Xia L, et al. New developments in our understanding of acne pathogenesis and treatment. Exp Dermatol. 2009;18(10):821-32.

21. Bowe WP, Logan AC. Acne vulgaris, probiotics and the gut-brain-skin axis – back to the future? Gut Pathog. 2011;3(1):1-11.

22. Goforoushan F, Azimi H, Goldust M. Efficacy of vitamin E to prevent dermal complications of isotretinoin. Pak J Biol Sci. 2013;16(11):548-50.

23. Kang D, Shi B, Erfe MC, Craft N, Li H. Vitamin B12 modulates the transcriptome of the skin microbiota in acne pathogenesis. Sci Transl Med. 2015;7(293):293ra103.

24. Fouladi RF. Aqueous extract of dried fruit of Berberis vulgaris L. in acne vulgaris: a clinical trial. J Diet Suppl. 2012;9(4):253-61.

25. Javanbakht AMA, Pour HM, Tarrahic MJ. Effects of oral isotretinoin on serum folic acid levels. J Drugs Dermatol. 2012;11(9):e23-4.

26. Aktürk AS, Güzel S, Bulca S, Demirsoy EO, Bayramgürler D, Bilen N, et al. Effects of isotretinoin on serum vitamin E levels in patients with acne. Int J Dermatol. 2013;52(3):363-6.

27. Jung GW, Tse JE, Guiha I, Rao J. Prospective, randomized, open-label trial comparing the safety, efficacy, and tolerability of an acne treatment regimen with and without a probiotic supplement and minocycline in subjects with mild to moderate acne. J Cutan Med Surg. 2013;17(2):114-22.

28. Lu PH, Hsu CH. Does supplementation with green tea extract improve acne in post-adolescent women? A randomized, double-blind, and placebo-controlled clinical trial. Complement Ther Med. 2016;25:159-63.

29. Forest JM, Rafikhah N. Oral Aqueous Green Tea Extract and Acne Vulgaris: A Placebo-Controlled Study. Asia J Clin Nutr. 2014;6(2):41-6.

30. Delost GR, Delost ME, Lioyd J. The impact of chocolate consumption on acne vulgaris in college students: A randomized crossover study. J Am Acad Dermatol. 2016;75(1):220-2.

31. Kim K, Kim K-I, Lee J. Inhibitory effects of Cheongsangbangpoong-tang on both inflammatory acne lesions and facial heat in patients with acne vulgaris: A randomized controlled trial protocol. BMC Complement Altern Med. 2016;22(16):21.

32. Jamilian M, Bahmani F, Siavashani MA, Mazloomi M, Asemi Z, Esmaillzadeh A. The Effects of Chromium Supplementation on Endocrine Profiles, Biomarkers of Inflammation, and Oxidative Stress in Women with Polycystic Ovary Syndrome: a Randomized, Double-Blind, Placebo-Controlled Trial. Biol Trace Elem Res. 2016;172(1):72-8.

33. Razavi M, Jamilian M, Kashan ZF, Heidar Z, Mohseni M, Ghandi Y, et al. Selenium Supplementation and the Effects on Reproductive Outcomes, Biomarkers of Inflammation, and Oxidative Stress in Women with Polycystic Ovary Syndrome. Horm Metab Res. 2016;48(3):185-90.

34. Fabbrocini G, Donnarumma M, Russo G, Marasca C, Savastano S, Barrea L, et al. Effectiveness of supplementation with myo-inositol, folic acid and liposomal magnesium in male insulin-resistant patients with acne. Esper Dermatol. 2016;18(2):76-9.

35. Formuso C, Stracquadanio M, Ciotta L. Myo-inositol vs. D-chiro inositol in PCOS treatment. Minerva Ginecol. 2015;67(4):321-5.

36. Kamal M, Polat M. Effect of different doses of isotretinoin treatment on the levels of serum homocysteine, vitamin B 12 and folic acid in patients with acne vulgaris: A prospective controlled study. J Pak Med Assoc. 2015;65(9):950-3.

37. Atamoros FMP, Pérez DA, Sigall DA, Romay AAA, Gastelum JAB, Salcedo JAP, et al. Evidence-based treatment for gynoid lipodystrophy: A review of the recent literature. J Cosmet Dermatol. 2018;17(6):977-83.

38. Hexsel DM, Dal'forno T, Hexsel CL. A validated photonumeric cellulite severity scale. J Eur Acad Dermatol Venereol. 2009;23(5):523-8.

Capítulo 10 – Nutrição nos Distúrbios Estéticos e Dermatológicos

39. Savikin K, Menković N, Zdunić G, Pljevijakusić D, Spasić S, Kardum N, et al. Dietary supplementation with polyphenol-rich chokeberry juice improves skin morphology in cellulite. J Med Food. 2014;17(5):582-7.

40. Schunck M, Zangue V, Oesser S, Proksch E. Dietary Supplementation with Specific Collagen Peptides Has a Body Mass Index-Dependent Beneficial Effect on Cellulite Morphology. J Med Food. 2015;18(12):1340-8.

41. Cashman MW, Sloan SB. Nutrition and nail disease. Clin Dermatol. 2010;28(4):420-5.

42. Hochman LG, Scher RK, Meyerson MS. Brittle nails: response to daily biotin supplementation. Cutis. 1993;51:303-5.

43. Scheinfeld N, Dahdah MJ, Scher R. Vitamins and minerals: their role in nail health and disease. J Drugs Dermatol. 2007;6(8):782-7.

44. NorlyukiA, Keital ToshihiroC, Ryoji F, HanakoY, HarunosukeK et al. 1α,25-dihydroxyvitamin D3 modulates the hair-inductive capacity of dermal papilla cells: therapeutic potential for hair regeneration. Stem Cells Trans Med. 2012;1(8):615-26.

45. Everts HB. Endogenous retinoids in the hair follicle and sebaceous gland. Biochim Biophys Acta. 2012;1821(1):222-9.

46. Fairweather-Tait SJ, Bao Y, Broadley MR, Collings R, Ford D, Hesketh JE, et al. Selenium in human health and disease. Antioxid Redox Signal. 2011;14(7):1337-83.

47. Wickett RR, Kossmann E, Barel A, Demeester N, Clarys P, Berghe DV, et al. Effect of oral intake of choline-stabilized orthosilicic acid on hair tensile strength and morphology in women with fine hair. Arch Dermatol Res. 2007;299(10):499-505.

48. Choi SY, Ko EJ, Lee YH, Kim BG, Shin HJ, Seo DB, et al. Effects of collagen tripeptide supplement on skin properties: a prospective, randomized, controlled study. J Cosmet Laser Ther. 2014;16(3):132-7.

49. Ruiz-Tovar J, Oller I, Llavero C, Zubiaga L, Diez M, Arroyo A, et al. Hair loss in females after sleeve gastrectomy: predictive value of serum zinc and iron levels. Am Surg. 2014; 80(5):466-71.

50. Boothe WD, Tarbox JA, Tarbox MB. Atopic Dermatitis: Pathophysiology. Adv Exp Med Biol. 2017;1027:21-37.

51. Pappas A, Liakou A, Zouboulis CC. Nutrition and skin. Rev Endocr Metab Disord. 2016;17(3):443-8.

52. Notay M, Foolad N, Vaughn AR, Sivamani RK. Probiotics, Prebiotics and Synbiotics for the Treatment and Prevention of Adult Dermatological Diseases. Am J Clin Dermatol. 2017;18(6):721-32.

53. Murzaku EC, Bronsnick T, Rao BK. Diet in dermatology: Part II. Melanoma, chronic urticaria, and psoriasis. J Am Acad Dermatol. 2014;71(6):1053.e1-1053.e16.

54. Barrea L, Nappi F, Di Somma C, Savanelli MC, Falco A, Balato A, et al. Environmental Risk Factors in Psoriasis: The Point of View of the Nutritionist. Int J Environ Res Public Health. 2016;13(7):743.

55. Mahamat-Saleh Y, Cervenka I, Al Rahmoun M, Savoye I, Mancini FR, Trichopoulou A, et al. Mediterranean dietary pattern and skin cancer risk: A prospective cohort study in French women. Am J Clin Nutr. 2019;110(4):993-1002.

56. Grimes PE, Nashawati R. The Role of Diet and Supplements in Vitiligo Management. Dermatol Clin. 2017;35(2):235-43.

Nutrição e Estética: Cuidados Pré-Cirúrgicos e Pós-Cirúrgicos

11

• Taís de Souza Lopes • Felipe de Souza Cardoso • Silvia Elaine Pereira

INTRODUÇÃO

A busca por procedimentos com fins estéticos tem aumentado exponencialmente nos últimos anos. Segundo a Sociedade Internacional de Cirurgia Plástica Estética, o Brasil ocupa o segundo lugar no mundo em número de cirurgias. Em apenas quatro anos, observou-se crescimento de 23% nas cirurgias reconstrutoras e de 8% nas cirurgias estéticas.

De acordo com a Sociedade Brasileira de Cirurgia Plástica,[1] na faixa etária mais jovem, o Brasil supera os Estados Unidos em número de operações realizadas, as quais correspondem a cerca de 4% dos procedimentos. Em um ano, no Brasil, 90 mil procedimentos estéticos foram realizados em adolescentes, enquanto, nos Estados Unidos, esse número foi de 66 mil.

Há um destaque para cirurgias plásticas realizadas nas seguintes unidades da federação: São Paulo, Rio de Janeiro, Minas Gerais, Rio Grande do Sul e Paraná. Nesses estados, a maioria dos procedimentos é realizada em hospitais particulares (58%), 28% são realizados em clínicas e 14%, em hospitais públicos.[1]

As cirurgias plásticas podem ser divididas em estéticas, com objetivos exclusivamente estéticos, e reparadoras, com o objetivo de corrigir deformidades congênitas ou adquiridas. Os principais procedimentos estéticos são aumento ou redução de mamas, lipoaspiração e cirurgia em abdome, pálpebras, nariz, face e orelhas. Os principais procedimentos reparadores são realizados para tumores, cirurgia bariátrica, acidentes urbanos, defeitos congênitos, queimaduras, acidentes domésticos e reconstrução mamária. Os pacientes que mais procuram essas cirurgias têm entre 19 e 50 anos de idade, embora ainda existam alguns com idade entre 51 e 64 anos, havendo um percentual muito pequeno de pacientes fora dessas faixas etárias.[1]

A cirurgia plástica, como qualquer outro procedimento cirúrgico, necessita de cuidados nutricionais antes depois de sua realização. O diagnóstico nutricional adequado e uma conduta dietoterápica correta proporcionarão melhora substancial do resultado da cirurgia e da recuperação do paciente. Yu *et al.*[2] encontraram, aproximadamente, 25% dos pacientes ambulatoriais de cirurgia plástica em risco de desnutrição. A dieta precisa conter distribuição adequada de macronutrientes essenciais a todas as fases da cicatrização de feridas. Proteínas são fundamentais para a redução do tempo de inflamação, pois são responsáveis pela proliferação de fibroblastos, pela síntese de proteoglicanos e pela neoangiogênese. Além disso, as demandas proteica e energética estão aumentadas para a recuperação das feridas.[3]

O estado nutricional dos micronutrientes também deve ser investigado, pois eles desempenham papel significativo no processo de cicatrização de feridas.[3] As vitaminas A e C, por exemplo, estimulam a proliferação de fibroblastos, enquanto zinco e vitamina C são fundamentais para a produção de colágeno.[4-6] Cicatrização retardada e aumento do risco de infecções no pós-operatório devido a uma causa nutricional reversível devem ser motivo de preocupação para o cirurgião plástico.

CUIDADOS NO PRÉ-CIRÚRGICO

Resposta endócrina, metabólica e imunológica (REMI) à cirurgia plástica

Independentemente de a cirurgia plástica ser estética ou reparadora, é importante pensar no trauma causado a esse organismo, que sente a manipulação e o estresse induzido, seja por laparoscopia, seja por laparotomia, e reage com respostas imunológicas, endócrinas e metabólicas – todas com o objetivo de manter esse organismo vivo. Entender essa resposta ao trauma é importante, já no pré-cirúrgico, pois ajuda a "calcular" medidas preventivas e a garantir melhores desfechos durante as cirurgias e depois delas.

Quando um trauma cirúrgico acontece, há objetivos primordiais, como: manutenção do fluxo sanguíneo e da pressão sanguínea, oferta de oxigênio e nutrientes aos tecidos, mobilização de fontes energéticas e aumento do potencial de cicatrização. Quando a resposta inflamatória é estimulada, o organismo produz fator de necrose tumoral alfa (TNF alfa), interleucinas, eicosanoides da série par, fibrinogênio, ceruloplasmina, proteína C-reativa (PCR), entre outros marcadores sanguíneos. Após o aumento das proteínas de fase aguda, a albumina pode começar a reduzir. Entretanto, a redução em sua concentração sanguínea, controlando a pressão coloidosmótica, é variável (pode acontecer ou não), em função de sua meia-vida passar dos 20 dias e de a duração de um procedimento cirúrgico ser, muitas vezes, de apenas algumas horas. Esse é um fato importante, pois reflete a intensidade do trauma e influencia nos desfechos pós-operatórios.[7-9]

A composição corporal pode sofrer alterações, também, no momento da cirurgia. Atualmente, pacientes que seguem protocolos mais conservadores ficam muitas horas em jejum, já iniciando a cirurgia com o glicogênio consumido, depletado. Então, os compartimentos corporais, envolvidos no fornecimento de glicose, a partir de substratos não glicídicos, terão participação importante nesse momento. O músculo poderá fornecer aminoácidos glicogênicos ao organismo (por exemplo, L-glutamina), assim como o tecido adiposo poderá fornecer o glicerol. Isso dependerá do tempo necessário para a cirurgia. A glicose, obtida a partir da gliconeogênese, será utilizada por hemácias, leucócitos e neurônios, principalmente do sistema nervoso autônomo simpático, bem como por fibroblastos, produtores de colágeno, entre outras células.[10]

Os principais hormônios e neurotransmissores que estão aumentados durante a cirurgia são: cortisol, aldosterona, hormônio antidiurético, insulina, glucagon, hormônios

Capítulo 11 – Nutrição e Estética: Cuidados Pré-Cirúrgicos e Pós-Cirúrgicos

sexuais, catecolaminas, entre outros. Quando o organismo é submetido ao trauma cirúrgico, o sistema nervoso autônomo simpático é estimulado e aumenta, então, a síntese e a secreção de noradrenalina, a qual é importante para estímulo gliconeogênico, analgesia e vasoconstrição, por exemplo, evitando alterações muito graves na pressão sanguínea do paciente, em função das perdas de sangue inerentes ao ato cirúrgico.

Uma das consequências do aumento da noradrenalina é a vasoconstrição esplâncnica, a qual poderá favorecer a geração de radicais livres, na região entérica, alterando sua permeabilidade seletiva e podendo favorecer, por exemplo, a translocação bacteriana. O cortisol é um hormônio cuja elevação ocorre após estímulo noradrenérgico inicial e pode, portanto, influenciar a hiperglicemia, a manutenção da tonicidade dos vasos etc. O hormônio antidiurético, assim como a aldosterona, estará aumentado, possivelmente, para contribuir com a recuperação da volemia. O estímulo gliconeogênico será conduzido por aumento do glucagon, juntamente com aqueles citados anteriormente (noradrenalina e cortisol). A insulina estará reduzida, pois o estímulo anabólico não estará favorecido. Essas últimas alterações, se muito intensas e resistentes no pós-cirúrgico, poderão reduzir a capacidade de cicatrização do paciente.[10,11]

Todas essas alterações ocorridas durante a cirurgia poderão resultar em desfechos no pós-operatório (edema generalizado e cicatriz, infecções em sítios cirúrgicos, tempo de internação aumentado, resposta reduzida à cicatrização, sepse, entre outros), reforçando a importância dos cuidados no pré-operatório do paciente. Nesse contexto, a avaliação pré-cirúrgica do estado nutricional, as orientações nutricionais e as condutas dietoterápicas podem reduzir o impacto desses desfechos, melhorando a qualidade de vida e a recuperação dos pacientes.[10]

Avaliação do estado nutricional no pré-cirúrgico

A avaliação nutricional se torna importante, com ênfase em alguns aspectos, para melhora dos desfechos no decorrer da cirurgia e depois dela. A avaliação do estado nutricional deve contemplar anamnese, para que aspectos gerais do paciente sejam considerados, bem como exame físico, antropometria, exames laboratoriais e inquéritos dietéticos. Dentro desses aspectos, alguns são mais importantes no contexto pré-cirúrgico.

No exame físico, deve-se dar atenção à possível depleção das massas somáticas, em alguns locais, como na região temporal, nos membros inferiores e no espaço entre os ossos das mãos, por exemplo. A possível depleção da bola gordurosa de Bichat, massa gordurosa subcutânea na região da face, poderá ser observada. Além disso, o brilho nos olhos, o turgor da pele, a lubrificação da cavidade oral, a presença de sede e o nível dos hematócritos podem ser avaliados e correlacionados à possível desidratação. O aspecto envelhecido da pele, com flacidez dérmica e hipotonia muscular, pode ser observado pela perda de tonicidade das musculaturas somáticas e pelas rugas. Pacientes com anorexia e desnutrição, bem como aqueles com idades mais avançadas, também podem apresentar alguns desses sinais. A integridade da pele é um aspecto importante, assim como a presença de lesões próximo ao local da cirurgia. Pacientes desnutridos e com a estrutura tegumentar comprometida terão dificuldade para cicatrização e risco aumentado para infecções nesses sítios.[12]

Adicionalmente ao aspecto físico, composição corporal e medidas antropométricas devem ser consideradas, como massa livre de gordura, massa de gordura, estatura, perímetros e dobras cutâneas. O objetivo é avaliar se o paciente possui condição nutricional satisfatória para ser submetido a um trauma cirúrgico. O paciente precisa ter reserva nutricional suficiente para garantir, em caso de necessidade, obtenção de glicose, a partir de substratos não glicídicos, além de um sistema tegumentar que tenha condições de cicatrização, com o mínimo de risco. É muito comum que pacientes com transtornos alimentares e déficit nutricional procurem uma equipe de cirurgia plástica para realização de algum desejo estético, assim como pacientes com comorbidades associadas, aumentando o risco cirúrgico.[13,14]

Os exames laboratoriais necessários dependerão de cada caso. Possíveis riscos para as cirurgias podem ser avaliados por ferramentas específicas, que indicam o estado do paciente e o risco cirúrgico, como a Nutritional Risk Screening (NRS), a classificação da American Society of Anaesthesiologists (ASA) e a avaliação de acordo com o Pre-Operatore Assessment of Fitness Score (POAFS). No geral, os seguintes exames são considerados, principalmente para a nutrição: hemograma completo, ferritina, ferro sérico, transferrina, saturação da transferrina, coagulograma com razão de normatização internacional (INR), glicose de jejum, insulina de jejum com HOMA-IR, colesterol total, lipoproteína com densidade reduzida (LDL), triglicerídeos, lipoproteína com densidade muito reduzida (VLDL), lipoproteína com densidade aumentada (HDL) com índices de Castelli I e II, proteína C-reativa (PCR), homocisteína, ácido fólico sérico e eritrocitário, cobalamina (vitamina B12), alanina aminotransferase (ALT), aspartato aminotransferase (AST), gamma glutamil transpeptidase (GGT), fosfatase alcalina hepática (FA), hormônio estimulator da tireoide (TSH), tetraiodotironina livre (T4 livre), antiperoxidase tireoideana (anti-TPO), anti-tireoglobulina, 25(OH)-colecalciferol, paratormônio (PTH), cálcio total e livre, albumina, retinol sérico, zinco sérico e eritrocitário, testosterona total e livre, estradiol, potássio sanguíneo, ureia, creatinina, *clearance* de creatinina, microalbuminúria, entre outros. Esses exames permitem uma avaliação laboratorial geral do paciente, antes que ele se submeta ao ato cirúrgico.[15]

Os aspectos dietéticos indicarão consumo adequado de nutrientes, de acordo com o Estimated Average Requirement (EAR). Se necessário, ajustes poderão ser feitos, como inclusão de fontes alimentares nas rotinas de consumo e suplementos nutricionais, segundo a Recommended Dietary Allowances (RDA) e o Upper Intake Level (UL), de acordo com as recomendações da Dietary Reference Intakes (DRI) e da Agência Nacional de Vigilância Sanitária (Anvisa). Pacientes com obesidade, por exemplo, precisarão de restrição do consumo energético, para reduzir risco cirúrgico. Pacientes com ingestão deficiente de vitamina K poderão ter dificuldades na coagulação e, consequentemente, na cicatrização. Aqueles com restrição excessiva de energia podem ter proteínas viscerais reduzidas, comprometendo, por exemplo, o transporte dos fármacos que serão administrados durante a cirurgia. Pacientes que tiverem consumo reduzido de potássio em fontes alimentares poderão favorecer a retenção de líquidos no pós-operatório, principalmente próximo ao sítio cirúrgico, podendo facilitar possíveis infecções e comprometer a cicatrização.

Os suplementos nutricionais, assim como a utilização de plantas medicinais, em suas diferentes formas (fitoterapia), podem ter sua importância, também, no sentido

Capítulo 11 – Nutrição e Estética: Cuidados Pré-Cirúrgicos e Pós-Cirúrgicos

contrário, pois podem, por exemplo, comprometer a coagulação do paciente, como ocorre com a ingestão excessiva de ácidos graxos da série n3 e de plantas com quantidades expressivas de cumarinas, inibidoras de vitamina K epoxi-redutase, como a planta *Micania glomerata* (Guaco).[16]

Conduta e abordagem nutricional

A primeira questão importante em relação à conduta nutricional pré-cirúrgica é a avaliação do perfil de ingestão energética e de macronutrientes. Uma ingestão hipoenergética ao longo do tempo não favorecerá a formação de reservas energéticas e o trauma cirúrgico poderá ser maior, com piores desfechos no pós-operatório. A restrição energética poderá ser benéfica para reduzir risco cirúrgico em determinados casos necessários, como nos de obesidade. Entretanto, próximo à cirurgia, conseguir manter reservas energéticas ajuda a reduzir o trauma cirúrgico e suas consequências imunológicas e metabólicas, desfavoráveis à recuperação do paciente no pós-operatório.

Quando os pacientes estão internados, existe a possibilidade de entrarem no soro glicosado (5%). Esse protocolo pode reduzir as chances de comprometimento gliconeogênico, com maior equilíbrio de perdas nitrogenadas e com redução das chances de cetose. Entretanto, já se critica o volume de soro administrado, em função de parecer desnecessário (2.000 mL) em 24 horas, induzindo estresse oxidativo e disfunções mitocondriais.

O perfil para orientações e condutas dependerá do estado nutricional indicado pelo paciente. Geralmente, em cirurgias plásticas, uma conduta isoenergética (normocalórica) e normolipídica (isolipídica) é o mínimo, assim como a recomendação de não exagerar no consumo de ácidos graxos saturados, para não favorecer inflamação excessiva. Manter um perfil normoproteico a hiperproteico, com ênfase em proteínas de alto valor biológico (carnes, peixes, leite e derivados, leguminosas e ovos), além de em suplementos com proteínas do soro do leite, assim como tripeptídeos de colágeno, pode ser um recurso para a melhora da tonicidade muscular e da saúde dérmica (resultados otimizados se essas condutas forem associadas a exercícios físicos e, possivelmente, a procedimentos estéticos externos).

Sobre carboidratos, sugere-se que o perfil fique entre hipoglicídico e normoglicídico, para trabalhar melhor a harmonização da composição corporal e do estado nutricional no pré-cirúrgico. Geralmente, o emagrecimento, a melhora da tonicidade muscular, a melhora da qualidade do tecido dérmico e a redução das reações de glicação na derme são objetivos nesse período que antecede a cirurgia (sugestão de dois meses). Nas horas que antecedem a cirurgia, já são discutidas as vantagens do carboidrato com carga glicêmica aumentada. Como já sinalizado anteriormente, todas essas sugestões deverão ser avaliadas em cada caso, considerando a avaliação nutricional completa e a individualidade de cada paciente. A ingestão hídrica também deve ser observada e, se necessário, os ajustes deverão seguir as recomendações (35 mL/kg de massa corporal total/dia). Esses ajustes são feitos, geralmente, muito antes da cirurgia (dois meses, aproximadamente). Próximo à cirurgia, o paciente deve respeitar o protocolo utilizado pela equipe.[17-20]

Dependendo do tipo de anestesia e da extensão da cirurgia, o tempo de jejum pré-cirúrgico pode variar. Entretanto, algumas evidências mais recentes propõem uma redução no tempo de jejum pré-operatório, com o objetivo de reduzir a intensidade dos desfechos no pós-operatório, como edema generalizado e na cicatriz, imunossupressão, tempo de internação, infecções hospitalares, entre outros. O projeto Aceleração da Recuperação Total pós-operatória (Acerto) apresenta protocolos multimodais (*fast-track* ou *enhanced recovery protocols*) de assistência ao paciente cirúrgico, com o objetivo de otimizar a recuperação pós-operatória, o que impacta na redução do tempo de internação hospitalar (sem incremento na readmissão), de complicações pós-operatórias e de mortalidade. O projeto propõe redução do jejum para seis horas, considerando preparações sólidas, e para duas horas, considerando líquidos claros, como cristaloides (300 mL a 400 mL de maltodextrina 12,5%).[18,21]

A saúde intestinal do paciente deve ser mantida, principalmente em função das alterações orgânicas que ele poderá sofrer no momento da cirurgia. A vasoconstrição esplâncnica e seu movimento rebote (vasodilatação, com geração de radicais livres) podem acarretar danos às membranas epiteliais do intestino, com possibilidade de translocação bacteriana e evolução para sepse. Muitos pacientes fazem, também, antibioticoprofilaxia, para evitar a presença de bactérias patogênicas. Entretanto, a disbiose intestinal induzida poderá comprometer o aproveitamento de nutrientes e não nutrientes pelo organismo. Além disso, pode favorecer quadros de inflamação sistêmica com intensidade reduzida (inflamação sistêmica de baixo grau). Esse quadro clínico não favoreceria a otimização da recuperação do paciente em um pós-operatório. Nesse sentido, oferecer suplementos com L-glutamina (2,5 a 10 g/dia) e simbióticos (probióticos + prebióticos) poderia favorecer a manutenção da saúde entérica. No geral, os probióticos são oferecidos em quantidades médias entre 6×10^9 UFC e 12×10^9 UFC por dia. Os prebióticos podem ser oferecidos em suplementos, como inulina, frutoligossacarídeos ou galactoligossacarídeos, assim como a partir de fontes alimentares (batata yacon, aspargos, chicória, farelo de aveia, frutos com preservação de pectinas etc.).[18,22-24]

Após avaliação nutricional, em casos de anemia, existe a indicação de suplementação com ferro até o restabelecimento dos valores adequados de hemoglobina. No entanto, é importante observar o consumo de alimentos considerados fontes de ferro (heme e não heme), como marisco, ostra, fígado de galinha e bovino, semente de abóbora tofu, espinafre etc., em conjunto com o de alimentos que contêm quantidades significativas de ácidos, como o ascórbico, o cítrico etc. Essas são medidas preventivas, já que o paciente perderá sangue na cirurgia, independentemente da técnica cirúrgica adotada (laparotomia, laparoscopia, cirurgia robótica etc.). Além disso, o paciente terá o organismo exposto e precisa garantir nutrientes imunomoduladores, como a clássica vitamina C, pelo menos na dieta (por exemplo, acerola, caju, limão, laranja, abacaxi etc.). Caso seja necessário, em função de um mau hábito alimentar, a suplementação poderá ser feita (sugestão por dose: 80 a 100 mg/dia).[25,26]

Outra demanda importante é a de vitamina K, obtida a partir do consumo de vegetais folhosos verde-escuros, para garantia de coagulação sanguínea adequada, "harmonizada" à demanda de cálcio, obtido a partir do leite e de seus derivados, bem como de algumas folhas verdes, e dependente do estado nutricional da vitamina D, encontrada em fontes como gema de ovo, shitake, sardinha, cavalinha etc. Portan-

Capítulo 11 – Nutrição e Estética: Cuidados Pré-Cirúrgicos e Pós-Cirúrgicos

to, torna-se necessário avaliar a necessidade da inclusão dessas fontes dietéticas e de uma suplementação adequada a esse contexto.[27,28]

Como explicado anteriormente, hormônios vinculados à retenção hídrica ficam aumentados no momento da cirurgia, para evitar óbito do paciente por hipovolemia. Dependendo da intensidade de produção desses hormônios durante a resposta ao trauma, o paciente poderá refletir em mais ou menos edema no pós-operatório. Então, devem ser consideradas orientações no sentido de evitar alimentos industrializados, alimentos com cargas glicêmicas aumentadas e utilização exagerada de sal. Sugerir o consumo de fontes alimentares de potássio (por exemplo, folhas de beterraba, ameixa, abacate, melão cantaloupe, chá de cavalinha, chá de dente de leão etc.) poderia prevenir respostas mais agressivas ao trauma, como edema exagerado no pós-operatório. Vale ressaltar que essa correlação, especificamente vinculada ao pré-cirúrgico, ainda está escassamente descrita na literatura, necessitando de mais evidências.

Cuidados devem ser tomados no sentido da individualidade de cada paciente. Assim, aqueles que devem fazer restrição de potássio em função de algumas doenças, como as renais (tratamento conservador), receberão orientações específicas ao seu caso.[29-31] Da mesma forma, pacientes que fizeram cirurgias bariátricas terão suas limitações cirúrgicas e continuarão seguindo os protocolos de consenso de cirurgia bariátrica. Entretanto, todas as observações nutricionais acima mencionadas devem ser conduzidas com mais cautela e, se necessário, ajustadas às demandas individuais de cada paciente.[32]

No pré-operatório, também podem ser incluídos alguns nutrientes mais necessários ao pós-operatório, com o objetivo de melhorar, por exemplo, a cicatrização. Essa medida preventiva não serve para todos os componentes da abordagem pós-operatória, mas funciona, por exemplo, para fontes alimentares de zinco e/ou suplementos de glicinato de zinco (aproximadamente 30 mg/dia).[33] Alguns nutrientes com funções anti-inflamatórias e antioxidantes não devem ser incentivados no pré-operatório imediato à cirurgia, pois podem interferir na inflamação necessária em uma das etapas do processo de cicatrização.

CUIDADOS NUTRICIONAIS NO PÓS-CIRÚRGICO

Após uma cirurgia, principalmente de grande porte, ocorrem algumas alterações metabólicas, devido às respostas neuroendócrina e imunobiológica do corpo. Nessa resposta sistêmica, os hormônios e as citocinas induzem um aumento do consumo de proteínas (proteólise), bem como um aumento do consumo de energia e de micronutrientes, na tentativa de manter a homeostase no organismo. Diante dessas inúmeras alterações, o cuidado nutricional é necessário para minimizar os danos causados pela resposta metabólica ao trauma cirúrgico e também pelas complicações que podem surgir.[34]

Outro aspecto importante é que, além de ao suporte nutricional, é necessário atentar-se a outros fatores não nutricionais que podem interferir na cicatrização de feridas, como idade, tabagismo, diabetes melito, histórico prévio de quimioterapia e radioterapia, uso de medicamentos com corticosteroides, entre outros.[35]

Dessa forma, uma avaliação do estado nutricional (clínica, bioquímica e dietética) rigorosa e sistemática é essencial para analisar os diversos aspectos relacionados à cicatrização, com o objetivo de:

- Controlar o estado catabólico.
- Atender ao valor energético total (VET) e à ingestão suficiente de macronutrientes e micronutrientes pela alimentação e pela suplementação.
- Fornecer aporte proteico adequado de, no mínimo, 1 g/kg/dia de proteína, com vistas a evitar a perda de massa corporal magra.
- Aumentar o anabolismo, para melhor direcionamento das proteínas oriundas da ingestão à síntese proteica, que é fundamental à cicatrização.
- Promover bom estado antioxidante.

Edema

Edema é um aumento de fluido intersticial em qualquer região ou em qualquer órgão do corpo. Ocorre devido a um desequilíbrio entre a pressão hidrostática e a pressão osmótica, é formado por solução aquosa de sais e proteínas plasmáticas e sua exata composição varia de acordo com a causa do edema.

Os edemas ocorridos após a realização das cirurgias plásticas são complicações precoces e, apesar de esperados, devido ao trauma e ao processo inflamatório nos tecidos manipulados, às vezes são difíceis de controlar, impactando negativamente o resultado estético final, além de gerarem frustração para o paciente.[36] O edema tende a regredir cerca de três semanas após a cirurgia, mas, em alguns casos, podem persistir por um período de seis meses. Fatores como a idade do paciente, a estação do ano (verão) e a adesão às orientações no pós-operatório contribuem para persistência do quadro.

A drenagem linfática pós-cirúrgica pode ajudar a amenizar o edema, além de melhorar a circulação sanguínea, aliviar as dores da operação, remover hematomas, reduzir fibroses, acelerar os processos de cicatrização e recuperação e aumentar a hidratação e a nutrição celular. Os cuidados com a alimentação, como o controle do consumo de sódio, são fundamentais para evitar o agravamento do edema pós-cirúrgico, visto que o sódio pode promover a retenção hídrica. Alimentos como ovos, leguminosas, crucíferas e bebidas gasosas também devem ser evitados, para minimizar a formação de flatos e cólicas, o que pode gerar desconfortos, principalmente nas cirurgias abdominais.

Hidratação

A hidratação assume um papel de elevada importância na cicatrização, pois feridas operatórias com uma área superior a 10% da superfície corporal podem provocar perda de fluido extracelular. Quando o paciente não é apropriadamente hidratado ou quando suas perdas excedem a ingestão, ocorre desidratação, que frequentemente surge em associação à desnutrição.[37]

A desidratação pode causar aumento da glicemia, o que prejudica o processo de cicatrização. A adequada administração de fluidos permite a perfusão tecidual, com inerente fornecimento de oxigênio e nutrientes, bem como excreção de produtos do catabolismo.[37]

Hiperglicemia

O estresse gerado pela cirurgia relaciona-se a diversos mecanismos de defesa do organismo, com o intuito de sobreviver ao evento lesivo. As modificações endócrinas e as respostas imunológicas deflagradas levam a um conjunto de alterações metabólicas para proteger as principais funções fisiológicas. As variações hormonais ao estresse, como elevações de catecolaminas circulantes, glucagon, cortisol e hormônio do crescimento, desencadeiam um estado de resistência tecidual ao efeito da insulina, com gliconeogênese, catabolismo da massa magra e hiperglicemia.[38] A hiperglicemia gerada pode aumentar a incidência de infecções, por prejudicar a fagocitose, a função dos leucócitos e a quimiotaxia, elevando o risco de complicações e morbimortalidade. Dessa forma, o controle glicêmico é fundamental.

A terapia nutricional é fundamental no controle glicêmico e deve atender às recomendações vigentes (45% a 65% do valor energético total). Entretanto, pode-se considerar o aporte de 40% a 55% de carboidratos – 3 a 4 g/kg/dia, segundo o Projeto Diretrizes, da Associação Médica Brasileira e do Conselho Federal de Medicina – "Terapia nutricional no trauma".[39]

É importante ressaltar que, apesar dos cuidados com a hiperglicemia, não deve haver restrição acentuada de carboidratos na dieta, tendo em vista sua importância, sobretudo da glicose, para o processo de cicatrização, por corresponder à principal fonte energética frente ao estado hipermetabólico. Ademais, é fundamental para a síntese proteica, necessária à reparação tecidual e ao consequente estímulo do sistema imunológico. O suprimento inadequado gera degradação dos tecidos muscular e adiposo, além de falha no processo de cicatrização.[34,40]

Proteólise

As reações ao trauma cirúrgico podem contribuir para reiniciar ou agravar os eventos da resposta orgânica. A extensão e a magnitude da resposta dependem da intensidade do trauma. Embora as respostas fisiológicas à cirurgia eletiva sejam de menor intensidade, menor morbidez e menor mortalidade,[41] a proteólise ocorre e um bom aporte proteico deve ser estimulado, sobretudo na fase de catabolismo e na fase de anabolismo, visando a aumentá-lo.

Na fase de catabolismo, ocorre destruição tecidual, especialmente a degradação de proteínas da massa corporal magra, o que pode determinar uma série de complicações, dependendo da intensidade da perda proteica. Essas perdas proteicas podem levar a déficit na imunidade e ao aumento da infecção, à diminuição da cicatrização e à morte, nos casos de perda de 40%.[10] Na fase de anabolismo, ocorre síntese tecidual, particularemente de proteína magra, essencial à cicatrização das feridas e aos mecanismos de defesa pós-trauma.[10]

As proteínas são componentes básicos das células e sabe-se que a depleção proteica, dentre outras repercussões, prolonga o tempo da fase inflamatória, inibe a proliferação fibroblástica, diminui a síntese e a deposição de colágeno e proteoglicanos, reduz a força tênsil da ferida, limita a capacidade fagocítica dos leucócitos e aumenta a taxa de infecção de ferida, inibe a angiogênese e inibe a remodelação da ferida. Ou seja, as carências proteicas afetam todas as fases da cicatrização. Possivelmente, a função mais importante das proteínas é o crescimento e o reparo tecidual e celular.[42-43]

A participação de alguns aminoácidos, como a glutamina e a arginina, no processo de cicatrização tem sido descrita na literatura. A glutamina é o aminoácido mais abundante no organismo. Esse aminoácido é considerado condicionalmente essencial, mas, em situações de estresse metabólico, é considerado essencial e sua concentração plasmática diminui rapidamente.

Reconhece-se que, durante as situações de estresse, a glutamina é usada na gliconeogênese como fonte primária de energia, para acelerar a divisão celular. É fundamental na estimulação da resposta inflamatória, por estimular a produção linfocitária (substrato energético para linfócitos). Além disso, possui atividade antioxidante (sistema da glutationa), protegendo o organismo contra os radicais livres. Ademais, funciona como precursor na síntese de purinas, pirimidinas e fosfolípidos, promovendo a integridade intestinal.

A suplementação máxima segura de glutamina, com fins de cicatrização, foi estabelecida em 0,57 g/kg/dia.[44] Outro nutriente importante é a arginina, que também é condicionalmente essencial, mas, em situações de estresse metabólico, é essencial e sofre baixa de sua concentração.[34,43]

O papel da arginina na cicatrização se deve ao fato de esse aminoácido ser precursor da prolina, melhorando a força tênsil da ferida. A arginina também estimula a resposta imonológica pelos linfócitos e é precursora da ligação prolina-colágeno, induzindo a produção de alguns hormônios (insulina, HGH, IGF-1), que são mediadores dos mecanismos de cicatrização.[45,46]

A ingestão inadequada de calorias e proteínas geralmente está associada à anemia e relacionada às deficiências de ferro, vitamina B12, ácido fólico e cobre. Outras deficiências, como a de zinco e de vitamina B6, também podem ser observadas.

As recomendações atuais da prática clínica para a ingestão de proteínas são de 1 g/kg/dia (aporte mínimo), sendo considerado ideal 1,5 g/kg/dia. Embora as necessidades proteicas exatas para a cicatrização ainda não tenham sido definidas, acredita-se que esse aporte previna a perda muscular e o consumo de outros macronutrientes. Para alcançar a ingestão proteica ideal, pode haver necessidade da utilização de suplementos proteicos.

Lipídios

A participação dos lipídios no processo de cicatrização ainda não está totalmente elucidada, mas se reconhece que os lipídios são componentes da membrana celular, funcionam como moléculas sinalizadoras, fonte de energia para a célula e componente dos ácidos graxos livres. Estão presentes na inflamação, na proliferação e na produção de tecido, bem como na remodelação da ferida, incluindo colágeno e produção da matriz extracelular.[34,40]

A deficiencia de ácidos graxos essenciais, como os ácidos linoleico e araquidônico, pode enfraquecer a cicatrização da ferida, pois são precursores ou componentes de fosfolípidos e prostaglandinas, importantes, respectivamente, para a constituição da

Capítulo 11 – Nutrição e Estética: Cuidados Pré-Cirúrgicos e Pós-Cirúrgicos

membrana celular e para as funções metabólicas, inflamatórias e vasculares da célula. O ácido linolênico exibe propriedades anti-inflamatórias por meio da produção de eicosanoides e outros mediadores (fator de ativação plaquetária, IL-1 e TNF-) e, assim sendo, os verdadeiros benefícios do ômega 3 podem ser mais evidentes na modulação imune do que na cicatrização.[40] A recomendação diária de lipídios deve situar-se entre 20% a 35% do VET, com ênfase nas gorduras monoinsaturadas e poli-insaturadas.

Elevação da taxa metabólica basal (TMB)

Após o trauma cirúrgico, ocorre um aumento das necessidades energéticas em torno de 10% a 20% do TMB. Entretanto, é recomendado evitar dietas hipercalóricas, pois o organismo, quando estressado, pode não metabolizar de forma adequada uma quantidade elevada de energia, ocasionando efeitos indesejáveis, como hiperglicemia, uremia, desidratação e esteatose hepática, entre outros.[34]

O aporte calórico deverá levar em consideração o nível de estresse, podendo variar de 25 a 40 kcal/kg/dia.[35,47] A estimativa da necessidade energética pode ser calculada a partir de equações publicadas na literatura, tendo em vista que a calorimetria indireta não é rotina na maioria dos hospitais, principalmente nos casos de internações de curta duração.

Micronutrientes no processo de cicatrização

Embora a ingestão ideal de nutrientes para estimular a cicatrização seja desconhecida, o aumento das necessidades de vitaminas e minerais foi documentado.[48]

Os micronutrientes são essenciais à sobrevivência e à função celular. Durante o estresse metabólico, ocorre aumento das deficiências, em detrimento das elevadas perdas e do excessivo consumo metabólico, ocasionando maior morbidade.[34,49]

Adicionalmente, os micronutrientes são necessários como cofatores na produção de energia e na síntese proteica. Dessa forma, é importante atentar-se à ingestão da RDA das vitaminas e dos minerais essenciais à adequada cicatrização, o que deve integrar os programas dietoterápicos, assim como a suplementação, que deve ser realizada nos quadros carenciais.

Vitaminas lipossolúveis

A vitamina A é uma vitamina lipossolúvel armazenada predominantemente no fígado, necessária ao desenvolvimento epitelial, ao ciclo visual, à diferenciação celular e à função antioxidante.

Na cicatrização, essa vitamina modela a atividade da colagenase e estimula o depósito de colágeno pelo fibroblasto, aumentando a força tênsil da ferida e acelerando o processo cicatricial e a epitelização. Outro aspecto importante é o papel da vitamina A na resposta imunológica local, por promover a influxo de monócitos e macrófagos.[48,50]

Especialmente em pacientes diabéticos, a vitamina A é fundamental à cicatrização e sua deficiência pode aumentar o risco de infecção e lentificar o processo cicatricial.[51] Considerando a interação da vitamina A com o zinco e o ferro, é importante atentar-se a esses nutrientes, já que a deficiência de vitamina A pode ser secundária à carência deles.[33,47,50]

Nutrientes e Compostos Bioativos – Uma Abordagem Metabólica e Terapêutica

A vitamina D pode ser obtida a partir da dieta (ergocalciferol) ou por síntese endógena (colecalciferol). Estudos referem que essa vitamina pode ter um efeito biológico na cicatrização, pois foi demonstrado que ela tem capacidade de regular o crescimento e a diferenciação celular, como células cancerígenas, linfócitos T e B, melanócitos, fibroblastos, monócitos, macrófagos e células endoteliais. Quantidades farmacológicas de vitamina D são usadas para inibir doenças hiperproliferativas, como psoríase. Estudos em animais demonstram que a vitamina D acelera a cicatrização, após um a cinco dias da cirurgia, melhorando a epitelização. Os efeitos da vitamina D na cicatrização da ferida relacionam-se à estimulação da síntese de fibronectina e à ativação da maturação de macrófago.[49] Não menos importante, deve-se estimular o consumo de suas fontes alimentares e, sobretudo, estimular a exposição ao sol.

O papel da vitamina E na cicatrização ainda não está bem estabelecido, mas se reconhece sua participação na proteção das membranas celulares da peroxidação lipídica e na inibição exacerbada de espécies reativas de oxigênio.[40,51,52]

É importante ressaltar que, em elevadas quantidades, a vitamina E pode ter efeitos deletérios na cicatrização, devido ao papel na anticoagulação (prolongando o tempo de sangramento) e à inibição da resposta inflamatória, diminuindo o número de fibroblastos e a síntese de colágeno, o que, consequentemente, reduz a força tênsil da ferida. A vitamina E, em excesso, também pode anular os efeitos da vitamina A.[40,51]

No que se refere à vitamina K, é fundamental à cascata da coagulação (II, VII, IX, X) e, portanto, necessária à coagulação normal. A deficiência de vitamina K está associada ao prejuízo do processo de cicatrização, pois pode levar ao sangramento prolongado, à formação de hematoma e à infecção.[40] Em modelos animais, a vitamina K tópica também tem demonstrado efeitos sobre diminuição da margem da ferida (contração da ferida), reepitelização, força tênsil e conteúdo de hidroxiprolina.[53]

A avaliação sérica para identificação dessa deficiência não é usualmente realizada, em virtude de seu alto custo, mas, em caso de grande suspeição, é fundamental solicitá-la. O tempo de protombina, método mais acessível, também pode auxiliar no diagnóstico.

Vitaminas hidrossolúveis

A vitamina C, que é uma vitamina hidrossolúvel, é considerada essencial à cicatrização, pois participa da hidroxilação da prolina e da lisina na síntese de colágeno e melhora a fagocitose, podendo aumentar a ativação da angiogênese, além de ter potente ação antioxidante.[49,54-56]

A deficiência de vitamina C reduz a quimiotaxia dos neutrófilos e dos monócitos, diminui a força tênsil de tecidos fibrosos, aumenta a fragilidade capilar, interfere na formação de fibras colágenas anormais, altera a matriz intracelular, prejudica a defesa antibacteriana local e aumenta a probabilidade de deiscência em feridas recentemente epitelizadas.[49,55,56]

A participação das vitaminas do complexo B (B1, B2, B3, biotina, B5, B6, B9 e B12) nas várias fases da cicatrização ainda não está totalmente definida, mas é consensual que essas vitaminas possuem funções metabólicas específicas no metabolismo energético, permitindo a adequada síntese tecidual.[56]

Capítulo 11 – Nutrição e Estética: Cuidados Pré-Cirúrgicos e Pós-Cirúrgicos

Vários estudos demonstraram que as vitaminas do complexo B estão relacionadas às coenzimas que atuam no inicio da fase inflamatória e durante a remoção de bactérias e de tecido necrótico. Essas coenzimas desenvolvem um papel crítico nas fases de proliferação e remodelação, nas quais participam na sintese de colágeno e na produção de novos tecidos e vasos sanguíneos. Durante a fase final de cicatrização, os miofibroblastos são dependentes das vitaminas do complexo B para a contração da ferida.[56]

Minerais

O zinco é o mais importante dos elementos-traço na cicatrização, desempenhando um papel relevante em todas as suas fases. As funções desse elemento-traço são mais evidentes nas fases finais, de reparo e regeneração de tecido.[57]

O zinco participa como cofator em mais de 100 reações enzimáticas e é fundamental à síntese proteica, à replicação e à proliferação celular, à proliferação fibroblástica, à síntese de colágeno e à superóxido dismutase. Déficits de zinco estão relacionadados a efeitos adversos na cicatrização, como redução da taxa de epitelização, diminuição da força tênsil, reduzindo a função fibroblástica, e diminuição das funções imunes celular e humoral, aumentando a suscetibilidade à infecção.[57,58] Contudo, a suplementação com altas doses de zinco (acima de 40 mg/dia) não é indicada, tendo em vista que pode afetar desfavoravelmente o *status* de cobre, possivelmente resultando em anemia.[59,60]

O magnésio é essencial à cicatrização, pois é cofator de muitas enzimas envolvidas na síntese de proteínas e colágeno. Adicionalmente, fornece estabilidade à molécula de ATP (responsável pela ativação de vários processos na síntese de colágeno) e atua também como cofactor da superóxido dismutase (antioxidante) e das metaloproteinases na ferida operatória.[34]

O cobre, juntamente com o ferro, é essencial à formação dos eritrócitos e associa-se à vitamina C para polimerizar o colágeno e a elastina, fortalecendo a cicatriz. Apresenta reconhecida ação na angiogênese, pela expressão induzida do *vascular endothelial growth factor* (VEGF), sensível ao cobre, o que contribui para a cicatrização mais rápida. Além disso, também é necessário como cofator da atividade antioxidante no controle do estresse oxidativo. O selênio é encontrado nos músculos (cerca de 50%) e, após cirurgias extensas, grande quantidade é excretada na urina, o que gera déficits importantes. É um mineral necessário ao funcionamento do sistema glutationa e, consequentemente, importante para a proteção celular durante a cicatrização e para a possível geração de subgrupos de linfócitos funcionais com efeitos no sistema imunológico.[57]

O ferro é essencial à hidroxilação da prolina e lisina e ao sistema de transporte de oxigênio. Deficiência de ferro pode resultar na redução da síntese de colágeno e da força tênsil da ferida, bem como provocar hipóxia tecidual, prejudicando o processo de cicatrização. Essa deficiência pode ocorrer com frequência, principalmente como resultado de perdas sanguíneas, infecção, desnutrição ou distúrbios hematopoieticos subjacentes. Entretanto, é facilmente identificada e tratada.[61] O cálcio, no proceso de cicatrização, participa da fase de remodelação por seu papel como cofator de várias colagenases e, também, da coagulação normal.[62]

REFERÊNCIAS BIBLIOGRÁFICAS

1. Sociedade Brasileira de Cirurgias Plásticas. Cirurgias Plásticas no Brasil. Rio de Janeiro: SBCP; 2009 [Internet]. Disponível em: http://www2.cirurgiaplastica.org.br/wp-content/uploads/2017/12/Datafolha_2009.pdf.

2. Yu J, Hunter PJ, Perry JA, Cross K. Plastic Surgery Patients are Malnourished: Utilizing the Canadian Malnutrition Screening Tool. Plast Reconstr Surg Glob Open. 2016;4(9):e1058.

3. Gruen D. Wound healing and nutrition: going beyond dressings with a balanced care plan. J Am Col Certif Wound Spec. 2010;2(3):46-9.

4. Campos ACL, Groth AK, Branco AB. Assessment and nutritional aspects of wound healing. Curr Opin Clin Nutr Metab Care. 2008;11(3):281-8.

5. Posthauer ME. The role of nutrition in wound care. Adv Skin Wound Care. 2006;19(1):43-52.

6. Boyera N, Galey I, Bernard BA. Effect of vitamin C and its derivatives on collagen synthesis and cross-linking by normal human fibroblasts. Int J Cosmet Sci. 1998;20(3):151-8.

7. Tsuchiya M, Shiomoto K, Mizutani K, Fujioka K, Suehiro K, Yamada T, et al. Reduction of oxidative stress, a key for enhanced postoperative recovery with fewer complications in esophageal surgery patients: Randomized control trial to investigate therapeutic impact of anesthesia management and usefulness of simple blood test for prediction of high-risk patients. Medicine (Baltimore). 2018;97(47):e12845.

8. Luciano RP, Leite MS, Martins DE, Wajchenberg M, Puertas EB. Influence of surgical trauma on the behavior of serum albumin after spine surgery. Coluna/Columna. 2010;9(4):407-12.

9. Simão TS, Máximo FR, Bezerra FMM, de Oliveira IN, Pitol DN, Faiwichoiw L. Prognostic value of CRP as a predictor of complications prior and post-grafting in acute burns. Arq Catarin Med. 2012;41(Suppl 1):66-8.

10. Medeiros AC, Dantas Filho AM. Metabolic response to trauma. J Surg Cl Res. 2017;8(1):56-76.

11. Ranabir S, Reetu K. Stress and hormones. Indian J Endocrinol Metab. 2011;15(1):18-22.

12. Figueiredo LMG, Carvalho MC, Sarmento VA, Brandão GRR, de Oliveira TFL, Carneiro Junior B, et al. Evaluation the nutritional status of subjects before and after orthognathic surgery: pilot study. Rev Cir Traumatol Buco-Maxilo-Fac. 2013;13(4):79-88.

13. Zarur R, Gomez G, Mazzarone F, Rique AB, Pitanguy I. Acompanhamento nutricional pré-operatório em cirurgia plástica: experiência do Instituto Ivo Pitanguy. Rev Bras Cir Plást. 2011;26(3):18.

14. Rosa SC, Macedo JLS, Casulari LA, Canedo LR, Marques JVA. Anthropometric and clinical profiles of post-bariatric patients submitted to procedures in plastic surgery. Rev Col Bras Cir. 2018;45(2):e1613.

15. Anger J, Letizio N, Orel M, Souza Junior JL, dos Santos MM. A preoperative checklist in esthetic plastic surgery. Rev Bras Cir Plást. 2011;26(3):525-9.

16. De-Aguilar-Nascimento JE, Salomão AB, Waitzberg DL, Dock-Nascimento DB, Correa MITD, Campos ACL, et al. ACERTO guidelines of perioperative nutritional interventions in elective general surgery. Rev Col Bras Cir. 2017;44(6):633-48

17. Panse N, Sathe V, Sahasrabudhe P, Joshi N. Diet, wound healing and plastic surgery. Indian J Plast Surg. 2013;46(1):161-3.

18. Bicudo-Salomão A, Meireles MB, Caporossi C, Crotti PLR, Aguilar-Nascimento JE. Impact of the ACERTO Project in the postoperative morbi-mortality in a university hospital. Rev Col Bras Cir. 2011;38(1):003-010.

19. Deutz NEP, Bauer JM, Barazzoni R, Biolo G, Boirie Y, Bosy-Westphal A, et al. Protein intake and exercise for optimal muscle function with aging: recommendations from the ESPEN Expert Group. Clin Nutr. 2014.33(6):929-36.

20. Choi SY, Ko EJ, Lee YH, Kim BG, Shin HJ, Seo DB, et al. Effects of collagen tripeptide supplement on skin properties: a prospective, randomized, controlled study. J Cosmet Laser Ther. 2014;16(3):132-7.

Capítulo 11 – Nutrição e Estética: Cuidados Pré-Cirúrgicos e Pós-Cirúrgicos

247

21. Lobo DN, Hendry PO, Rodrigues G, Marciani L, Totman JJ, Wright JW, et al. Gastric emptying of three liquid oral preoperative metabolic preconditioning regimens measured by magnetic resonance imaging in healthy adult volunteers: a randomised double-blind, crossover study. Clin Nutr. 2009;28(6):636-41.

22. Rao RK, Samak G. Role of Glutamine in Protection of Intestinal Epithelial Tight Junctions. J Epithel Biol Pharmacol. 2012;5(Suppl 1-M7):47-54.

23. Kim M-H, Kim H. The Roles of Glutamine in the Intestine and Its Implication in Intestinal Diseases. Int J Mol Sci. 2017;18(5):1051.

24. Koo DJ, Zhou M, Jackman D, Cioffi WG, Bland KI, Chaudry IH, et al. Is gut the major source of proin-flammatory cytokine release during polymicrobial sepsis? Biochim Biophys Acta. 1999;1454(3):289-95.

25. Aragão CAP, Araújo MSM. Iron deficiency anemia prevalence in obese in preparation for bariatric surgery. Com Ciênc Saúde. 2015;26(3/4):145-52.

26. Henriques GS, Cozzolino SMF. Ferro. In: Cozzolino SMF. Biodisponibilidade de Nutrientes. 4. ed. São Paulo: Manole; 2012:645-73.

27. Terra-Filho M, Menna-Barreto SS, et al. Manejo perioperatório de pacientes em uso de anticoagulantes orais. J Bras Pneumol. 2010;36(Suppl1):S1-S68.

28. Michelazzo FB, Pires LV, Cozzolino SMF. Vitamina K. In: Cozzolino SMF. Biodisponibilidade de Nutrientes. 4. ed. São Paulo: Manole; 2012:387-408.

29. Hansen JD, Brock JF. Potassium deficiency in the pathogenesis of nutritional oedema in infants. Lancet. 1954;267(6836):477.

30. Goldenstein P, Coelho F. Distúrbios do Metabolismo do Potássio. Porto Alegre: MedicinaNet; 2009 [Internet]. Disponível em: http://www.medicinanet.com.br/conteudos/revisoes/2390/disturbios_do_metabolismo_do_potassio.htm.

31. Tramonte VLCG, Callou KRA, Cozzolino SMF. Sódio, cloro e potássio. In: Cozzolino SMF. Biodisponibilidade de Nutrientes. 4. ed. São Paulo: Manole;2012:555-78.

32. Faria SL, Faria OP, Cardeal MA, Gouvêa HR. Nutritional Management Related to Plastic Surgery Among Bariatric patients: A Meta-analysis. Bariatric Times. 2012;9(8):14-9.

33. MacKay D, Miller AL. Nutritional support for wound healing. Altern Med Rev. 2003;8(4):359-77.

34. Demling RH. Nutrition, anabolism, and the wound healing process: an overview. Eplasty. 2009;9:e9.

35. Junior JCM. Desnutrição e Cicatrização de Feridas. In: Waitzberg DL, editor. Nutrição oral, enteral e parenteral na prática clínica. 3. ed. São Paulo: Atheneu; 2000.

36. D'Andrea F, D'Andrea L, Manzi E. Venoplant Effect in the Management of the Post-operative Oedema in Plastic Surgery: Results of a Randomized and Controlled Clinical Trial. Aesthetic Plast Surg. 2018;42(3):877-85.

37. Ousey K, Cutting KF, Rogers AA, Rippon MG. The importance of hydration in wound healing: reinvigorating the clinical perspective. J Wound Care. 2016;25(3):122,124-30.

38. Akhtar S, Barash PG, Inzucchi SE. Scientific principles and clinical implications of perioperative glucose regulation and control. Anesth Analg. 2010;110(2):478-97.

39. Sociedade Brasileira de Nutrição Parenteral e Enteral. Associação Brasileira de Cirurgia Pediátrica. Associação Brasileira de Nutrologia. Projeto Diretrizes: Terapia Nutricional no Trauma. Brasília: AMB/CFM, 2011 [Internet]. Disponível em: https://amb.org.br/files/_BibliotecaAntiga/terapia_nutricional_no_trauma.pdf.

40. Arnold M, Barbul A. Nutrition and wound healing. Plast Reconstr Surg. 2006;117(7 Suppl):42S-58S.

41. Jess P, Schultz K, Bendtzen K, Nielsen OH. Systemic inflammatory responses during laparoscopic and open inguinal hernia repair: a randomized prospective study. Eur J Surg. 2000;166(7):540-4.

42. Collins N. Protein and wound healing. Adv Skin Wound Care. 2001;14(6):288-9.

43. Schols JMGA, Heyman H, Meijer EP. Nutritional support in the treatment and prevention of pressure ulcers: an overview of studies with an arginine enriched oral nutrition supplement. J Tissue Viability. 2009;18(3):72-9.

44. Ziegler TR, Benfell K, Smith RJ, Young LS, Brown E, Ferrari-Baliviera E, et al. Safety and metabolic effects of L-glutamine administration in humans. JPEN J Parenter Enteral Nutr. 1990;14(4 Suppl):137S-146S.

45. Collins N. Arginine and wound healing: a case study. Adv Skin Wound Care. 2004;17(2);59-60.

46. Collins N. Arginine and wound healing. Adv Skin Wound Care. 2001;14(1);16-7.

47. Langemo D, Anderson J, Hanson D, Hunter S, Thompson P, Posthauer ME. Nutritional considerations in wound care. Adv Skin Wound Care. 2006;19(6):297-8,300,303.

48. Todorovic V. Food and wounds: nutritional factors in wound formation and healing. Br J Community Nurs. 2002:43-4

49. Molnar JA. Nutrition and wound healing. Boca Raton, FL: CRC Press; 2007.

50. Otterço AN, Brassolatti P, Andrade ALM, Avó LRS, Bossini PS, Parizotto NAE. Effect of photobiomodulation (670 nm) associated with vitamin A on the inflammatory phase of wound healing. Lasers Med Sci. 2018;33(9):1867-74.

51. Mechanick JI. Practical aspects of nutritional support for wound-healing patients. Am J Surg. 2004;188(1A Suppl):52-6.

52. Geers NC, Zegel M, Huybregts JGJ, et al. The Influence of Preoperative Interventions on Postoperative Surgical Wound Healing in Patients Without Risk Factors: A Systematic Review. Aesthet Surg J. 2018;38(11):1237-49.

53. Hemmati AA, Houshmand G, Ghorbanzadeh B, Nemati M, Behmanesh MA. Topical vitamin K1 promotes repair of full thickness wound in rat. Indian J Pharmacol. 2014;46(4):409-12.

54. Rahm D. Perioperative nutrition and nutritional supplements. Plast Surg Nurs. 2005;25(1):21-8.

55. Moores J. Vitamin C: a wound healing perspective. Br J Community Nurs. 2013;Suppl:S6,S8-11.

56. Rembe J-D, Fromm-Dornieden C, Stuermer EK. Effects of Vitamin B Complex and Vitamin C on Human Skin Cells: Is the Perceived Effect Measurable? Adv Skin Wound Care. 2018;31(5):225-33.

57. Mirastschijski U, Martin A, Jorgensen LN, Sampson B, Ågren MS. Zinc, copper, and selenium tissue levels and their relation to subcutaneous abscess, minor surgery, and wound healing in humans. Biol Trace Elem Res. 2013;153(1-3):76-83.

58. Stephens P, Thomas DW. The cellular proliferative phase of the wound repair process. J Wound Care. 2002;11(7):253-61.

59. Meaume S, Kerihuel JC, Constans T, Teot L, Lerebours E, Kern J, et al. Efficacy and safety of ornithine alpha-ketoglutarate in heel pressure ulcers in elderly patients: results of a randomized controlled trial. J Nutr Health Aging. 2009;13:623-30.

60. European Pressure Ulcer Advisory Panel. National Pressure Injury Advisory Panel. Pan Pacific Pressure Injury Alliance. Prevention and Treatment of Pressure Ulcers/Injuries: Clinical Practice Guideline. The International Guideline. EPUAP/NPIAP/PPPIA: 2019 [Internet]. Available from: https://www.biosanas.com.br/uploads/outros/artigos_cientificos/127/956e02196892d7140b9bb3cdf-116d13b.pdf.

61. Wright JA, Richards T, Srai SKS. The role of iron in the skin and cutaneous wound healing. Front Pharmacol. 2014;5:156.

62. Navarro-Requena C, Pérez-Amodio S, Castaño O, Engel E. Wound healing-promoting effects stimulated by extracellular calcium and calcium-releasing nanoparticles on dermal fibroblasts. Nanotechnology. 2018;29(39):395102.

Destoxificação e Microbiota Intestinal

12

• Ana Luísa Kremer Faller • Adryana Cordeiro • Ligiane Marques Loureiro

MICROBIOTA INTESTINAL

Os seres humanos estão em constante interação com microrganismos a seu redor. A colonização de órgãos como pele e trato gastrointestinal (TGI) se inicia logo após o nascimento. No TGI, há vasta diversidade de microrganismos, principalmente bactérias, mas também eucariotos e archea. Estima-se que seja o local que abrigue a maior quantidade de microrganismos, sendo o cólon aquele com a maior população (aproximadamente 10^9 a 10^{12} UFC/mL e mais de 1.000 diferentes espécies). Outras regiões do TGI, como estômago ou jejuno e íleo, concentram apenas 10^1 a 10^3 UFC/mL e 10^4 a 10^8 UFC/mL, respectivamente. Apesar da alta concentração de bactérias no TGI, cerca de 90% dessa população, em indivíduos adultos, são compostos de bactérias pertencentes a dois grandes filos.[1,2]

O filo Firmicutes, dominante, é bastante diverso entre si, englobando bactérias gram-positivas de mais de 200 gêneros diferentes, como *Clostridium, Eubacterium, Faecalibacterium, Lactobacillus, Roseburia, Ruminococcus* e *Veillonella*. O segundo filo mais abundante, os Bacteroidetes, englobam 20 gêneros distintos de bactérias gram-negativas, como *Bacteroides, Odoribacter, Prevotella* e *Tannerella*. Bactérias, em geral, apresentam curto tempo de vida, mas altas taxas de mutação e habilidade de trocar genes, o que confere ao hospedeiro (no caso, os humanos) a capacidade de rápida adaptação a fatores ambientais, como a exposição a medicamentos ou toxinas e a ingestão de alimentos.[1,2]

Curiosamente, análises metagenômicas vêm demonstrando a existência de um genoma coletivo da microbiota gastrointestinal. Ou seja, após avaliação de mais de 1.200 genomas da microbiota intestinal (microbioma intestinal) de indivíduos adultos na Ásia, na Europa e na América do Norte, os pesquisadores observaram mais de 9,9 milhões de genes microbianos não redundantes e um tamanho médio do microbioma intestinal de 763 mil genes. Estima-se que 40% do *pool* de genes seja igual a todos indivíduos, formando um microbioma de base (do inglês, *core microbiome*). Esse perfil único garantiria a permanência de funções básicas vitais ao hospedeiro.[3]

Evidentemente, existem diferenças interindividuais entre as microbiotas. No entanto, independentemente da região geográfica, da idade ou do fenótipo, foram caracterizados apenas três tipos de perfis metagenômicos (enterotipos) dominantes: *Bacteroides, Prevotella* ou *Ruminococcus*. As diferenças encontradas entre os genes de bactérias são consideradas raras, ocorrendo em menos de 1%, porém extremamente importantes, pois parecem ser genes envolvidos justamente em funções importantes, como replicação do DNA ou biogênese celular. Nesse caso, bactérias que sejam desse microbioma variável são alvo promissor para modulação e, consequentemente, possíveis efeitos benéficos à saúde.[3]

Devido à sua complexidade, fica evidente que a formação da microbiota é resultado de diversos fatores e de diferentes etapas até sua consolidação. As primeiras bactérias a colonizar o TGI são bactérias anaeróbias facultativas, que apresentam importante papel ao reduzir o potencial oxidativo do lúmen, criando condições favoráveis para o crescimento das espécies anaeróbias restritas. Logo ao nascer, o indivíduo apresenta pouca diversidade e alta instabilidade na microbiota intestinal, sendo esse quadro revertido próximo aos 3 anos de idade, quando a microbiota alcança características já similares às da microbiota de adulto, com predominância dos filos Firmicutes e Bacteroidetes (**Figura 12.1**).[4]

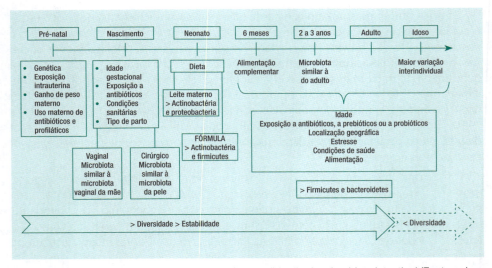

Figura 12.1 Fatores associados à formação e à consolidação da microbiota intestinal (Fonte: adaptada de Villanueva-Millán, et al. J Physiol Biochem. 2015;71(3):509-25).

Fatores ambientais, que envolvem a vida intrauterina, a idade gestacional e o tipo de parto, podem favorecer distintamente a colonização precoce do TGI. Crianças nascidas por parto vaginal tendem a ter a microbiota intestinal mais similar à microbiota vaginal da mãe, pelo contato diretamente estabelecido no momento do parto. Em contrapartida, aquelas nascidas por parto cirúrgico apresentam microbiota intestinal mais semelhante à microbiota da pele materna. Existe um fator hereditário, de acordo com o qual gêmeos univitelinos apresentam maior similaridade entre as microbiotas quando comparados a irmãos fraternos e a indivíduos sem parentesco. No entanto, os diferentes fatores externos parecem contribuir de forma ativa para a composição da microbiota.[4,6]

Dentre os fatores maternos, podemos destacar o uso de suplementos probióticos e antibióticos durante a gestação, principalmente quando administrados no último tri-

Capítulo 12 – Destoxificação e Microbiota Intestinal

mestre de gestação e durante a lactação. O ganho de peso excessivo durante a gravidez, o índice de massa corporal (IMC) da mãe e o estresse materno também são capazes de modular parcialmente o perfil de microbiota do recém-nascido. O aleitamento materno é fator crucial para a formação e a concretização da flora intestinal, gerando uma proporção populacional mais benéfica. Bebês amamentados ao seio apresentam maior proporção de Bacteroidetes do que de Firmicutes, havendo inversão dessa proporção em bebês alimentados com fórmula infantil. A maior relação Firmicutes/Bacteroidetes está associada, na vida adulta, ao maior peso corporal, ao acúmulo de gordura e à resistência à insulina. O uso de antibióticos na primeira infância gera modificações na diversidade da microbiota, as quais, apesar de transientes, podem necessitar de meses após o término do medicamento para recuperação de alguns gêneros.[6,7]

Estudo recente, no entanto, demonstrou a importância da introdução de alimentos e do desenvolvimento do hábito alimentar da criança na modulação da microbiota. Ao comparar crianças nascidas de mães com obesidade ou eutróficas, verificou-se que apresentavam um perfil de microbiota similar ao da mãe, ou seja, com alta razão Firmicutes/Bacteroidetes no caso dos filhos de mães com excesso de peso. Essa proporção as tornaria, a princípio, mais suscetíveis ao maior ganho de peso e à obesidade. No entanto, mesmo com a característica da transmissão vertical materna, verificou-se que os fatores mais influentes no peso corporal das crianças, aos 18 meses, foram a realização do aleitamento materno e as características da alimentação complementar, sendo a ingestão de fibra o principal fator dietético.[8] O papel crucial da alimentação na modulação da microbiota intestinal será descrito mais adiante.

Papel da microbiota intestinal na relação saúde-doença

Uma microbiota saudável deve apresentar quantidade e diversidade adequadas, resultando, consequentemente, em uma condição de promoção de saúde para nós, os hospedeiros. O termo "disbiose" é usado para definir um desequilíbrio na flora intestinal, que pode decorrer da redução na quantidade total de espécies presentes ou de um desequilíbrio entre os microrganismos que normalmente habitam o TGI. No entanto, não há consenso do que é considerado "saudável" em termos de microbiota ou microbioma intestinais. Sugere-se que uma baixa diversidade ou um microbioma pouco rico, definido como aquele que apresenta menos de 480 mil genes bacterianos, esteja associado à maior quantidade de massa gorda, à resistência à insulina e à inflamação baixa e crônica.[2] Em contrapartida, aquele microbioma mais diverso, mais rico, estaria associado à menor frequência das condições citadas.

Sabe-se que alterações na motilidade e na imunidade locais, que comprometam a integridade da mucosa intestinal, podem contribuir para a disbiose. Da mesma forma, exercício físico e alimentação podem favorecer uma maior diversidade microbiana (**Figura 12.2**). Quadro de disbiose crônica pode induzir maior produção de citocinas inflamatórias localmente, contribuindo para agravamento de doenças inflamatórias intestinais, por exemplo, as quais, se aliadas ao aumento da permeabilidade intestinal, podem favorecer o aumento do processo inflamatório sistêmico. Além da inflamação sistêmica, a hiperpermeabilidade intestinal pode, ainda, facilitar a entrada de xenobióticos via oral, o que será discutido mais adiante. Por essa razão, a disbiose vem sendo relacionada ao desenvolvimento de doenças crônicas não transmissíveis (DCNT).[9]

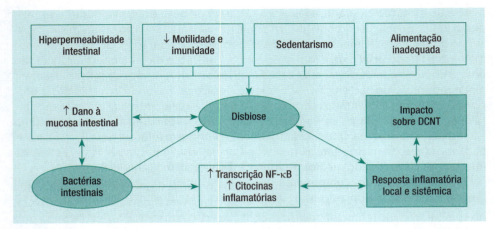

Figura 12.2 Fatores associados à disbiose e seu impacto sobre as DCNT. DCNT: doenças crônicas não transmissíveis; NF-κB: fator nuclear Kappa B.

A relação entre microbiota intestinal e obesidade foi inicialmente estudada em modelos animais que utilizavam camundongos *germ-free*, os quais, após colonização com a microbiota de camundongos convencionais, aumentavam expressivamente o peso corporal, a massa gorda e a resistência à insulina, apesar do menor consumo de ração, sugerindo um impacto da microbiota sobre o fenótipo. Posteriormente, diferentes trabalhos com animais e humanos verificaram que a obesidade está associada a mudanças na composição da microbiota, marcadamente com diferenças na abundância do filo dominante, com maior razão Firmicutes/Bacteroidetes em relação aos eutróficos. Uma maior proporção de Firmicutes em relação aos Bacteroidetes é bastante clara em modelos animais com obesidade, como camundongos ob/ob, estando relacionada ao ganho de peso e às comorbidades associadas à doença.[10] Porém, os resultados em humanos ainda não são tão consistentes, podendo ser um reflexo não apenas da maior complexidade de nosso microbioma, mas também dos fatores que o influenciam.

Alterações na composição da microbiota intestinal parecem impactar o metabolismo de ácidos graxos de cadeia curta (AGCC), aumentando sua produção luminal a partir de polissacarídeos da dieta e, consequentemente, a quantidade de energia passível de absorção. Há maior proporção, também, de acetato e propionato sendo gerada, em relação ao butirato, os quais podem atuar como indutores de lipogênese e gliconeogênese hepática. A menor produção de butirato, por outro lado, pode prejudicar a sinalização da insulina, uma vez que esse AGCC estimula a secreção do peptídeo insulinotrópico dependente de glicose (GIP) e do peptídeo-1 semelhante ao glucagon (GLP-1) via estímulo a células L.[11,12]

A geração inadequada de AGCC pode desregular a expressão de genes inflamatórios, quando esses ácidos atuam como ligantes de receptores acoplados à proteína G (GPR1 e GPR3). Adicionalmente, a microbiota parece suprimir a expressão da proteína quinase ativada por AMP (AMPK), resultando em menor oxidação de ácidos graxos em tecidos periféricos. Esses dois processos, em conjunto, podem resultar em um quadro bastante negativo para regulação do peso corporal, da diabetes melito (DM) e da resistência insulínica.[11,12]

Capítulo 12 – Destoxificação e Microbiota Intestinal

Além de favorecer a extração de calorias da dieta e reduzir a oxidação de ácidos graxos em tecido muscular, a microbiota parece suprimir a expressão da proteína angiopoietina-like 4 (ANGPTL4), também conhecida como FIAF (do inglês, *fasting induced adipose fator*), promovendo maior captação de triglicerídeos pelos adipócitos. Por fim, a própria obesidade contribui para promoção de um quadro pró-inflamatório, que favorece tanto a disbiose como alterações na integridade da barreira mucosa intestinal, facilitando a translocação de moléculas inflamatórias, como os lipopolissarídeos (LPS), e promovendo mais inflamação sistêmica.[11,12]

O metabolismo da microbiota intestinal sobre outros componentes dietéticos, como é o caso da colina, também parece contribuir para outros desfechos negativos de saúde, como doenças cardiovasculares (DCV) e doença hepática gordurosa não alcóolica. Colina é um componente presente nas membranas celulares que, em alimentos, está em maior concentração em ovos e no tecido muscular de animais, como na carne bovina. Dependendo da composição da microbiota intestinal, a colina proveniente da dieta pode ser substrato para a ação de enzimas microbianas, gerando metilaminas que, ao serem absorvidas, são novamente metabolizadas no fígado a óxido de trimetilamina (TMAO), associado à formação de placa de ateroma e desenvolvimento de DCV, por exemplo.[13]

A presença de bactérias ao longo de todo o TGI pode impactar a regulação da pressão arterial, por serem responsáveis pela conversão de nitrato inorgânico (NO3–), presente principalmente em vegetais folhosos verde-escuros, a nitrito (NO2–) e, posteriormente, a óxido nítrico (NO), com ação vasodilatadora. Também no caso da regulação da pressão arterial, os AGCC, via sinalização à GPR, podem modular a liberação de renina.[13]

Apesar de evidências correlacionarem modificações na microbiota intestinal a diferentes DCNT, ainda não se tem uma relação certa de causalidade ou um indicativo da composição que seria "saudável" e promoveria a manutenção da saúde. Estudos mais recentes já vêm indicando alguns filos e algumas espécies que podem estar relacionados a um fenótipo saudável. *Faecalibacterium prausnitzii* e *Akkermansia muciniphila*, por exemplo, parecem relacionadas a um melhor controle do peso e da glicemia, estando presentes de forma mais abundante em animais e indivíduos eutróficos e sem DM.[14] As estratégias terapêuticas possíveis para a modulação da microbiota intestinal a um perfil saudável ainda não estão claras e serão discutidas adiante.

PRINCIPAIS FATORES MODULADORES DA MICROBIOTA INTESTINAL

Alimentação

Os microrganismos que colonizam o intestino podem alterar a expressão gênica em células da mucosa intestinal e, em último caso, alterar a função do TGI. A alimentação é um dos fatores moduladores da microbiota intestinal e se apresenta como fator determinante das características da colonização intestinal, que é muito influenciada pelos hábitos alimentares adquiridos em longo prazo, bem como por fenótipos do hospedeiro, sendo pouco modificada por mudanças de hábitos em curto prazo. Estudos experimentais demonstraram que a composição dietética tem forte função determinante na modulação da microbiota intestinal, influenciando em 57% sua variedade, dos quais apenas 12% se relacionam a fatores genéticos.[15]

Independentemente dos componentes que podem impactar positiva ou negativamente essa população, o motivo é bastante evidente: diariamente ingerimos uma mistura complexa de nutrientes, compostos bioativos (CB), substâncias químicas, dentre outros, por meio dos alimentos e das bebidas em nossas refeições. Em decorrência do processo fisiológico da digestão, esses alimentos são diretamente encaminhados ao lúmen intestinal, entrando em contato direto com a microbiota. Em função disso, diversos trabalhos, em modelos experimentais e também em humanos, vêm analisando o impacto de componentes específicos e padrões dietéticos sobre o comportamento da microbiota.

Ainda não há evidências científicas consistentes de como a alimentação e os outros hábitos de vida podem alterar a composição da microbiota e, consequentemente, as doenças endócrino-metabólicas. Alguns estudos realizados em humanos demonstraram, por meio de dieta, de compostos bioativos e de probióticos, a modulação da microbiota e seus efeitos nela e em desfechos bioquímicos e clínicos de fatores de risco cardiometabólicos (**Quadro 12.1**).

Quadro 12.1 Modulação da microbiota intestinal, seus efeitos na microbiota e seus desfechos clínicos ou metabólicos de fatores de risco			
População (n)	*Intervenção*	*Efeito na microbiota intestinal*	*Efeito clínico/metabólico*
Humanos (87)	*Lactobacillus gasseri*	–	↓ Peso, perímetro da cintura e adiposidade visceral
Humanos (7)	*Lactobacillus acidophilus*, *L. casei* e *L. rhamnosus*	–	↑ Imunidade e funcionalidade da mucosa intestinal
Humanos (98)	Dieta hiperlipídica/ pobre em fibra Dieta hiperglicídica/ rica em fibra	Enterótipo tipo 1, rico em Bacteroides Enterótipo tipo 2, rico em Provetella	–
Humanos (10)	Polifenóis (vinho)	↑ Filos: Proteobacteria, Fusobacteria, Firmicutes e Bacteroidetes ↑ Gêneros: *Enterococcus*, *Bacteroides* e *Prevotella* ↓ Gênero *Clostridium* e *Clostridium histolyticum* ↑ *Bifidobacterium* spp.	↓ Pressão, TG, CT, HDL-C e PCR
Humanos (2.595)	Consumo ↑ de carne (↑ trimetilamina)	–	↑ Risco cardiovascular
Humanos com obesidade (30)	Inulina/Oligofrutose	↑ *Bifidobacterium* spp. ↑ *Faecalibacterium* ↓ LPS	↓ Massa adiposa

TG: Triglicerídeos; CT: Colesterol Total; HDL-C: Lipoproteína de Alta Densidade; PCR: Proteína C-Reativa; LPS: Lipopolissacarídeo. Fonte: Moraes AC, et al. Arq Bras Endocrinol Metabol. 2014;58(4):317-27.

Capítulo 12 – Destoxificação e Microbiota Intestinal

Evidências apontam a qualidade da dieta como um potente e importante modulador da composição da microbiota intestinal, principalmente no que tange ao teor de gorduras, que, em excesso, pode influenciar a integridade da mucosa e, consequentemente, prejudicar sua permeabilidade intestinal. Já foi observado que mudanças crônicas no padrão alimentar, como adoção de dietas veganas em comparação a dietas onívoras, está associada a mudanças no perfil microbiano. Essas mudanças se tornam "permanentes" no caso da adoção crônica de determinados padrões alimentares, em função da recorrência do consumo de determinados alimentos. No entanto, estudos de intervenção de curta duração, como de cinco dias, por exemplo, já demonstram alterações modestas, porém significativas, na composição da microbiota. Dietas veganas ou vegetarianas tendem a ter maior frequência de consumo de alimentos *in natura*, como frutas, hortaliças, cereais e leguminosas, não apenas ricos em fibras dietéticas, mas também fontes alimentares fonte de CB, especialmente os compostos fenólicos.[17]

O impacto da baixa ingestão de polissacarídeos complexos é bastante claro, uma vez que são os principais substratos para síntese de AGCC, implicados em diferentes aspectos metabólicos mencionados anteriormente. De maneira geral, a ausência de fibra dietética pode contribuir, ainda, para menor quantidade de mucina e para uma mucosa intestinal mais fina, prejudicando a colonização de bactérias benéficas, especialmente aquelas que habitam a camada de muco, como a *Akkermansia mucinophilia*. O maior aporte de polifenóis em dietas ricas em alimentos de origem vegetal também é um fator positivo para composição da microbiota. Muitos compostos fenólicos, especialmente os flavonoides, estão presentes nos alimentos, como os glicosídeos, associados a moléculas de açúcar, que podem ser clivadas por enzimas bacterianas e ser utilizadas como substrato energético para as bactérias, promovendo seu crescimento.[18]

Além das dietas vegetarianas e veganas, alguns outros padrões alimentares já foram estudados com resultados interessantes. O modelo de dieta oriental, caraterizado pelo alto consumo de proteína e lipídios de origem animal e baixo consumo de fibra dietética, parece reduzir de forma drástica o número total de bactérias, especialmente de espécies benéficas, como *Bifidobacterium* e *Eubacterium*. A dieta ocidental, pelo consumo mais frequente de proteína animal, *fast-foods* e produtos industrializados, e as dietas isentas de glúten, por muitas vezes terem de utilizar produtos industrializados, resultam em maior aporte lipídico e menor aporte de carboidratos complexos.[17] Dietas tipicamente ocidentais ainda são, muitas vezes, marcadamente ricas em alimentos industrializados, os quais apresentam em suas formulações, além de nutrientes, outras substâncias intencionalmente adicionadas, a fim de promover textura, sabor, aroma, bem como de aumentar tempo de prateleira, dentre outros motivos. Essas substâncias podem ser caracterizadas, de forma simplista, como aditivos alimentares, o que inclui desde edulcorantes artificiais até emulsificantes e corantes. Apesar de serem regulados pela Anvisa no Brasil, estudos recentes vêm demonstrando que, mesmo em quantidades legais de uso, podem impactar a composição da microbiota.

Dentre os aditivos comumente utilizados em produtos industrializados, os emulsificantes ganharam destaque por atuarem como detergentes, estabilizando misturas outrora imiscíveis. Dentre eles, a carboximetil celulose (CMC) e o polisorbato 80 (P80) já foram estudados em modelos animais, demonstrando efeito promotor de supercrescimento bacteriano no intestino delgado e facilitando a translocação bacteriana, contribuindo para aumento do processo inflamatório. Emulsificantes também parecem atuar fragilizando a camada de mucina, com as mesmas implicações descritas anteriormente.[19]

O padrão de dieta mediterrânea, bastante estudado em relação ao risco de DCNT, especialmente DCV, também já foi associado a perfis de microbiota mais favoráveis à manutenção da saúde. Caracterizada pelo consumo prioritário de ácidos graxos poli--insaturados e monoinsaturados em relação aos saturados, de cereais integrais e leguminosas ricos em fibras e de baixa carga glicêmica, de frutas e hortaliças fonte de fenólicos, bem como pelo equilíbrio entre proteínas de origem animal e as de origem vegetal, essa dieta parece incluir diferentes elementos que, individualmente, beneficiam a saúde colônica. A dieta mediterrânea ainda prioriza alimentos *in natura* em detrimento de industrializados sempre que possível [17].

Indivíduos que apresentavam maior aderência ao padrão de dieta mediterrânea tinham maior excreção fecal de AGCC, *Lactobacillus*, *Bifidobacterium* e *Prevotella*, mas menor quantidade de *Clostridium*. Contrariamente, os que apresentavam menor aderência ao perfil mediterrâneo foram associados a maior excreção urinária de TMAO, mencionada anteriormente, associada a um maior risco cardiovascular.[20] É evidente que o modelo de dieta mediterrânea escolhido para estudo não precisa, necessariamente, ser aquele adotada pelo indivíduo, considerando-se questões individuais, culturais e socioeconômicas que cercam o hábito alimentar. Contudo, ao identificar os grupos de alimentos que são mais ou menos frequentes e ao verificar que são esses alimentos que estão associados às mudanças na microbiota, é mais fácil realizar um plano alimentar voltado à correção da disbiose e ao estímulo à destoxificação, como será abordado a seguir (**Quadro 12.2**).

Quadro 12.2 Componentes dietéticos associados a mudanças na composição da microbiota intestinal							
	Diversidade microbiana	*Bifidobacteria*	*Lactobacilli*	*Bacteroides*	*Roseburia*	*Faecalibacterium prausnitzii*	*Akkermansia muciniphila*
Proteína animal	↑	↓		↑	↓		
Proteína vegetal	↑	↑	↑				
Gorduras saturadas				↑		↑	
Gorduras insaturadas		↑	↑				↑
Fibra dietética/prebióticos	↑	↑	↑		↑		
Glicose/frutose/sacarose		↑		↓			
Edulcorantes artificiais		↓	↓	↑			
Probióticos	↑	↑	↑				
Polifenóis		↑	↑	↓			

Fonte: Singh RK, et al. J Transl Med. 2017;15(1):73.

Probióticos

Probióticos, por definição, são microrganismos vivos capazes de melhorar o equilíbrio microbiano intestinal, produzindo efeitos benéficos à saúde do indivíduo.[25] O consumo de probióticos, como estratégia coadjuvante para a manutenção da saúde, não é uma conduta recente, sendo realizada por diferentes populações há centenas de anos, pelo hábito de consumir alimentos e bebidas fermentadas.

O interesse no uso de probióticos para tratar diferentes condições clínicas foi impulsionado pela indústria de suplementos nutricionais. Os gêneros mais comuns de probióticos são *Lactobacillus*, *Bifidobacterium* e *Saccharomyces boulardii*. *Lactobacillus* e *Bifidobacterium* são bactérias anaeróbias facultativas e gram-positivas, enquanto o *S. boulardii* é uma levedura. Dentre os gêneros de *Lactobacillus* e *Bifidobacterium,* encontramos diversas espécies utilizadas em estudos científicos e disponibilizadas comercialmente. No Brasil, os probióticos são regulados pela Agência de Vigilância Sanitária (Anvisa) (**Quadro 12.3**).[21]

Quadro 12.3			
Microrganismos probióticos, de acordo com a RDC no 2/2002 (Anvisa)			
Lactobacillus	*Bifidobacterium*	*Lactococcus*	*Enterococcus*
Lactobacillus acidophilus *Lactobacillus casei shirota* *Lactobacillus casei v. rhamnosus* *Lactobacillus casei v. defensis* *Lactobacillus paracasei*	*Bifidobacterium bifidum* *Bifidobacterium animallis* (incluindo subespécie *B. lactis*) *Bifidobacterium longum* *Enterococcus faecium*	*Lactococcus lacti*	*Enterococcus faecium*

Fonte: Agência Nacional de Vigilância Sanitária. Resolução nº 2, 7 jan. 2002.

Entre os mecanismos de ação que podem contribuir para a modulação da microbiota intestinal estão produção de bacteriocinas e competição por nutrientes, inibindo ou prejudicando o desenvolvimento de microrganismos patogênicos. Entre esses mecanismos, encontram-se as bactérias gram-negativas, responsáveis pela produção de LPS, associado à indução de inflamação local e sistêmica.[22]

Os probióticos podem contribuir, ainda, para a integridade da mucosa intestinal, ao induzirem a síntese de proteínas de conexão, como ocludina e zonulina, bem como a redução do pH do lúmen intestinal pela maior produção de AGCC, controlando o crescimento de bactérias patogênicas que podem ser substrato energético dos enterócitos. Atuam também como moduladores imunológicos, via receptores Toll-like, ativando ou inibindo diferentes cascatas de sinalização e resultando, por exemplo, na inibição da proliferação de células CD4+, que são pró-inflamatórias, e na ativação de vias anti-inflamatórias pelas células Treg e pelos linfócitos B.[22]

De maneira geral, podemos ver, por esses mecanismos, como os probióticos poderiam contribuir de alguma forma para uma mudança no perfil da microbiota e, assim, impactar de forma benéfica as DCNT pela redução da inflamação. Apesar de os estudos individuais demonstrarem como o uso de probióticos pode modular a microbiota, a heterogeneidade dos protocolos, com pequeno tamanho amostral, modelos, cepas, doses e tempos de administração diferentes, dificulta a avaliação e a possível indicação dos probióticos como tratamento coadjuvante.

Exercício físico

O exercício físico é capaz de influenciar todo o TGI e, por consequência, a microbiota dos indivíduos submetidos à prática regular de atividade física.[23] Com o aprofundamento da epigenética e o maior entendimento sobre o microbioma humano, têm-se demonstrado que a interação entre gene, ambiente e estilo de vida tem impacto importante na saúde e na microbiota intestinal dos hospedeiros.

Os mecanismos pelos quais o exercício impacta a composição da microbiota intestinal ainda não estão completamente elucidados, havendo diferenças no perfil observado em atletas e desportistas.[24] De maneira geral, a prática de exercícios físicos resulta em efeitos benéficos para o TGI como um todo, reduzindo a incidência de câncer gástrico e de doenças inflamatórias intestinais, bem como aumentando a produção de butirato e estimulando a biogênese mitocondrial, entre outros efeitos. No entanto, a intensidade do exercício pode predispor à ocorrência de problemas gastrintestinais, influenciando o perfil da microbiota dos indivíduos. O estresse induzido pelo exercício intenso favorece o aumento de LPS e da permeabilidade intestinal, possibilitando a translocação de LPS e contribuindo para o desenvolvimento de quadro de disbiose e de endotoxemia metabólica.[24,25]

Estudos com animais submetidos ao exercício, quando comparados aos animais sedentários, têm demonstrado maior diversidade de filos, maiores concentrações de bactérias fermentativas, maiores proporções de *Lactobacillus* e *Bifidobacterium* e melhora na razão Bacteroidetes/Firmicutes, apesar de alguns estudos apresentarem resultados contraditórios em relação à última.[26-28] Ensaios clínicos, no entanto, ainda são escassos, incluindo públicos específicos, como atletas de *endurance*, indivíduos fisicamente ativos e pessoas sedentárias. Ainda assim, parece haver diferenças entre a diversidade de filos e a abundância de alguns microrganismos, como *Akkermansia, Roseburia* e *Faecalibacteria*, relacionados à melhora de parâmetros metabólicos quando presentes em maiores proporções, como se tem observado em atletas.[24,29-30]

De maneira geral, as evidências apontam uma maior diversidade da microbiota (fator considerado positivo) com a maior aptidão cardiorrespiratória observada nos indivíduos que praticam atividade física, se comparados aos sedentários. Além da relação existente entre exercício, microbiota e metabolismo do hospedeiro, ainda há a alimentação, descrita anteriormente, sendo necessário esclarecer os mecanismos envolvidos nessas inter-relações.

DESTOXIFICAÇÃO: CARACTERIZAÇÃO E RELAÇÃO COM A MICROBIOTA INTESTINAL

A destoxificação pode ser definida, de forma sucinta, como processo intracelular de biotransformação que visa reduzir o impacto negativo de xenobióticos ou endobióticos (compostos estanhos ao organismo, de origem exógena ou endógena, respectivamente). Dessa forma, vale ressaltar que a ação das enzimas de destoxificação não se limitam apenas a substâncias exógenas, atuando sobre moléculas endógenas, como hormônios e neurotransmissores, e sendo responsáveis pela geração de metabólitos intermediários, que podem atuar como moléculas sinalizadoras.[31]

Capítulo 12 – Destoxificação e Microbiota Intestinal

Xenobióticos englobam uma vasta gama de substâncias químicas, algumas largamente conhecidas e de uso mais facilmente identificável, como álcool, tabaco e medicamentos, mas também substâncias químicas presentes no ar, decorrentes da queima de combustível, dos agrotóxicos e dos aditivos químicos dos alimentos, bem como de substâncias presentes em derivados plásticos, como o bisfenol A (BPA) e ftalatos. De forma ampla, muitos podem ser categorizados como poluentes orgânicos persistentes (POP), substâncias biológicas e ambientalmente persistentes, levando à bioacumulação e à biomagnificação na cadeia alimentar.[31-32]

Já os endobióticos, também substratos para as vias de destoxificação, incluem desde substâncias inerentes ao metabolismo humano, como estrogênio, vitamina D e ácidos graxos das séries n-3 e n-6, a substâncias geradas no lúmen intestinal. Quadros de disbiose, como explicado anteriormente, podem aumentar a produção endógena de LPS, que, ao cair na circulação, ativa as vias de destoxificação.

A biotransformação é um processo que pode ser realizado por todas as células do organismo, uma vez que as principais enzimas responsáveis localizam-se na membrana do retículo endoplasmático. No entanto, são mais expressas, estando em maior concentração, no fígado e no intestino delgado, secundariamente, havendo grande relação entre a destoxificação, a integridade da mucosa e a composição da microbiota intestinal. Situações em que haja processo inflamatório local, como doenças inflamatórias intestinais e alergias alimentares, as quais fragilizam proteínas de conexão como ocludinas e zonulinas, favorecendo o aumento da permeabilidade intestinal, podem prejudicar a destoxificação.[31-33]

Por questões didáticas, o processo de destoxificação tende a ser divido em três fases. Inicialmente, foi caracterizado a partir da identificação de hemeproteínas no fígado, denominadas enzimas do complexo citocromo P450 (CYP450). Essas enzimas e as monoxigenases dependentes de flavina compreendem a chamada fase I, realizando, principalmente, reações de oxidação, hidroxilação e redução. O objetivo dessa fase é adicionar ou expor grupos funcionais, tornando a molécula mais polar e/ou mais suscetível à ação dos sistemas de destoxificação adicionais.[31-33]

O aumento da hidrofilicidade da molécula é essencial e fundamental à sua excreção, uma vez que as vias responsáveis por esse processo são urina, fezes, respiração e transpiração. No entanto, as mudanças estruturais nas moléculas podem torná-las momentaneamente instáveis, podendo causar algum dano celular. Em alguns casos, como na destoxificação de aminas heterocíclicas, a molécula intermediária é mais reativa que a molécula nativa. Esses metabólitos intermediários reativos, caso produzidos em quantidades acima da capacidade de neutralização, aumentam o risco de dano oxidativo, sendo a ativação crônica ou exacerbada da destoxificação, por essa razão, uma fonte endógena de estresse oxidativo, mesmo que necessária e fisiológica.[31-33]

Mais tarde, foi identificado um conjunto diferente de enzimas, as conjugases, que foram denominadas enzimas de fase II. As enzimas de fase II incluem glutationa-S-transferases (GST), UDP-glicuronosiltransferases (UGT), sulfotransferases, N-acetiltransferase e metiltransferases, por exemplo, que catalisam reações de conjugação com moléculas como ácido glicurônico, sulfato, glutationa, glicina, taurina ou grupos metila a intermediários biotransformados. A conjugação na fase II tem por objetivos continuar as mudanças estruturais que aumentam a hidrofilicidade da molécula e neutralizar possíveis metabólitos intermediários, gerados a partir das enzimas de fase I. Fica evidente, portanto, que a correta metabolização de compostos exógenos ou endógenos depende da ação conjunta e harmônica entre enzimas de fase I e de fase II.[31-33]

Nesse cenário, outro aspecto importante para a prática clínica é, portanto, compreender que auxiliar a destoxificação não se limita a fornecer cofatores ou indutores da atuação dessas enzimas, uma vez que podem contribuir para o processo de estresse endógeno, mas aliar essas condutas à redução da exposição a xenobióticos e ativar as vias de biotransformação, para eliminar e minimizar possíveis danos à molécula de origem. No entanto, essa ativação pode gerar metabólitos instáveis, sendo estratégia primária reduzir as vias de exposição pelo indivíduo.

A terceira fase do processo de destoxificação se diferencia das demais por não envolver a ação enzimática, mas de proteínas de efluxo, presentes na membrana celular, as quais pertencem majoritariamente à família dos transportadores ABC (do inglês, ATP-*binding cassette*). O mecanismo de efluxo, dependente de energia, leva os xenobióticos ao meio extracelular, diminuindo sua concentração intracelular. Nessa etapa, o TGI se torna novamente central à conduta dietética, uma vez que há alta expressão dessas proteínas nas vilosidades intestinais, e o lúmen intestinal entra diretamente em contato com diferentes xenobióticos via ingestão de alimentos, bebidas e fármacos. A metabolização e eliminação, portanto, dependem diretamente da ação harmônicas das três fases de destoxificação aliado à uma mucosa e microbiota intestinais saudáveis [34,35].

Impacto dos xenobióticos à saúde

A destoxificação, como visto anteriormente, é um processo fisiológico. No entanto, o interesse e as correlações com a área de saúde e da nutrição vêm crescendo na última década, especialmente com o aumento das evidências científicas sobre o papel dos xenobióticos no desenvolvimento e no agravamento de DCNT. Diversos trabalhos vêm demonstrando correlação entre a exposição ambiental a POP e doenças como obesidade, DM e DCV. No entanto, apesar das evidências, há grande dificuldade de associar a exposição a xenobióticos aos desfechos em saúde, principalmente no caso das doenças endócrino-metabólicas.[36-38]

Além das características multifatoriais e dos longos períodos de latência dessas patologias, a população em geral é exposta de forma crônica a múltiplos agentes, simultaneamente, em concentrações relativamente baixas, perfil muito diferente daqueles reproduzidos, por exemplo, em testes toxicológicos. Dessa forma, torna-se difícil reproduzir em pesquisa o efeito cumulativo ao qual o homem está exposto. Em nível fisiopatológico, as DCNT relacionadas à exposição surgem como resultado de interações entre fatores internos (genéticos, epigenéticos, hormonais, envelhecimento etc.) e influências externas (ocupacionais/ambientais).[36-38]

No caso do desenvolvimento do câncer, por exemplo, o CYP450 é um importante alvo biológico, podendo atuar tanto na ativação de componentes ambientais e dietéticos (pré-carcinógenos) em agentes potencialmente carcinogênicos, quanto na ativação ou na inativação de drogas utilizadas na terapia anticâncer e na manutenção da resistência das células tumorais a certas drogas, devido a alterações nos níveis de expressão de suas enzimas.[39]

Além disso, as enzimas do CYP, ao mediarem a formação de intermediários reativos de oxigênio, podem levar à iniciação tumoral ou atuar na fase de progressão da carcinogênse, promovendo inflamação, por participarem do metabolismo de eicosanoides. Considerando o importante papel do CYP na ativação metabólica de pré-carcinógenos e na eliminação de carcinógenos ativos, vários estudos têm por objetivo investigar possíveis variantes genéticas dessas enzimas que possam predispor a certos tipos de câncer.[39]

Dentre os xenobióticos, alguns ganham a denominação de disruptores endócrinos (DE), atuando sobre processos metabólicos regulados por hormônios. Impactos negativos de e de outros agentes químicos sobre a adiposidade já têm sido vistos em modelos experimentais, envolvendo BPA, bifenilas policloradas, metais como chumbo e pesticidas organofosfatados, entre outros. O tecido adiposo em si apresenta papel importante na regulação da toxicidade desses agentes químicos, os quais, por sua alta lipofilicidade, são facilmente solubilizados e armazenados em tecidos ricos em lipídios, como é o caso dos adipócitos, podendo exercer um efeito protetor ao dos demais tecidos em casos de exposição aguda. Porém, de forma crônica, o tecido adiposo se tornar um "reservatório" de POP, promovendo a liberação de pequenas doses desses compostos químicos para a circulação e os tecidos periféricos e tendo sua função alterada.[38]

Já foi observado, por exemplo, que a exposição a xenobióticos exerce estímulo à diferenciação de células-tronco mesenquimais (MSC) em pré-adipócitos e, desses, em adipócitos maduros. A exposição a DE pode ainda afetar a regulação energética corporal, por meio da alteração na secreção de leptina, levando a mudanças na sinalização de *status* energético e de saciedade e, consequentemente, impactando o consumo alimentar. Por outro lado, a redução da expressão e da secreção de adiponectina afetaria negativamente não só a regulação do *status* energético, mas também a resistência à insulina, afetando, também, parâmetros metabólicos.[38]

No caso do DM e da resistência à insulina, diversos estudos em animais já vêm demonstrando o efeito negativo da exposição ao BPA, aos POP e às dioxinas na resistência à insulina e em alterações na homeostase glicêmica. Além da alteração na função das células B propriamente ditas, os xenobióticos podem interferir na sinalização insulínica por outros mecanismos. A ação da insulina nos tecidos-alvo depende de sua ligação com seu receptor, o que resulta na autofosforilação do receptor e na ativação da tirosina quinase. Uma vez ativado, o receptor sinaliza para proteínas IRS (substrato receptor de insulina) e recruta fosfatidilserina-3-quinase (PI3-quinase) para a membrana celular. Essa sinalização culmina na ativação da Akt (proteinoquinase B) que, entre outros efeitos, promove a transcrição gênica do transportador de glicose 4 (GLUT4), assim como a captação de glicose por ele. Ao longo dessa cascata de sinalização, diversos agentes químicos poderiam interferir negativamente, favorecendo o desenvolvimento de resistência insulínica e diabetes melito do tipo 2 (DM2).[37]

De forma resumida, podemos sugerir que a exposição a esses agentes ambientais podem contribuir para a resistência à insulina e favorecer o desenvolvimento de DM por meio da indução de estado pró-inflamatório, influenciando a secreção de adipocinas pelo tecido adiposo (por exemplo, adiponectina), interagindo com receptores de estrogênio, interferindo na cascata de sinalização intracelular da insulina e no metabolismo de cálcio intracelular.

No caso das DCV, há evidências do impacto dos POP sob diferentes fatores de risco. Os poluentes ambientais são transportados por meio de lipoproteínas. Por isso, qualquer associação entre os níveis de POP e o perfil lipídico pode ser difícil de ser avaliada. Existem evidências experimentais que sustentam os resultados ainda precoces com humanos, demonstrando que os POP podem, direta ou indiretamente, impactar as DCV, por interferirem na secreção e/ou na resistência à insulina e à obesidade, ao elevar a pressão arterial pelo aumento da sensibilidade à angiotensina II, prejudicando a vasodilatação dependente do endotélio; induzir dislipidemia, por interferirem no armazenamento de gordura nos adipócitos; levar à esteatose hepática; acelerar a placa de aterosclerose (em modelos experimentais); induzir hipertrofia cardíaca; e alterar a composição de elementos contráteis.[36]

A carga tóxica total capaz de levar a essas alterações clínicas ou outras vai variar de acordo com cada organismo, pela natureza química da substância (sua toxicidade intrínseca) e pelo binômio dose-tempo. A chamada sobrecarga funcional do processo de destoxificação será, portanto, decorrente da exposição crônica a múltiplos componentes químicos, mesmo que em menor concentração. Isso reforça a ideia de que parte fundamental da estratégia nutricional, visando à melhora do processo de destoxificação, deve privilegiar a redução da exposição recorrente a xenobióticos. Aliado a isso, deve-se promover ambiente favorável à sua correta eliminação, via inclusão de componentes que auxiliem as atividades das três fases de biotransformação.

Alimentação: compostos bioativos e nutrientes na destoxificação

A alimentação apresenta papel central na destoxificação, de forma mais ampla do que apenas pela inserção de nutrientes que atuam como cofatores, mas principalmente pelo padrão dietético adotado pelo indivíduo. Por terem a participação direta de enzimas, as fases I e II, por exemplo, requerem cofatores enzimáticos ou apresentam nutrientes em sua estrutura. As CYP hemeproteínas têm o ferro como molécula central, de forma análoga a outras hemeproteínas, como a hemoglobina, de modo que é fácil compreender a importância do aporte e do metabolismo adequados do ferro na biotransformação.[33]

As CYP contêm, ainda, um grupamento tiol, cujo elemento está disponível no organismo em função também de seu aporte dietético, seja por fontes de enxofre orgânicas (crucíferas, por exemplo), seja por aminoácidos sulfurados (cisteína e metionina).[33] Outro exemplo seria a conjugação com glutationa ou diretamente com aminoácidos, que ocorre na fase II. A glutationa é um tripeptídeo formado endogenamente a partir da glicina, da cisteína e do ácido glutâmico. A inadequação da ingestão ou do metabolismo proteicos pode acarretar alterações nessa fase.

A síntese hepática de glutationa, molécula que tem atuação fundamental na defesa antioxidante endógena, também pode recrutar de vias de metilação, como a de transulfuração, utilizando como cofatores vitaminas B6, B12 e ácido fólico.[40] A ativação do próprio processo de destoxificação, especialmente pelas enzimas de fase I, pode deflagrar uma desestabilização no organismo e a indução de estresse oxidativo, sendo importante não apenas o funcionamento das vias enzimáticas, como também um adequado aporte de nutrientes antioxidantes. No entanto, o impacto clínico da modu-

Capítulo 12 – Destoxificação e Microbiota Intestinal

lação dietética, com inclusão de alimentos ou nutrientes específicos sobre a ação de enzimas de destoxificação, ainda não é claro, sendo difícil de ser mensurado, já que a maioria dos estudos são realizados em modelos celulares ou *in vivo*.[41]

Apesar de cruciais para a identificação dos mecanismos de ação, estudos *in vitro* ou em modelos experimentais não podem ser utilizados para nortear condutas clínicas. No entanto, de maneira geral, podem indicar alimentos que contribuem de alguma forma com a modulação da atividade das enzimas, como compostos bioativos, moléculas derivadas de alimentos de origem vegetal (compostos fenólicos, carotenoides e glicosinolatos) e expressão de proteínas que participam da destoxificação por interação direta com fatores regulatórios nucleares ou pela interação com xenobióticos e elementos responsivos antioxidantes.

Novamente, nesse aspecto, a microbiota pode impactar o processo de destoxificação. Muitos compostos bioativos (CB), especialmente os flavonoides (subclasse dos compostos fenólicos), são altamente metabolizados no intestino grosso, especificamente pela microbiota intestinal, apresentando baixa biodisponibilidade dos compostos de origem ou sendo as moléculas ativas, na verdade, metabólitos microbianos dos compostos nativos nos alimentos. Além da interação direta com compostos fenólicos, a microbiota e a saúde do TGI impactam a eliminação de xenobióticos por via fecal.[18,35]

Situações crônicas de constipação intestinal não apenas dificultam a eliminação de metabólitos tóxicos pelas fezes, como mantêm o bolo alimentar mais tempo no lúmen, possibilitando interação mais prolongada com a microbiota e favorecendo a reabsorção de substância via circulação entero-hepática. A avaliação da saúde intestinal e da presença de disbiose, portanto, deve ser parte do processo inicial da conduta clínica, inclusive pelo fato de que, caso haja distúrbios que impactem a função absortiva, a chegada de nutrientes e de CB à circulação e aos tecidos-alvo ficará diretamente comprometida.

Mais recentemente, o principal alvo molecular estudado, sendo inclusive considerado um *regular master* das funções de destoxificação e um antioxidante, é o fator de transcrição NRF2 (fator relacionado ao fator nuclear do eritróide-2). Quando ativado, ele se liga a seu elemento de resposta correlata (elemento de resposta antioxidante, ARE), que induz a transcrição de genes que codificam enzimas de destoxificação e enzimas antioxidantes. Entre os genes ativados por Nrf2, estão aqueles associados à heme-oxigenase 1 (HO-1) e à síntese de superóxido-dismutase (SOD1 e SOD2), assim como os três genes responsáveis pela expressão das enzimas que atuam na síntese "de novo" de glutationa.[42-43]

Em situações fisiológicas, a maior parte do Nrf2 encontra-se no citosol, associada a Keap1, proteína inibitória que induz a degradação do Nrf2 e impede sua translocação para o núcleo celular. No entanto, sensores de estresse na membrana celular podem induzir a quebra da ligação Keap1-Nrf2, liberando esse fator de transcrição para migrar ao núcleo e interagir com os genes-alvo. Diversos compostos dietéticos já foram identificados como ativadores de Nrf2, como compostos fenólicos (catequinas, resveratrol, ácido elágico e naringenina), além de alguns carotenoides (licopeno) e de outros componentes dietéticos, como compostos organossulfurados. Os CB e os nutrientes presentes nos alimentos podem atuar sobre o Nrf2 por diferentes vias, atuando de forma sinérgica na modulação da destoxificação.[42-43]

Esse efeito sinérgico, aliado à matriz alimentar complexa, constituído por múltiplos CB e nutrientes simultaneamente, reforça as evidências da vantagem do consumo do alimento, da preparação e/ou da dieta, em comparação ao uso de CB isolados. Além da ação sinérgica, há a questão da concentração. Pela via dietética, as concentrações de CB tendem a ser baixas, enquanto substâncias ou extratos isolados sob a forma de suplementos comumente apresentam doses suprafisiológicas, e já se sabe que todas as substâncias antioxidantes podem atuar como pró-oxidantes e, em altas concentrações, promover quadro de estresse oxidativo. Em situações de estresse oxidativo elevado, há modificações estruturais no Keap1, que inibem o Nrf2 e ainda ativam outro fator de transcrição, o NF-κB, que induz inflamação (**Figura 12.3**).[42-43]

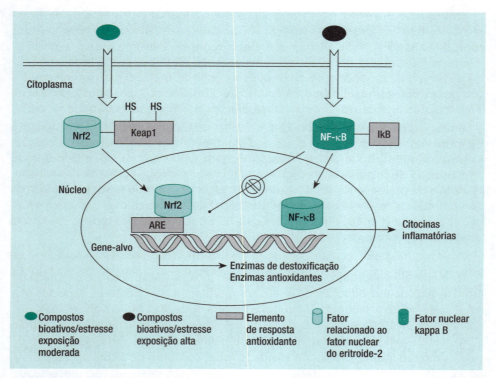

Figura 12.3 Síntese da ativação nuclear pró-inflamatória e anti-inflamatória via compostos bioativos.

Trato gastrointestinal e microbiota no metabolismo de xenobióticos

O intestino, composto por três compartimentos (duodeno-intestinal, grosso proximal e grosso distal), possui função direta na defesa contra microrganismos e toxinas, além das funções digestiva e absortiva. Qualquer alteração de suas funções fisiológicas, como intolerâncias e alergias alimentares, infecções ou exposição a xenobióticos, pode alterar a microbiota intestinal e a própria digestão, bem como a biodisponibilidade de nutrientes e a função imune local. O intestino, portanto, é uma das primeiras barreiras contra xenobióticos, podendo ter inclusive a ativação das proteínas de fase III

Capítulo 12 – Destoxificação e Microbiota Intestinal

(MDR ou P-gp), excluindo algum componente químico do interior do enterócito antes mesmo de se iniciar o processo de destoxificação (fases I e II) propriamente dito.[35]

A barreira mucosa, com especial atenção ao muco que recobre as células epiteliais da superfície intestinal, contém diferentes mucinas. Além de atuar como local prioritário de adesão de algumas bactérias, como a *Akkermansia*, hoje associada a um perfil de saúde, constitui também barreira física contra toxinas. Além disso, a microbiota intestinal produz compostos que, dependendo da molécula de origem e do processo metabólico ao qual é submetida, podem ser ou tóxicos não, induzindo endotoxemia.[44,35]

Dentre os xenobióticos associados com mudanças no perfil e na função da microbiota, estão metais pesados, POP e aditivos alimentares. Metais como arsênico, cádmio e chumbo, que podem ser encontrados em alimentos, bebidas e partículas aéreas, parecem alterar a razão entre Firmicutes e Bacteroidetes, promovendo aumento na concentração sérica de LPS. Pesticidas organoclorados, bifenilas policloradas (PCB), hidrocarbonetos aromáticos policíclicos e compostos classificados como POP também podem induzir disbiose, alterando novamente a proporção entre Firmicutes e Bacteroidetes e, funcionalmente, modificando o metabolismo de sais biliares.[44,35]

Adicionalmente, a exposição a xenobióticos, mesmo em um curto período de tempo, é capaz de aumentar a expressão de genes relacionados à destoxificação pela microbiota intestinal, atuando diretamente sobre o metabolismo de algumas toxinas, desde medicamentos até micotoxinas e POP. Apesar de importantes, essas relações ainda devem ser interpretadas com ressalvas, uma vez que a maioria das evidências foram observadas em modelos *in vitro* ou com animais, sendo difícil traçar correlações diretas com o que se pode esperar em humanos. Ainda assim, trazem a perspectiva de que há, de fato, uma relação mútua entre microbiota saudável e destoxificação eficiente.[44,35]

CONSIDERAÇÕES FINAIS

Do ponto de vista clínico, deve-se privilegiar uma avaliação ampla e integrada do estilo de vida do indivíduo, aliado a seus comportamentos alimentares. Aspectos que influenciam tanto a saúde do TGI como a própria destoxificação envolvem mais que apenas a inserção de nutrientes de forma isolada ou desconectada de um padrão alimentar. Devem ser avaliadas, durante o atendimento clínico, variáveis do estilo de vida, como tabagismo, prática de atividade física, consumo de álcool ou estresse. A adoção de um padrão alimentar que favoreça alimentos integrais, não processados, com frutas, legumes e hortaliças como base, além da remoção ou da redução de substâncias tóxicas em um ambiente, é uma abordagem que parece ter a melhor sustentação científica abrangente (**Quadro 12.4**).

Outro fator a considerar na intervenção terapêutica é o tempo, ou seja, a duração da exposição a determinados nutriente, alimento e dieta. Ao atuarem como moduladores, no caso da atividade enzimática via expressão de genes, requerem exposição crônica, o que implica, na prática, inserção dessas substâncias na rotina do indivíduo e sua adoção como parte do hábito alimentar. Da mesma maneira, estratégias pontuais com alimentos ou suplementos que deem subsídios para crescimento de determinadas espécies benéficas de bactérias funcionam desde que aquela exposição seja mantida. De forma prática, a exposição mais recorrente que o lúmen intestinal pode vivenciar é, de fato, a dieta, que faz parte de um conjunto de mudanças para a promoção da saúde.

Quadro 12.4
Aspectos nutricionais a serem considerados para promoção da saúde via modulação da microbiota e processo de destoxificação

- Estimular estilo de vida saudável, com adequada ingestão hídrica e exercício físico regular.
- Identificar possível reação adversa a alimentos que gerem processo inflamatório local no TGI.
- Monitorar status e metabolismo do ferro sérico.
- Garantir fontes de enxofre – vegetais ricos em compostos organossulfurados e/ou fontes alimentares de aminoácidos sulfurados (cisteína e metionina).
- Orientar quantitativa e qualitativamente o consumo de lipídios, uma vez que há maior concentração de xenobióticos nas frações lipídicas.
- Orientar quanto à redução do consumo de alimentos processados e, principalmente, ultraprocessados, priorizando alimentos in natura.
- Estimular o consumo variado de alimentos, evitando monotonia alimentar.

REFERÊNCIAS BIBLIOGRÁFICAS

1. Sekirov I, Russell SL, Antunes LCM, Finlay BB. Gut microbiota in health and disease. Physiol Rev. 2010;90(3):859-904.
2. Iebba V, Totino V, Gagliardi A, Santangelo F, Cacciotti F, Trancassini M, et al. Eubiosis and dysbiosis: the two sides of the microbiota. New Microbiol. 2016;39(1):1-12.
3. Goodrich JK, Waters JL, Poole AC, Sutter JL, Koren O, Blekhman R, et al. Human genetics shape the gut microbiome. Cel., 2014;159(4):789-99.
4. Palmer C, Bik EM, DiGiulio DB, Relman DA, Brown PO. Development of the human infant intestinal microbiota. PLoS Biol. 2007;5(7):1556-73.
5. Villanueva-Millán MJ, Pérez-Matute P, Oteo JA. Gut microbiota: a key player in health and disease. A review focused on obesity. J Physiol Biochem. 2015;71(3):509-25.
6. Penders J, Thijs C, Vink C, Stelma FF, Snijders B, Kummeling I, et al. Factors influencing the composition of the intestinal microbiota in early infancy. Pediatrics, 2006;118:511-21.
7. Wang M, Monaco MH, Donovan SM. Impact of early gut microbiota on immune and metabolic development and function. Semin Fetal Neonatal Med. 2016;21(6):380-7.
8. Laursen MF, Andersen LBB, Michaelsen KF, Mølgaard C, Trolle E, Bahl MI, et al. Infant Gut Microbiota Development Is Driven by Transition to Family Foods Independent of Maternal Obesity. mSphere. 2016;1(1):e00069-15.
9. Rajani C, Jia W. Disruptions in gut microbial-host co-metabolism and the development of metabolic disorders. Clin Sci (Lond). 2018;132(7):791-811.
10. Turnbaugh PJ, Ley RE, Mahowald MA, Magrini V, Mardis ER, Gordon JI. An obesity-associated gut microbiome with increased capacity for energy harvest. Nature. 2006;444(7122):1027-31.
11. Qian LL, Li HT, Zhang L, Fang QC, Jia WP. Effect of the Gut Microbiota on Obesity and Its Underlying Mechanisms: an Update. Biomed Environ Sci. 2015;28(11):839-47.
12. Brahe LK, Astrup A, Larsen LH. Can We Prevent Obesity-Related Metabolic Diseases by Dietary Modulation of the Gut Microbiota? Adv Nutr. 2016;7(1):90-101.
13. Tang WHW, Hazen SL. The contributory role of gut microbiota in cardiovascular disease. J Clin Invest. 2014;124(10):4204-11.

14. Cani PD, de Vos WM. Next-Generation Beneficial Microbes: The Case of *Akkermansia muciniphila*. Front Microbiol. 2017;8:1765.

15. Angelakis E, Armougom F, Million M, Raoult D. The relationship between gut microbiota and weight gain in humans. Future Microbiol. 2012;7(1):91-109.

16. Moraes AC, da Silva IT, de Almeida-Pititto B, Ferreira SRG. Intestinal microbiota and cardiometabolic risk: mechanisms and diet modulation. Arq Bras Endocrinol Metabol. 2014;58(4):317-27.

17. Singh RK, Chang H-W, Yan D, Lee KM, Ucmak D, Wong K, et al. Influence of diet on the gut microbiome and implications for human health. J Transl Med. 2017;15(1):73.

18. Tomás-Barberán FA, Selma MV, Espín JC. Interactions of gut microbiota with dietary polyphenols and consequences to human health. Curr Opin Clin Nutr Metab Care. 2016;19(6):471-6.

19. Chassaing B, Vijay-Kumar M, Gewirtz AT. How diet can impact gut microbiota to promote or endanger health. Curr Opin Gastroenterol. 2017;33(6):417-21.

20. De Filippis F, Pellegrini N, Vannini L, Jeffery IB, La Storia A, Laghi L, et al. High-level adherence to a Mediterranean diet beneficially impacts the gut microbiota and associated metabolome. Gut. 2016;65(11):1812-21.

21. Agência Nacional de Vigilância Sanitária. Resolução nº 2, 7 jan. 2002. Aprova o Regulamento Técnico de Substâncias Bioativas e Probióticos Isolados com Alegação de Propriedades Funcional e/ou de Saúde. Brasília: Poder Executivo; 2002.

22. Le Barz M, Anhê FF, Varin TV, Desjardins Y, Levy E, Roy D, et al. Probiotics as Complementary Treatment for Metabolic Disorders. Diabetes Metab J. 2015;39(4):291-303.

23. Marlicz W, Loniewski I. The effect of exercise and diet on gut microbial diversity. Gut. 2015;64(3):519-20.

24. Barton W, Penney NC, Cronin O, Garcia-Perez I, Molloy MG, Holmes E, et al. The microbiome of professional athletes differs from that of more sedentary subjects in composition and particularly at the functional metabolic level. Gut. 2018;67(4):625-33.

25. Mach N, Fuster-Botella D. Endurance exercise and gut microbiota: A review. J Sport Health Sci. 2017;6(2)179-97.

26. Zhang N, Mao X, Li RW, Hou E, Wang Y, Xue C, et al. Neoagarotetraose protects mice against intense exercise-induced fatigue damage by modulating gut microbial composition and function. Mol Nutr Food Res. 2017;61(8).

27. Campbell S, Wisniewski PJ, Noji M, McGuinness LR, Häggblom MM, Lightfoot SA, et al. The Effect of Diet and Exercise on Intestinal Integrity and Microbial Diversity in Mice. PLoS One. 2016;11(3):e0150502.

28. Denou E, Marcinko K, Surette MG, Steinberg GR, Schertzer JD. High-intensity exercise training increases the diversity and metabolic capacity of the mouse distal gut microbiota during diet-induced obesity. Am J Physiol Endocrinol Metab. 2016;310(11):E982-93.

29. Yang Y, Shi Y, Wiklund P, Tan X, Wu N, Zhang X, et al. The Association between Cardiorespiratory Fitness and Gut Microbiota Composition in Premenopausal Women. Nutrients. 2017;9(8):792.

30. Bressa C, Bailén-Andrino M, Pérez-Santiago J, González-Soltero R, Pérez M, Montalvo-Lominchar MG, et al. Differences in gut microbiota profile between women with active lifestyle and sedentary women. PLoS One. 2017;12(2):e0171352.

31. Mansuy D. Brief historical overview and recent progress on cytochromes P450: adaptation of aerobic organisms to their chemical environment and new mechanisms of prodrug bioactivation. Ann Pharm Fr. 2011;69(1):62-9.

32. Croom E. Metabolism of xenobiotics of human environments. Prog Mol Biol Transl Sci. 2012;112:31-88.

33. Danielson PB. The cytochrome P450 superfamily: biochemistry, evolution and drug metabolism in humans. Curr Drug Metab. 2002;3(6):561-97.

34. Chan LM, Lowes S, Hirst BH. The ABCs drug transport in intestine and liver: efflux proteins limiting drug absorption and bioavailability. Eur. J. Pharm. Sci. 2004;21(1):25-51.

35. Lu K, Mahbub R, Fox JG. Xenobiotics: Interaction with the Intestinal Microflora. ILAR J. 2015;56(2):218-27.

36. Thayer KA, Heindel JJ, Bucher JR, Gallo MA. Role of environmental chemicals in diabetes and obesity: A National Toxicology Program Workshop Review. Environ Health Perspect. 2012;120(6):779-89.

37. Lind L, Lind PM. Can persistent organic pollutants and plastic-associated chemicals cause cardiovascular disease? J Intern Med. 2012;271(6):537-53.

38. La Merrill M, Emond C, Kim MJ, Antignac J-P, Le Bizec B, Clément K, et al. Toxicological function of adipose tissue: focus on persistent organic pollutants. Environ Health Perspect. 2013;121(2):162-9.

39. Nebert DW, Dalton TP. The role of cytochrome P450 enzymes in endogenous signalling pathways and environmental carcinogenesis. Nature Rev Cancer. 2006;6:947-60.

40. Lu SC. Gluthatione synthesis. Biochim Biophys Acta. 2013;1830(5): 3143-53.

41. Hodges RE, Minich DM. Modulation Of Metabolic Detoxification Pathways Using Foods and Food-Derived Components: A Scientific Review with Clinical Application. J Nutr Metab. 2015;2015:760689.

42. Pall ML, Levine S. Nrf2, a master regulator of detoxification and also antioxidant, anti-inflammatory and other cytoprotective mechanisms, is raised by health promoting factors. Sheng Li Xue Bao. 2015;67(1):1-18.

43. Hayes JD, Dinkova-Kostova AT. The Nrf2 regulatory network provides and interface between redox and intermediary metabolism. Trends Biochem Sci. 2014;39(4):199-218.

44. Jin Y, Wu S, Zeng Z, Fu Z. Effects of environmental pollutants on gut microbiota. Environ Pollut. 2017;222:1-9.

Seção 4

Nutrição e Atividade Física

Nutrição do Atleta e do Praticante de Atividade Física

13

• Ligiane Marques Loureiro • Ana Carla Leocadio de Magalhães • Roberta França de Carvalho

INTRODUÇÃO

O mercado de nutrição esportiva (NE) é, sem dúvida, uma das áreas que mais cresce na atualidade. Dentre os diversos setores de atuação do profissional nutricionista, é uma das áreas que mais tem sido requisitada pelo público em geral, por atletas profissionais e por representantes das demais áreas da saúde (Medicina, Educação Física e Fisioterapia), já que o atendimento multidisciplinar passou a ser priorizado. É certamente o segmento ou um dos segmentos da Nutrição que mais foi investigado e discutido no campo da ciência nas últimas décadas. Esse fenômeno se deve a vários fatores, dentre os quais se destacam: a) o maior interesse da comunidade científica pelo tema, evidenciado pelas iniciativas dos pesquisadores que, cada vez mais, buscam compreender melhor a influência de nutrientes, macronutrientes (carboidratos, proteínas e lipídios) e micronutrientes (vitaminas e minerais) na *performance* física e na composição corporal; b) maior interesse em identificar as melhores estratégias nutricionais, seja por meio da periodização nutricional, seja pelo uso de recursos ergogênicos via suplementação, para alcançar o rendimento ótimo em atletas, o ganho de massa muscular ou a redução do percentual de gordura nos indivíduos fisicamente ativos.

A NE encanta não só os profissionais que a escolhem como especialidade, mas também leigos que são interessados pelo assunto, seja por buscarem melhor qualidade de vida, seja por terem interesse em mudar sua composição corporal ou somente se manter saudáveis. Além disso, vem sendo cada vez mais valorizada também pelos atletas profissionais e por seus treinadores, que, por muito tempo e de diversas formas, a negligenciaram.

A nutrição aplicada às necessidades dos atletas é uma área que utiliza os conhecimentos de Nutrição, Bioquímica e Fisiologia na prática de atividades físicas e esportes. *A priori*, o objetivo da NE é promover a saúde, melhorar o desempenho e otimizar a recuperação pós-exercício dos atletas, não tendo sido pensada para desportistas amadores ou praticantes de atividades físicas. Contudo, na ausência de diretrizes específicas para o público amador, até o momento, muitas recomendações e muitas diretrizes existentes, que atendem aos atletas, na prática clínica, têm sido adaptadas aos praticantes de atividade física. Lembrando que a maioria deles almeja hipertrofia muscular e perda de gordura corporal, não necessariamente melhora em *performance*. O fato é que muitos desportistas, independentemente do objetivo, não treinam de maneira suficiente, de acordo com as recomendações elaboradas para atletas, porque a maioria precisaria somente de uma alimentação balanceada e saudável, com pequenos ajustes calóricos e qualitativos nos dias de treino.

A prática de atividade física e exercício físico gera uma demanda energética, porque o esforço produzido leva a alterações fisiológicas e desgastes nutricionais, surgindo a necessidade de compensar o organismo adequadamente. Para que isso seja feito de maneira segura e assertiva, as principais diretrizes e os posicionamentos internacionais disponíveis até o momento são estes: a posição da The International Society of Sports Nutrition (ISSN)[1] e um documento publicado em conjunto pela The Academy of Nutrition and Dietetics (Academy), pela Dietitians of Canada (DC) e pelo American College of Sports Medicine (ACSM).[2] No Brasil, a Sociedade Brasileira de Medicina do Esporte,[3] publicou, em 2009, um documento com o objetivo de orientar a conduta do nutricionista na prática esportiva, além de disponibilizar à consulta estudos de ensaios clínicos, randomizados, bem controlados, duplo-cego e com placebo, de metodologia bem delineada e com resultados robustos, que podem ser levados em consideração no atendimento.

No que se refere ao planejamento dietético, tendo em vista as recomendações vigentes, além do consumo calórico total ideal, o consumo adequado de quantidades de carboidratos (CHO), proteínas (PTN) e gorduras é importante, para que os atletas aperfeiçoem seu treinamento e seu desempenho, bem como para que os desportistas ou os praticantes de atividade física possam atingir mudanças em sua composição corporal (hipertrofia e redução de gordura corporal) e manter sua saúde. Indivíduos engajados em um programa de condicionamento físico geral, não necessariamente treinando para atender a qualquer tipo de meta de desempenho, conseguem normalmente atender às suas necessidades diárias de macronutrientes consumindo uma dieta normal (ou seja, 45% a 55% de CHO [3 a 5 g/kg/dia], 15% a 20% de PRO [0,8 a 1,2 g/kg/dia] e 25% a 35% de gordura [0,5 a 1,5 g/kg/dia]).[4]

Contudo, quando nos referimos aos atletas, que são regularmente submetidos a treinamentos moderados e de alto volume, maiores quantidades de gorduras, carboidratos e proteínas (discutidas mais adiante) serão geralmente necessárias em seu plano alimentar, a fim de atender às necessidades de energia e de macronutrientes relacionadas ao exercício.[5] Isso acontece, também, com as necessidades de micronutrientes, que precisam ser ajustadas, em alguns casos, de modo a garantir ótima recuperação aos atletas, principalmente os de alto rendimento.

NECESSIDADES ENERGÉTICAS E EXERCÍCIO FÍSICO

A quantidade de energia consumida por meio da nutrição é o principal componente para otimizar o treinamento e o desempenho, garantindo, assim, que o atleta ingira calorias suficientes para compensar o gasto de energia do exercício.[4-6] Sabe-se que a necessidade calórica dietética é influenciada por fatores como hereditariedade, gênero, idade, peso, composição corporal, condicionamento físico e fase de treinamento, levando em consideração sua frequência, sua intensidade, sua duração e sua modalidade. Segundo as recomendações da Sociedade Brasileira de Medicina do Esporte, o cálculo das necessidades calóricas nutricionais está entre 1,5 e 1,7 vez a ener-

Capítulo 13 – Nutrição do Atleta e do Praticante de Atividade Física

gia produzida, o que, em geral, corresponde a um consumo de 37 a 41 kcal/kg/dia e, dependendo dos objetivos, pode apresentar variações mais amplas, ficando entre 30 e 50 kcal/kg/dia.[3]

As pessoas que participam de um programa de condicionamento físico geral (por exemplo, que se exercitam de 30 a 40 minutos por dia, três vezes por semana) podem atender tipicamente às suas necessidades nutricionais seguindo uma dieta normal (por exemplo, 1.800 a 2.400 kcal/dia ou 25 a 35 kcal/kg/dia para um indivíduo de 50 kg a 80 kg), porque suas demandas calóricas de exercício não são muito grandes (por exemplo, 200 kcal a 400 kcal por sessão de treinamento). Entretanto, quando nos referimos aos atletas, essas necessidades aumentam de acordo com a intensidade, o volume e a duração do exercício.

Atletas submetidos a níveis de treinamento moderado a intenso (por exemplo, 2 a 3 horas por dia de exercício intenso, realizado 5 a 6 vezes por semana) ou a treinamento intenso de alto volume (por exemplo, 3 a 6 horas por dia de treinamento intenso, em 1 a 2 treinos, durante 5 a 6 vezes por semana) podem gastar 600 a 1.200 kcal ou mais por hora durante o exercício.[4] Por essa razão, suas necessidades calóricas podem se aproximar de 40 a 70 kcal/kg/dia (2.000 a 7.000 kcal/dia para um atleta de 50 kg a 100 kg). Para atletas de elite, o gasto de energia durante treinamento pesado ou competição excederá ainda mais esses níveis.[7]

A manutenção de uma dieta com déficit energético durante o treinamento pode levar, muitas vezes, à perda de massa magra, ao comprometimento da *performance*, ao prejuízo à saúde (perda de massa livre de gordura, risco aumentado de adoecer, redução da qualidade do sono, recuperação incompleta, flutuações hormonais, aumento da frequência cardíaca de repouso etc.), à alteração psicológica, à apatia em relação ao treinamento, ao estresse elevado, entre outros.[6] Populações suscetíveis ao balanço energético negativo incluem corredores, ciclistas, nadadores, triatletas, ginastas, patinadores, dançarinos, lutadores, boxeadores e atletas que tentam perder peso muito rapidamente.[8]

As necessidades calóricas para atletas de grande porte (100 kg a 150 kg) podem variar entre 6.000 e 12.000 kcal/dia, dependendo do volume e da intensidade de diferentes fases de treinamento.[9] É comum que os atletas, muitas vezes, não consigam atingir todas as suas necessidades energéticas somente com uma dieta balanceada. Atletas de maior porte, engajados em alto volume/treinamento intenso, precisam se alimentar diariamente de forma suficiente para suprir suas necessidades calóricas. Esse foi o ponto destacado em uma revisão feita por Burke,[10] que demonstrou que as necessidades de carboidratos, na maioria das vezes, não são atendidas por atletas de alto nível. Além disso, é difícil consumir alimentos suficientes e manter o conforto gastrointestinal para treinar ou competir em níveis máximos.[11]

Por esse motivo, os nutricionistas esportivos geralmente recomendam que os atletas consumam de quatro a seis refeições por dia e façam lanches entre as refeições, para atender às necessidades energéticas. Devido a essas preocupações práticas, alimentos ricos em nutrientes, barras energéticas e suplementos de CHO/PTN com alto teor calórico fornecem uma maneira conveniente aos atletas de suplementar sua dieta, a fim de manter a ingestão de energia durante o treinamento.[8]

O balanço energético ocorre quando a ingestão total de energia (EI) é igual ao gasto energético total (TEE), o qual, por sua vez, consiste na soma da taxa metabólica basal (BMR), do efeito térmico dos alimentos (TEF) e do efeito térmico da atividade (TEA). O TEA, por sua vez, é a soma do gasto energético do treino programado ao gasto energético de atividades físicas espontâneas e à termogênese do não exercício.

$$TEE = BMR + TEF + TEA$$

Técnicas usadas para medir ou estimar componentes de TEE em populações sedentárias e moderadamente ativas também devem ser aplicadas aos atletas, mas existem algumas limitações a essa abordagem, particularmente em atletas altamente competitivos. Como a medida da taxa metabólica basal (TMB) exige que os indivíduos permaneçam exclusivamente em repouso, é mais prático medir a taxa metabólica de repouso (TMR), que pode ser 10% maior. Embora as equações de regressão específicas da população sejam encorajadas, uma estimativa razoável da TMB pode ser obtida usando as equações de Cunningham[12] ou Harris-Benedict,[13] com um fator de atividade apropriado sendo aplicado para estimar a TEE.[2]

O TEA inclui o gasto planejado de exercício, a atividade física espontânea (por exemplo, inquietação) e a termogênese da atividade sem exercício. O gasto energético do exercício (EEE) pode ser estimado de várias maneiras, como a partir de registros de atividades (1 a 7 dias de duração) com estimativas subjetivas de intensidade de exercício, de códigos de atividade e equivalentes metabólicos (MET),[1,5] diretrizes dietéticas[10] e recomendações de ingestão dietética (DRI).[6]

Outra maneira de avaliar essa questão energética é a disponibilidade de energia (EA – do inglês, *energy availability*). Esse é um conceito recente na NE, que equaciona o consumo de energia com os requisitos de saúde e função ideais, em vez de com o equilíbrio energético. A EA, definida como a ingestão dietética menos o gasto energético do exercício, normalizado pela massa livre de gordura (MLG), é a quantidade de energia disponível para o corpo desempenhar todas as outras funções, com o custo do exercício subtraído.[4]

Enfim, a disponibilidade de energia considera a ingestão de energia em relação ao custo energético do exercício e estabelece uma base importante para a saúde e o sucesso das estratégias de nutrição esportiva.

CARBOIDRATOS E *PERFORMANCE* ESPORTIVA

A importância dos carboidratos na dieta daqueles que treinam se torna mais evidente à medida que a intensidade do exercício físico aumenta.[8] A utilização desse macronutriente pelas células musculoesqueléticas garante a realização do exercício em alta intensidade – maior que 65% a 70% do consumo máximo de oxigênio (VO_2 máx).[5] Em contrapartida, sabe-se que algumas das consequências da adaptação do musculoesquelético ao treinamento de *endurance* de baixa e moderada intensidades (45% a 65% do VO_2 máx), por exemplo, são a menor utilização de fontes energéticas de carboidratos (glicogênio muscular e hepático, níveis de glicose circulante e de lactato circulante e hepático) e a maior eficiência na utilização de fontes de gorduras (presentes no tecido adiposo, nos triglicerídeos intramusculares e circulantes e nos ácidos graxos livres).

O que ocorre é que, no exercício de alta intensidade, a maior parte da demanda energética é atendida pela degradação dos carboidratos, enquanto a disponibilidade de carboidratos, durante o exercício de intensidade moderada e de longa duração está relacionada à ocorrência de fadiga física, que é influenciada pela concentração de glicogênio muscular, e/ou à hipoglicemia. A fadiga acontece quando há diminuição dos estoques de carboidratos endógenos durante o exercício, resultando em menor concentração de piruvato tanto como substrato, para gerar o composto chamado de acetil-coenzima A (acetil-CoA), quanto em reações que garantem o fornecimento de intermediários do ciclo de Krebs (anaplerose), os quais são necessários para oxidação dos ácidos graxos.

O glicogênio é o substrato principal durante o exercício intenso, estimulando os mecanismos de ressíntese de adenosina trifosfato (ATP). As reservas de glicogênio hepático e muscular são dependentes do *status* do treino, da dieta, do tipo de fibra muscular, do sexo e da composição corporal, podendo estar reduzidas em resposta ao jejum, à baixa ingestão de carboidratos e/ou ao exercício prolongado.[14] Dessa forma, várias estratégias nutricionais têm sido elaboradas, com o intuito de garantir a disponibilidade de carboidratos, de modo a possibilitar a melhor *performance* do atleta, seja pela ingestão de carboidratos antes do treino (objetivando repor as reservas de glicogênio muscular e hepático), seja pela ingestão de carboidratos durante o treino (a fim de manter a glicemia e, consequentemente, as elevadas taxas de oxidação do plasma).

Segundo o posicionamento do American College of Sports Medicine,[15] o consumo diário de carboidratos para atletas deve seguir orientações fundamentadas na intensidade e na duração do treino, objetivando oferecer energia e acelerar os processos de recuperação muscular e podendo ser calculado de diversas maneiras, conforme pode ser visto no **Quadro 13.1**.

Quadro 13.1 Recomendações diárias de carboidratos, de acordo com o American College of Sports Medicine		
Tipo de exercício	*Recomendação*	*Observações*
Exercício leve Baixa intensidade ou atividade recreacional	3 a 5 g/kg/dia	O momento da ingestão do CHO durante o dia pode ser manipulado, com o intuito de ter maior disponibilidade de CHO em sessões específicas de treino (antes, no decorrer ou depois do treinamento, para recuperação)
Exercício moderado Intensidade moderada, por até 1h	5 a 7 g/kg/dia	
Exercício intenso Programas de *endurance*, 1h a 3h por dia	6 a 10 g/kg/dia	Quanto mais as necessidades energéticas são fornecidas, mais o modelo de ingestão deve ser guiado pela conveniência e pela escolha individual.
Exercício muito intenso Programas de *endurance*, 4h a 5h por dia	8 a 12 g/kg/dia	Atletas devem escolher alimentos ricos em CHO para atender às suas necessidades diárias.

Fonte: adaptado de Thomas DT, et al. Med Sci Sports Exerc. 2016;48(3):543-68.

No que se refere ao desempenho no exercício, é evidente a necessidade de carboidratos ideais antes, no decorrer e depois de exercícios intensos e de alto volume de treinamento e competição.[16] Revisões[14,17] e ensaios clínicos[18-20] continuam demonstrando a importância reconhecida dos carboidratos para atletas que competem em diferentes atividades esportivas de resistência e em equipe. Discussões completas sobre necessidades de carboidratos e estratégias para fornecer esse nutriente em quantidades ótimas para repor o glicogênio perdido nos músculos e no fígado foram abordadas em várias revisões sobre o tema.[5,10,16]

Segundo a International Society Sports Nutrition,[1] a diretriz mais simples para maximizar os estoques de glicogênio endógeno para um atleta de alto desempenho é ingerir quantidades de carboidrato apropriadas à intensidade e ao volume do treinamento. Assim, a ingestão diária recomendada de carboidratos é comumente de 5 a 12 g/kg/dia variando entre 8 e 10 g/kg/dia, faixa reservada para atletas que estão treinando com intensidades moderadas a altas ($\geq$ 70% VO_2 máx) por mais de 12 horas por semana.[21,22] Atletas que pesam entre 50 kg e 150 kg e que estão envolvidos em treinos intensos a moderados (por exemplo, 2 a 3 horas por dia de exercício intenso, realizado 5 a 6 vezes por semana) normalmente precisam consumir uma dieta que consiste de 5 a 8 g/kg/dia ou 250 a 1.200 g/dia para atletas.[4,5] Na ausência de danos musculares consideráveis, esse nível de ingestão de carboidratos tem demonstrado maximizar o armazenamento de glicogênio. Recomendações expressas em porcentagem (60% a 70% de carboidratos da ingestão calórica diária total) caíram em desuso devido à sua incapacidade de prescrever adequadamente as quantidades necessárias de carboidratos para atletas que ingerem grandes quantidades de alimentos ou para aqueles que podem estar seguindo uma ingestão energética restrita.

As recomendações para consumo de carboidratos durante o exercício também são dependentes da duração e da intensidade absoluta do exercício. A ingestão pode ser alcançada por meio do consumo de bebidas hidroeletrolíticas, géis, alimentos sólidos, barras esportivas (ricas em carboidratos e pobres em proteínas, gorduras e fibras) ou *mouth rinse*, de acordo com a preferência de cada indivíduo. Os atletas podem adotar, ainda, uma estratégia mista para alcançar suas necessidades individuais de carboidratos, devendo adequar-se a ingestão ao consumo de líquidos. A recomendação é treinar e praticar as estratégias antes das competições, a fim de testar o que poderá dar certo, evitando-se, assim, desconfortos gastrointestinais.[23]

Está bem definido que há necessidade de ingerir carboidratos imediatamente após exercícios intensos e extenuantes, já que isso exerce um forte impacto na *performance* de atletas. Desse modo, para ter um bom suporte no pós-exercício, é imprescindível o consumo rápido de carboidratos em seguida ao término do treino, devendo-se oferecer, nesse momento, cerca de 1,0 a 1,2 g/kg/h de carboidratos durante a chamada fase de recuperação imediata e continuar essa estratégia por 4 a 6 horas, a fim de otimizar a ressíntese máxima de glicogênio muscular. Em alguns casos, como nos de atletas que apresentem baixo limiar gastrointestinal, é indicado, além da ingestão de carboidrato no pós-exercício, a ingestão de PTN (0,2 a 0,3 g/kg /h) com menos carboidrato (0,8 g/kg/h), podendo ser uma opção viável para alcançar taxas de reposição de glicogênio muscular similares.[2] Outro aspecto importante a considerar é que, quando o período entre as sessões de treino é inferior a 8 horas, os atletas devem consumir carboidratos logo

Quadro 13.2
Estratégias para suplementação de carboidratos durante o exercício

Estratégia	Condição	Recomendação	Comentários
CHO *loading*	Preparação para eventos com duração maior do que 90 minutos contínuos ou intermitentes	36 a 48 horas pré-evento = 10 a 12 g/kg, por 24 horas	Os atletas devem escolher alimentos ricos em CHO e pobres em resíduos e fibras, para garantir que os estoques de substratos sejam adequados.
Reposição rápida	Mais de 8 horas de recuperação entre duas sessões e treino intenso	1 a 1,2 g/kg/h, nas primeiras 4 horas	Benefícios no consumo regular de lanches. A ingestão de bebidas e alimentos ricos em CHO ajudará a atingir as recomendações necessárias.
Reposição pré-treino	Exercícios realizados por menos de 1 hora	1 a 4 g/kg, consumidos 1 a 4 horas antes do exercício	O momento, o tipo e a quantidade de CHO devem ser escolhidos pela praticidade e pelas preferências individuais. Alimentos ricos em gordura, PTN e fibras devem ser evitados, para impedir que desconfortos gastrointestinais aconteçam. Alimentos de baixo índice glicêmico fornecem maior oferta de energia em exercícios durante os quais não é possível consumir CHO.
Durante exercícios de alta intensidade	Maior que 45 minutos Entre 45 minutos e 75 minutos	Não é necessário realizar *mouth rise*	O contato de CHO com a boca e a cavidade oral pode estimular partes do cérebro que melhoram a percepção de bem-estar.
Durante exercícios de *endurance*, incluindo jogos	1h a 2,5h	30 a 60 g/h	Varia de acordo com a natureza de cada esporte. Visa poupar o glicogênio muscular. Devem ser escolhidos alimentos e líquidos práticos e adequados ao atleta, que não gerem desconforto gastrointestinal.
Durante exercícios de *ultra--endurance*	Maior que 2,5h	Maior que 90 g/h	Alta ingestão de CHO está associada a maior performance. Os produtos devem oferecer diversos tipos de CHO (glicose/frutose).

Fonte: adaptado de Thomas DT, et al. Med Sci Sports Exerc. 2016;48(3):543-68.

após o primeiro exercício, para maximizar a recuperação de glicogênio muscular entre as sessões, já que, na falta de carboidrato, essa recuperação não acontecerá de forma eficiente. Nos casos em que a ingestão de carboidratos está abaixo do ideal, adicionar proteínas ou refeições que as contenham pode potencializar a recuperação de glicogênio.[5]

Quando o período de recuperação é de 24 horas e a ingestão energética e de carboidratos é adequada, o tipo, o padrão e o horário das refeições podem ser escolhidos de acordo com o que é mais prático e aceitável para o atleta. Assim, preferencialmente, a maioria dos carboidratos da dieta deve vir de grãos integrais, vegetais, frutas etc., enquanto alimentos que são esvaziados rapidamente pelo estômago, como açúcares refinados, amidos e produtos modificados de NE, devem ser reservados para situações em que a ressíntese de glicogênio precisa ocorrer em taxas aceleradas.[24] Nessas situações, a entrega absoluta de carboidrato (> 8 g/kg/dia ou, pelo menos, 1,2 g/kg/h durante as primeiras quatro horas em recuperação) tem precedência sobre outras estratégias, como aquelas que podem estar relacionadas a períodos ou à ingestão concomitante de outros macronutrientes (por exemplo, PTN), não nutrientes (por exemplo, cafeína) ou tipos de carboidrato (isto é, índice glicêmico).[5]

Uma metanálise recente buscou avaliar se a ingestão de uma refeição com carboidratos de baixo índice glicêmico (BIG) tem impacto positivo sobre a *performance*, em exercícios de *endurance*, em comparação a uma refeição com carboidratos de alto índice glicêmico (AIG). Para isso, foram selecionados e analisados 15 ensaios randomizados controlados. Os autores concluíram que a refeição com carboidratos de BIG apresenta melhora no desempenho em relação aos carboidratos de AIG.[2]

Corroborando esse achado, Burdon *et al.*,[25] em uma revisão sistemática com metanálise, encontraram o mesmo efeito positivo da ingestão de CHO de BIG antes do exercício de *endurance*, o que pode ser explicado pela manutenção do estado de euglicemia no indivíduo e por alterar a utilização dos combustíveis energéticos. Entretanto, os autores apontam algumas limitações dos estudos analisados, que devem ser levadas em consideração na prática clínica, como o tempo da refeição pré-exercício, a carga glicêmica da refeição, a composição da refeição e a aptidão física dos participantes.[26]

Segundo a diretriz da ISSN,[1] a ingestão excessiva de CHO muito precocemente ao treino (< 60 min), principalmente de frutose, pode afetar negativamente o desempenho durante o exercício, devido a uma possível hipoglicemia de rebote, mas esse sintoma pode ser atenuado com a mudança do momento de ingestão desse macronutriente para mais perto do início da sessão de exercícios. De modo geral, os estudos avaliados durante essa pesquisa mostraram que a ingestão de CHO pré-exercício melhora de maneira significativa a *performance* do praticante, independentemente do tipo,[27] mas mais estudos devem ser realizados nessa área.

McCartney *et al.*,[28] em uma revisão sistemática com metanálise, que incluiu estudos com atletas e indivíduos fisicamente ativos, observaram que o consumo, durante e/ou após uma sessão inicial de atividade física, de CHO + água, quando comparado à ingestão isolada de água, melhorou significativamente a *performance* no exercício subsequente, fosse de *endurance*, fosse anaeróbico. Além disso, a administração de 102 ± 50 g ou $0,8 \pm 0,6$ g $\cdot$ kg^{-1} $\cdot$ h^{-1} de CHO mostrou aumentar o poder de explosão em exercícios de *endurance*. Contudo, a ingestão de PTN + CHO + água, quando comparada à de CHO + água, não exerceu efeito significativo sobre a *performance*. Esses achados sugerem que, para indivíduos com tempo limitado de recuperação entre sessões consecutivas de exercícios, a fim de melhorar o desempenho atlético subsequente, devem ser priorizados CHO e líquidos.

Um ensaio clínico randomizado, do tipo *crossover*, que incluiu 11 corredoras amadoras, observou resultados semelhantes.[29] As participantes do estudo realizaram três ensaios de corridas de 21 km, nos quais recebiam, a cada 2,5 km: placebo, solução de CHO + eletrólitos (CE, 6% de CHO) ou solução de CHO + PTN + eletrólitos (CPE, 2% PTN

Capítulo 13 – Nutrição do Atleta e do Praticante de Atividade Física

+ 4% CHO). O tempo para completar a corrida foi significativamente menor ($p < 0,05$) durante o consumo de CE (129,6 ± 8,8 min) se comparado ao grupo placebo (134,6 ± 11,5 min) e não foi observada diferença significativa durante o consumo de CPE. Logo, a solução de carboidrato com eletrólitos se mostrou eficaz na melhora da *performance* e não houve efeito benéfico adicional após acrescentar PTN.

Carboidrato, *performance* e treinamento de *endurance*: *train low compete high*

Dietas ricas em CHO são vantajosas para atletas, mas seus benefícios não são uniformes. A redução da disponibilidade de carboidratos endógeno (glicogênio) e exógeno (dieta) durante um curto período de tempo (3 a 10 semanas) no treinamento de *endurance* pode levar a importantes adaptações metabólicas, como aumento da atividade enzimática, do conteúdo proteico mitocondrial, da oxidação de lipídios (inclusive intramuscular) e da capacidade de realização do exercício.[30] A esse novo modelo de estratégia nutricional, dá-se o nome de *train low compete high*: o treino é realizado com baixa disponibilidade de carboidratos exógeno e endógeno (baixo glicogênio muscular) e se garante a disponibilidade de CHO antes das competições e no decorrer delas.

Essa estratégia objetiva o máximo de *performance* do atleta, por meio de adaptações durante o treinamento, como baixa ingestão de CHO e baixo conteúdo de glicogênio muscular, para que, no momento da competição, quando a oferta de CHO aumentar, o músculo esquelético possa responder melhor à captação, à utilização e à oxidação do glicogênio muscular, gerando importante impacto na *performance* de *endurance*.[30-34]

Carboidrato, *performance* e treinamento de força

Até o momento, poucos estudos avaliaram a baixa disponibilidade de glicogênio muscular no treinamento de força. Um estudo recente demonstrou que o treinamento de força é realizado tanto com baixa disponibilidade de glicogênio como com níveis normais de glicogênio muscular.[14,35] Uma revisão publicada em 2013 demonstrou que não houve efeitos adicionais na síntese proteica quando foi adicionado ao CHO um suplemento proteico após exercício de força.[36]

Parece que a disponibilidade de glicogênio muscular não influencia os efeitos anabólicos do treinamento de força.[37] Contudo, esses estudos não avaliaram os efeitos do treinamento de força (acima de 12 semanas) realizado em estados de depleção de glicogênio. Dessa forma, ainda é necessário avaliar se as adaptações musculares em longo prazo, no que diz respeito ao ganho de força e hipertrofia muscular, são diferentes quando o exercício de força é realizado com baixa ou alta disponibilidade de glicogênio.

Os diferentes protocolos para *train low compete high*

Atualmente, existem seis diferentes estratégias de *train low*, conforme apresentado no **Quadro 13.3**.

Quadro 13.3
Estratégias nutricionais para *train low compete high*

Estratégias nutricionais	Principais características
Dieta pobre em CHO (ingestão crônica de CHO abaixo das recomendações para treinamento competitivo) = *Low carb diet*	A maior parte da energia provém das gorduras e das proteínas. Dependendo do grau de restrição da dieta e da intensidade do treino, tanto o glicogênio muscular quanto o hepático reduzem significativamente. Os efeitos desse método são dependentes da severidade da dieta e do treinamento. Se realizada por longo período, pode levar a adaptações no metabolismo das gorduras, mas afeta negativamente o sistema imunológico e o sistema nervoso central.
Treinar após uma noite de jejum	O treino é realizado antes do café da manhã, em jejum. É comum o consumo de café (sem leite ou açúcar) uma hora antes. O treino é realizado com baixo estoque de glicogênio hepático, mas o glicogênio muscular não é afetado. Somente ocorrerá uma redução do glicogênio muscular se a oferta de CHO no dia anterior tiver sido reduzida. Dependendo da intensidade do exercício, a recuperação adicional poderá ser necessária.
Não utilizar CHO nas primeiras 4 horas de recuperação de exercício	Carboidratos podem ser ofertados para a sessão de treinamento, mas há restrição da disponibilidade de CHO durante a recuperação do exercício para potencializar as sinalizações adaptativas.
Treinos prolongados com ou sem uma noite de jejum e/ou sem a reposição de carboidratos durante o exercício	Treinos longos, realizados sem a ingestão de CHO. O início desse tipo de treinamento é com estoques normais de glicogênio muscular e de glicogênio hepático. Contudo, sem a reposição de CHO durante esse exercício, vai ficando mais difícil manter a intensidade, gerando um grau de estresse que pode melhorar as respostas adaptativas de treinamento. Como a qualidade do treino pode ser comprometida, esse método deveria ser utilizado em fases de treinamento nas quais a qualidade não seja essencial.
Treinar duas vezes ao dia	São realizados dois treinos por dia. O primeiro tem como objetivo reduzir os estoques de glicogênio muscular. Esse treino é seguido de pouca ou nenhuma reposição de carboidrato para a segunda sessão de treinamento. Assim, o segundo treino será realizado com baixo estoque de glicogênio muscular e de glicogênio hepático. Esse método tem sido utilizado com sucesso para obter adaptações musculares a favor do metabolismo das gorduras. Aconselha-se utilizar esse método uma ou duas vezes por semana, pois uma recuperação adicional pode ser necessária.
Sleep low	Treinamento durante à tarde, para reduzir os estoques endógenos de glicogênio, seguido de uma noite de jejum e de um treino subsequente na manhã seguinte. Representa uma combinação de todas as estratégias já estudadas, para fornecer um período prolongado de restrição de CHO antes da sessão (jejum durante a noite), em seu decorrer e depois da sessão realizada pela manhã. Pode prejudicar a intensidade absoluta do treinamento, pode comprometer a função imunológica e pode acentuar a imunossupressão induzida pelo exercício.

Fonte: adaptado de Burke LM, Can J Appl Physiol. 2001;26(Suppl):S202-19. & Hawley JA, et al. Sports Med. 2015;45(Suppl 1):S5-12.

Um dos principais efeitos colaterais das estratégias do *train low* é o impacto sobre o sistema imunológico. Por esse motivo, devem ser acompanhadas de um importante

Capítulo 13 – Nutrição do Atleta e do Praticante de Atividade Física

suporte nutricional para o sistema imunológico. As mais recentes recomendações nutricionais de suporte para atletas são:

- Garantir a ingestão adequada de CHO e, dessa forma, não realizar as estratégias de *train low* por um período longo.
- Manter a ingestão diária adequada de PTN (1,2 a 1,6 g/kg/dia) e incluir 0,3 g/kg nas refeições após as sessões de treinamento.
- Garantir a ingestão adequada de micronutrientes, como zinco, magnésio e vitamina C, bem como a suplementação oral de vitamina D.
- Tomar diariamente um suplemento de probiótico com, pelo menos, 10^{10} UFC.
- Manter dieta rica em verduras e frutas, para garantir a adequada ingestão de polifenóis, que dão suporte às células imunológicas.
- Considerar a suplementação de *Pelargonium sidoides* nos dias próximos à competição em caso de sintomas de gripes.

Podemos observar que os CHO são componentes extremamente importantes na dieta dos atletas e dos praticantes de atividade física em geral, pois garantem, além de *performance*, saúde e qualidade de vida. Contudo, é importante considerar as recomendações, tendo sempre como base o perfil do indivíduo a ser atendido, se atleta ou praticante de atividade física, o tipo de treino, o volume e a intensidade do exercício.

PROTEÍNAS

Proteína, composição corporal e exercício

Nos últimos anos, os efeitos do consumo de PTN sobre a composição corporal e a prática de atividade física têm sido amplamente discutidos devido à estreita relação entre o macronutriente e o desempenho esportivo. A ingestão diária recomendada (RDA – do inglês, *recommended daily allowance*) de PTN, para a população em geral, é de 0,8 g/kg/dia, mas as necessidades proteicas podem variar de acordo com a faixa etária, a dieta e o nível de atividade física do indivíduo.[38]

Em condições de restrição energética e/ou treinamento físico de elevada intensidade, sugere-se que o consumo de PTN dietética supere a RDA, uma vez que esse macronutriente funciona como um substrato para a síntese de PTN muscular, além de ser fundamental para a adaptação metabólica, bem como para reparo e remodulação de outros tecidos, como ossos e tendões. A ingestão adicional de PTN na dieta é recomendada a indivíduos fisicamente ativos e atletas, até mesmo para aqueles cujo aumento da potência e da força muscular não é o objetivo principal, por esse macronutriente também influenciar o equilíbrio nitrogenado e auxiliar a recuperação musculoesquelética ao término do exercício físico.[2]

O equilíbrio nitrogenado é avaliado a partir da quantificação de nitrogênio ingerido e excretado do corpo humano. O consumo de PTN, após a realização da atividade física, favorece o equilíbrio nitrogenado positivo agudo e a repetição dessa estratégia por maior período pode contribuir para o ganho de massa livre de gordura e hipertrofia muscular.

Embora alguns fatores relacionados à ingestão proteica para indivíduos fisicamente ativos e atletas sejam bem estabelecidos, a literatura científica ainda apresenta informações conflitantes no que se refere à quantidade ideal de consumo desse macronutriente para modificações de composição corporal e desempenho esportivo. No entanto, de acordo com ISSN,[38] a ingestão diária de PTN para esses indivíduos pode variar entre 1,2 e 2,4 g/kg/dia, devendo considerar outros fatores, como:

- Variáveis do programa de treinamento (intensidade, volume e progressão).
- Duração do treinamento.
- Nível de treinamento do praticante de atividade física ou do atleta.
- Ingestão de energia da dieta.
- Qualidade da proteína ingerida.
- Momento em que a proteína é ingerida.

Qualidade e características das proteínas

A proteína muscular é constituída por um conjunto de aminoácidos classificados como essenciais e não essenciais. Os primeiros são produzidos pelo organismo, enquanto os outros necessitam ser adquiridos pela alimentação.

Laticínios e proteínas de origem animal, como frango, peixe e ovos, são alimentos que apresentam elevada quantidade de aminoácidos essenciais em sua estrutura, sendo, portanto, considerados proteínas de alta qualidade. Esses alimentos, quando consumidos em quantidades adequadas e combinados ao treinamento de resistência, contribuem significativamente para o aumento da síntese proteica muscular e da hipertrofia.[2]

Leucina, isoleucina e valina são aminoácidos essenciais de cadeia ramificada (BCAA – do inglês, *branched-chain amino acids*), com importante ação sobre o metabolismo proteico, a função neural, a regulação de insulina e a de glicose sanguínea. A ingestão adequada desses aminoácidos colabora para a melhora da *performance*, no treinamento de *endurance* e resistência, por aumentar a concentração e atrasar o início da fadiga, bem como auxiliar a ressíntese de glicogênio e o anabolismo muscular.[39]

Dentre os BCAA, a leucina desempenha um papel primordial para a síntese de proteína muscular, sendo um importante regulador das vias de sinalização intracelular que atuam nesse processo. O consumo de elevadas concentrações de leucina, pela suplementação isolada ou por fontes alimentares, contribui para o equilíbrio proteico e para o anabolismo muscular. Contudo, observa-se que a ingestão deste aminoácido, combinada com os outros BCAA ou com os demais aminoácidos essenciais, provoca melhorias significativamente maiores destes fatores[40,41].

Proteínas do leite, como *whey* e caseína, apresentam elevadas quantidades de leucina em sua composição e contribuem para a melhora do desempenho esportivo, uma vez que aceleram a recuperação de lesões musculares, aumentam a ressíntese de glicogênio, os níveis de hidratação e o equilíbrio proteico, além de colaborarem para o ganho de força neuromuscular e hipertrofia musculoesquelética. Contudo, embora ambos apresentem a mesma origem e interfiram, de forma semelhante, na *performance* esportiva, *whey* e caseína se diferem quanto à digestibilidade, à absorção e à ação sobre o metabolismo proteico.[39,40]

Capítulo 13 – Nutrição do Atleta e do Praticante de Atividade Física

O *whey* é considerado uma proteína solúvel em água, de absorção rápida, e provoca o aumento da quantidade de aminoácidos no plasma de forma acentuada. A caseína, por sua vez, tem como característica a insolubilidade e promove uma elevação moderada de aminoácidos no plasma, que pode ocorrer por um período prolongado. Essas diferenças, principalmente em relação à duração da hiperaminoacidemia plasmática, provocam questionamentos sobre a proteína derivada do leite que contribui mais significativamente para melhoras no desempenho esportivo e nas modificações na composição corporal.

Oosthuyse *et al.*[42] compararam os efeitos de quatro tipos de suplementação: 1) caseína com carboidrato; 2) *whey* com CHO; 3) CHO; e 4) água (placebo), sobre o metabolismo e a *performance* no ciclismo. Os autores observaram que a suplementação de caseína contribuiu para modificações no metabolismo de CHO e gordura, demonstrando que a suplementação de caseína provoca alterações metabólicas mais significativas do que a de *whey*, quando combinados com CHO.

Wilborn *et al.*,[43] ao analisarem os efeitos da suplementação de caseína e *whey* sobre a composição corporal e a potência anaeróbica, observaram que ambas as proteínas derivadas do leite provocam alterações similares nos componentes analisados, sem diferenças estatisticamente significativas.

De acordo com o Järger *et al.*,[40] o *whey*, especificamente, é constituído por proteínas e aminoácidos essenciais que colaboram para a melhora dos sistemas imunológico e linfático, do desempenho cognitivo, da qualidade do sono, bem como aumenta a velocidade de cicatrização de feridas, além de contribuir para o aumento da absorção e da retenção de alimentos, uma vez que pode ligar-se ao ferro. Com relação à caseína, é amplamente reconhecido que o consumo dessa proteína do leite, antes de dormir, promove o aumento do quociente respiratório, mantendo a lipólise e a oxidação de gorduras durante o sono.

Entretanto, apesar desses benefícios, é recomendado aos indivíduos fisicamente ativos ou aos atletas que tentem obter a ingestão proteica diária necessária pela alimentação. Em situações de utilização de suplementos, Campbell *et al.*[39] sugerem que apresentem *whey* e caseína em sua composição, devido à alta digestibilidade e à habilidade de aumentar a síntese proteica muscular.

Creatina

A creatina é uma amina nitrogenada, sintetizada pelo fígado e pelos rins, a partir da combinação dos aminoácidos arginina, glicina e metionina. Cerca de 95% dessa substância são armazenados no músculo esquelético e os 5% restantes são distribuídos, principalmente, entre cérebro, retina, testículos e miocárdio. Além de ser produzida organicamente, é obtida a partir da alimentação, pelo consumo de carne vermelha e peixes.

A creatina presente na musculatura esquelética é catalisada pela enzima creatina quinase (CK), formando dois compostos metabólicos: creatina fosfato (*phosphagen creatine*, PCr) e creatinina, que vão agir sobre o sistema ATP-PCr (adenosina trifosfato – creatina fosfato). Essa via metabólica é responsável pelo fornecimento de grande quantidade de energia por um breve espaço de tempo, sendo utilizada, portanto, para a realização de exercícios de elevada intensidade e curta duração.

A ação que a creatina exerce sobre o metabolismo energético faz com que essa substância esteja entre as mais consumidas por indivíduos fisicamente ativos e atletas que visam melhorar o desempenho esportivo e/ou aumentar as adaptações do treinamento. Segundo Kreider *et al.*,[44] os efeitos ergogênicos da suplementação de creatina compreendem:

- Aumento da *performance* nos exercícios de elevada intensidade.
- Aumento da força e da massa muscular durante o treinamento.
- Aumento da síntese de glicogênio.
- Aumento de limiar anaeróbio.
- Possível aumento da capacidade aeróbia, devido ao maior fornecimento de ATP à mitocôndria.
- Maior tolerância ao treinamento realizado em elevadas temperaturas, devido à termorregulação.
- Aumento da capacidade de recuperação após a atividade física intensa.
- Prevenção e reabilitação de lesões musculoesqueléticas.
- Neuroproteção cerebral e da coluna vertebral.

O protocolo de suplementação dessa substância, recomendado pela Sociedade Internacional de Nutrição Esportiva, é de uma fase inicial com ingestão de 5 g (ou 0,3 g/kg de massa corporal) de creatina monoidratada, dividida em quatro doses ao dia, durante 5 a 7 dias na semana. Depois de as concentrações de creatina alcançarem sua saturação no músculo esquelético, uma fase de manutenção com consumo de 3 a 5 g/dia. Embora a suplementação de creatina monoidratada isolada promova benefícios relacionados ao desempenho esportivo e às adaptações do treinamento, para que haja maior retenção de creatina no músculo esquelético, parece ser mais efetiva a ingestão dessa substância associada à suplementação de carboidrato ou de proteína com carboidrato.[44]

Apesar de a creatina ser considerada uma substância ergogênica, a ingestão desse composto em grandes quantidades não é proibida por nenhuma organização esportiva, sendo, inclusive, recomendada aos atletas de diferentes modalidades esportivas e a indivíduos praticantes de atividade física que visam melhorar a *performance* e/ou obter outros benefícios proporcionados por seu consumo.

Momento adequado para o consumo de proteínas

As adaptações musculares provocadas pelo treinamento esportivo podem ser potencializadas pelo consumo proteico, em quantidade e qualidade adequadas, e pelo momento no qual esse macronutriente é consumido. Esse último fator é considerado um importante componente, uma vez que a ativação de vias sinalizadoras que atuam sobre as sínteses proteicas mitocondrial e miofibrilar é dependente da disponibilidade desse substrato energético.

A ingestão de proteínas em momentos próximo ao treinamento de resistência é uma estratégia nutricional amplamente utilizada por indivíduos fisicamente ativos ou por atletas que visam ao aumento de força, potência e massa muscular. Isso ocor-

Capítulo 13 – Nutrição do Atleta e do Praticante de Atividade Física

re por esse macronutriente contribuir para a maior ativação da mTOR (*mammalian target of rapamycin*), que é a proteína responsável pela síntese e pela degradação de proteínas musculares.

Há evidências de que uma sessão aguda de exercício promove o aumento da sensibilidade da síntese proteica muscular por um período que pode variar entre 24 e 48 horas. Nesse sentido, alguns autores têm recomendado o consumo de proteínas imediatamente após a prática da atividade física ou em períodos intercalados nas primeiras 12 horas após seu término, visando estender a síntese proteica muscular para até 72 horas e, consequentemente, obter melhoras significativas no desempenho esportivo e na composição corporal.[26,27]

Embora os efeitos da ingestão proteica após o treinamento de resistência sejam amplamente reconhecidos, estudos que compararam o consumo de proteína sobre modificações na força, na potência e na composição corporal antes e depois da prática de atividade física encontram resultados semelhantes.[45,46] Contudo, de acordo com Kerksick *et al.*,[1] as diferenças encontradas nos estudos que desenvolvem esse tema podem ser justificadas pela composição da amostra, pelo programa de treinamento, pelo padrão dietético, entre outros fatores, que influenciam a *performance* e a composição corporal.

Nesse sentido, acredita-se que o consumo de 20 g a 40 g de proteínas de alta qualidade, até duas horas após o término da atividade física, é uma estratégia nutricional efetiva para o aumento da síntese proteica muscular e a melhora do desempenho esportivo. Entretanto, ressalta-se que, se a ingestão proteica estiver de acordo com as quantidades recomendadas para a população fisicamente ativa e os atletas, o momento em que esse macronutriente é consumido apresentará importância secundária.[1]

Benefícios do consumo de proteínas para o treinamento de *endurance*

O treinamento de *endurance* caracteriza-se pela execução de contrações musculares por um período prolongado e sob intensidade moderada ou elevada. Nessa modalidade, o glicogênio muscular e a glicose livre, oriundos da ingestão de carboidratos, são predominantemente utilizados como substrato energético.

Há evidências de que a suplementação de carboidratos contribui para melhoras na *performance* durante o exercício de *endurance*, por aumentar a ressíntese de ATP, reduzir a degradação de glicogênio e atrasar o início da fadiga muscular. Em contrapartida, estudos sobre os efeitos da ingestão de proteínas sobre esse modelo de treinamento ainda são escassos.

De acordo com Järger *et al.*,[40] a suplementação de PTN com CHO não parece contribuir para a melhora do desempenho durante o treinamento de *endurance*. Contudo, essa estratégia nutricional demonstra eficácia em reduzir a ação de marcadores de lesão muscular, atenuando, portanto, a sensação de dor na fase de recuperação da atividade física. Dessa forma, é recomendada a ingestão de 0,25 g de proteína/kg por hora de exercício de *endurance*.

De fato, Hansen *et al.*,[47] ao analisarem os efeitos da ingestão de *whey protein* hidrolisado com CHO sobre o desempenho e a recuperação, em corredores de elite, observaram que aqueles que foram suplementados com PTN e CHO apresentaram, após

13 sessões de treinamento, menor aumento de marcadores inflamatórios e melhor desempenho do que os que consumiram somente CHO.

Em contrapartida, Finger et al.,[48] ao compararem três estratégias nutricionais (CHO com PTN, CHO isoladamente e placebo), não encontraram efeitos ergogênicos e atenuação de lesões musculares relacionados à suplementação de CHO com PTN para a realização de exercício.de endurance por até duas horas e a 80% VO_2 máx.

Esses achados demonstram que a literatura científica é contraditória no que se refere aos benefícios do consumo de PTN com CHO para o desempenho e a recuperação do treinamento de endurance. Desse modo, são recomendados mais estudos sobre essa temática, para que os efeitos da ingestão proteica sobre essa modalidade de exercício sejam esclarecidos.

LIPÍDIOS E *PERFORMANCE*

Os lipídios são componentes de uma dieta saudável, fornecem energia e elementos essenciais às membranas celulares, bem como facilitam a absorção de vitaminas lipossolúveis. Como resultado do treinamento de endurance, a gordura é mobilizada como combustível energético sob a forma de ácidos graxos livres no plasma, no triglicerídeo intramuscular e no tecido adiposo.[2]

Recentemente, tem sido observada a inclusão de diversas estratégias nutricionais, com o interesse em aumentar a taxa de oxidação desse substrato energético em praticantes de atividades físicas. A seguir, serão abordados essas estratégias, o metabolismo dos lipídios na atividade física, as recomendações nutricionais e os principais suplementos constituídos por lipídios e utilizados por praticantes de atividade física.

Metabolismo dos lipídios e exercício

Os lipídios atuam como substrato energético no exercício físico por meio da oxidação de ácidos graxos pelo processo de β-oxidação, no qual esses substratos serão transportados para o interior das mitocôndrias e, pelo ciclo de Krebs, serão oxidados, gerando moléculas de ATP.[49]

No entanto, a utilização de lipídio como combustível energético promove menor produção de ATP por oxigênio consumido, quando comparada à utilização de carboidrato como combustível energético, o que pode prejudicar o aumento do pico de capacidade aeróbica, induzido pelo exercício de alta intensidade, e a *performance*, consequentemente. A molécula de triglicerídeo pode fornecer glicerol para a gliconeogênese, capaz de manter as concentrações séricas de glicose durante o exercício.[50]

Recomendações nutricionais no exercício

Atletas devem ser desencorajados a consumir uma dieta com teor de lipídios inferior a 20% do valor energético total (VET), já que essa restrição poderia restringir a variabilidade de nutrientes, como vitaminas lipossolúveis e ácidos graxos essenciais. A restrição de lipídios só poderia ser praticada brevemente e em situações específicas,

Capítulo 13 – Nutrição do Atleta e do Praticante de Atividade Física

como pré-evento, fase de reposição de carboidratos ou momentos em que o conforto gastrointestinal é prioridade.[2]

A maioria das organizações de saúde apoiam a adoção de uma dieta contendo 25% a 30% do VET em lipídios, com base em evidências da literatura.[38] É necessário atentar-se à qualidade nutricional da dieta, de forma que a ingestão de ácidos graxos saturados não ultrapasse 10% do VET, para evitar doenças crônicas não transmissíveis.[2]

A dieta cetogênica consiste em consumo muito baixo de carboidrato (< 50 g/dia), consumo moderado de proteína e alta ingestão de lipídios (75% a 80% do VET), tendo por objetivo aumentar a utilização de lipídios como combustível energético muscular e aumentar a produção de corpos cetônicos.[51] Tem sido postulado um suposto benefício à supressão do apetite sob condições de não restrição calórica.[38] Além disso, o treinamento com baixos estoques de glicogênio parece estimular a biogênese mitocondrial e a oxidação de lipídios em exercícios de intensidade moderada[52]. No entanto, a restrição excessiva ao consumo de carboidratos compromete a ingestão de micronutrientes, a *performance* no treinamento de alta intensidade e a adesão à dieta.[38]

Com relação às alterações da composição corporal, durante três semanas, uma dieta com alto teor de carboidrato periodizado (baixo glicogênio pré-treino e jejum noturno) e uma dieta cetogênica parecem ser mais eficientes em reduzir peso corporal quando comparados à dieta com alto teor de carboidrato para atletas de *endurance*.[50] No treinamento resistido, durante oito semanas, uma dieta cetogênica (< 10% de carboidratos, 20% de proteínas e 70% de lipídios) parece promover maior redução de massa gorda e tecido adiposo visceral em condições hiperenergéticas, quando comparada à dieta não cetogênica (55% de carboidrato, 20% de proteína e 25% de lipídio). No entanto, pode não ter utilidade para o aumento de massa muscular durante a fase de balanço energético positivo.[53]

MICRONUTRIENTES

O exercício enfatiza muitas das vias metabólicas em que os micronutrientes são necessários e o treinamento pode resultar em adaptações bioquímicas musculares, que aumentam a necessidade de alguns desses micronutrientes. Atletas que frequentemente restringem o consumo de energia contam com práticas extremas de perda de peso, eliminam um ou mais grupos alimentares de sua dieta ou consomem dietas mal escolhidas podem consumir quantidades de micronutrientes abaixo do ideal e se beneficiar de sua suplementação[54] no caso de cálcio, vitamina D, ferro e alguns antioxidantes.[55-57] Suplementos de micronutrientes individuais geralmente são apropriados apenas para a correção de uma razão médica clinicamente definida (por exemplo, suplementos de ferro para anemia por deficiência de ferro).[2]

O último consenso publicado em 2018 aponta alguns micronutrientes que devem ser levados em consideração durante a avaliação e a prescrição do planejamento nutricional com atletas e praticantes de exercício físico, podendo ser necessária sua suplementação.[58] Dentre esses, destacamos a vitamina D.

A vitamina D, com suas características lipossolúveis, foi apontada com grande importância na regulação da transcrição de genes em diversos tecidos. A síntese dessa vitamina é, principalmente, dependente da exposição solar. Assim, muitos atletas que treinam *indoor* durante muitas horas do dia podem estar mais suscetíveis à deficiência dessa vitamina. Apesar de a literatura ainda não ter nenhum protocolo de suplementação para atletas, doses de 800 a 2.000 UI/dia são recomendadas para a população geral, para a manutenção dos níveis adequados de 25-hidroxi-vitamina D [25(OH)D], e a suplementação de altas doses em curto prazo, como 50.000 UI/semana ou 10.000 UI/dia, pode restaurar o estado nutricional dessa vitamina em atletas deficientes.[58]

Uma revisão sistemática com metanálise recente, composta apenas por ensaios clínicos randomizados e controlados, buscou avaliar o efeito da suplementação oral de vitamina D nas concentrações séricas e na *performance* de atletas. Em um total de 13 ensaios e mais de 400 atletas avaliados, foi observado que a suplementação de vitamina D com doses acima de 3.000 UI pode levar a concentrações séricas adequadas de 25(OH)D e que o desempenho físico dos atletas não melhorou de forma significativa. Entretanto, os autores do estudo apontam a importância de avaliar outros parâmetros, como lesões em diferentes esportes, em diferentes latitudes e em diferentes etnias, bem como o estado nutricional de vitamina D.[59]

Outro micronutriente destacado com importância nessa população é o ferro. O estado nutricional de ferro pode ser influenciado por inúmeras situações, como a própria baixa ingestão e sua biodisponibilidade, dependendo da fonte de origem, a ingestão inadequada e a necessidade aumentada de energia, a realização de treinos em alta altitude, a perda menstrual em mulheres atletas e a perda por hemólise, no suor, na urina e nas fezes.[58]

O artigo do ISSN tentou mostrar um possível efeito ergogênico do ferro, aumentando a capacidade aeróbia em exercícios que utilizam os sistemas energéticos dependentes de oxigênio, por ser um componente da hemoglobina que participa do transporte de oxigênio. Entretanto, a maioria das pesquisas não apontaram melhora do desempenho físico, a não ser que o atleta já estivesse com o ferro depletado ou com anemia.[60]

A recomendação desse mineral é a mesma para indivíduos saudáveis (8 mg/dia para homens e 18 mg/dia para mulheres com idade entre 19 e 50 anos), mas, se o atleta apresentar deficiência, pode ser necessário avaliar a necessidade de suplementar esse micronutriente com doses acima da recomendada (> 18 mg/dia).

Por fim, o último micronutriente citado com importância é o cálcio, que apresenta funções estruturais e metabólicas importantíssimas, como estar envolvido na transmissão nervosa, na coagulação sanguínea, na formação de ossos e dentes, entre outras. Fatores como baixa ingestão de fontes alimentares, restrição energética e estado deficiente de vitamina D podem afetar o estado nutricional de cálcio.[61]

A recomendação para atletas também é a mesma de indivíduos saudáveis (1.000 mg/dia, 19 a 50 anos). No entanto, a IOC recomenda uma ingestão de 1.500 mg/dia de cálcio, associada a 1.500 a 2.000UI/dia de vitamina D, para otimizar a saúde óssea em atletas com baixa disponibilidade de energia ou em mulheres com alguma disfunção menstrual, característica da síndrome da mulher atleta.[62]

Micronutrientes como iodo, folato e vitamina B12 devem ser avaliados por aspectos muito individuais e específicos para suplementação, pois são dependentes de fatores como: localidades em que os alimentos não são enriquecidos, gestação e estilo de vida, vegetarianismo estrito ou veganismo, respectivamente. De modo geral, é fundamental realizar uma avaliação nutricional completa e sistemática, para verificar e entender possíveis deficiências de micronutrientes, suas causas e suas consequências na *performance* e na saúde do atleta.[61]

AGRADECIMENTOS

As autoras agradecem a Letícia Barboza, Mariana Luna e Suzane Lessa, alunas de Iniciação Científica do Núcleo de Pesquisa em Micronutrientes (NPqM) da Universidade Federal do Rio de Janeiro (UFRJ) à época, pela contribuição no desenvolvimento do capítulo.

REFERÊNCIAS BIBLIOGRÁFICAS

1. Kerksick CM, Arent S, Schoenfeld BJ, Stout JR, Campbell B, Wilborn CD, et al. International Society of Sports Nutrition position stand: nutrient timing. J Int Soc Sports Nutr. 2017;14:33.
2. Thomas DT, Erdman KA, Burke LM. Position of the Academy of Nutrition and Dietetics, Dietitians of Canada, and the American College of Sports Medicine: Nutrition and Athletic Performance. J Acad Nutr Diet. 2016;116(3):501-28.
3. Hernandez AJ, Nahas RM, editors. Dietary changes, water replacement, food supplements and drugs: evidence of ergogenic action and potential health risks. Rev Bras Med Esporte. 2019;15(3):3-12.
4. Kerksick CM, Kulovitz MG. Requirements of protein, carbohydrates and fats for athletes. In: Bagchi D, Nair S, Sen CK, editors. Nutrition and enhanced sports performance: recommendations for muscle building. London: Elsevier; 2013.
5. Burke LM, Hawley JA, Wong SHS, Jeukendrup AE. Carbohydrates for training and competition. J Sports Sci. 2011;29(Suppl 1):S17-27.
6. Burke LM, Loucks AB, Broad N. Energy and carbohydrate for training and recovery. J Sports Sci. 2006;24(7):675-85.
7. Barrero A, Erola P, Bescós R. Energy balance of triathletes during an ultra- endurance event. Nutrients. 2014;7(1):209-22.
8. Kerksick CM, Wilborn CD, Roberts MD, Smith-Ryan A, Kleiner SM, Jäger R, et al. ISSN exercise & sports nutrition review update: research & recommendations. J Int Soc Sports Nutr. 2018;15(1):38
9. Heydenreich J, Kayser B, Schutz Y, Melzer K. Total Energy Expenditure, Energy Intake, and Body Composition in Endurance Athletes Across The Training Season: A Systematic Review. Sports Med Open. 2017;3(1):8.
10. Burke LM. Energy needs of athletes. Can J Appl Physiol. 2001;26(Suppl):S202-19.
11. Wardenaar FC, Dijkhuizen R, Ceelen IJ, Jonk E, De Vries JH, Witkamp RF, Mensink M. Nutrient Intake by Ultramarathon Runners: Can They Meet Recommendations? Int J Sport Nutr Exerc Metab. 2015;25(4):375-86.
12. Cunningham JJ. A reanalysis of the factors influencing basal metabolic rate in normal adults. Am J Clin Nutr. 1980;33(11):2372-4.
13. Roza AM, Shizgal HM. The Harris Benedict equation reevaluated: resting energy requirements and the body cell mass. Am J Clin Nutr. 1984;40(1):168-82.
14. Hawley JA, Leckey JJ. Carbohydrate Dependence During Prolonged, Intense Endurance Exercise. Sports Med. 2015;45(Suppl 1):S5-12.
15. Thomas DT, Erdman KA, Burke LM. American College of Sports Medicine Joint Position Statement. Nutrition and Athletic Performance. Med Sci Sports Exerc. 2016;48(3):543-68.

16. Cermak NM, Van Loon LJC. The use of carbohydrates during exercise as an ergogenic aid. Sports Med. 2013;43(11):1139-55.

17. Williams C, Rollo I. Carbohydrate Nutrition and Team Sport Performance. Sports Med. 2015;45(Suppl 1):S13-22.

18. Boorsma RK, Whitfield J, Spriet LL. Beetroot juice supplementation does not improve performance of elite 1500-m runners. Med Sci Sports Exerc. 2014;46(12):2326-34.

19. Stepto NK, Carey AL, Staudacher HM, Cummings NK, Burke LM, Hawley JA. Effect of short-term fat adaptation on high-intensity training. Med Sci Sports Exerc. 2002;34(3):449-55.

20. Van Loon LJC, Greenhaff PL, Constantin-Teodosiu D, Saris WHM, Wagenmakers AJM. The effects of increasing exercise intensity on muscle fuel utilisation in humans. J Physiol. 2001;536(Pt 1):295-304.

21. Black KE, Skidmore PML, Brown RC. Energy intakes of ultraendurance cyclists during competition, an observational study. Int J Sport Nutr Exerc Metab. 2012;22(1):19-23.

22. Manore MM. Weight Management for Athletes and Active Individuals: A Brief Review. Sports Med. 2015;45(Suppl 1):S83-92.

23. Jeukendrup A. A Step Towards Personalized Sports Nutrition: Carbohydrate Intake During Exercise. Sports Med. 2014;44(Suppl 1):S25-33.

24. Jentjens R, Jeukendrup A. Determinants of post-exercise glycogen synthesis during short-term recovery. Sports Med. 2003;33(2):117-44.

25. Burdon CA, Spronk I, Cheng HL, O'Connor HT. Effect of Glycemic Index of a Pre-exercise Meal on Endurance Exercise Performance: A Systematic Review and Meta-analysis. Sports Med. 2017;47(6):1087-101.

26. Areta JL, Burke LM, Ross ML, Camera DM, West DWD, Broad EM, et al. Timing and distribution of protein ingestion during prolonged recovery from resistance exercise alters myofibrillar protein synthesis. J Physiol. 2013;591(9):2319-31.

27. Beck KL, Thomson JS, Swift RJ, Von Hurst PR. Role of nutrition in performance enhancement and postexercise recovery. Open Access J Sports Med. 2015;11(6):259-67.

28. McCartney D, Desbrow B, Irwin C. Post-exercise Ingestion of Carbohydrate, Protein and Water: A Systematic Review and Meta-analysis for Effects on Subsequent Athletic Performance. Sports Med. 2017;48(2):379-408.

29. Gui Z, Sun F, Si G, Chen Y. Effect of protein and carbohydrate solutions on running performance and cognitive function in female recreational runners. PLoS One. 2017;12(10):e0185982.

30. Close GL, Hamilton DL, Philp A, Burke LM, Morton JP. New strategies in sport nutrition to increase exercise performance. Free Radic Biol Med. 2016;98:144-58.

31. Hulston CJ, Venables MC, Mann CH, Martin C, Philp A, Baar K, et al. Training with low muscle glycogen enhances fat metabolism in well-trained cyclists. Med Sci Sports Exerc. 2010;42(11):2046-55.

32. Yeo WK, McGee SL, Carey AL. Acute signalling responses to intense endurance training commenced with low or normal muscle glycogen. Exp Physiol. 2010;95(2):351-8.

33. Van Proeyen K, Szlufcik K, Nielens H, Ramaekers M, Hespel P. Beneficial metabolic adaptations due to endurance exercise training in the fasted state. J Appl Physiol. 2011;110(1):236-45.

34. Knuiman P, Hopman MTE, Mensink M. Glycogen availability and skeletal muscle adaptations with endurance and resistance exercise. Nutr Metab. 2015;12:59.

35. Camera DM, Hawley JA, Coffey VG. Resistance exercise with low glycogen increases p53 phosphorylation and PGC1-alpha mRNA in skeletal muscle. Eur J Appl Physiol. 2015;115(6):1185-94.

36. Figueiredo VC, Cameron-Smith D. Is carbohydrate needed to further stimulate muscle protein synthesis/hypertrophy following resistance exercise? J Int Soc Sports Nutr. 2013;10(1):42.

37. Churchley EG, Coffey VG, Pedersen DJ, Shield A, Carey KA, Cameron-Smith D, et al. Influence of preexercise muscle glycogen content on transcriptional activity of metabolic and myogenic genes in well-trained humans. J Appl Physiol (1985). 2007;102(4):1604-11.

Capítulo 13 – Nutrição do Atleta e do Praticante de Atividade Física

38. Aragon AA, Schoenfeld BJ, Wildman R, Kleiner S, Van Dusseldorp T, Taylor L, et al. International Society of Sports Nutrition position stand: diets and body composition. J Int Soc Sports Nutr. 2017;14:16.

39. Campbell B, Kreider RB, Ziegenfuss T, La Bounty P, Roberts M, Burke D, et al. International Society of Sports Nutrition position stand: protein and exercise. J Int Soc Sports Nutr. 2007;4:8.

40. Jäger R, Kerksick CM, Campbell BI, Cribb PJ, Wells SD, Skwiat TM, et al. International Society of Sports Nutrition Position Stand: protein and exercise. J Int Soc Sports Nutr. 2017;14:20.

41. Wolfe RR. Branched-chain amino acids and muscle protein synthesis in humans: myth or reality? J Int Soc Sports Nutr. 2017;14:30.

42. Oosthuyse T, Carstens M, Millen AME. Whey or Casein Hydrolysate with Carbohydrate for Metabolism and Performance in Cycling. Int J Sports Med. 2015;36(8):636-46.

43. Wilborn CD, Taylor LW, Outlaw J, Williams L, Campbell B, Foster CA, et al. The Effects of Pre- and Post-Exercise Whey vs. Casein Protein Consumption on Body Composition and Performance Measures in Collegiate Female Athletes. J Sports Sci Med. 2013;12(1):74-9.

44. Kreider RB, Kalman DS, Antonio J, Ziegenfuss TN, Wildman R, Collins R, et al. International Society of Sports Nutrition position stand: safety and efficacy of creatine supplementation in exercise, sport, and medicine. J Int Soc Sports Nutr. 2017;14:18.

45. Hoffman JR, Ratamess NA, Tranchina CP, Rashti SL, Kang J, Faigenbaum AD. Effect of protein-supplement timing on strength, power, and body-composition changes in resistance-trained men. Int J Sport Nutr Exerc Metab. 2009;19(2):172-85.

46. Schoenfeld BJ, Aragon A, Wilborn C, Urbina SL, Hayward SE, Krieger J. Pre- versus post-exercise protein intake has similar effects on muscular adaptations. PeerJ. 2017;5:e2825.

47. Hansen M, Bangsbo J, Jensen J, Bibby BM, Madsen K. Effect of whey protein hydrolysate on performance and recovery of top-class orienteering runners. Int J Sport Nutr Exerc Metab. 2015;25(2):97-109.

48. Finger D, Lanferdini FJ, Farinha JB, Brusco CM, Helal L, Boeno FP, et al. Ingestion of carbohydrate or carbohydrate plus protein does not enhance performance during endurance exercise: a randomized crossover placebo-controlled clinical trial. Appl Physiol Nutr Metab. 2018;43(9):937-44.

49. Yeo WK, Carey AL, Burke L, Spriet LL, Hawley JA. Fat adaptation in well-trained athletes: effects on cell metabolism. Appl Physiol Nutr Metab. 2011;36(1):12-22.

50. Burke LM, Ross ML, Garvican-Lewis LA, Welvaert M, Heikura IA, Forbes SA, et al. Low carbohydrate, high fat diet impairs exercise economy and negates the performance benefit from intensified training in elite race walkers. J Physiol. 2017;595(9):2785-807.

51. Volek JS, Noakes T, Phinney SD. Rethinking fat as a fuel for endurance exercise. Eur J Sport Sci. 2015;15(1):13-20.

52. Bartlett JD, Hawley JA, Morton JP. Carbohydrate availability and exercise training adaptation: too much of a good thing? Eur J Sport Sci. 2015;15(1):3-12.

53. Vargas S, Romance R, Petro JL, Bonilla DA, Galancho I, Espinar S, et al. Efficacy of ketogenic diet on body composition during resistance training in trained men: a randomized controlled trial. J Int Soc Sports Nutr. 2018;15(1):31.

54. Farajian P, Kavouras SA, Yannakoulia M, Sidossis LS. Dietary intake and nutritional practices of elite Greek aquatic athletes. Int J Sport Nutr Exerc Metab. 2004;14(5):574-85.

55. Lukaski HC. Vitamin and mineral status: effects on physical performance. Nutrition. 2004;20(7-8):632-44.

56. Woolf K, Manore MM. B-vitamins and exercise: does exercise alter requirements? Int J Sport Nutr Exerc Metab. 2006;16(5):453-84.

57. Volpe SL, Bland E. Vitamins, Minerals, and Exercise. In: Rosenbloom CA, Coleman EJ, editors. Sports Nutrition: A Practice Manual for Professionals. 5th. ed. Chicago: Academy of Nutrition and Dietetics; 2012:75-105.

58. Maughan RJ, Burke LM, Dvorak J, Larson-Meyer DE, Peeling P, Phillips SM, et al. IOC consensus statement: dietary supplements and the high-performance athlete. Br J Sports Med. 2018;28(2):104-125.

59. Farrokhyar F, Sivakumar G, Savage K, Koziarz A, Jamshidi S, Ayeni OR, et al. Effects of Vitamin D Supplementation on Serum 25-Hydroxyvitamin D Concentrations and Physical Performance in Athletes: A Systematic Review and Meta-analysis of Randomized Controlled Trials. Sports Med. 2017;47(11):2323-39.

60. Kerksick CM, Wilborn CD, Roberts MD, Smith-Ryan A, Kleiner SM, Jäger R, et al. ISSN exercise & sports nutrition review update: research & recommendations. J Int Soc Sports Nutr. 2018;15:38.

61. De Souza MJ, Koltun KJ, Etter CV, Southmayd EA. Current Status of the Female Athlete Triad: Update and Future Directions. Curr Osteoporos Rep. 2017;15(6):577-87.

Suplementação para Atletas

13

• Letícia Azen Alves Coutinho • Ligiane Marques Loureiro • Paula Viana Lemos de Abreu

INTRODUÇÃO

Há dois importantes fatores para o sucesso atlético: a genética e o treinamento. Em certos níveis de competição, os participantes geralmente possuem genética e habilidades atléticas similares. Se estiverem expostos aos mesmos métodos de treinamento, tornam-se bastante nivelados. Portanto, muitos atletas vivem em busca de meios que possam levá-los a uma pequena melhora do rendimento diante de seus oponentes. Para isso, duas estratégias têm sido sugeridas: dieta adequada e utilização de recursos ergogênicos.

A palavra "ergogênico" remete a substâncias ou artifícios adotados visando à melhora do desempenho, sendo derivada de duas palavras gregas: *ergon*, "trabalho", e *gennan*, "produção". No contexto de crescente competitividade, há grande número de suplementos sendo comercializados, com variados propósitos ergogênicos, mas alguns deles não contam com respaldo científico. O propósito da maioria é aumentar o desempenho pela intensificação da potência física, da força mental ou do limite mecânico e, dessa forma, prevenir ou retardar o início da fadiga. Os ergogênicos podem ser classificados em cinco categorias de "ajuda": a) nutricional; b) farmacológica; c) fisiológica; d) psicológica; e) biomecânica ou mecânica.

Os ergogênicos nutricionais servem principalmente para aumentar o tecido muscular, a oferta de energia para o músculo e a taxa de produção de energia no músculo (**Quadro 14.1**). Os nutrientes estão envolvidos com os processos geradores de energia por meio de uma dessas três funções básicas: a) atuam como substrato energético; b) regulam os processos pelos quais a energia é produzida no corpo; e c) promovem o crescimento e o desenvolvimento dos tecidos corporais.[1]

Uma alimentação adequada é fundamental para que consigamos atingir um ótimo desempenho esportivo. Sendo assim, se a alimentação se mostra deficiente em determinado nutriente fundamental à produção de energia durante o exercício, o desempenho será prejudicado. Nesse momento, o nutricionista deverá avaliar a viabilidade de prescrever recursos ergogênicos nutricionais. Entretanto, muitos se sentem inseguros na hora de prescrever suplementos, por desconhecerem sua função, sua posologia e seus efeitos adversos. Ao mesmo tempo, deparam-se com propagandas que referem efeitos milagrosos. Sendo assim, a solução seria recorrer aos artigos científicos, para concluir sobre a veracidade dessas alegações. Com base nesse cenário, o objetivo deste capítulo é discutir os efeitos de alguns ergogênicos nutricionais, dando enfoque às substâncias mais utilizadas e/ou questionadas nos últimos tempos.

Quadro 14.1 Métodos pelos quais os ergogênicos podem melhorar a *performance* mediante potência física, força mental e limite mecânico	
Métodos	
Para intensificar a potência física	
1. Aumento do tecido muscular	
2. Intensificação dos processos metabólicos de geração de energia	
3. Aumento da oferta de energia ao músculo durante atividades de longa duração	
4. Melhora da liberação dos substratos energéticos no músculo	
5. Combate ao acúmulo de substâncias que interferem na ótima produção de energia	
Para intensificar a força mental	
1. Aumento dos processos psicológicos que maximizam a produção de energia	
2. Diminuição dos fatores que interferem no ótimo funcionamento psicológico	
Para intensificar os limites mecânicos	
1. Melhora da eficiência mecânica, pela diminuição da massa corporal, sobretudo da gordura	
2. Melhora da estabilidade, pelo aumento da massa corporal, sobretudo da massa muscular	

Fonte: adaptado de Biesek S, et al. Estratégias de Nutrição e Suplementação no Esporte. 2015.

ERGOGÊNICOS NUTRICIONAIS

Os nutrientes podem ser agrupados em seis diferentes classes: carboidratos, gorduras, proteínas, vitaminas, minerais e água. Geralmente, o carboidrato é usado como principal fonte de energia do organismo. A gordura fornece energia e também faz parte da estrutura da maioria das células. A proteína desempenha uma série de papéis, sendo necessária para: a) formação, crescimento e desenvolvimento de tecidos corporais; b) formação de enzimas que regulam a produção de energia; e c) geração de energia, sobretudo quando os estoques de carboidratos estão baixos. As vitaminas regulam os processos metabólicos, atuando como coenzimas. Muitos minerais estão envolvidos na regulação do metabolismo, mas alguns também contribuem com a formação da estrutura do corpo como um todo (por exemplo, o cálcio atua como constituinte do tecido ósseo). Finalmente, a água compõe a maior parte do peso corporal e ajuda a regular uma variedade de processos metabólicos (**Quadro 14.2**).

Todos os nutrientes estão envolvidos na produção de energia, de uma maneira ou de outra, mas alguns são especialmente importantes para atletas, cujas taxas de produção de energia podem aumentar de modo significativo durante o exercício.

Recentemente, foram publicadas algumas revisões sobre os principais recursos ergogênicos nutricionais, categorizados em níveis de evidência científica e segurança.

Conforme podemos observar no **Quadro 14.3** os autores não chegam a um consenso quanto a todas as substâncias, mas, em linhas gerais, é possível perceber a existência quanto à orientação das que deveriam ser priorizadas para melhora da *performance*,[2,3] aumento da força ou da massa muscular[2,3] e melhora da saúde.[2]

Quadro 14.2	
Principais nutrientes que têm sido estudados em relação à *performance* esportiva	
Ergogênicos nutricionais	
Carboidratos	
Suplementos energéticos	
Gorduras	
Triglicerídeos de cadeia média (TCM)	Ômega-3
Coenzima Q10	CLA
Óleo de cártamo	
Proteína/aminoácidos	
Suplementos proteicos	Aminoácidos de cadeia ramificada (BCAA)
Arginina	Glutamina
Alanina	
Vitaminas	
Tiamina (B1)	Ácido pantotênico (B5)
Riboflavina (B2)	Ácido fólico
Niacina (B3)	Vitamina B12
Piridoxina (B6)	Ácido ascórbico (C)
Vitamina D	Vitamina E
Minerais	
Cálcio	Fósforo
Cromo	Selênio
Ferro	Zinco
Magnésio	
Água	
Suplementos hidreletrolíticos	
Outros	
Suplementos compensadores	Piruvato
HMB	Glicerol
Bicarbonato de sódio	Cafeína
Teacrina	Ácido pantotênico
Bicarbonato de sódio	Ácido ursólico
Ribose	Taurina

Fonte: adaptado de Biesek S, et al. Estratégias de Nutrição e Suplementação no Esporte. 2015.

Quadro 14.3
Resumo de alguns recursos ergogênicos nutricionais agrupados de acordo com o nível de evidência científica

Efeitos ergogênicos esperados	Forte evidência científica	Evidência científica moderada ou emergente	Escassa evidência científica, alto risco de contaminação e/ou proibido pela WADA com base na interpretação dos autores e da literatura atual existente
Endurance Performance	Cafeína[2,3]	Taurina[2]	Efedrina[2]
	Suplementos energéticos[2,3]	Suco de cereja[2]	Citrulina malato[2]
	Alanina[2,3]	Carnitina[2]	Arginina[2,3]
	Suco de beterraba[2]	BCAA[3]	Sinefrina[2]
	Bicarbonato de sódio[2,3]	Citrulina[3]	Carnitina[3]
	Antioxidantes[2]	Glicerol[3]	Glutamina[3]
	Creatina[3]	HMB[3]	TCM[3]
	Água e suplementos hidreletrolíticos[3]	Nitratos[3]	Ribose[3]
		Quercitina[3]	
		Taurina[3]	
		Carboidrato + proteína no pós-treino[3]	
Força Ganho de massa magra	Creatina[2,3]	BCAA[2,3]	ZMA[2,3]
	Suplementos proteicos[2,3]	ATP[3]	Colostro[2]
	HMB[3]	Ácido fosfatídico[3]	Arginina[3]
			Cromo[3]
			CLA[3]
			Glutamina[3]
			Tribulus terrestris[3]
Saúde	Probióticos[2]	Vitamina C[2]	Magnésio[2]
	Suplementos hidreletrolíticos[2]	Glucosamina[2]	
	Vitamina D[2]	Quercitina[2]	
		Glutamina[2]	
		Colágeno[2]	
		Óleo de peixe[2]	

WADA: World Antidoping Agency.

Fonte: adaptado de Close GL, et al. Free Radic Biol Med. 2016;98:144-58. | Kerksick CM, et al. J Int Soc Sports Nutr. 2018;15(38):1-57.

Capítulo 13 – Suplementação para Atletas

Regulamentação brasileira para os recursos ergogênicos nutricionais

Em 27 de abril de 2010, a Agência Nacional de Vigilância Sanitária (Anvisa) publicou uma resolução aprovando o regulamento técnico sobre alimentos para atletas,[4] os quais passaram a ser classificados como: suplemento hidroeletrolítico para atletas; suplemento energético para atletas; suplemento proteico para atletas; suplemento para substituição parcial de refeições de atletas; suplemento de creatina para atletas; e suplemento de cafeína para atletas. O **Quadro 14.4** demonstra os principais requisitos básicos de cada uma dessas categorias.

Quadro 14.4
Alimentos para praticantes de atividade física *versus* alimentos para atletas

Resolução nº 18, 27 abr. 2010

Suplementos hidreletrolíticos para atletas

Definição: produtos destinados a auxiliar na hidratação.
O produto pronto para consumo deverá conter:
- Concentração de sódio: 460 a 1.150 mg/L, devendo ser utilizados sais inorgânicos para fins alimentícios como fonte de sódio.
- Osmolalidade (*): inferior a 330 mOsm/kg de água.

Carboidratos: podem constituir até 8% (m/v).
Vitaminas e minerais podem ser adicionados.
Potássio: pode ser adicionado em até 700 mg/L.
Outras disposições gerais: não podem ser adicionados outros nutrientes, não nutrientes e fibras alimentares.

Suplementos energéticos para atletas

Definição: produtos destinados a complementar as necessidades energéticas.
Carboidratos: o produto pronto para consumo deve conter, no mínimo:
- 75% do valor energético total proveniente dos carboidratos.
- 15 g na porção.

Vitaminas e minerais: podem ser adicionados.
Outras disposições gerais: podem conter líquidos, proteínas intactas e/ou parcialmente hidrolisadas; não podem ser adicionados não nutrientes e fibras alimentares.

Suplementos proteicos para atletas

Definição: produtos destinados a complementar as necessidades proteicas.
Proteínas: o produto pronto para consumo deve conter, no mínimo:
- 10 g de proteína na porção.
- 50% do valor energético total proveniente das proteínas.

A composição proteica do produto deve apresentar PDCAAS (**) acima de 0,9.
Vitaminas e minerais: podem ser adicionados.
Outras disposições gerais: não podem ser adicionados não nutrientes e fibras alimentares.

Suplementos para substituição parcial de refeições de atletas

Definição: produtos destinados a complementar as refeições de atletas em situações nas quais o acesso a alimentos que compõem a alimentação habitual seja restrito.
Carboidratos: devem corresponder a 50% a 70% do valor energético total do produto pronto para consumo.
Proteínas: a quantidade de proteínas deve corresponder a 13% a 20% do valor energético total do produto pronto para consumo. A composição proteica do produto deve apresentar PDCAAS acima de 0,9.

Continua...

Continuação

Quadro 14.4
Alimentos para praticantes de atividade física *versus* alimentos para atletas

Suplementos para substituição parcial de refeições de atletas

Lipídios: devem corresponder, no máximo, a 30% do valor energético total do produto pronto para consumo. Os teores de gorduras saturadas e de gorduras trans não podem ultrapassar 10% e 1% do valor energético total, respectivamente.
Vitaminas e minerais: podem ser adicionados.
Outras disposições gerais: o produto deve fornecer, no mínimo, 300 kcal por porção. O produto pode ser adicionado de fibras alimentares.

Suplementos de creatina para atletas

Definição: produtos destinados a complementar os estoques endógenos de creatina.
Concentrações de creatina: o produto pronto para consumo deve conter de 1,5 g a 3,0 g na porção.
Apresentação da creatina: na formulação do produto, deve ser utilizada creatina monoidratada, com grau de pureza mínimo de 99,9%.
Carboidratos: podem ser adicionados.
Outras disposições gerais: não podem ser adicionadas fibras alimentares.

Suplementos de cafeína para atletas

Definição: produto destinado a aumentar a resistência aeróbica em exercícios.
Concentrações de cafeína: o produto deve fornecer entre 210 mg a 420 mg na porção.
Apresentação da cafeína: na formulação do produto, deve ser utilizada cafeína com teor mínimo de 98,5% de 1,3,7-trimetilxantina, calculada sobre a base anidra.
Outras disposições gerais: não podem ser adicionados nutrientes e outros não nutrientes.

(*) Osmolalidade: refere-se ao número de partículas osmoticamente ativas de soluto presentes em um quilograma do solvente. (**) *Protein Digestibility Corrected Amino Acid Score* (PDCAAS): escore aminoacídico corrigido pela digestibilidade da proteína para a determinação de sua qualidade biológica.
Fonte: adaptado de Agência Nacional de Vigilância Sanitária. Resolução nº 18, 27 abr. 2010.

Aminoácidos de cadeia ramificada (BCAA)

Os aminoácidos de cadeia ramificada compreendem três aminoácidos essenciais: leucina, isoleucina e valina. São popularmente conhecidos como BCAA, sigla derivada de sua designação em inglês – *branched-chain amino acids*. Precisam ser supridos dieteticamente, correspondendo a 40% das necessidades diárias de aminoácidos essenciais, e são encontrados, sobretudo, em fontes proteicas de origem animal.[1]

Após a ingestão, os BCAA são absorvidos no intestino pelo transporte ativo sódio--dependente e transportados até o fígado. Entretanto, ao contrário dos outros aminoácidos essenciais, eles necessitam também da cooperação de tecidos extra-hepáticos, com destaque para o músculo esquelético, para sua total degradação.[2]

Dentre suas principais funções biológicas, destacam-se a possibilidade de serem utilizados como substrato para a síntese proteica, sua atuação como importante fonte de energia para o músculo esquelético durante períodos de estresse metabólico e sua atuação como doadores de cadeia carbônica para síntese de outros aminoácidos (por exemplo, glutamina e alanina).[1]

Apelos ergogênicos

Alguns efeitos da suplementação com BCAA têm sido sugeridos:

1. Contribuem para maior estímulo à hipertrofia muscular.[1,5,6]

Capítulo 13 – Suplementação para Atletas

2. Têm ação anticatabólica.[1]
3. Retardam a fadiga central.[1]
4. Melhoram a *performance*.[1]
5. Poupam os estoques de glicogênio muscular.[1]
6. Aumentam os níveis plasmáticos de glutamina após exercício intenso,[1] podendo fortalecer o sistema imunológico.
7. Atenuam o dano muscular.[1,7]
8. Reduzem a dor e melhoram a recuperação após treino excêntrico.[7]

Doses recomendadas

Em geral, as doses recomendadas giram em torno de 77 a 100 mg/kg.[1] Rasmussen *et al.*[8] sugeriram que 500 mg/kg de peso seriam considerados uma dose segura. Entretanto, tem-se observado que alguns estudos vêm aumentando as doses suplementadas. Um deles foi conduzido por Howatson *et al.*,[7] no qual 12 jogadores de futebol americano ou *rugby* (23 ± 2 anos; 178,3 ± 3,6 cm; 79,6 ± 8,4 kg) suplementaram com placebo (*n* = 6) ou 60 g de BCAA (*n* = 6) [10 g, duas vezes ao dia (manhã e noite), adicionados de mais 20 g uma hora antes e 20 g imediatamente após teste indutor de lesão].

Arginina

A L-arginina é um aminoácido semiessencial, usado por todas as células humanas, e desempenha papel na síntese de proteínas citoplasmáticas e nucleares, no ciclo da ureia, na síntese de creatina e na biossíntese de outros aminoácidos.[9]

Fontes alimentares

A beterraba é um potente precursor de óxido nítrico e seu suco é a forma mais comum de consumo dessa substância na alimentação.

Apelos ergogênicos

Sabe-se que a fadiga muscular é proveniente de mudanças metabólicas e fisiológicas,[10] como altas concentrações de lactato, as quais levam a uma diminuição do pH sanguíneo.[11] A fim de reduzir o acúmulo desses metabólitos e melhorar a *performance*, alguns estudos têm utilizado aminoácidos conhecidos por induzir essas mudanças – entre eles, a L-arginina.[11].

A arginina tem papel importante na síntese de óxido nítrico (NO), o que contribui para uma vasodilatação de arteríolas musculoesqueléticas, aumentando o fornecimento de nutrientes e oxigênio aos músculos solicitados durante o exercício físico. Portanto, esse aumento sistêmico da produção de NO parece interferir diretamente na melhoria da capacidade de execução da atividade.[12]

A conversão metabólica do nitrato inorgânico em nitrito bioativo e, subsequentemente, em óxido nítrico, é o que provavelmente faz com que a suplementação com arginina promova a eficiência metabólica esperada.[13] Tem sido observado que a suplementação com nitrato retarda em torno de 20% o tempo de exaustão em exercícios contínuos de alta intensidade. Esse efeito parece estar diretamente relacionado a um atenuamento nas mudanças metabólicas musculares, que acabam levando à fadiga (como o aumento de ADP e Pi e a redução de PCr).[14]

Lansley *et al.*[15] investigaram os efeitos da ingestão aguda da suplementação de nitrato em potência, VO_2 e *performance* durante testes com ciclistas treinados por 4 km e por 16,1 km. Eles consumiram 500 mL de suco de beterraba, contendo aproximadamente 6,2 mmol de nitrato, 2,5 horas antes dos testes. Os valores de VO_2 durante os testes não apresentaram mudanças significativas, quando comparados ao grupo placebo. Porém, eles observaram que a potência em ambos os testes sofreu um aumento significativo no grupo suplementado, o que fez com que a razão PO/VO_2, consequentemente, também aumente. Isso representou uma melhora de 2,8% na *performance*, no teste de 4 km, e de 2,7%, no teste de 16,1 km. Também foi observada uma redução na pressão arterial sistólica, depois de 2,5 horas da suplementação, visto que o óxido nítrico é um potente vasodilatador. Porém, esse estudo evidencia que esses efeitos só aparecem com a ingestão de alto teor de nitrato. Ou seja, com nossa alimentação diária, não conseguimos obter esses benefícios.

Em outro estudo realizado com a suplementação aguda de 4,5 g de aspartato de arginina, cujo objetivo foi avaliar o efeito dessa suplementação em indivíduos sadios, treinados e submetidos a um protocolo de exaustão em cicloergômetro, foi observado que essa dose não foi capaz de aumentar o desempenho físico nem auxiliou na tolerância à fadiga muscular.[11]

Corroborando esse estudo, a suplementação de aspartato de arginina, realizada por duas semanas, não resultou em efeitos na concentração de amônia plasmática durante ou 2 horas após maratona. Parâmetros como lactato, piruvato, glicose plasmática, glicerol, insulina, ácidos graxos livres, cortisol, B-hidroxibutirato, creatina quinase e lactato desidrogenase não apresentaram mudanças significativas, embora o glucagon, a ureia e o hormônio do crescimento tenham apresentado aumento.[16]

Já em sujeitos praticantes de exercício de musculação, a suplementação com 12 g/dia de L-arginina α-cetoglutarato provocou ganho significativo de força em supino e de potência, durante teste de *sprint* de 30 segundos em bicicleta ergométrica com caráter predominantemente anaeróbico (teste de Wingate). Entretanto, a composição corporal, a resistência e a capacidade aeróbica não foram significativamente alteradas com a suplementação.[10]

Formas de apresentação e doses recomendadas

A dose oral de L-arginina suplementada costuma variar entre 4 g e 20 g.[17] Quando se trata do suco de beterraba, os estudos majoritariamente utilizam 500 mL da bebida.[18,19]

O uso de nitrato como suplementação, tanto na forma de nitrato de sódio sintético quanto na forma de suco de beterraba, mostra-se eficaz na redução significativa do consumo de O_2 em atividades como ciclismo submáximo,[14,19] extensão do joelho,[14] caminhada e corrida em esteira.[15]

Possíveis efeitos adversos

Um possível efeito adverso da suplementação com arginina é a sobrecarga renal, que acontece em caso de ingestão excessiva de aminoácidos. Em estudo realizado com a administração oral aguda de 20 g de arginina, foi observado um aumento da ureiogênese e da concentração celular de ATP.[64] Porém, no estudo realizado por Sales et al.[11] com a suplementação de 4,5 g de aspartato de arginina, observou-se que essa dose não foi suficiente para aumentar a ureiogênese. Além desse fator, em estudo realizado por Tangphao et al.,[20] dois participantes apresentaram desconfortos gastrointestinais com a dose oral de 21 g/dia.

Beta-alanina

A beta-alanina tem sido um suplemento nutricional bastante usado para retardo da fadiga. Quando ingerida, liga-se à histidina no músculo esquelético, formando carnosina. Esse processo aumenta a capacidade de tamponamento intracelular, permitindo maior tolerância ao exercício físico de alta intensidade, mais especificamente em atividades anaeróbicas.[21]

Fontes alimentares

Os níveis de carnosina no músculo esquelético de onívoros são significativamente maiores, quando comparados aos de vegetarianos. Isso acontece porque a ingestão de beta-alanina da carne vermelha, de aves e de peixes faz com que esses níveis permaneçam elevados.[22] Porém, para atingir as concentrações alcançadas com a suplementação, seria necessária a ingestão de quantidades muito elevadas desses alimentos por dia. Dessa forma, a suplementação ainda é a forma mais eficaz de elevação dos níveis de carnosina muscular.[21,23]

Apelos ergogênicos

A suplementação com doses que variam entre 1,6 e 6,4 g/dia tem demonstrado contribuir para o aumento significativo da carnosina muscular.[23] Segundo Hoffman et al.,[24] doses entre 4,8 e 6 g/dia por 4 a 7 semanas provocam um aumento nos níveis de carnosina de 23% a 28% em indivíduos treinados recreacionalmente e esses valores, possivelmente, se apresentam maiores em atletas competitivos, sugerindo um potencial efeito sinérgico do treinamento.

Hobson et al.[27] sugeriram que altas concentrações de carnosina muscular seriam relevantes para o retardo do início da fadiga periférica em aproximadamente 1 minuto a 5 minutos. Esse efeito, possivelmente, levaria à melhora da performance em exercício de alta intensidade intervalado,[26] por aumentar a qualidade dos tiros (com duração entre 60 segundos a 360 segundos), sem interferir diretamente na capacidade aeróbica e na cardiovascular.[27]

Estudos mais recentes mostram que níveis elevados de carnosina podem ter papel antioxidante ou atuar também como um neuroprotetor. Essa ação parece ser benéfica em exercícios com alto potencial inflamatório, como os de alta intensidade, por atenuar o estresse oxidativo e auxiliar no processo de recuperação. Porém, como esses achados foram obtidos investigando os efeitos em modelo animal, são necessários mais estudos com humanos.[27]

Há poucos estudos envolvendo a suplementação de beta-alanina em exercícios de *endurance*. Em um estudo envolvendo homens ativos, Smith *et al.*[26] observaram aumento significativo no tempo de fadiga, no pico de VO_2 e na duração total de exercício realizado, após suplementação de 6 g/dia, durante 21 dias, seguida de suplementação de 3 g/dia, durante outros 21 dias.

Doses recomendadas

Segundo Harris *et al.*,[21] a ingestão de 10 mg/kg de beta-alanina aumenta as concentrações plasmáticas dessa substância, com seu pico de ação sendo observado entre 30 a 40 minutos após a ingestão. Sua meia-vida é de 25 minutos, mas a beta-alanina ainda permanece na circulação por cerca de 3 horas após a ingestão.

Possíveis efeitos adversos

A beta-alanina pode ser considerada um suplemento seguro. Entretanto, sua suplementação, em geral, ocasiona a sensação de parestesia, sendo esse o motivo de doses acima de 6,4 g/dia não serem muito estudadas. Essa sensação já pode ser observada mediante a ingestão de doses acima de 800 mg/dia, mas o efeito costuma cessar entre 60 a 90 minutos após a suplementação.[27]

Cafeína

A cafeína (1,3,7-trimetilxantina) é uma das substâncias mais antigas e mais usadas no mundo para aumentar a potência física e mental. Ela pode ser classificada como ergogênico farmacológico, mas também pode ser considerada um ergogênico nutricional, por ser normalmente encontrada em alguns alimentos. É considerada um nutriente não essencial, cujos efeitos em nosso organismo incluem estimulação do sistema nervoso central, diurese, lipólise e secreção de ácido gástrico.[1]

Fontes alimentares

A cafeína está presente não só no café, mas também em outras fontes alimentares, como chás, refrigerantes à base de cola e chocolate (**Quadro 14.5**).

Quadro 14.5	
Principais fontes alimentares de cafeína	
Fontes	*Quantidade de cafeína (mg)*
1 xícara (150 mL) de café (infusão)	103
2 g de em pó café instantâneo	60
2 g de café descafeinado	3

Continua...

Continuação

Quadro 14.5	
Principais fontes alimentares de cafeína	
Fontes	Quantidade de cafeína (mg)
Chá (infusão por 1 minuto)	9 a 33
Chá (infusão por 3 a 5 minutos)	20 a 50
1 colher de chá preto instantâneo	25 a 50
1 lata (350 mL) de Pepsi®	38
1 lata (350 mL) de Coca-Cola®	45
1 barra (30 g) de chocolate escuro ao leite	1 a 15
1 barra (30 g) chocolate escuro meio amargo	5 a 35
1 xícara (150 mL) de chocolate quente	12 a 15

Fonte: adaptado de Biesek S, et al. Estratégias de Nutrição e Suplementação no Esporte. 2015.

Apelos ergogênicos

De acordo com as revisões mais atuais de literatura, a cafeína pode:

1. Auxiliar na melhora do desempenho físico, especialmente quando utilizada para sustentação do exercício de *endurance*, além de ser benéfica para praticantes de esportes intermitentes de longa duração (por exemplo, futebol).[1,3,29]

2. Aumentar o estado de alerta.[1]

3. Diminuir a fadiga mental e a percepção de esforço durante o exercício físico.[1]

4. Melhorar a concentração e a memória.[1]

5. Aumentar a oxidação lipídica.[1,3]

6. Melhorar a disponibilidade de energia.[1]

Seus efeitos sobre o aumento da força e da potência muscular já foram considerados inconclusivos, visto que alguns estudos antigos demonstram que a cafeína parece não aumentar a força muscular e/ou a potência anaeróbica.[1] Entretanto, em recentes revisões sobre a suplementação com cafeína, os autores sugeriram que ela poderia melhorar a força muscular máxima de membros superiores e a potência muscular.[30] Portanto, pode ser considerada um efetivo recurso ergogênico para exercícios anaeróbicos,[3] ou seja, em treinos de curta duração, esforços supramáximos e *sprints* repetidos.[29]

Sugestão de uso

Existem muitas dúvidas quanto ao momento ideal para administração de cafeína, às doses a serem administradas e às adaptações que deveriam ser realizadas, considerando o consumo habitual ou não de café. Pessoas que consomem cafeína regularmente parecem obter menores respostas ergogênicas.[3,31] Segundo Pickering & Kiely,[31] essas diferenças seriam mediadas, em parte, pelas variações genéticas entre indivíduos e o conhecimento acerca dessas variações poderia gerar o aprimoramento dos *guidelines* quanto ao uso da cafeína por atletas.

Inicialmente, especulou-se que os efeitos ergogênicos da cafeína seriam mais significativos quando ingerida no estado anidra do que com o consumo de café. Entretanto, publicações mais recentes sugerem que os efeitos ergogênicos seriam igualmente observados tanto por meio da ingestão de café quanto com a cafeína na forma anidra.[3] Os efeitos ergogênicos da cafeína costumam ser observados tanto com a administração da substância 1 hora antes do evento[1,29] quanto com doses distribuídas durante a atividade. Entretanto, para melhores resultados, alguns autores sugerem que haja abstinência dessa substância por quatro dias.[1]

Doses recomendadas

A cafeína melhora o desempenho físico de indivíduos treinados, por meio da utilização de doses consideradas baixas ou moderadas: 3 a 6 mg/kg/dia,[1,29] com dose máxima recomendada igual a 9 mg/kg/dia,[1,3] visto que já foi demonstrado que doses superiores não proporcionariam melhoras adicionais no desempenho esportivo[32] ou poderiam causar efeitos adversos.[29]

Possíveis efeitos adversos

A cafeína pode ser considerada segura para indivíduos saudáveis,[1] mas a tolerância varia individualmente e, com isso, pode haver efeitos adversos. O consumo excessivo pode provocar rubor facial, ansiedade, nervosismo, tremor das mãos, insônia, arritmias cardíacas e perda de memória. Além disso, pode levar ao aumento da produção de calor em repouso, aumentando a temperatura corporal, o que pode vir a prejudicar o desempenho em exercícios realizados sob altas temperaturas. Alguns atletas também relatam sentir náuseas e dores de estômago com o consumo excessivo.[29] Por aumentar a diurese, a cafeína teoricamente poderia promover a desidratação. Entretanto, estudos vêm demonstrando que não há alterações na temperatura corporal interna e no volume de suor ou de urina nem diminuição do volume de sangue durante a atividade com o uso da suplementação com cafeína. Portanto, ela não alteraria o estado de hidratação geral de atletas.[1]

Creatina

A creatina (Cr) (ácido metil-guanadinoacético) tornou-se um dos recursos ergogênicos nutricionais mais populares nos últimos tempos, devido à crença de que ela poderia levar à melhora no rendimento físico. Os efeitos da suplementação dessa substância baseiam-se na teoria de que a suplementação aumentaria a força e a velocidade de esportes nos quais a fonte de energia predominante é proveniente do sistema energético alático ou ATP-CP.[1]

Biossíntese e fontes alimentares

Há três aminoácidos envolvidos na síntese de Cr: glicina, arginina e metionina. Em humanos, as enzimas envolvidas na síntese de Cr ficam localizadas no fígado, no pâncreas e nos rins.[1] Além da síntese endógena, a Cr também é encontrada na dieta mista,

Capítulo 13 – Suplementação para Atletas

especialmente em peixe, em carnes e em outros produtos animais. Conforme pode ser observado no **Quadro 14.6**, há cerca de 3 g a 5 g de Cr para cada quilo de peixe ou carne. O consumo de Cr exógena parece desempenhar um papel no controle da biossíntese endógena de Cr, por meio de mecanismos de *feedback*. Por isso, existem evidências de que vegetarianos teriam seus estoques musculares mais reduzidos.[1]

Quadro 14.6 Principais fontes alimentares de creatina	
Alimento	*Quantidade de creatina (g/kg)*
Bacalhau	3
Arenque	6,5-10
Linguado	2
Salmão	4,5
Carne de boi	4,5
Carne de porco	5
Leite	0,1

Fonte: adaptado de Biesek S, et al. Estratégias de Nutrição e Suplementação no Esporte. 2015.

Consumo alimentar e absorção

Normalmente, o consumo de Cr gira em torno de 1 g, levando-se em consideração um consumo médio diário, em uma dieta mista, de 300 g de carne de boi e 300 mL de leite.[1]

As necessidades normais de Cr por fontes endógenas e exógenas se aproximam de 2 g para repor a Cr catabolisada, a qual é excretada pelos rins como creatinina. Assim, como parte das necessidades de Cr pode ser atingida pela dieta, essas necessidades são complementadas pela síntese endógena. Em dieta isenta de Cr, como pode ser o caso dos vegetarianos, as necessidades diárias são atingidas exclusivamente por síntese endógena.[1]

Apesar da acidez das secreções gastrintestinais, estudos indicam que a Cr consumida oralmente é absorvida intacta pela parede intestinal, atingindo posteriormente a corrente sanguínea[1].

Armazenamento

Um homem que pesa 70 kg armazena cerca de 120 g de Cr e cerca de 95% desse conteúdo total encontra-se depositado no músculo esquelético. Outros tecidos que contêm quantidades significativas de Cr são o coração, os testículos, a retina e o cérebro. Essa distribuição de Cr indica que ela é transportada pela corrente sanguínea dos locais de síntese aos locais de utilização.[1]

Uma vez atingido o citosol celular, a Cr é rapidamente fosforilada pela enzima creatina-quinase (CK). Com isso, cerca de 60% a 70% (2/3) do total de Cr no músculo encontram-se na forma fosforilada ou na forma de fosfocreatina (PCr) e apenas o restante na forma livre (Cr livre).[1]

Excreção

Nos vertebrados, há conversão não enzimática de Cr a creatinina, a qual é formada, em grande parte, no músculo, justamente onde a maior parte de Cr é armazenada. Em indivíduos sedentários, cerca de 1,6% do *pool* diário de Cr é degradado a creatinina no músculo. Uma vez formada, a creatinina atinge a circulação por difusão simples, é filtrada pelos glomérulos renais e, posteriormente, excretada na urina. A excreção diária de creatinina se aproxima de 2 g, mas essa quantidade pode variar de modo considerável, dependendo da massa muscular total dos indivíduos.[1]

Doses recomendadas

Apesar de podermos obter parte da Cr de que precisamos a partir de fontes alimentares, seria muito difícil conseguirmos ingerir mais de 3 g a 4 g de Cr por dia. Portanto, para os que desejam aumentar o consumo de Cr, os suplementos à base de Cr monoidratada, um pó branco solúvel em água morna, tornam-se necessários.[1]

Várias estratégias de suplementação têm sido usadas para aumentar a quantidade total de Cr, sobretudo PCr no músculo. A dose mais comumente utilizada, a qual chamamos de dose de carga, corresponde a um total de 20 g a 30 g de Cr por dia,[33,29] geralmente com Cr monoidratada. Normalmente, essas doses diárias são divididas em quatro a seis doses de 5 gramas para contribuir para melhor absorção. De acordo com alguns autores, essas quantidades, ingeridas durante cinco a sete dias, já seriam suficientes para aumentar ao máximo os estoques de Cr no músculo. Uma vez atingido o limite máximo de estocagem de Cr no músculo, as quantidades excedentes passam a ser excretadas na urina. Com isso, após o término do período de carga inicial, sugere-se a ingestão de doses mais reduzidas, para manutenção: 3 g a 5 g ao dia.[1,33,29]

A maioria dos estudos usa doses absolutas de Cr, não se baseando a quantidade a ser suplementada no peso corporal. No entanto, Hultman *et al.*[34] recomendaram uma dose de carga de 0,3 g/kg/dia (~ 20 g) durante cinco a seis dias, seguida de manutenção de 0,03 g/kg/dia (~ 2 g) durante 28 dias. Essa estratégia continua sendo recomendada pela Sociedade Internacional de Nutrição Esportiva (SINE)[33] e pelo Comitê Olímpico Internacional.[29]

Os mesmos autores testaram outro protocolo, com quantidades inferiores de Cr administradas por um período mais prolongado (3 g/dia, por 28 dias) e verificaram que tanto a rápida suplementação quanto a mais lenta levaram a resultados similares: aumento de cerca de 20% da quantidade total de Cr muscular. Até hoje, a SINE vem recomendando, também, essa estratégia alternativa de suplementação.[33] Acredita-se que seriam necessários cerca de 28 a 30 dias após o término da suplementação de Cr para que seu conteúdo muscular total voltasse aos níveis pré-suplementação (basais). Esse período costuma ser chamado de *washout period*.[1]

Com o objetivo de avaliar os efeitos da dose de manutenção de Cr (5 g/dia, durante 33 dias) e, ao mesmo tempo, checar o *washout period*, Alves & Dantas[35] observaram que o aumento significativo da massa corporal total, verificado em todos os indivíduos que ingeriram a dose de carga de Cr (20 g/dia, durante 5 dias), foi mantido ao longo dos 33 dias da fase de manutenção, mesmo nos indivíduos que receberam pla-

Capítulo 13 – Suplementação para Atletas

cebo nesse período. Os resultados encontrados sugerem que, para alguns indivíduos, o período de um mês talvez não seja suficiente para que os estoques de Cr voltem ao normal. Essa hipótese pôde ser levantada porque os indivíduos que fizeram parte da amostra eram judocas, orientados a manter o treinamento específico de judô (em intensidade e duração iguais), sem associação a qualquer tipo de exercício que buscasse aumentar a força e/ou a massa corporal magra.

Apelos ergogênicos

Tem-se demonstrado, por experimentos controlados em laboratório, que a ingestão de Cr em quantidades maiores que as normalmente consumidas nas dietas mistas aumenta a disponibilidade de PCr. Com isso, especula-se que, em esportes que requerem sucessivos movimentos de alta intensidade e curta duração (por exemplo, futebol, basquete, hóquei e tênis), a suplementação de Cr pode exercer um efeito ergogênico, caso a disponibilidade de PCr nos músculos esteja limitada.[1]

A Cr representa um dos suplementos mais populares, por apresentar estes prováveis efeitos ergogênicos:

1. Aumento da massa corporal magra.[1]
2. Aumento da força/potência.[1,3,29]
3. Recuperação entre esforços repetidos de alta intensidade.[1]
4. Ação antioxidante.[1]
5. Redução na perda de força e de massa corporal magra durante a imobilização.[1]
6. Redução da inflamação.[33]
7. Prevenção de lesões.[33]
8. Contribuição para a hidratação.[1,33]
9. Auxílio no tratamento de doenças neurodegenerativas.[33]

Suplementação com creatina e retenção hídrica

Com relação ao aumento da massa corporal magra, muitos estudos indicam que a dose de carga da suplementação de Cr (20 a 30 g/dia, durante 5 a 7 dias) leva ao aumento da massa corporal magra (0,7 kg a 2,0 kg). Porém, tendo em vista que cinco dias seria um período muito curto para induzir a hipertrofia muscular, parte desse resultado pode ser atribuído ao fato de a Cr ser uma substância osmoticamente ativa e, com isso, o aumento de sua concentração intracelular poderia induzir o fluxo de água para o interior das células.[1,29,33] Cada grama de Cr leva à retenção de aproximadamente 15 mL de água.[1]

Alguns autores acreditam na possibilidade de a suplementação de Cr promover alterações na composição corporal não somente devido ao aumento da retenção hídrica, mas também devido à maior síntese proteica, sobretudo como resultado de longos períodos de consumo de Cr, associado ao treinamento contrarresistência, sendo considerado muito pouco provável que a Cr exerça efeito direto no estímulo à síntese de proteína miofibrilar.[1]

Possíveis efeitos adversos

Por muitos anos, especulou-se que a suplementação com creatina pudesse estar relacionada a alguns efeitos adversos, como a sobrecarga renal. Entretanto, nenhuma das alegações foi confirmada ao longo do tempo,[1] de modo que a SINE descreveu o ganho de peso como o único efeito adverso possível, reforçando que a creatina não aumenta a incidência de lesões musculoesqueléticas, desidratação, câimbras musculares ou distúrbios gastrointestinais. A literatura também não fornece qualquer apoio de que a creatina promoveria disfunção renal ou geraria quaisquer efeitos deletérios a longo prazo.[33]

Glutamina

A L-glutamina é um aminoácido não essencial e pode ser sintetizada pelo organismo, a partir de sua necessidade. É o aminoácido livre mais abundante no plasma e no tecido muscular, utilizado em elevadas concentrações por células de divisão rápida (incluindo mucosa do intestino e células da medula óssea), particularmente no sistema imunológico, a fim de fornecer energia e favorecer a síntese de nucleotídeos. Entre os órgãos envolvidos na síntese de L-glutamina, estão o músculo esquelético, o fígado, o cérebro, os pulmões e, possivelmente, o tecido adiposo, os quais apresentam atividade da enzima glutamina sintetase. A L-glutamina participa de várias reações de importância para a homeostase do organismo, destacando-se a proliferação e o desenvolvimento de células, além de estar relacionada ao equilíbrio acidobásico entre os tecidos e a doação de esqueleto de carbono para gliconeogênese.

Apelos ergogênicos

No esporte, a utilização da glutamina como suplemento nutricional aumentou na década 1990, quando vários estudos clínicos observaram possíveis benefícios, tendo sido considerada, principalmente, um agente anabólico e imunoestimulante.

Alguns pesquisadores afirmam que o exercício prolongado causa diminuição nas concentrações intramusculares e plasmáticas de glutamina, levantando a hipótese de que essa redução em sua disponibilidade poderia prejudicar a função imunológica. Da mesma maneira, um estudo demonstrou que o exercício físico intenso pode diminuir a taxa de liberação de glutamina do músculo esquelético e/ou aumentar a taxa de captação de glutamina por outros órgãos ou tecidos que a utilizam (por exemplo, fígado ou rins), limitando sua disponibilidade para as células do sistema imunológico.[36] Por esse motivo, muitos autores, desde então, sugeriram, ao longo dos anos, a suplementação de glutamina por via oral, evitando o comprometimento imunológico associado, por impedir o declínio da glutamina plasmática. Contudo, não há consenso entre os pesquisadores sobre o uso de glutamina com essa finalidade, já que nem todos os estudos mostram os mesmos resultados.

O ensaio clínico realizado por Candow *et al.*[37] avaliou o efeito da suplementação oral de glutamina combinada com o treinamento resistido (TR) em 31 adultos jovens, divididos em dois grupos: um grupo controle ($n = 17$), que recebeu 0,9 g de glutamina para cada quilo de massa magra por dia, e um grupo placebo ($n = 14$), que recebeu

Capítulo 13 – Suplementação para Atletas

0,9 g de maltodextrina para cada quilo de massa magra por dia. Após seis semanas de TR, concluiu-se que a suplementação de glutamina não gerou efeito significativo no desempenho muscular, na composição corporal ou na degradação proteica muscular em jovens adultos saudáveis.

Rahmani-Nia *et al.*[38] conduziram um estudo que investigou o efeito da suplementação de glutamina na redução dos níveis de biomarcadores de inflamação e da dor muscular tardia, após exercício intenso, associada à resposta inflamatória. Dezessete homens saudáveis foram distribuídos em dois grupos: um deles recebeu suplementação de glutamina (0,1 g para cada quilo de peso) e o outro, placebo, por três vezes na semana, durante quatro semanas. Os autores esperavam que a glutamina desempenhasse um papel importante na síntese de proteínas e que reduzisse os biomarcadores de inflamação e a creatina quinase (CK) após as sessões de treinamento excêntrico. Contudo, o estudo demonstrou que a diferença no nível de CK entre os grupos não foi significativa e que a suplementação de glutamina não apresentou efeito positivo sobre os marcadores de lesão muscular.

Castell *et al.*[39] forneceram a única evidência até o momento para um efeito profilático da suplementação oral de glutamina na ocorrência de infecções em atletas. Em um estudo randomizado, duplo-cego, controlado por placebo, corredores de ultramaratona e corredores de maratona receberam uma bebida placebo (maltodextrina) ou com glutamina (5 g de glutamina em 330 mL de água), imediatamente após e duas horas após a corrida. Os corredores receberam questionários para relatar a ocorrência de sintomas de infecções por 7 dias após a corrida. Entre aqueles que receberam a bebida com glutamina ($n = 72$), 81% não tiveram episódios de infecções na semana seguinte à corrida, enquanto, entre aqueles que receberam placebo ($n = 79$), apenas 49% não tiveram nenhum episódio de infecções uma semana após a corrida. Embora o relato de sintomas de infecções tenha aumentado após a corrida em ambos os grupos, concluiu-se que o fornecimento do suplemento de glutamina nas duas horas seguintes à corrida diminuiu a incidência de infecção na semana seguinte ao evento.

Segundo Gleeson,[36] as razões sugeridas para tomar suplementos de glutamina (suporte para o sistema imunológico, aumento da síntese de glicogênio, efeito anticatabólico) receberam pouco apoio de estudos científicos bem controlados em humanos saudáveis e bem nutridos. Portanto, é improvável que o consumo de suplementos de glutamina seja um benefício substancial em termos de restauração do equilíbrio hídrico ou de prevenção da imunodepressão após o exercício, embora haja algumas sugestões de um possível papel da glutamina na estimulação de processos anabólicos, incluindo glicogênio muscular e síntese proteica. A evidência disponível no momento não é forte o suficiente para justificar a recomendação ao atleta de que use um suplemento de glutamina.

Uma recente revisão sistemática com metanálise, realizada por Ahmadi *et al.*,[40] buscou obter um resultado conclusivo sobre a suplementação de glutamina na *performance* dos atletas, na composição corporal e na função imune, demonstrando que a suplementação não tem efeito sobre o sistema imunológico, o desempenho aeróbico e a composição corporal nos esportes. A suplementação de glutamina resultou em maior redução de peso, sem significativas mudanças na composição corporal.

Como pode ser observado, há base teórica e evidências limitadas até o momento para apoiar o uso de glutamina durante os períodos de treinamento intensivo, com a justificativa de recurso ergogênico imunoestimulante e anticatabólico, já que os resultados encontrados ainda são inconclusivos e contraditórios. Recomendamos, assim, que, antes da indicação da glutamina como recurso ergogênico, sejam pesquisadas mais evidências, comprovando seus efeitos e seus reais benefícios ao atleta.

HMB (B-hidroxi B-metilbutirato)

O B-hidroxi B-metilbutirato (HMB) é um metabólito da leucina muito utilizado como estratégia para melhora da recuperação, do ganho de força e de massa muscular em praticantes de musculação.[41,42]

Fontes alimentares

Além da possibilidade de suplementação, ele pode ser encontrado em alimentos como alfafa, toranja, peixe bagre e leite materno.[41]

Apelos ergogênicos

A suplementação com HMB tem sido estimulada, com a finalidade de acelerar a capacidade regenerativa do músculo esquelético, assim como de atenuar marcadores de lesão desse músculo, principalmente após exercício físico de alta intensidade. Esse metabólito parece estimular a síntese de proteína muscular por meio de uma cascata de sinalização envolvida na tradução da síntese proteica muscular.[42]

Em estudo realizado com mulheres sedentárias, a suplementação de 3 g/dia de HMB, durante quatro semanas de treinamento contrarresistência (musculação), realizado três vezes por semana, os ganhos de força e de massa livre de gordura se apresentaram 7% superiores quando comparados ao grupo placebo.[43]

Em outro estudo, realizado por Nissen *et al*.[44] com homens destreinados, foi observado que a suplementação diária de 1,5 g ou 3 g de HMB reduziu a proteólise e o dano muscular induzido pelo exercício. O experimento se baseou em um programa de treinamento contrarresistência realizado três vezes por semana, durante três semanas no total, e os sujeitos receberam a suplementação de 1,5 g de HMB, de 3 g de HMB, de suplemento hiperproteico + 1,5 g de HMB, de suplemento hiperproteico + 3 g de HMB ou placebo. Foram verificados, também, ganhos de força total significativamente maiores nos grupos suplementados quando comparados ao placebo. A ingestão de proteína não provocou nenhum efeito adicional aos resultados.

Outro estudo, realizado por Gallagher *et al*.,[45] indica que doses acima de 3 g/dia não potencializam os efeitos do HMB em indivíduos destreinados que iniciam treinamento de contrarresistência. O protocolo utilizado envolvia a suplementação de 38 mg para cada quilo de peso ao dia ou 76 mg para cada quilo de peso ao dia, durante oito semanas de treinamento contrarresistência. O grupo que suplementou 38 mg por quilo de peso ao dia apresentou um aumento de massa livre de gordura significativamente maior do que o grupo placebo ou o que suplementou 76 mg para cada quilo de peso ao dia.

Capítulo 13 – Suplementação para Atletas

Apesar de estudos antigos terem demonstrado efeitos ergogênicos do HMB quando suplementado com sujeitos iniciantes na prática de exercícios físicos, Sanchez-Martinez *et al.*,[46] em recente metanálise, não encontraram efeitos da suplementação com HMB sobre a força e a composição corporal de atletas competitivos. No mesmo ano, Holecek[47] publicou uma revisão sobre a saúde muscular em condições indutoras de catabolismo e concluiu que existem poucos estudos sobre os efeitos da suplementação isolada com HMB para obtenção de conclusões acerca de efeitos específicos na prevenção da proteólise associada a diversos distúrbios.

Por fim, Ranson *et al.*[48] sugerem que, enquanto as primeiras pesquisas e metanálises concluíram que a suplementação com HMB poderia contribuir para o aumento da massa magra e reduzir o dano muscular, essas conclusões não se sustentaram ao longo do tempo.

Formas de apresentação e doses recomendadas

Atualmente, duas formas de HMB já foram testadas: HMB de cálcio (HMB-Ca) e uma forma de ácido livre de HMB (HMB-FA). Segundo revisão publicada por Wilkinson *et al.*,[50] o HMB-FA pode aumentar a absorção e a retenção de HMB no plasma em maior extensão que o HMB-CA. Esses efeitos possivelmente explicam os desfechos ergogênicos observados, mesmo em sujeitos treinados, quanto à melhora da recuperação muscular e/ou da prevenção de lesão. A partir de então, mais estudos vêm confirmando essa teoria,[51] de modo que o HMB-FA tem sido sugerido como melhor opção para aumentar a disponibilidade do HMB e a eficácia dos tecidos na saúde e na doença.[50]

Em recente revisão publicada pela Sociedade Internacional de Nutrição Esportiva, recomendou-se a suplementação com 1 g a 3 g de HMB-Ca por dia, durante três a seis semanas, visto que ela poderia contribuir para o ganho de 0,5 kg a 1 kg de massa magra e para o aumento da força, especialmente em sujeitos destreinados. Entretanto, para otimizar a retenção do HMB, os pesquisadores recomendaram que a dose de 3 g fosse dividida em três porções de 1 g (administradas no café da manhã, no almoço e no jantar). Além disso, para observação de efeitos em sujeitos treinados, eles sugeriram que o HMB seja administrado por, no mínimo, seis semanas.[3]

Possíveis efeitos adversos

O HMB parece não oferecer efeitos negativos em parâmetros indicadores das funções renal, hematológica e hepática, pois eles não apresentaram alteração com a suplementação de 6 g/dia.[41] Não há outros relatos de efeitos colaterais descritos na literatura.

Taurina

A taurina é um ácido orgânico (ácido 2-aminoetanossulfónico) presente em altas concentrações na maioria dos tecidos animais,[52] sendo o aminoácido livre mais abundante no tecido de mamíferos.[53]

Fontes alimentares

As fontes alimentares mais conhecidas de taurina são os peixes, os frutos do mar e as bebidas energéticas.[54]

Apelos ergogênicos

A taurina é um suplemento muito usado para maximizar a *performance* em atletas, devido à sua capacidade de regular o transporte de íons cálcio para dentro do retículo sarcoplasmático, contribuindo para o aumento da contração muscular.[54]

Estudo feito por Rutherford *et al.*[55] mostrou que a suplementação aguda de taurina antes do treino em ciclistas resultou no aumento da oxidação lipídica, cujo resultado envolve melhor recuperação pós-treino, visto que o aumento da utilização de gordura como fonte de energia leva à maior preservação dos estoques de glicogênio.

Outro estudo feito com ciclistas mostrou que a ingestão de 6 g de taurina durante sete dias promoveu um aumento da taxa máxima de oxigênio consumido (VO_2 máx), do tempo de exaustão e da carga de trabalho máxima,[56] corroborando o uso da taurina como recurso ergogênico em exercícios de *endurance*.

De Carvalho *et al.*,[57] em experimento com triatletas, observaram que a taurina apresenta papel relevante na prevenção do estresse oxidativo e pode ser um suplemento importante em exercícios aeróbicos extenuantes, visto que esse tipo de exercício pode levar a um dano oxidativo maior, caso as defesas endógenas não sejam eficazes, prejudicando diretamente a *performance* nesses atletas.

Em exercícios com caráter prevalentemente anaeróbico, estudos mostram que a dosagem entre 3,5 g e 4,5 g (50 mg/kg) tem impacto positivo sobre a *performance*,[58] reduzindo o dano muscular e o estresse oxidativo após exercício excêntrico.[59] Porém, quando usadas doses menores de taurina (entre 1 g e 1,6 g), os resultados apresentados foram menos consistentes, com estudos que mostraram melhora de *performance*[60] e outros que não apresentaram efeitos.[55]

Doses recomendadas

As doses variam entre 1 g e 6 g por dia.

Possíveis efeitos adversos

Não há efeitos negativos descritos na literatura com doses de até 3 g/dia.[54]

Whey protein

Segundo Cermark *et al.*,[61] a suplementação com proteína representa uma estratégia válida para aumentar a resposta adaptativa do musculo esquelético, juntamente com o exercício. Entretanto, as discrepâncias na literatura referem-se aos diferentes *designs* dos estudos quanto à população estudada, ao horário de administração, à quantidade e ao tipo de proteína.

Capítulo 13 – Suplementação para Atletas

Atualmente, existem diversos suplementos proteicos à base de quantidades isoladas ou combinadas de alguns tipos de proteína, especialmente da soja, do ovo (albumina) e do leite (caseína e *whey protein*), ervilha e arroz. Entretanto, a *whey protein* (WP), nome comercial utilizado para designar as proteínas do soro do leite de vaca, é a mais popular delas, sem dúvidas. Por isso, mereceu destaque neste capítulo.

A composição do leite é bastante variável em espécies diferentes, particularmente no que diz respeito aos teores de proteína, de gordura e de lactose. O leite de vaca tem aproximadamente 3,5% de proteína, sendo 20% representados pelas proteínas do soro do leite e o restante pela caseína.

A caseína pode ser definida, de maneira simplificada, como a proteína precipitada do leite desnatado a um pH 4,6 a 20°C. As proteínas que permanecem em solução, nessas condições, podem ser obtidas por precipitação com sulfato de amônio. Quando a caseína é removida do leite desnatado, o líquido remanescente recebe o nome de soro do leite.[62]

Após sua obtenção, o soro do leite pode passar por diversos processos de filtração (para remoção da água, da lactose, de cinzas e de alguns minerais) até alcançar um produto final com concentração variável de proteína. Em comparação à *whey protein* isolada (WPI), a *whey protein* concentrada (WPC) normalmente contém mais componentes biologicamente ativos. Dessa forma, as proteínas isoladas são a fonte proteica mais pura. A WPI contém cerca de 90% de concentração proteica ou mais (**Quadro 14.7**), de modo que indivíduos intolerantes à lactose costumam poder utiliza-la seguramente.[63]

Quadro 14.7 Composição das diferentes apresentações da WP			
Nutriente	*WP em pó*	*WPC*	*WPI*
Proteína (g)	11% a 14,5%	25% a 89%	90% +
Lactose (g)	63% a 75%	10% a 55%	0,5%
Gordura (g)	1% a 1,5%	2% a 10%	0,5%

WP: *whey protein*; WPC: *whey protein* concentrada; WPI: *whey protein* isolada.
Fonte: Hoffman JR, et al. J Sports Sci Med. 2004;3:118-30.

Apelos ergogênicos

Uma das características da WP é sua elevada concentração estrutural em aminoácidos essenciais, especialmente os aminoácidos de cadeia ramificada (leucina, isoleucina e valina) (**Quadro 14.8**). Essa condição já a colocaria em destaque em relação às demais proteínas quanto à síntese proteica, tendo em vista que a leucina tem sido apontada como o principal aminoácido responsável pela estimulação do anabolismo muscular.[64].

Calbet & MacLean[68] avaliaram o efeito de quatro diferentes soluções, uma contendo somente 25 g/L de glicose (controle) e outras três contendo a mesma quantidade de glicose mais 0,25 g/kg de peso corporal de três diferentes fontes proteicas – ervilha (E), WP e leite integral (L) – sobre as concentrações de insulina e aminoácidos. Os pesquisadores observaram que, após 20 minutos da ingestão, a solução contendo WP provocou elevação mais significativa nas concentrações de insulina e de aminoácidos essenciais, o que configura um estado metabólico mais favorável ao anabolismo.

Quadro 14.8
Perfil aproximado de aminácidos essenciais em diferentes fontes de proteína (100 g)

Aminoácidos essenciais	Proteína isolada do leite*	Whey protein isolada*	Whey protein hidrolisada*	Caseína*	Proteína isolada da soja*	Proteína do ovo*	Proteína do arroz**	Proteína da ervilha***
Leucina (g)	10,3	12,2	14,2	8,9	8,2	8,4	8,0	6,4
Isoleucina (g)	4,4	6,1	5,5	4,7	4,9	5,7	4,1	3,7
Valina (g)	5,7	5,9	5,9	5,9	5,0	6,4	5,8	4,0
AACR (g total)	20,4	24,2	25,6	19,5	18,1	20,4	17,9	14,1

AACR: aminoácidos de cadeia ramificada; AAE: aminoácidos essenciais.
Fonte: adaptado de (*) Hulmi JJ, et al. Nutr Metabol. 2010;7(51):1-11. (**) Joy JM, et al. Nutr J. 2013;12(86):1-7. (***) Babault N, et al. J Int Soc Sports Nutr. 2015;12(3):1-9.

Visando estudar a resposta aguda do balanço proteico muscular frente à ingestão de proteína intacta após o treino de força, Tipton et al.[69] ofereceram a homens e mulheres saudáveis acostumados à prática da musculação uma solução placebo ($n = 7$) ou 20 g de caseína (C) ($n = 7$) ou a mesma quantidade de WP ($n = 9$), uma hora após uma sessão de extensão de perna. Os resultados dessa pesquisa demonstraram que, apesar de terem gerado uma resposta diferente em relação às concentrações de aminoácidos no sangue, tanto a ingestão de WP quanto a de C geraram um estímulo à síntese proteica similar ao placebo, em relação às concentrações musculares de fenilalanina e às de leucina, mensuradas por meio de biópsias musculares realizadas imediatamente, 55 minutos, 120 minutos e 300 minutos após o exercício. Entretanto, vale ressaltar que, 120 minutos após a sessão de extensão da perna, as concentrações musculares de leucina estavam significativamente mais elevadas do que em todos os outros momentos, especialmente quando foi realizada a ingestão de WP.

Em 2006, Cribb et al.[70] estudaram os efeitos da suplementação com WP isolada (WPI) ou caseína (C) sobre a composição corporal e a força de treze fisiculturistas durante dez semanas de treino de força. Os sujeitos da pesquisa ingeriram um total de 2,1 g/kg/dia de proteína, dos quais 1,5 g/kg/dia eram representados pela suplementação e somente o restante (0,6 g) pela alimentação convencional. Em comparação à ingestão de C, a administração da WPI, realizada no desjejum e no almoço, após a atividade física e antes de dormir, aumentou significativamente a massa corporal magra e a força, além de ter gerado maior redução de gordura corporal. Vale ressaltar que esses resultados dificilmente poderão ser observados na prática, já que o nutricionista especializado em nutrição esportiva não deve sugerir uma alimentação à base de suplementos nutricionais em detrimento da dieta alimentar convencional.

No mesmo ano, Candow et al.[71] compararam os efeitos da suplementação entre a WP e a proteína de soja sobre a força, a composição corporal e o catabolismo proteico em 28 indivíduos (18 mulheres e 8 homens) não acostumados à realização do treinamento de força. Os voluntários iniciaram a prática da musculação ingerindo placebo, WP ou proteína de soja durante seis semanas. A quantidade de proteína suplementada antes do treinamento, depois dele e antes de dormir totalizou 1,2

Capítulo 13 – Suplementação para Atletas

g/kg/dia. A ingestão diária total de proteína (que ficou em torno de 1,6 a 1,8 g/kg/dia) não foi capaz de minimizar a elevação da 3-metil-histidina na urina (parâmetro bioquímico escolhido para analisar os efeitos do treinamento sobre o catabolismo proteico muscular). Entretanto, gerou aumento significativo da força e da massa corporal magra, em comparação ao placebo, sem diferenças entre a ingestão de WP e a de proteína da soja.

Três anos mais tarde, Hulmi *et al.*[65] observaram que o exercício de força aumenta a sinalização da mTOR (*mammalian target of rapamycin*) e pode reduzir a expressão da miostatina (fator de crescimento que limita o crescimento do tecido muscular)[72] no músculo. Segundo os autores, essa resposta foi potencializada por meio da subsequente ingestão de 15 gramas de WP, em comparação ao placebo.

Horário da administração

Muitos consumidores da suplementação de proteína acostumaram-se a utilizá-la preferencialmente após os treinos de força, com o objetivo de potencializar a hipertrofia muscular, de modo que muitos acabavam negligenciando sua ingestão em outros horários. Entretanto, recentes revisões sobre o tema passaram a dar mais ênfase ao total consumido ao longo do dia.[73] Além disso, segundo Aragon & Schoenfeld,[74] a janela anabólica costuma durar de 4 a 6 horas em torno da sessão de treinamento, de modo que, quando são ingeridas, pré-treino de força, quantidades mínimas/moderadas de aminoácidos essenciais ou proteínas de elevada qualidade, se torna desnecessário consumir aminoácidos imediatamente após para atenuar o catabolismo proteico. A próxima refeição rica em proteína (que costuma acontecer entre 1 hora e 2 horas após os treinos) seria suficiente para maximizar a recuperação e o anabolismo muscular. Entretanto, esse cenário mudaria quando a pessoa viesse a treinar cerca de 3 a 4 horas após a última refeição.

Doses recomendadas

Ainda não há um consenso quanto à dose de WP que seja recomendada para estimular a síntese proteica em sua extensão máxima. As quantidades suplementadas costumam variar de 10 g a 40 g, ingeridos imediatamente pós-exercício (até 1 hora depois), para estimular o pico máximo de síntese proteica e as adaptações ao treinamento.

Em 2013, Areta *et al.*[75] avaliaram os efeitos de 80 g de proteína sobre a estimulação à síntese de proteínas musculares. Esse total foi ofertado de três formas: duas doses de 40 g, quatro doses de 20 g ou oito doses de 10 g. Os autores observaram que a quantidade intermediária gerou resposta mais significativa. Esse resultado foi confirmado no estudo conduzido por Witard *et al.*,[76] que observaram que a ingestão de 10 g de proteína já representa um quantitativo significativo para estimulação à síntese proteica, mas que 40 g, quando comparados a 20 g, não gerariam resposta significativamente aumentadas, confirmando um dos primeiros estudos publicados sobre o assunto.[77] Para ampliar a discussão e destacar a inexistência consensual sobre o assunto, Macnaughton *et al.*[78] observaram que a ingestão de 40 g de proteína foi capaz de estimular de forma mais significativa a síntese proteica.

Essas discrepâncias poderiam ser explicadas por eventuais necessidades de adaptar a oferta ao peso corporal do indivíduo e ao tipo de proteína oferecido. Com base nas informações apresentadas, conclui-se que, uma vez ingerida após o exercício em quantidades que giram em torno de 20 g, a WP parece ser a proteína mais eficaz para o aumento da massa muscular, considerando-se quantidades mais reduzidas, por promoverem maior disponibilidade de leucina e insulina.

CONSIDERAÇÕES FINAIS

Quem pratica atividade física deve valer-se de uma dieta equilibrada e ajustada ao treinamento para conseguir atingir um ótimo desempenho esportivo, a adequada recuperação muscular e o almejado ganho de massa muscular. Sendo assim, para o alcance desses objetivos, o nutricionista deverá avaliar a viabilidade de prescrever recursos ergogênicos nutricionais, especialmente quando não for possível atingir as necessidades por meio das fontes alimentares habituais. Para isso, o profissional deverá buscar atualização constante de seus conhecimentos, uma vez que (a) algumas pesquisas ainda demonstram resultados conflitantes, (b) existem substâncias ainda muito pouco estudadas, para que se possam respaldar as alegações dos fabricantes e, (c) com o passar dos anos, antigas teorias têm sido questionadas e outras propostas ergogênicas vêm sendo sugeridas. Dessa forma, espera-se que esta revisão acerca dos principais suplementos sirva de base para aprimoramento das prescrições nutricionais para atletas e praticantes de atividade física.

AGRADECIMENTOS

As autoras agradecem a Letícia Barboza e Suzane Lessa, alunas de Iniciação Científica do Núcleo de Pesquisa em Micronutrientes (NPqM) da Universidade Federal do Rio de Janeiro (UFRJ) à época, pela contribuição no desenvolvimento do capítulo.

REFERÊNCIAS BIBLIOGRÁFICAS

1. Biesek S, Alves LA, Guerra I. Estratégias de Nutrição e Suplementação no Esporte. 3. ed. São Paulo: Manole; 2015.
2. Close GL, Hamilton DL, Philip A, Burke LM, Morton JP. New strategies in sport nutrition to increase exercise performance. Free Radic Biol Med. 2016;98:144-58.
3. Kerksick CM, Wilborn CD, Roberts MD, Smith-Ryan A, Kleiner SM, Jäger R, et al. ISSN exercise & sports nutrition review uptate: research & recommendations. J Int Soc Sports Nutr. 2018;15(38):1-57.
4. Agência Nacional de Vigilância Sanitária. Resolução no 18, 27 abr. 2010. Dispõe sobre alimentos para atletas. Brasília: Ministério da Saúde, 2010 [Internet]. Disponível em: https://bvsms.saude.gov.br/bvs/saudelegis/anvisa/2010/res0018_27_04_2010.html.
5. Dudgeon WD, Kelley EP, Scheett TP. In a single-blind, matched group design: branched-chain amino acid supplementation and resistance training maintains lean body mass during a caloric restricted diet. J Int Soc Sports Nutr. 2016;13(1):1-10.
6. Jackman SR, Witard OC, Philp A, Wallis GA, Baar K, Tipton KD. Branched-chain Amino Acid Stimulates Muscle Myofibrillar Protein Synthesis Following Resistance Exercise in Humans. Front Physiol. 2017;8:390.

Capítulo 13 – Suplementação para Atletas

7. Howatson G, Hoad M, Goodall S, Tallent J, Bell PG, French DN. Exercise-induced muscle damage is reduced in resistance-trained males by branched chain amino acids: a randomized, double-blind, placebo-controlled study. J Int Soc Sports Nutr. 2012;9:20.

8. Rasmussen B, Gilbert E, Turki A, Madden K, Elango R. Determination of the safety of leucine supplementation in healthy elderly men. Amino Acids. 2016;48(7):1707-16.

9. Wu G, Morris Jr SM. Arginine metabolism: nitric oxide and beyond. Biochem J. 1998;336(Pt 1):1-17.

10. Tsopanakis C, Tsopanakis A. Stress hormonal factors, fatigue, and antioxidante responses to prolonged speed driving. Pharmacol Biochem Behav. 1998;60(3):747-51.

11. Sales RP, Miné CEC, Franco AD, Rodrigues EL, Pelógia NCC, Souza e Silva R, et al. Efeitos da suplementação aguda de aspartato de arginina na fadiga muscular em voluntários treinados. Rev Bras Med Esporte. 2005;11(6):347-51.

12. Abdelhamed IA, Reis SE, Sane DC, Brosnihan KB, Preli RB, Herrington DM. No effect of an L-arginine-enriched medical food (HeartBars) on endothelial function and platelet aggregation in subjects with hypercholesterolemia. Am Heart J. 2003;145(3):E-15.

13. Cosby K, Partovo KS, Crawford JH, Patel RP, Reiter CD, Martyr S, et al. Nitrite reduction to nitric oxide by deoxyhemoglobin vasodilates the human circulation. Nat Med. 2003;9:1498-505.

14. Bailey SJ, Fulford J, Vanhatalo A, Winyard PG, Blackwell JR, Dimenna FJ, et al. Dietary nitrate supplementation enhances muscle contractile efficiency during knee-extensor exercise in humans. J Appl Physiol (1985). 2010;109(1):135-48

15. Lansley KE, Wynyard PG, Bailey SJ, Vanhatalo A, Wilkerson DP, Blackwell JR et al. Acute dietary nitrate supplementation improves cycling time trial performance. Med Sci Sports Exerc. 2011;43(6):1125-31.

16. Colombani PC, Bitzi R, Frey-Rindova PF, Frey W, Arnold M, Langhans W, et al. Chronic arginine aspartate supplementation in runners reduces total plasma amino acid level at rest and during a marathon run. Eur J Nutr. 1999;38(6):263-70.

17. McConell GK. Effects of L-arginine supplementation on exercise metabolism. Curr Opin Clin Nutr Metab Care. 2007;10(1):46-51.

18. Webb AJ, Patel N, Loukogeorgakis S, Okorie M, Aboud Z, Misra S, et al. Acute blood pressure lowering, vasoprotective, and antiplatelet properties of dietary nitrate via bioconversion to nitrite. Hypertension. 2008;51(3):784-90.

19. Larsen FJ, Weitzberg E, Lundberg JO, Ekblom B. Effects of dietary nitrate on oxygen cost during exercise. Acta Physiol (Oxf). 2007;191(1):59-66.

20. Tangphao O, Chalon S, Moreno Jr H, Hoffman BB, Blaschke TF. Pharmacokinetics of L-arginine during chronic administration to patients with hypercholesterolaemia. Clin Sci (Lond). 1999;96(2):199-207.

21. Harris RC, Tallon MJ, Dunnett M, Boobis L, Coakley J, Kim HJ, et al. The absorption of orally supplied β-alanine and its effect on muscle carnosine synthesis in human vastus lateralis. Amino Acids. 2006;30(3):279-89.

22. Harris RC, Jones G, Hill CA, Kendrick IP, Boobis L, Kim C, et al. The Carnosine Content of V Lateralis in Vegetarians and Omnivores. FASEB J. 2007;21(6):A944-A-944.

23. Hoffman JR, Landau G, Stout JR, Hoffman MW, Shavit N, Rosen P, et al. β-Alanine ingestion increases muscle carnosine content and combat specific performance in soldiers. Amino Acids. 2015;47(3):627-36.

24. Hoffman JR, Landau G, Stout JR, Dabora M, Moran DS, Sharvit N, et al. β-Alanine supplementation improves tactical performance but not cognitive function in elite special operation soldiers. J Int Soc Sports Nutr. 2014;11(1):15.

25. Hobson RM, Saunders B, Ball G, Harris RC, Sale C. Effects of β-alanine supplementation on exercise performance: a meta-analysis. Amino Acids. 2012;43(1):25-37.

26. Smith AE, Walter AA, Graef JL, Kendall KL, Moon JR, Lockwood CM, et al. Effects of beta-alanine supplementation and high-intensity interval training on endurance performance and body composition in men; a double-blind trail. J Int Soc Sports Nutr. 2009;6:5.

27. Hoffman JR, Varanoske A, Stout JR. Effects of β-Alanine Supplementation on Carnosine Elevation and Physiological Performance. Adv Food Nutr Res. 2018;84:183-206.

28. Packer L. Oxidants, antioxidant nutrients and the athlete. J Sports Sci. 1997;15(3):353-63.

29. Maughan RJ, Burke LM, Dvorak J, Larson-Meyer DE, Peeling P, Phillips SM, et al. IOC consensus statement: dietary supplements and the high-performance athlete. Br J Sports Med. 2018;52(7):439-55.

30. Grgic J, Trexler ET, Lazinica B, Pedisic Z. Effects of caffeine intake on muscle strength and power: a systematic review. J Int Soc Sports Nutr. 2018;15:11.

31. Pickering C, Kiely J. Are the Current Guidelines on Caffeine Use in Sport Optimal for Everyone? Inter-individual Variation in Caffeine Ergogenicity, and a Move Towards Personalized Sports Nutrition. Sports Med. 2018;48(1):7-16.

32. Ely BR, Ely MR, Cheuvront SN. Marginal effects of a large caffeine dose on heat balance during exercise-heat stress. Int J Sport Nutr Exerc Metab. 2011;21(1):65-70.

33. Kreider RB, Kalman DS, Antonio J, Ziegenfuss TN, Wildman R, Collins R, et al. International Society of Sports Nutrition position stand: safety and efficacy of creatine supplementation in exercise, sport, and medicine. J Int Soc Sports Nutr. 2017;14(18):1-18.

34. Hultman E, Soderlund K, Timmons JA, Cederblad G, Greenhaff PL. Muscle creatine loading in men. J Appl Physiol (1985). 1996;81(1):232-7.

35. Alves LA, Dantas EHM. Efeitos da dose de manutenção após o período de carga da suplementação de Creatina. Rev Fit Perform. 2002;1(5):17-25.

36. Gleeson M. Dosing and efficacy of glutamine supplementation in human exercise and sport training. J Nutr. 2008;138(10):2045S-2049S.

37. Candow DG, Chilibeck PD, Burke DG, Davison KS, Smith-Palmer T. Effect of glutamine supplementation combined with resistance training in young adults. Eur J Appl Physiol. 2001;86(2):142-9.

38. Rahmani-Nia F, Farzaneh E, Damirchi A, Majlan AS, Tadibi V. Surface Electromyography Assessments of the Vastus medialis and Rectus femoris Muscles and Creatine Kinase after Eccentric Contraction Following Glutamine Supplementation. Asian J Sports Med. 2014;5(1):54-62.

39. Castell LM, Poortmans JR, Newsholme EA. Does glutamine have a role in reducing infections in athletes? Eur J Appl Physiol Occup Physiol. 1996;73(5):488-90.

40. Ahmadi AR, Rayyani E, Bahreini M, Mansoori A. The effect of glutamine supplementation on athletic performance, body composition, and immune function: A systematic review and a meta-analysis of clinical trials. Clin Nutr. 2019;38(3):1076-91.

41. Alvares TS, Meirelles CM. Efeitos da suplementação de β-hidroxi-β-metilbutirato sobre a força e a hipertrofia. Rev Nutr. 2008;21(1):49-61.

42. Wilson JM, Fitschen PJ, Campbell B, Wilson GJ, Zanchi N, Taylor L, et al. International Society of Sports Nutrition Position Stand: beta-hydroxy-beta-methylbutyrate (HMB). J Int Soc Sports Nutr. 2013;10:6.

43. Nissen S, Panton L, Fuller Jr, Rice D, Ray M, Sharp RL. Effect of feeding β-hydroxy-β-methylbutyrate (HMB) on body composition and strength of women. FASEB J. 1997;10(3):A150.

44. Nissen S, Sharp R, Ray M, Rathmacher JA, Rice D, Fuller Jr JC, et al. Effect of the leucine metabolite b-hydroxy-b-methylbutyrate on muscle metabolism during resistance-exercise training. J Appl Physiol (1985). 1996;81(5):2095-104.

45. Gallagher PM, Carrithers JA, Godard MP, Schulze KE, Trappe SW. Beta-hydroxy-beta-methylbutyrate ingestion, part I: effects on strength and fat free mass. Med Sci Sports Exerc. 2000;32(12):2109-15.

46. Sanchez-Martinez J, Santos-Lozano A, Garcia-Hermoso A, Sadarangani KP, Cristi-Montero C. Effects of beta-hydroxy-beta-methylbutyrate supplementation on strength and body composition in trained and competitive athletes: A meta-analysis of randomized controlled trials. J Sci Med Sport. 2018;21(7):727-35.

47. Holecek M. Beta-hydroxy-beta-methylbutyrate supplementation and skeletal muscle in healthy and muscle-wasting conditions. J Cachexia Sarcopenia Muscle. 2017;8(4):529-41.

Capítulo 13 – Suplementação para Atletas

48. Rawson ES, Miles MP, Larson-Meyer DE. Dietary Supplements for Health, Adaptation, and Recovery in Athletes. Int J Sport Nutr Exerc Metab. 2018;28(2):188-99.

49. Wilkinson DJ, Hossain T, Hill DS, Phillips BE, Crossland H, Williams J, et al. Effects of leucine and its metabolite β-hydroxy-β-methylbutyrate on human skeletal muscle protein metabolism. J Physiol. 2013;591(11):2911-23.

50. Wilson JM, Lowery RP, Joy JM, Walters JA, Baier SM, Fuller Jr JC, et al. B-Hydroxy-B-methylbutyrate free acid reduces markers of exercise-induced muscle damage and improves recovery in resistance-trained men. Br J Nutr. 2013;110(3):538-44.

51. Asadi A, Arazi H, Suzuki K. Effects of B-Hydroxy-B-methylbutyrate-free Acid Supplementation on Strength, Power and Hormonal Adaptations Following Resistance Training. Nutrients. 2017;9(12):1316.

52. Cheng C-H, Guo Z-X, Wang A-L. The protective effects of taurine on oxidative stress, cytoplasmic free-Ca2+ and apoptosis of pufferfish (Takifugu obscurus) under low temperature stress. Fish Shellfiss Immunol. 2018;77:457-64.

53. Huxtable RJ. Physiological actions of taurine. Physiol Rev. 1992;72(1):101-63.

54. De Carvalho FG, Galan BSM, Santos PC, Pritchett K, Pfrimer K, Ferriolli E, et al. Taurine: A Potential Ergogenic Aid for Preventing Muscle Damage and Protein Catabolism and Decreasing Oxidative Stress Produced by Endurance Exercise. Front Physiol. 2017;8:710.

55. Rutherford JA, Spriet LL, Stellingwerff T. The effect of acute taurine ingestion on endurance performance and metabolism in well-trained cyclists. Int J Sport Nutr Exerc Metab. 2010;20(4):322-9.

56. Zhang M, Izumi I, Kagamimori S, Sokejima S, Yamagami T, Liu Z, et al. Role of taurine supplementation to prevent exercise-induced oxidative stress in healthy young men. Amino Acids. 2004;26(2):203-7.

57. De Carvalho FG, Barbieri RA, Carvalho MB, Dato CC, Campos EZ, Gobbi RB, et al. Taurine supplementation can increase lipolysis and affect the contribution of energy systems during front crawl maximal effort. Amino Acids. 2018;50(1):189-98.

58. Warnock R, Jeffries O, Patterson S, Waldron M. The Effects of Caffeine, Taurine or Caffeine-Taurine Coingestion on Repeat-Sprint Cycling Performance and Physiological Responses. Int J Sports Physiol Perform. 2017;12(10):1341-7.

59. Da Silva LA, Tromm CB, Bom KF, Mariano I, Pozzi B, da Rosa GL, et al. Effects of taurine supplementation following eccentric exercise in young adults. Appl Physiol Nutr Metab. 2014;39(1):101-4.

60. Balshaw TG, Bampouras TM, Barry TJ, Sparks SA. The effect of acute taurine ingestion on 3-km running performance in trained middle-distance runners. Amino Acids. 2013;44(2):555-61.

61. Cermak NM, Res PT, de Groot LCPGM, Saris WHM, van Loon LJC. Protein supplementation augments the adaptive response of skeletal muscle to resistance-type exercise training: a meta-analysis. Am J Clin Nutr. 2012;96(6):1454-64.

62. Sgarbieri VC. Proteínas em alimentos proteicos. São Paulo: Varela; 1996.

63. Hoffman JR, Falvo MJ. Protein – Which is best? J Sports Sci Med. 2004;3(3):118-30.

64. Anthony JC, Anthony TG, Kimball SR, Jefferson LS. Signaling pathways involved in translation control of protein synthesis in skeletal muscle by leucine. J Nutr. 2001;131(3):856S-860S.

65. Hulmi JJ, Lockwood CM, Stout JR. Effect of protein/essential amino acids and resistance training on skeletal muscle hypertrophy: A case for whey protein. Nutr Metab (Lond). 2010;7:51.

66. Joy JM, Lowery RP, Wilson JM, Purpura M, de Souza EO, Wilson SMC, et al. The effects of 8 weeks of whey or rice protein supplementation on body composition and exercise performance. Nutr J. 2013;12:86.

67. Babault N, Païzis C, Deley G, Guérin-Deremaux L, Saniez MH, Lefranc-Millot C, et al. Pea proteins oral supplementation promotes muscle thickness gains during resistance training: a double-blind, randomized, placebo-controlled clinical trial vs. whey protein. J Int Soc Sports Nutr. 2015;12(1):3.

68. Calbet JAL, MacLean DA. Plasma glucagon and insulin responses depend on the rate of appearance of amino acids after ingestion of different protein solutions in humans. J Nutr. 2002;132(8):2174-82.

69. Tipton KD, Elliott TA, Cree MG, Wolf SE, Sanford AP, Wolfe RR. Ingestion of casein and whey proteins result in muscle anabolism after resistance exercise. Med Sci Sports Exerc. 2004;36(12):2073-81.

70. Cribb PJ, Williams AD, Carey MF, Hayes A. The effect of whey isolate and resistance training on strength, body composition, and plasma glutamine. Int J Sport Nutr Exerc Metab. 2006;16(5):494-509.

71. Candow DG, Burke NC, Smith-Palmer T, Burke DG. Effect of whey and soy protein supplementation combined with resistance training in young adults. Int J Sport Nutr Exerc Metab. 2006;16(3): 233-44.

72. Fernandes T, Soci UPR, Alves CR, Carmo EC, Barros JG, Oliveira EM. Determinantes moleculares da hipertrofia do músculo esquelético mediados pelo treinamento fisico: estudo de vias de sinalização. Rev Mackenzie Educ Fís Esporte. 2008;7(1):169-88.

73. Schoenfeld BJ, Aragon AA, Krieger JW. The effect of protein timing on muscle strength and hypertrophy: a meta-analysis. J Int Soc Sports Nutr. 2013;10:53.

74. Aragon AA, Schoenfeld BJ. Nutrient timing revisited: is there a post-exercise anabolic window? J Int Soc Sports Nutr. 2013;10:5.

75. Areta JL, Burke LM, Ross ML, Camera DM, West DWD, Broad EM, et al. Timing and distribution of protein ingestion during prolonged recovery from resistance exercise alters myofibrillar protein synthesis. J Physiol. 2013;591(9):2319-31.

76. Witard OC, Jackman SR, Breen L, Smith K, Selby A, Tipton KD. Myofibrillar muscle protein synthesis rates subsequent to a meal in response to increasing doses of whey protein at rest and after resistance exercise. Am J Clin Nutr. 2014;99(1):86-95.

77. Moore DR, Robinson MJ, Fry JL, Tang JE, Glover EI, Wilkinson SB, et al. Ingested protein dose response of muscle and albumin protein synthesis after resistance exercise in young men. Am J Clin Nutr. 2009;89(1):161-8.

78. Macnaughton LS, Wardle SL, Witard OC, McGlory C, Hamilton DL, Jeromson S, et al. The response of muscle protein synthesis following whole-body resistance exercise is greater following 40 g than 20 g of ingested whey protein. Physiol Rep. 2016;4(15):e12893.

Índice Remissivo

A

Absorção
de cálcio, 106
de carotenoides, 118
de fósforo, 108
de vitamina B12, 73
de zinco, 84
Acetil-CoA, 8, 18
Acidez gástrica, 203
Ácido(s)
ascórbico, 57, 153, 155
cítrico, 155
fítico, 154
fólico, 75, 78, 203
e gestantes, 139
na adolescência, 177
graxos, 12
lático, 155
málico, 155
nicotínico, 65
orgânicos, 155
pantotênico, 70
e crianças, 150
retinoico, 34
tartárico, 155
Acne vulgar, 220
Adiposidade corporal, vitamina A e, 37
Adolescência, 140
aspectos nutricionais na, 163

avaliação nutricional na, 170
cálcio na, 179
carboidrato na, 173
deficiência nutricionais na, 175
e controle ponderal, 169
gestação na, 140
necessidades nutricionais na, 172
Adulto, aspectos nutricionais no, 185
Água transepidermal, 214
Alfa-tocoferol, 147
Alicina, 129
Alimentação
e microbiota intestinal, 253
no envelhecimento cutâneo, 217
Alimentos funcionais, 113
na infância, 158
Alterações fisiológicas no envelhecimento, 202
Amido, 11
Aminoácidos
de cadeia ramificada, 298
essenciais, 24
Anemia
ferro e, 92
ferropriva, 93, 153, 155
perniciosa, 74
por deficiência de ferro, 153
Antocianinas, 129
Apoptose, 190
Arginina, 242, 299

Ascorbato, 57
Aspectos nutricionais
    na adolescência, 163
    no adulto, 185
    no idoso, 201
Aterosclerose, 159
Atrofia gástrica, 75
Aumento da necessidade proteica, 202
Avaliação
    da maturação sexual, 164
    do estado nutricional no pré-cirúrgico, 235
    física da "celulite" e abordagem nutricional, 224
    nutricional
        do idoso, 203
        na adolescência, 170

B

Benefícios do consumo de proteínas para o treinamento de *endurance*, 285
Beta-alanina, 301
Beta-glucana, 123
Betacaroteno, 32
Biodisponibilidade
    de cobre, 100
    de vitamina D, 202
    de zinco, 84
    dos carotenoides, 118
Biossíntese do colesterol, 17
Biotina, 71
    e crianças, 151
Boa nutrição na prevenção de doenças, 187
Bócio, 156
    endêmico, 102

C

Cabelos, 226
Cafeína, 302

Calcemia, 108
Cálcio, 105, 203
    e fósforo, 107
    e magnésio, 108
    e obesidade, 108
    e vitamina D, 106
    na adolescência, 179
Calcitriol, 107
Câncer, 124
    de pele, 228
    selênio e, 89
    vitamina A e, 36
    vitamina D e, 44
    zinco e, 86
Canela, 130
Carboidratos, 3
    classificação, 3
    digestão e absorção, 5
    e *performance* esportiva, 274
    funções, 4
    na adolescência, 173
    na alimentação, 5
    performance e treinamento de *endurance*, 279
    performance e treinamento de força, 279
Carotenoides, 117, 118
Celulite, 224
Ceramidas, 13
Cetogênicos, 28
Chá-verde, 125
Chocolate, 121
Cianocobalamina, 152
Cicatrização, 243
Ciclo
    da ureia, 26, 27
    de Cori, 8
Cirurgia plástica, 233
Citoplasma, 26
Cobalamina, 73
Cobre, 99
    na cicatrização, 245

Índice Remissivo

323

Colágeno, 227

Colesterol, 17

Compostos
  bioativos, 113
    e nutrientes na destoxificação, 262
    em alimentos, 114
    na infância, 158
    nas doenças crônicas não transmissíveis, 120
      doenças cardiovasculares, 120
  fenólicos, 115, 155

Conduta e abordagem nutricional pré-cirúrgica, 237

Creatina, 283, 304

Cretinismo endêmico, 103, 156

Cuidados
  no pré-cirúrgico, 233, 234
  nutricionais no pós-cirúrgico, 233, 239

Curcumina, 125

D

Deficiência
  de ácido pantotênico, 70
  de biotina, 72
  de cobre, 100
  de ferro, 92, 93
  de folato, 80
  de fósforo, 106
  de iodo, 101, 104, 156
    na criança, 157
  de magnésio, 98
  de niacina, 66
  de riboflavina, 64
  de tiamina, 62
  de vitamina
    A, 138
    B6, 68
    B12, 74
    C, 59
      na cicatrização, 244

D, 42, 138, 177, 195
  nutricionais
    e compostos bioativos no grupo materno-infantil, 137
    e doenças crônicas não transmissíveis, 188
    na adolescência, 175
    na gestação, 138

Déficits nutricionais no idoso, 206

Degeneração macular relacionada à idade, 159

Dermatite atópica, 228

Desaminação, 25

Destino do piruvato, 8

Destoxificação, 249f, 258

Diabetes
  melito
    selênio e, 90
    zinco e, 87
  tipo 2, 128

Dieta cetogênica, 287

Dificuldade no preparo e na ingestão dos alimentos, 203

Distúrbios dermatológicos, 228

Doença(s)
  cardiovascular(es)
    compostos bioativos nas, 120
    ferro e, 96
    selênio e, 89
    zinco e, 85
  crônicas não transmissíveis
    compostos bioativos nas, 120
    iodo e, 104
  de Wilson, 100
  neurodegenerativas, vitamina E e, 49

Drenagem linfática pós-cirúrgica, 240

E

Edema, 240

Efeito hidrofóbico, 14

Eicosanoides, 13

Elevação da taxa metabólica basal, 243
Endobióticos, 258, 259
Energia na adolescência, 172
Envelhecimento
  alterações fisiológicas no, 202
  cutâneo, 215
    papel da alimentação no, 217
  populacional, 201
Epiderme, 214
Ergogênicos nutricionais, 293, 294
Esfingomielinas, 13
Esteroides, 13, 15
Estresse, 217
  oxidativo, 205
Etanol, 8
Exercício físico
  e microbiota intestinal, 258
  necessidades energéticas e, 272
Expossoma, 215

F

Fatores moduladores da microbiota
intestinal, 253
Ferro, 91, 203, 288
  e anemia, 92
  e crianças, 153
  e doença cardiovascular, 96
  e gestantes, 139
  e inflamação, 95
  e vitamina A, 94
  na adolescência, 180
  na cicatrização, 245
Fibras na adolescência, 175
Fibroedema geloide, 224
Fitato, 154
Fitoesteróis, 159
Fitoquímicos, 114
Fitosteróis, 121
Folato, 75, 78, 194
  e crianças, 151

Fontes alimentares
  de folato, 80
  de vitamina C, 60
Fosfatemia, 108
Fosfatos, 155
Fosfolipídios, 14
Fósforo, cálcio e, 107
Função
  enzimática da vitamina C, 58
  visual e vitamina A, 33

G

Gestação, 137
  deficiências nutricionais na, 138
  magnésio e, 98
  na adolescência, 140
Glicerol, 10
Glicerolipídios, 13
Glicídios, 3
Glicocetogênicos, 28
Glicogênicos, 28
Glicogênio, 4, 11, 275
Glicogenogênese, 11
Glicogenólise, 11
Glicolipídios, 13
Glicólise, 6
Gliconeogênese, 9
Glicose-6-fosfato (G6P), 7
Glicosinolatos, 118
Glutamato, 10
Glutamina, 308
Gorduras, 13
Grãos integrais, 129
Guia alimentar para a população
brasileira, 188

H

Hidratação, 240
Hidrolipodistrofia, 224

Índice Remissivo

Hiperglicemia, 241
Hipotireoidismo neonatal, 157
HMB (B-hidroxi B-metilbutirato), 310
Homeostase
  do ferro, 91, 139
  do magnésio, 180
Homopolissacarídeos, 4

I

Idoso
  aspectos nutricionais no, 201
  avaliação nutricional do, 203
  déficits nutricionais no, 206
  necessidades nutricionais do, 204
Imunidade
  vitamina A e, 34
  vitamina E e, 48
Infância, alimentos funcionais e compostos bioativos na, 158
Inflamação
  crônica, 128
  ferro e, 95
Ingrediente funcional, 113
Iodo, 100
  e bócio endêmico, 102
  e cretinismo endêmico, 103
  e doenças crônicas não transmissíveis, 104
  no grupo materno-infantil, 103
Isoflavonas, 126
Isoleucina, 282

L

Lactato, 8, 10
Lactobacillus bifidus, 158
Lactose, 158
Leguminosas, 130
Leite humano, 158
Leucina, 282

Licopeno, 118, 126, 127
Lipídios, 12, 242
  classificação dos, 13
  digestão e absorção dos, 16
  e *performance*, 286
  emulsificação e digestão, 16
  na adolescência, 174
Lipodistrofia ginoide, 224
Luteína, 118, 159
Luz solar, 216

M

Magnésio, 96, 194
  cálcio e, 108
  e gestação, 98
  na adolescência, 180
  na cicatrização, 245
Maturação sexual e composição corporal, 168
Membranas, 14
Metabolismo
  de macronutrientes, 3
  de minerais, 83
  de vitaminas
    hidrossolúveis, 57
    lipossolúveis, 31
  do lactato, 8
  dos ácidos graxos, 18
  dos aminoácidos, 25
  dos carboidratos, 6
  dos lipídios e exercício, 286
  ósseo, vitamina D e, 41
Metalotioneínas, 85
Micelas, 16
Microbiota intestinal, 249
  e mecanismos cerebrais, 160
  exercício físico e, 258
  fatores moduladores da, 253
  na relação saúde-doença, 251
Micronutrientes, 83, 287
  no processo de cicatrização, 243

Minerais na cicatrização, 245
Mitocôndria, 26
Morte celular programada, 190
Multivitamínicos, 206

N

Necessidades
  energéticas e exercício físico, 272
  nutricionais
    do idoso, 204
    na adolescência, 172
Neoglicogênese, 9
Niacina, 65
  e crianças, 149
Nicotinamida, 65
Nutrição
  da criança, 143
  do atleta e do praticante de atividade física, 271
  e atividade física, 269
  e estética, 233
  em distúrbios dermatológicos, 228
  esportiva, 271
  nos distúrbios estéticos e dermatológicos, 213
Nutrientes
  e compostos bioativos na estética, 211
  na destoxificação, compostos bioativos e, 262

O

Obesidade, 128
  cálcio e, 108
  vitamina D e, 42
Óleos, 13
Oligossacarídeos, 4
Ornitina, 27
Osteoblastos, 107
Oxalacetato, 10

P

Paniculopatia edemato fibroesclerótica, 224
Pele, 213
Peptídeo, 21
Performance esportiva, 274
Piridoxina, 67
  e crianças, 150
  na adolescência, 178
Piruvato, 10
Polifenóis, 115, 155
  e seus efeitos para a gestação, 137
Polissacarídeos, 4
Poluição do ar, 216
Prebióticos e microbiota da criança, 158
Proantocianidinas, 129
Probióticos, 127, 257
Propionato, 10
Prostaglandinas, 14
Proteínas, 20
  classificação, 21
  composição corporal e exercício, 281
  conjugadas, 21
  digestão e absorção das, 24
  do leite, 282
  estrutura
    primária, 22
    quaternária, 22
    secundária, 22
    terciária, 22
  fibrosas, 22
  funções, 22
  globulares, 21
  membranares, 22
  monoméricas, 21
  na adolescência, 173
  na alimentação, 23
  oligoméricas, 21
  qualidade e características das, 282
  simples, 21
Proteólise, 241
Protocolos para *train low compete high*, 279
Psoríase, 228

Índice Remissivo

Psyllium, 123
Puberdade, 163

Q

Quilomícrons, 16

R

Radiação solar, 216
Radicais livres, 205
Reações de β-oxidação de ácidos graxos, 20
Recomendação(ões)
  dietética
    de cálcio, 109
    de cobre, 100
    de ferro, 96
    de fósforo, 108
    de iodo, 105
    de magnésio, 99
    de selênio, 91
    de zinco, 88
  nutricionais no exercício, 286
Recursos ergogênicos nutricionais, 297
Redução do olfato e do paladar, 202
Resposta endócrina, metabólica e imunológica (REMI) à cirurgia plástica, 234
Resveratrol, 129
Retinol, 32
Riboflavina, 63
  e crianças, 149
  na adolescência, 178

S

Saúde
  intestinal, 238
  reprodutiva, vitamina A e, 34
Selênio, 88, 193, 226
  e câncer, 89
  e diabetes melito, 90
  e doença cardiovascular, 89

Semente do cacau, 121
Silício, 227
Sistema
  antioxidante, vitamina A e, 35
  imune, zinco e, 86
Soja, 126
Sono, 217
Suplementação
  com creatina e retenção hídrica, 307
  de ácido fólico, 140
  de ferro, 139
  de vitamina A para crianças, 146
  para atletas, 293
Suplementos nutricionais, 236

T

Tabagismo, 216
Taurina, 311
Tecido muscular, 155
Tiamina, 61
  e crianças, 148
  na adolescência, 177
Tirotrofina, 101
Tocotrienóis, 193
Toxicidade
  da riboflavina, 64
  da tiamina, 62
  de ácido nicotínico, 66
  de ácido pantotênico, 70
  de biotina, 72
  de piridoxina, 69
Train low compete high, 279
Transaminação, 25
Transferrina, 91
Transição nutricional, 186
Transportadores de glicose, 6
Trato gastrointestinal e microbiota no metabolismo de xenobióticos, 264
Treinamento
  de *endurance*, 279
  de força, 279
Triacilglicerol, 13

U

Unhas, 225

V

Valina, 282
Vitamina(s)
  A, 32, 155
    e adiposidade corporal, 37
    e câncer, 36
    e crianças, 144
    e função visual, 33
    e gestantes, 138
    e imunidade, 34
    e saúde reprodutiva, 34
    e sistema antioxidante, 35
    ferro e, 94
    na adolescência, 175
    na cicatrização, 243
  B1, 61
    e crianças, 148
  B2, 63
    e crianças, 149
  B3, 149
  B5, 150
  B6, 67, 194, 203
    e crianças, 150
  B7, 151
  B9, 151
  B12, 73, 194, 203
    com folato ou ácido fólico, 75
    critérios para avaliar o *status* da, 76
    e crianças, 152
    e gestantes, 140
    na adolescência, 178
  C, 57, 192
    e crianças, 153
    na adolescência, 178
    na cicatrização, 244
    nos processos metabólicos
    humanos, 58
  D, 40, 287

  cálcio e, 106
  e câncer, 44
  e crianças, 146
  e gestantes, 138
  e metabolismo ósseo, 41
  e obesidade, 42
  na adolescência, 176
  na cicatrização, 244
  E, 44, 192, 193
    e crianças, 147
    e doenças neurodegenerativas, 49
    e imunidade, 48
    na cicatrização, 244
  K, 50
    e crianças, 148
    e metabolismo ósseo, 52
    na cicatrização, 244
  do complexo B, 61
    na adolescência, 177
  hidrossolúveis na cicatrização, 244
  lipossolúveis na cicatrização, 243
Vitiligo, 228

W

Whey protein, 283, 312

X

Xantofilas, 118, 159
Xenobióticos, 259
  impacto à saúde, 260
Xerostomia, 203

Z

Zeaxantina, 118
Zinco, 83, 194, 203
  e câncer, 86
  e diabetes melito, 87
  e doença cardiovascular, 85
  e sistema imune, 86
  na adolescência, 181
  na cicatrização, 245